男性更年期障害
―その関連領域も含めたアプローチ

白井 將文 編著
東邦大学名誉教授・博慈会記念総合病院顧問

株式会社 新興医学出版社

執筆者一覧（執筆順）

辻村　　晃	大阪大学大学院医学系研究科器官制御外科学（泌尿器科）・講師
宮川　　康	大阪大学大学院医学系研究科器官制御外科学（泌尿器科）・助教
高田　晋吾	大阪大学大学院医学系研究科器官制御外科学（泌尿器科）・助教
奥山　明彦	大阪大学大学院医学系研究科器官制御外科学（泌尿器科）・教授
岡田　　弘	獨協医科大学越谷病院泌尿器科・教授
板東　　浩	徳島大学・非常勤講師/きたじま田岡病院内科
伊藤　直樹	札幌医科大学医学部泌尿器科・准教授
米井　嘉一	同志社大学アンチエイジングリサーチセンター・教授
高橋　洋子	同志社大学アンチエイジングリサーチセンター・准教授
松岡　秀洋	久留米大学医学部心臓血管内科・准教授
東　　幸仁	広島大学大学院医歯薬学総合研究科心臓血管生理医学・准教授
真田　光博	真田病院・副院長
吉栖　正生	広島大学大学院医歯薬学総合研究科心臓血管生理医学・教授
滝口　俊一	防衛医科大学校内科１循環器老年内科
楠原　正俊	防衛医科大学校内科１循環器老年内科・准教授
高橋　英孝	野村病院予防医学センター・所長
久末　伸一	札幌医科大学医学部泌尿器科
塚本　泰司	札幌医科大学医学部泌尿器科・教授
河　　　源	関西医科大学泌尿器科・講師
松田　公志	関西医科大学泌尿器科・教授
安田　弥子	帝京大学医学部泌尿器科・講師
堀江　重郎	帝京大学医学部泌尿器科・教授
石井　延久	東邦大学医療センター大森病院リプロダクションセンター・教授
岩本　晃明	国際医療福祉大学病院リプロダクションセンター・教授/大船中央病院泌尿器科・顧問
山川　克典	聖マリアンナ医科大学泌尿器科・助教
中澤　龍斗	聖マリアンナ医科大学泌尿器科・助教
日浦　義仁	関西医科大学泌尿器科・助教
三田　耕司	広島大学大学院医歯薬学総合研究科腎泌尿器科学・講師
碓井　　亞	広島大学大学院医歯薬学総合研究科腎泌尿器科学・教授
中野　勝也	足利赤十字病院第二泌尿器科・部長
中田　誠司	足利赤十字病院第一泌尿器科・部長
山中　英壽	群馬大学大学院代謝機能制御系器官代謝制御学泌尿器病態学・名誉教授
鈴木　和浩	群馬大学大学院代謝機能制御系器官代謝制御学泌尿器病態学・教授
丸茂　　健	東京歯科大学市川総合病院泌尿器科・教授
畠　　憲一	東京歯科大学市川総合病院泌尿器科・助教
古川　勝雄	東邦大学医学部医学科薬理学・講師
石津　　宏	琉球大学名誉教授
馬　　宏坤	ハルピン医科大学・教授
兪　　　峰	琉球大学医学部保健学科地域看護学（精神看護学）
大仲　良一	沖縄セントラル病院・理事長/病院長
與古田孝夫	琉球大学医学部保健学科地域看護学（精神看護学）・教授
森山　浩司	白鳳女子短期大学専攻科地域看護学専攻・准教授
吉田　　延	愛命会・理事長
安本　亮二	腎・泌尿器科安本クリニック・院長
鞍作　克之	大阪市立大学大学院医学研究科泌尿器病態学・講師
車　　英俊	東京慈恵会医科大学泌尿器科・助教
池内　隆夫	元・昭和大学藤が丘病院泌尿器科・教授/現・総生会麻生病院・顧問
荒井　陽一	東北大学大学院医学系研究科泌尿器科学分野・教授
並木　俊一	東北大学大学院医学系研究科泌尿器科学分野・助教
齋藤　　誠	東北大学大学院医学系研究科泌尿器科学分野・准教授
西澤　　理	信州大学医学部泌尿器科・教授
永尾　光一	東邦大学医療センター大森病院リプロダクションセンター・准教授
加藤　聡彦	済生会横浜市南部病院泌尿器科
三浦　一陽	東邦大学医療センター大橋病院リプロダクションセンター・教授
白井　將文	財団法人博慈会記念総合病院・顧問/東邦大学名誉教授
中野　忠澄	財団法人東京都保健医療公社多摩北部医療センター内分泌科・部長
吉田　勝美	聖マリアンナ医科大学予防医学・教授
田中　利明	聖マリアンナ医科大学予防医学・助教
杉森　裕樹	大東文化大学スポーツ健康科学科健康科学科・教授
髙橋　良当	東京女子医科大学東医療センター内科・准教授
西　　征二	西内科・循環器科・院長
城戸　牧子	東京大学医学部内科学研究科
高橋　　学	自治医科大学内科学講座内分泌代謝学部門
石橋　　俊	自治医科大学内科学講座内分泌代謝学部門・教授
秋下　雅弘	東京大学大学院医学系研究科加齢医学・准教授
白川修一郎	国立精神・神経センター精神保健研究所老人精神保健部・室長
水野　　康	東北福祉大学子ども科学部子ども教育学科・専任講師
駒田　陽子	財団法人神経研究所附属代々木睡眠クリニック睡眠学センター
髙波眞佐治	東邦大学医療センター佐倉病院泌尿器科・教授
宮田真美子	順天堂大学医学部精神医学講座・助教
天保　英明	ハートフル川崎病院・院長
新井　平伊	順天堂大学医学部精神医学講座・教授
端詰　勝敬	東邦大学医療センター大森病院心療内科・講師
津田　謹輔	京都大学大学院人間環境学研究科・教授
津下　一代	あいち健康の森健康科学総合センター・副センター長
川根　博司	日本赤十字広島看護大学・教授
川村　忠夫	東急病院・病院長
酒井　一博	財団法人労働科学研究所・所長
中野　博子	人間総合科学大学大学院人間総合科学研究科
森村　美奈	大阪市立大学大学院医学研究科卒後医学教育学/総合診療センター・講師
石河　　修	大阪市立大学大学院医学研究科女性病態医学・教授
筒井　末春	人間総合科学大学副学長・人間総合科学研究科長
小林　　皇	札幌医科大学医学部泌尿器科
猪股　　出	財団法人博慈会記念総合病院泌尿器科・部長
佐々木春明	昭和大学藤が丘病院泌尿器科・准教授
天野　俊康	長野赤十字病院第二泌尿器科・部長
小谷　俊一	中部労災病院泌尿器科・部長
石井　和史	岡山大学大学院医歯薬学総合研究科泌尿器病態学・助教
公文　裕巳	岡山大学大学院医歯薬学総合研究科泌尿器病態学・教授
永井　　敦	川崎医科大学泌尿器科・教授
佐藤　嘉一	三樹会病院・医局長
丹田　　均	三樹会病院・院長/理事長
馬場　克幸	聖マリアンナ医科大学泌尿器科・非常勤講師
三木　恒治	京都府立医科大学大学院医学研究科泌尿器外科学・教授
邵　　仁哲	京都府立医科大学大学院医学研究科泌尿器外科学・助教
長沼　俊秀	大阪市立大学大学院医学研究科泌尿器病態学・講師
仲谷　達也	大阪市立大学大学院医学研究科泌尿器病態学・教授
大場　健史	神戸大学大学院医学系研究科腎泌尿器科学・助教
藤澤　正人	神戸大学大学院医学系研究科腎泌尿器科学・教授
川西　泰夫	高松赤十字病院泌尿器科・部長
武井実根雄	原三信病院泌尿器科・部長
外間　実裕	琉球大学医学部泌尿器科・講師
小川　由英	琉球大学医学部泌尿器科・教授

序　文

　更年期というと女性特有のものと考えている人が多いのではないかと思われますが，男性でも性成熟期からいきなり老年期になるのではなく，その間には女性と同様更年期があるはずだとする考えがあります．本来更年期は人の生涯のある期間を示す言葉ですので，当然男性にも更年期は存在するはずだというわけです．わが国では「更年期」とその期間にみられるさまざまな障害，すなわち「更年期障害」とが同じ意味に使用されているところに問題があります．そもそも男性には女性のような明確な更年期の定義（国際産科婦人科連合では「更年期」は性成熟状態から卵巣機能が完全に消失するまでの期間と定義しています）はなく，女性のこの期間にみられる心身のさまざまな障害，すなわち更年期障害が男性更年期に見られるかというと必ずしもそうではないなどから男性には更年期はないと思うのも当然かも知れません．しかし男性更年期にも女性に見られるような特徴的な症状はないにしても，多かれ少なかれ，なんらかの症状が見られることが多いことがわかってきました．

　この男性更年期障害の原因が女性同様性腺の加齢に伴う機能不全による男性ホルモンの欠乏が主因と考えられていますが，男性の場合女性のように急激な男性ホルモンの低下はないことが女性のように激しい症状が出ない理由と考えられています．

　この男性ホルモンの欠乏に伴い造精（精子形成）機能の低下や性機能障害がくることは古くより知られていましたが，欧米では30年以上も前から加齢に伴ういわゆる男性更年期障害が注目されるようになり，女性のclimacteriumやmenopauseに対してmale climacteriumやandropauseと呼ばれるようになり，その後partial androgen deficiency of the aging male：PADAMといわれるようになり，さらに最近ではlate-onset hypogonadism（LOH）症候群：加齢男性性腺機能低下症候群と呼ばれています．すでに国際学会（The International Society for the Study of the Aging Male：ISSAM）も定期的に開催されていますし，アジア・太平洋地域でもAsia・Pacific Meeting on Aging Maleが開催されており男性更年期障害への関心が高まっています．

　一方，わが国でも人口の高齢化に伴い，最近になって男性更年期という言葉をよく耳にするようになりました．すでに日本Aging Male研究会（2006年から日本Men's Health医学会に名称が変更されています）も発足し，本格的な研究が始まっており，わが国でも国際的な呼び名に合わせてLOH症候群：加齢男性性腺機能低下症候群と呼ぶことが提案され，「LOH症候群診療ガイドライン検討委員会（委員長：金沢大学大学院医学系研究科集学的治療学／泌尿器科学・並木幹夫教授）」が組織され，作業が進められた結果，このほど「加齢男性性腺機能低下症候群（LOH症候群）診療の手引き」も公表されました．したがってわが国では医学用語としては今後「加齢男性性腺機能低下症候群」が広く使用されると思われますが，ここでは従来通り「男性更年期障害」を使用したいと思います．

　男性更年期障害には女性更年期障害に見られるような抑うつ気分，不安，集中力の低下，不眠，などの精神症状やほてり，急な発汗や動悸などといった自律神経失調症状，さらに筋力の低下や関節痛，疲労・倦怠感といった身体的症状のほかに性欲の低下を含む性機能障害などがあるとされていますが，男性の場合これらの症状がすべて揃うことは稀で，その程度も個人差が大きいのが特徴とされています．これら症状のうち男性がもっとも気にするのは性機能障害，とりわけ勃起障害（erectile dysfunction：ED）ですが，この男性ホルモン欠乏によって引き起こされるEDに対してこれまでは男性ホルモン補充療が治療の第1選択と思われてきましたが，最近アメリカから成人男性のアンドロゲン欠乏症候群に対するテストステロン療法を実施する際のエビデンスに基づくガイドラインが発表され，それによりますとEDに対してはテストステ

ロンが低値でもまず ED の基礎的原因を評価し，ED に対する確立した治療法（PDE 5 阻害薬など）を検討した後ホルモン療法を行うかどうかを検討するよう勧めています．このように ED に限らずこれからのホルモン療法はわが国でもエビデンスに基づいて行われることが求められると思われます．

　また，男性更年期障害は単に ED の問題だけでなく加齢に伴う心身のあらゆる変化の病態生理に関する幅広い研究が必要です．さらに男性更年期に見られるさまざまな症状の発現の予防が可能か，そのために食生活を含めた生活習慣の改善などがどのように関わっているのかも知る必要があります．このように男性更年期障害の研究の重要性が認識されてきた時期に新興医学出版社の内科系総合医学雑誌「Modern Physician」（2004 年 3 月号）で「男性更年期障害―その関連領域も含めたアプローチ」と題する特集を組みましたところ大変ご好評いただきました．しかしこの分野の研究はこのところ急速に進んでおり，特集が出てからすでに 4 年が経過しましたので，前回ご執筆いただいた先生方には最新の研究成果を加筆いただくとともに，新たな項目を設けてそれぞれのご専門の先生方にご執筆いただくことで，さらに内容を充実させて単行本として刊行することになりました．このたび先生方の大変なご協力により素晴らしい内容の本がここに完成致しました．ご執筆いただいた先生方には心より感謝申し上げるとともに，本書の企画，編集，刊行に至るまでさまざまなご苦労をお掛けした新興医学出版社編集部の皆様にも感謝申し上げます．

　本書は男性更年期障害に関する最新の研究成果や診療の実際が記載されていますので，男性更年期障害に関心をお持ちの医療関係者だけでなく，これから男性更年期障害について勉強してみたいと思っている若い方にもお役に立つと信じています．また本書では執筆者が実際に経験した症例をできるだけ具体的に記載していただきましたので，自分は男性更年期障害ではないかと悩んでいる方や，自分の夫は男性更年期障害ではないかと心配している奥様方などにも参考にしていただけると思いますし，またどこに相談したらよいかわからず困っている方のために，男性更年期障害を扱っている全国の主な施設を紹介させていただいておりますので，自分の近くにこれらの専門施設がきっとみつかると思います．

　以上，多くの方々に本書を読んでいただくことにより男性更年期障害への理解が深まり，また男性更年期障害でお悩みの方々に少しでもお役に立てば幸いです．

2008 年 3 月

企画編集
白井　將文

目　次

I．男性更年期障害とは―概説 ……………………………………………（辻村　晃，他）… 1

II．男性更年期障害の臨床
A．内分泌機能の変化
　1．加齢に伴う精巣機能の変化 ……………………………………（岡田　　弘）… 6
　2．加齢に伴う副腎機能の変化 ……………………………………（板東　　浩）… 9
　3．男性更年期症状と男性ホルモン ………………………………（伊藤　直樹）… 14
　4．ホルモン年齢とその評価法 ……………………………………（米井　嘉一，他）… 19
B．血管機能の変化
　1．血管老化のメカニズム …………………………………………（松岡　秀洋）… 22
　2．血管年齢からみた性差 …………………………………………（東　　幸仁，他）… 26
　3．血管年齢の評価法 ………………………………………………（滝口　俊一，他）… 30
C．男性更年期障害の症状 ………………………………………………（高橋　英孝）… 34
D．判定のための問診法
　1．判定のための問診法 ……………………………………………（伊藤　直樹，他）… 38
　2．男性更年期障害診断用各種質問紙の有用性 …………………（河　　　源，他）… 42
　3．男性更年期障害診断における質問票の因子分析について …（安田　弥子，他）… 47
E．診断のための検査 ……………………………………………………（石井　延久）… 53
F．ホルモン補充療法
　1．男性ホルモン補充療法の治療戦略 ……………………………（岩本　晃明，他）… 57
　2．男性ホルモン補充療法における性機能改善因子 ……………（日浦　義仁，他）… 63
　3．男性ホルモン補充療法における血中テストステロン値の意義 …（三田　耕司，他）… 66
　4．注意しなければいけない前立腺癌 ……………………………（中野　勝也，他）… 69
G．男性更年期と勃起障害 ………………………………………………（丸茂　　健，他）… 73
H．有害な副作用：各種薬剤と性機能障害 ……………………………（古川　勝雄）… 76
I．男性更年期障害の心身医学的視点とカウンセリング・心理療法 …（石津　　宏，他）… 83

III．男性更年期に特に気をつけたい泌尿器疾患
A．慢性腎不全に伴う性機能障害 ………………………………………（安本　亮二，他）… 89
B．前立腺肥大症とその治療に伴う男性性機能障害 …………………（車　　英俊）… 93
C．前立腺炎 ………………………………………………………………（池内　隆夫）… 97
D．前立腺癌 ………………………………………………………………（荒井　陽一，他）…101
E．過活動膀胱 ……………………………………………………………（西澤　　理）…105
F．ペロニー病　Peyronie's disease ……………………………………（永尾　光一，他）…109

IV．男性更年期に注意したい疾患と病態
A．生活習慣病
　1．生活習慣病―概説 ………………………………………………（中野　忠澄）…114
　2．生活習慣病とED ………………………………………………（吉田　勝美，他）…121
　3．糖尿病 ……………………………………………………………（髙橋　良当）…124

4. 循環器疾患
- a. 循環器と男性更年期 ……………………………………………（西　　征二）… 129
- b. 動脈硬化の危険因子とその対策 ………………………………（城戸　牧子）… 132
- c. 血管年齢を若く保つための生活習慣の改善 …………………（高橋　　学, 他）… 134
- d. 血管年齢を若く保つための治療 ………………………………（秋下　雅弘）… 138

B．睡眠障害
1. 睡眠障害 ……………………………………………………………（白川修一郎, 他）… 141
2. ED と睡眠 …………………………………………………………（髙波眞佐治）… 145

C．精神・神経症状 …………………………………………………（宮田真美子, 他）… 148
D．自律神経失調症 …………………………………………………（端詰　勝敬）… 151

V．男性更年期に心がけたいライフスタイル
- A. 食　　事 ……………………………………………………………（津田　謹輔）… 154
- B. 運　　動 ……………………………………………………………（津下　一代）… 158
- C. 喫　　煙 ……………………………………………………………（川根　博司）… 162
- D. 飲　　酒 ……………………………………………………………（川村　忠夫）… 164
- E. 仕　　事 ……………………………………………………………（酒井　一博）… 167

VI．男性更年期障害と心の問題
- A. 更年期の夫を妻はどう支えるか …………………………………（中野　博子）… 170
- B. 更年期の女性パートナーへの接し方 ……………………………（森村　美奈, 他）… 172
- C. 男性更年期にみられる心身のストレス …………………………（筒井　末春）… 175

VII．症　例
1. hCG 療法が著効を示した 1 例 ……………………………………（辻村　　晃）… 178
2. テストステロン補充療法終了後に症状再燃しなかった 2 症例 …（松田　公志）… 179
3. パートナーとの communication により改善した症例 ……………（安田　弥子, 他）… 180
4. 男性ホルモン補充療法が奏効した ED 症例 ………………………（石井　延久）… 180
5. 男性更年期と内分泌疾患について …………………………………（中澤　龍斗）… 181
6. アンドロゲン補充療法が奏効し, 併せて前立腺生検を必要とした LOH 症候群の 1 例 …………………………………………………………………（丸茂　　健, 他）… 183
7. ED (勃起障害 erectile dysfunction) と男性性, 父性性の性役割低下をきたした男性更年期障害の 1 例 ………………………………………（石津　　宏）… 184
8. 血液透析症例での ED 治療の実際とその治療時のポイント (慢性腎炎の場合, 糖尿病性腎症の場合) ……………………………………………（安本　亮二）… 185
9. 10 年来の会陰部激痛からの開放 …………………………………（池内　隆夫）… 186
10. 糖尿病合併のペロニー病患者に対する静脈移植術例 ……………（永尾　光一, 他）… 187
11. 男性更年期障害による勃起障害に対する PDE 5 阻害薬とテストステロン補充療法の併用 …………………………………………………………（永尾　光一）… 189
12. ART にて, TT, FT が正常範囲内に上昇した 7 例 ………………（髙波眞佐治）… 190
13. 個別の動機づけにより禁煙に成功した症例 ……………………（川根　博司）… 191
14. 心療内科での治療が奏効した男性更年期障害の 1 例 …………（川村　忠夫）… 192
15. 更年期男性の心理療法過程――時間をかけて自分の生き方を夫婦で模索するまで―― ……………………………………………………………（中野　博子）… 193

⑯ 不眠解消のため飲酒量が増え受診した男性更年期うつ病の1例 ……………（筒井　末春）…195
⑰ 薬剤性高プロラクチン血症 ………………………………………………（小林　　皇，他）…196
⑱ EDを主訴としない男性更年期障害の1例 ………………………………（白井　將文，他）…197
⑲ EDを主訴とした男性更年期障害の1例 …………………………………（白井　將文，他）…198
⑳ 極端なダイエットが原因と思われる症例 …………………………………（佐々木春明）…201
㉑ ホルモン補充療法と勃起障害治療薬を併用した症例 ……………………（佐々木春明）…201
㉒ 加味逍遙散および男性ホルモン補充療法が著効した男性更年期障害の1例 ……（天野　俊康）…202
㉓ ARTが著効を示した例 ………………………………………………………（小谷　俊一）…203
㉔ 泌尿器科で抱えこんではいけない例 ………………………………………（小谷　俊一）…203
㉕ 男性更年期症状を呈した二次性ゴナドトロピン性性腺機能低下症の1例……（宮川　　康，他）…204
㉖ 慢性腎不全患者に対するテストステロン補充療法施行例 ………………（鞍作　克之）…205
㉗ メタボリックシンドロームを合併した男性更年期障害の1例…………（石井　和史，他）…205
㉘ EDを伴う男性更年期障害に対する治療 …………………………………（永井　　敦）…207
㉙ 運動習慣獲得により男性更年期症状の改善がみられた1例 ……………（津下　一代）…160
㉚ 高齢者の漢方治療：八味地黄丸著効例，柴胡加竜骨牡蠣湯著効例 ……（外間　実裕，他）…256

わが国における男性更年期症例を扱っている主な施設の実態

Case 1. 札幌医科大学医学部附属病院 ……………………………………（小林　　皇，他）…210
Case 2. 三樹会病院 …………………………………………………………（佐藤　嘉一，他）…212
Case 3. 帝京大学医学部附属病院…………………………………………（安田　弥子，他）…214
Case 4. 博慈会記念総合病院………………………………………………（白井　將文）…215
Case 5. 東邦大学医療センター大森病院 …………………………………（永尾　光一）…217
Case 6. 東京歯科大学市川総合病院 ………………………………………（丸茂　　健，他）…221
Case 7. 昭和大学藤が丘病院 ……………………………………………（佐々木春明）…223
Case 8. 聖マリアンナ医科大学病院 ………………………………………（岩本　晃明，他）…225
Case 9. 長野赤十字病院 …………………………………………………（天野　俊康）…227
Case 10. 中部労災病院 ………………………………………………………（小谷　俊一）…229
Case 11. 京都府立医科大学附属病院 ………………………………………（三木　恒治，他）…232
Case 12. 大阪大学医学部附属病院…………………………………………（宮川　　康，他）…234
Case 13. 大阪市立大学医学部附属病院……………………………………（鞍作　克之，他）…236
Case 14. 関西医科大学附属枚方病院 ………………………………………（河　　　源）…239
Case 15. 神戸大学医学部附属病院 …………………………………………（大場　健史，他）…242
Case 16. 岡山大学病院 ………………………………………………………（石井　和史，他）…244
Case 17. 川崎医科大学附属病院 ……………………………………………（永井　　敦）…246
Case 18. 広島大学病院 ………………………………………………………（三田　耕司，他）…248
Case 19. 高松赤十字病院 ……………………………………………………（川西　泰夫）…250
Case 20. 原三信病院 …………………………………………………………（武井実根雄）…252
Case 21. 西内科・循環器科 ………………………………………………（西　　征二）…254
Case 22. 琉球大学医学部附属病院…………………………………………（外間　実裕，他）…256

索　引 ……………………………………………………………………………………………259

■ 男性更年期障害―その関連領域も含めたアプローチ―

男性更年期障害とは―概説

辻村　晃* 宮川　康* 高田　晋吾* 奥山　明彦*

- 男性更年期障害は加齢に伴う血中男性ホルモンの低下に基づく生化学的な症候群．
- 症状は精神・心理症状，身体症状，性機能関連症状の三つある．
- 質問票を用いた症状把握と低 testosterone 血症の確認が必要である．
- ホルモン補充療法が治療の基本であるが，今後の課題も多い．

Key Words　男性更年期障害，男性ホルモン，症状，診断，治療

はじめに

更年期障害は以前から女性特有の疾患であるかのように理解されてきたが，実は同様の症状が男性にも存在する．近年，マスメディアが頻回にこの男性更年期障害を取り上げており，一般社会での関心も高まってきた．マスメディアがこぞって取り上げる背景には，本邦を含め多くの先進国が高齢化社会を迎えつつある現実が存在する．また1999 年の sildenafil citrate（バイアグラ®）発売以降，本邦でも勃起障害に対する認識が高まりつつあった社会環境も見逃せない．加えて，疾患概念の目新しさ，症状に該当する潜在的な患者数の多さなどが注目を集めた要因と思われる．それでは，男性更年期障害とは医学的にどう理解すべき状態なのであろうか．国際的な研究機関である The International Society for the Study of the Aging Male（ISSAM）は「加齢に伴う血中男性ホルモンの低下に基づく生化学的な症候群」を男性更年期障害（andropause）と定義している[1]．これまで医学的には partial androgen deficiency in aging male（PADAM）と称することが多かったが，最近はむしろ性腺機能低下症を強調した late-onset hypogonadism（LOH）と表現するようになった[2〜5]．本邦でも正式名称を「加齢男性性腺機能低下症候群（LOH 症候群）」に統一しようとする提案がなされている[6]．ただし，用語としては，「男性更年期障害」が一般社会に定着した感がある．いずれの名称であっても男性ホルモンの低下が主たる原因であることには変わりはない．これは閉経という生理的変化に伴って女性ホルモン（卵巣性エストロゲン）が急激に低下することで生じるとされる女性の更年期障害ととらえ方は同じである．

本稿では，男性更年期障害の一般的な臨床症状とその診断と治療を紹介し，本邦での現状と問題点を整理してみたい．

□ 男性ホルモン

男性ホルモン（アンドロゲン）は C_{19} ステロイドの総称であり，副腎と精巣でコレステロールより生合成される androstenedione, dehysroepiandrosterone（DHEA），DHEA-sulfate（DHEA-S），testosterone, dihydrotestosterone（DHT）などがある．androstenedione, dehysroepiandrosterone（DHEA）は副腎，精巣共通で，DHEA-S はその大部分が副腎で，testosterone はその大部分が精巣で生合成されるが，副腎性アンドロゲンは testosterone に比べ生物学的活性がきわめて弱い．血中アンドロゲンの大部分を占める精巣性 testosterone の約 98％は性ホルモン結合グロブリン（sex hormone binding globulin；SHBG）およびアルブミンとの結合型であり，free testosterone（FT）はわずか 2％程度である．ホルモン活性を有する FT とアルブミン結合型 testosteorne は合わせて bioavailable testosterone（BT）と称され，testosterone の生理的作用を考えるうえでもっとも重要な指標とされている．最近，日本人の加齢による男性ホルモンの推移が報告された．それによると，total testostoeron（TT）は加齢による低下を認めないものの，FT は加齢に伴い有意に低下

---

* 大阪大学大学院医学系研究科　器官制御外科学（泌尿器科）

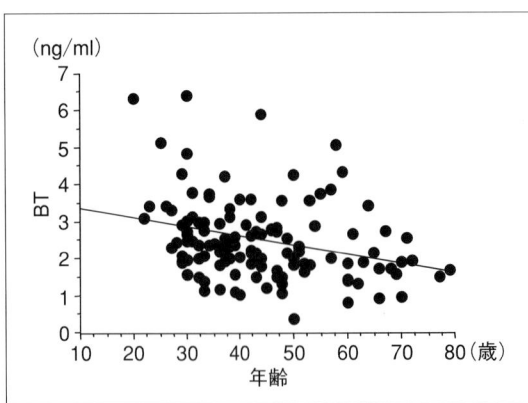

図1 BTの加齢による変化
p=0.0005　　　　　　　　　（文献8)より）

するとされている[7]．また，血中SHBGは加齢とともに増加するので，TTが加齢にあまり影響されないとしてもBTの加齢に伴う低下は顕著となる．筆者らも性機能外来を受診した患者において，加齢とBTの関連を検討し，BTが加齢に従い有意に低下することを報告した（図1)[8]．

Testosteroneの全身への作用は骨格筋量・筋力への作用，骨密度への影響，認知能への影響，幸福感などのムードに代表される心理的影響，性欲，勃起能を含む性機能への影響などがあげられる．加齢による血中testosteroneの低下はこれらの作用低下からさまざまな男性更年期障害症状を引き起こすことになる．

□ 男性更年期障害症状

男性更年期障害症状は大きく三つに分類される．すなわち，①落胆，うつ，いらだち，不安などの精神・心理症状，②関節・筋肉関連症状，発汗，ほてり，睡眠障害，骨粗鬆症などの身体症状，③性欲低下，勃起障害などの性機能関連症状などである（表1）．性機能関連症状以外は女性の更年期障害における症状とほぼ同じであり，自律神経失調症を含めた多彩な臨床症状を呈する．

□ 診　断

臨床症状を詳細に把握することと，低testosterone血症を確認することで男性更年期障害は診断される．

1．男性更年期障害症状の把握

症状があまりに多彩なため，症状の把握には質問票が用いられている．海外ではLOHに対する診断としてMorleyらが考案したandrogen decline in the aging male (ADAM)質問票（表2 a)[9]と

表1　男性更年期障害の臨床症状

・精神・心理症状
　――落胆，うつ，いらだち，不安，神経過敏，生気消失，疲労感
・身体症状
　――関節・筋肉関連症状，発汗，ほてり，睡眠障害，記憶・集中力低下，肉体的消耗感，骨粗鬆症
・性機能関連症状
　――性欲低下，勃起障害，射精感の消失

Heinemannらが作成したAging Males Symptoms (AMS) rating scale（表2 b)[10]が頻用されているが，本邦でもこれらを日本語に訳し，男性更年期障害に対する診療に用いているのが現状である．前者は10問で構成され，性機能関連症状の設問1または設問7が"はい"の場合，あるいは残りの8問中3問が"はい"の場合，男性更年期障害と診断する．ただし本邦での使用には特異度が低いという指摘もある．一方，後者は17問で構成されており，ADAM質問票より設問数が多い点，各設問に対する回答を5段階にscoringした点で，より有用とされている．筆者らの施設でもホルモン補充療法（hormone replacement therapy：HRT）を行った男性更年期障害患者において治療前後でAMS rating scaleを比較検討したところ，治療後AMS rating scaleが有意に低下することを確認し得た（表3)[11]．また性機能関連症状についてはInternational Index of Erectile Function (IIEF)などの質問票による評価が可能で，うつ症状の把握にはSelf-Rating Depression Scale (SDS)をはじめ有用な質問票がいくつか報告されている．

2．低testosterone血症の確認

低testosterone血症の確認には問題点が多い．BTがもっとも良いtesosteroneの指標とされてはいるが，その測定方法は複雑で自動化がすすんでいないため高価となる．ISSAMは血中TT，SHBGとアルブミンからBTを求める計算式をホームページ上で公開し推奨しているが（http://www.issam.ch/freetesto.htm)，本邦ではSHBGの測定が保険診療で認められていない．そのため患者負担が高額となり，一般診療の場ではTTにFTの測定を加えることで男性更年期障害を診断，評価せざるを得ない状況にある[12]．

ISSAMは当初，HRTの適応基準をTT　11

表2　PADAM に関する質問票

a)	b)
1　性欲（セックスをしたいという気持ち）の低下がありますか	1　全般的な調子の低下
2　元気がなくなってきましたか	2　関節痛・筋肉痛
3　体力あるいは持続力の低下がありますか	3　多汗
4　身長が低くなりましたか	4　不眠
5　「日々の愉しみ」が少なくなったと感じていますか	5　眠気・疲れ
6　物悲しい気分・怒りっぽいですか	6　いらいら感
7　勃起力は弱くなりましたか	7　くよくよする
8　最近，運動をする能力が低下したと感じていますか	8　不安
9　夕食後うたた寝をすることがありますか	9　体力低下・元気がない
10　最近，仕事の能力が低下したと感じていますか	10　筋力低下
	11　抑うつ気分
	12　ピークを過ぎた感じ
	13　燃え尽きた感じ
	14　髭が伸びない
	15　性交回数の低下
	16　早朝勃起回数の低下
	17　性欲の低下

a) ADAM (androgen decline in the aging male) 質問票（文献[9]より）
b) AMS (Aging Male Symptoms) rating scale（文献[10]より）

表3　HRT 前後での症状と男性ホルモンの推移

	HRT 前	HRT 後	P
AMS 総スコア	53.6±9.4	42.1±11.0	<0.01
精神・心理因子スコア	15.0±3.9	10.6±4.1	<0.01
身体的因子スコア	22.7±4.7	17.6±5.1	<0.01
性機能関連因子スコア	16.0±2.9	14.0±3.6	<0.05
TT (ng/ml)	2.1±0.5	2.7±0.7	<0.01
FT (pg/ml)	52.7±13.2	65.4±22.3	<0.05
BT (ng/ml)	1.2±0.3	1.5±0.5	<0.05

（文献[11]より）

nmol/l (3.17 ng/ml), BT 3.8 nmol/l (1.1 ng/ml) などと提案した[1]．その後，国際アンドロロジー学会，ヨーロッパ泌尿器科学会および ISSAM の統一推奨値として，TT 8 nmol/l (2.31 ng/ml) 未満を HRT による治療対象と報告した[2〜5]．同時に正常値は 12 nmol/l (3.46 ng/ml) 以上とし，8〜12 nmol/l については FT（平衡透析法）を測定して，その適応を決めるべきであるとしている．一方，日本人に対する基準値として，最近，「加齢男性性腺機能低下症候群（LOH 症候群）ガイドライン検討ワーキング委員会」が FT（RIA 法）による基準値をまとめた[6]．それによると，FT 値を一律に平均値で示すことに無理があるため，20 歳代の mean-2 SD である 8.5 pg/ml 未満を正常下限値としている．さらに 8.5 pg/ml 以上であっても 20 歳代の平均値 (Young Adult Mean ; YAM) の 70％値である 11.8 pg/ml 未満までの症例については男性ホルモンの低下傾向があるものと判断して，HRT のメリット，デメリットを十分患者に説明したうえで，患者の希望や他の臨床検査所見も踏まえて HRT も考慮するとしている．しかし，これらの 8.5 pg/ml や 11.8 pg/ml という数値にはいまだエビデンスがなく，いずれ再評価する必要がある．

□　治　療

男性更年期障害が低 testosterone 血症に起因する以上，HRT が男性更年期障害に対する治療の中心になることはいうまでもない．HRT を行う場合は，testosterone 製剤の 2〜3 週ごとの筋肉注射がもっとも一般的である．この治療の欠点として，

注射後数日間 testosterone 値が正常範囲を大きく逸脱するほど高値になり，その後急激に低下し，次回注射前になるとしばらく低値を示すことがあげられる．このため多血症，エストラジオール高値，女性化乳房および注射前の「落ち込み」が発生する．さらに 2～3 週ごとの通院が治療のコンプライアンスを悪くしていること，筋肉注射による局所の合併症もある．一方，経口 testosterone 製剤としてはアルキル化したものが使用されているが，吸収が悪く効果が不安定なうえに，アルキル化により血中濃度測定が難しく，投与量の調節が難しい．長期の服用になると肝機能障害を引き起こす危険性もある．前立腺癌の発生など，testosterone 製剤を用いた HRT における副作用については他稿に譲るが，HRT そのものの安全性の評価も今後重要となる．いずれにしてもコンプライアンス良好で，安全かつ非侵襲的な testosterone 経口剤や貼布剤の導入が望まれる．なお，HRT の詳細については他稿を参照されたい．

■ 現状と問題点

一般社会における認知度の上昇につれ，ますます男性更年期障害に対する医療の必要性が高まっている．しかし診療においてはいまだ多くの解決しなければならない問題点を有している．特に，男性更年期障害症状を主訴とする患者の多くが，実際には低 testosterone 血症を呈していない事実があげられる[13]．このことは HRT が万能ではないことと同時に，注目度が高いがゆえに通常の老化プロセスまで誤って男性更年期障害症状と受け取られる危険性を意味している．その一方で，通常の社会生活を送ることすら困難な男性更年期障害患者が存在することも事実である．いかなる患者を対象にすべきかを明確にし，保険診療が行える環境を整えるとともに安全かつ有用な testosterone 製剤の導入が今後の課題となる．

文献

1) Morales A and Lunenfeld B : Standards, guidelines and recommendations of the international society for the study of the aging male (ISSAM). Investigation, treatment and monitoring of late-onset hypogonadism in males. Official recommendations of ISSAM. Aging Male 5 : 74-86, 2002

2) Nieschlag E, Swerdloff R, Behre HM, et al : Investigation, Treatment, and Monitoring of Late-Onset Hypogonadism in Males : ISA, ISSAM, and EAU Recommendations. J Androl 27 : 135, 2006

3) Nieschlag E, Swerdloff R, Behre HM, et al : Investigation, treatment and monitoring of late-onset hypogonadism in males. ISA, ISSAM, and EAU recommendations. Eur Urol 48 : 1, 2005

4) Nieschlag E, Swerdloff R, Behre HM, et al : Investigation, treatment and monitoring of late-onset hypogonadism in males : ISA, ISSAM, and EAU recommendations. Int J Androl 28 : 125, 2005

5) Lunenfeld B, Saad F, Hoesl CE : ISA, ISSAM and EAU recommendations for the investigation, treatment and monitoring of late-onset hypogonadism in males : scientific background and rationale. Aging Male 8 : 59, 2005

6) 日本泌尿器科学会/日本 Men's Health 医学会「LOH 症候群診療ガイドライン」検討ワーキング委員会：加齢男性性腺機能低下症候群（LOH 症候群）診療の手引き．じほう，東京，2007

7) 岩本晃明，柳瀬敏彦，髙 栄哲，他：日本人成人男子の総テストステロン，遊離テストステロンの基準値の設定．日泌会誌 95 : 751-760, 2005

8) Tsujimura A, Matsumiya K, Matsuoka Y, et al : Bioavailable testosterone with age and erectile dysfunction. J Urol 170 : 2345, 2003

9) Morley J E, Charlton E, Patrick P, Kaiser F E, Cadeau P, McCready D and Perry H M 3 rd : Validation of a screening questionnaire for androgen deficiency in aging males. Metabolism 49 : 1239-1242, 2000

10) Heinemann LAJ, Zimmermann T, Vermeulen A, et al : A new'aging males'symptoms rating scale. Aging Male 2 : 105-114, 1999

11) Tsujimura A, Matsumiya K, Takao T, et al : Human chorionic gonadotropin treatment for PADAM : A preliminary report. Aging Male 8 : 175-179, 2005

12) 辻村 晃，西村和郎，松宮清美，他：男性更年期障害への関心—日本性機能学会総会でのアンケート調査より—．泌尿外科 16 : 757-763, 2003

13) Tsujimura A, Matsumiya K, Miyagawa Y, et al : Comparative study on evaluation methods for serum testosterone level for PADAM diagnosis. Int J Imp Res 17 : 259-263, 2005

■ 男子更年期障害の臨床―内分泌機能の変化

加齢に伴う精巣機能の変化

岡田　弘*

- 男性更年期は精巣・下垂体・副腎の内分泌機能低下が複合して症状を呈するものである．
- 加齢とともに total testosterone 濃度は著明には減少しない．
- 加齢とともに，生理活性を有する free testosterone 濃度が減少する．
- この原因は，sex hormone binding globulin 濃度の増加にある．

Key Words　somatopause, adrenopause, andropause, free testosterone, bioavailable testosterone

はじめに

女性における卵巣機能の加齢変化は，血中エストロゲンレベルの急激な低下を中心とした卵巣機能低下と更年期に特有な愁訴を関連づけて検討されてきた．これに対して，男性の場合はその症状が女性におけるほどは顕著ではないにしても，加齢変化に伴った性腺を中心とした内分泌機能低下により，女性と同様に壮年期から熟年期に移行する時期に更年期があることが提唱されている[1]．

男性においては性腺（精巣）の内分泌機能低下のみではいわゆる男性更年期の病態を十分に説明できないため，以下の3種類のホルモン分泌低下が相まって症状を形成すると考えられている．すなわち，①成長ホルモン GH/IGF-1 系が加齢に伴い分泌量が低下することによって引き起こされる，骨密度の低下・筋肉量の減少・内臓脂肪の蓄積といった一連の症状を惹起する somatopause[2]，②副腎性アンドロゲンである dehydroepiandrosterone（DHEA）や DHEA sulfate（DHEA-S）の分泌量の加齢に伴う低下は糖尿病・肥満・動脈硬化発現に対しての予防能の低下をきたす adrenopause[3]，③精巣のテストステロン産生量低下により，女性の閉経期に見られるようなさまざまな身体症状をきたす andropause である．

男性更年期における諸症状は上述した3者が複合的に関与する病態であると考えられている[4]．本稿では，男性更年期障害にもっとも深く関連している精巣テストステロンについて，作用機序・測定方法・加齢に伴う変化について概説する．

□ テストステロンの作用機序

精巣で産生されるテストステロンはアンドロゲンの 95% 以上を占め，血中ではその 44% が sex hormone-binding globulin（SHBG）と 54% がアルブミンと結合し，残りの 2% が生理活性を有する非結合型テストステロン free testosterone（free T）として存在している．標的臓器細胞中へは free T が移行し，5α-還元酵素（5α-reductase）によって dehydrotestosterone（DHT）に変換される．heat shock protein（HSP）90 と結合して安定状態にある細胞質内アンドロゲン受容体（androgen receptor：AR）から HSP 90 が遊離し DHT と結合する．次に，AR-DHT 結合体は2量体を形成し核内へ移動する．核内ではアンドロゲン依存性遺伝子のアンドロゲン応答配列（androgen responsive element：ARE）に結合し，co-activator や co-repressor の調節を受けながらアンドロゲン依存性遺伝子の mRNA 合成を経て蛋白合成を開始することで生理機能を発現する（図1）．

□ 測定方法

SHBG やアルブミンと結合したテストステロンと free T をあわせて total testosterone（total T）として測定されているが，テストステロンの生理作用を代表する値として，臨床の場では free T も併せて測定されている．最近ではアルブミンと結合したテストステロンはその親和性の脆弱性から free T となりやすいために，アルブミンと結合した T と free T をあわせた bioavailable testosterone：BAT）の測定が推奨されている．しかし，測

* 獨協医科大学越谷病院　泌尿器科

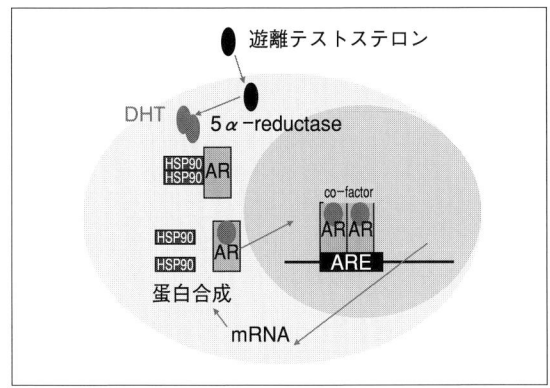

図1 テストステロンの標的臓器での作用機序

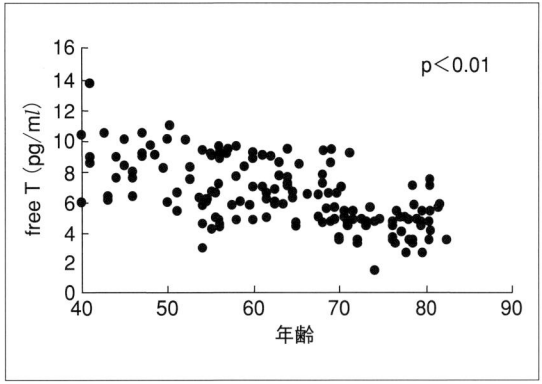

図3 free T 値の加齢変化

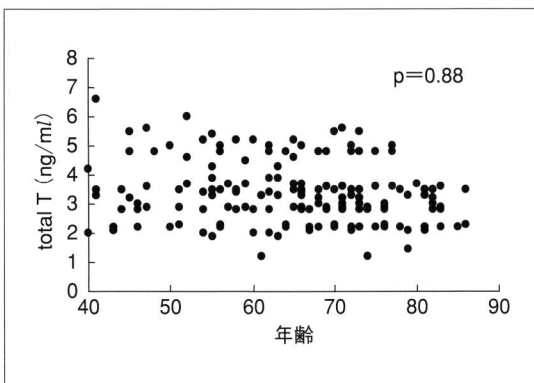

図2 total T 値の加齢変化

表1 フリーテストステロン年齢別準値

年齢	男性（pg/ml）	女性（pg/ml）
20～29	8.5～27.9	2.7 以下
30～39	7.6～23.1	1.9 以下
40～49	7.7～21.6	1.1 以下
50～59	6.9～18.4	1.0 以下
60～69	5.4～16.7	—
70～79	4.5～13.8	—

（文献[6]より）

定手技が煩雑なため total T, SHBG, アルブミン濃度から BAT を算出する calculated BAT も広く用いられている (http://www.issam.ch/freetesto.htm)[5]．

■ テストステロンの加齢による変化

加齢による血中テストステロンの変化は, 加齢の速度の個人差が大きいことや, 合併する他の疾患（糖尿病・高血圧など）やそれぞれの疾患治療のために投与された薬剤の影響を受けるため, 測定値がかなり広範囲に分布することになり傾向がつかみにくいという特徴を有している. 泌尿器科外来受診患者のうちテストステロン産生に影響を及ぼすと考えられる治療（前立腺癌に対する抗男性ホルモン療法など）を受けていない者を対象とした検討では, ①total T は加齢によって低下傾向があるが有意ではない（図2）. ②free T は加齢とともに有意に低下した（図3）. この原因は SHBG が加齢とともに増加するためと考えられている.

free T の基準値は混乱していたが岩本らの協同研究により表1のように改訂された[6].

まとめ

前述したように, 男性更年期の諸症状を精巣内分泌機能の低下のみから説明することは困難である. somatopause・adrenopause の概念も念頭において泌尿器科, 内分泌内科, メンタルヘルス科が協力した診療体制の確立が望まれる.

文　献

1) 熊本悦明：男性更年期序説. Male climacteric から PADAM まで―その存在をめぐる1世紀に亙る議論の歴史を辿って―. ホルモンと臨床 49：783-792, 2001

2) Russell-Aulet M, Jaffe CA, et al：In vivo semiquantification of hypothalamic growth hormone-releasing hormone (GHRH) output in humans：evidence for relative GHRH deficiency in aging. J Clin Endocrinol Metab 84(10)：3490-3497, 1999

3) Parker CR, Mixon RL, et al：Aging alters

zonation in the adrenal cortex in men. J Clin Endocrinol Metab 82：3898-3901, 1997

4）Lambers SWL, van den Beld AW, et al：The endocrinology of aging. Science 278：419, 1997

5）Vermeulen A, Verdonck L, et al：A critical evaluation of simple methods for the estimation of free testosterone in serum. J Clin Endocrinol Metab 84：3666-3672, 1999

6）岩本晃明，他：日本人成人男子の総テストステロン，遊離テストステロンの基準値の設定．日本泌尿器会誌 95：751-760，2004

■ 男性更年期障害の臨床―内分泌機能の変化

加齢に伴う副腎機能の変化

板東　浩*
ばんどう　ひろし

- 副腎皮質は中胚葉由来でコルチゾルを，髄質は外胚葉由来でアドレナリンを分泌し，ストレスに対する．
- 副腎皮質は3層構造であり，束状帯と網状帯からコルチゾルとDHEAが分泌される．
- DHEAとDHEA-Sの血中濃度は思春期に著増し，20歳以降加齢とともに直線的に低下してくる．
- DHEA（-S）は抗加齢ホルモンで，抗炎症作用，抗動脈硬化作用，健康観の改善などの作用を有する．
- 今後，男性更年期や生活習慣病，骨粗鬆症などに対して，DHEAの補充療法が検討されている．

Key Words　アンチエイジング，副腎アンドロゲン，デヒドロエピアンドロステロン（DHEA），DHEA-S，補充療法

はじめに

本邦は世界の最長寿国となり，平均寿命も健康寿命も伸びてきた．少子化の問題も合わさり，高齢化社会から高齢社会に突入し，さらに超高齢社会へ向かいつつある．これらを背景として，中高年者におけるQOLやADLが重要視され，男性更年期についても注目されている．

本稿では，男性更年期に関連する重要臓器として，副腎機能について概説する．特に，近年アンチエイジング領域で補充療法が試行されているDHEA，DHEA-Sに関して詳細に記したい．

副腎の構造と働き

副腎は8g程度の小さな内分泌器官である．副腎の割面を見ると，内側にある茶褐色の髄質と，外側にある黄色～黄褐色の皮質とが明確に区別可能である．副腎の発生と発達は特徴的で，皮質は中胚葉性の細胞由来である．一方，髄質は外胚葉性の交感神経母細胞に由来するクロム親和細胞が皮質に侵入して形成される．

皮質は外側から，球状層（zona glomerulosa），束状層（zona fasciculata），網状層（zona reticularis）の3層に形態学的に分けられる．これら3層の副腎皮質全体に占める割合は加齢とともに変化する．一般的には，次第に球状層が萎縮していき，外側束状層が主体を占めていく．

皮質における細胞増殖は，ストレスのかからない通常の場合，主に外側束状層で認められる．ここで増殖した皮質細胞は，その後外側と内側に向かい，網状層および球状層でのapoptosisによって細胞死に陥り生体系から除去される．このようなメカニズムで副腎皮質の細胞増殖と細胞死が進み，皮質の恒常性を保っているという．

副腎皮質は，主にコルチゾルなど，生命維持に必要不可欠なステロイドホルモンを分泌している．一方，副腎髄質は，主にアドレナリンなど，カテコールアミンを分泌し放出している．この両者は，外界からのストレスに対して生体の恒常性を保つため，重要な役割を演じているといえよう．

副腎ホルモンの特徴

性腺系と副腎系の重要ポイントとして，性ステロイドの分泌は性腺（精巣，卵巣）だけではなく，副腎でも行われていることがあげられる．

下垂体・性腺系では，LHとFSHが男性でのテストステロンを，女性でのエストロゲンとプロゲステロン分泌を制御している．下垂体・副腎系では，コルチゾルはACTHの支配を受け，副腎アンドロゲンもACTHの支配を受けている．そのため，ACTHの分泌増加で副腎性症候群という病態が起こり得る．なお，鉱質コルチコイドのアルドステロンの合成，分泌は主にレニン-アンギオテンシン系で制御されている．

副腎皮質ホルモンはステロイド核を含み，その炭素数は21個と19個とに分けられる．前者に糖質コルチコイド（最終産物はコルチゾール）と鉱質コルチコイド（最終産物はアルドステロン）」がある．後者で炭素数が19個のものはケト基を有し

---

* 徳島大学，きたじま田岡病院　内科

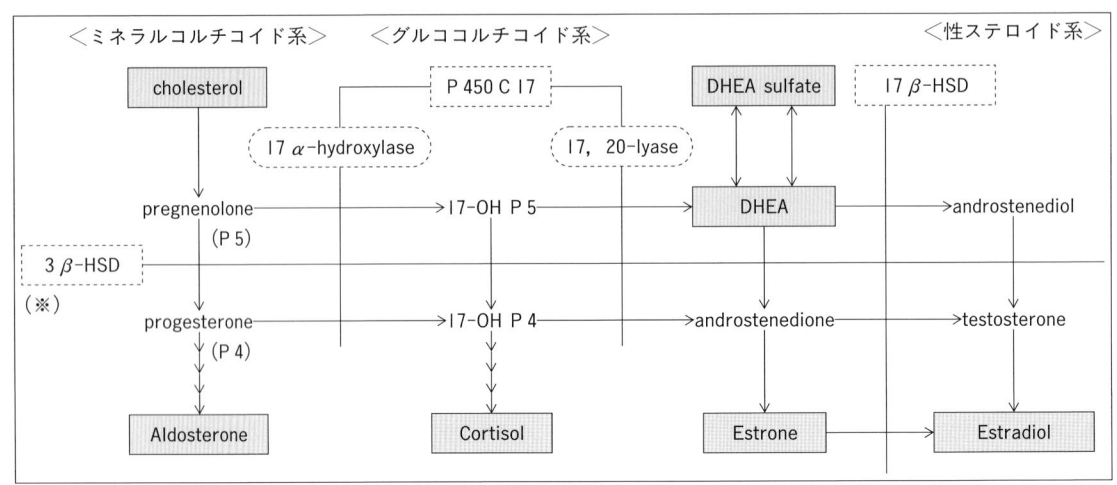

図1　副腎におけるステロイドの合成経路

(※) 3β-HSD (hydroxysteroid dehydrogenase)
ホルモン：■，酵素：▭
　　　　（織田敏彦：加齢に伴う副腎機能男性更年期障害．Modern Physician 24 (3)：271, 2004 より一部改変）

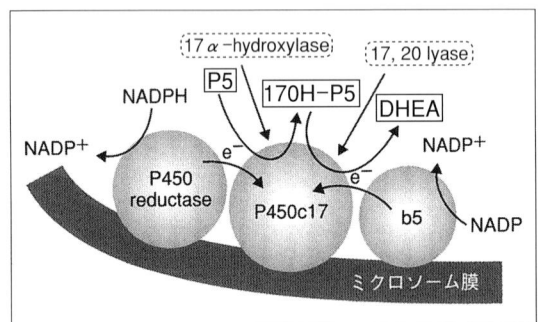

図2　ステロイド合成のメカニズム

「17 ケトステロイド（17-KS）」と呼ばれて男性ホルモン作用を有し，「副腎アンドロジェン」との呼称もある．

副腎皮質ホルモンは，①鉱質コルチコイド，②糖質コルチコイド，③性ステロイド（副腎アンドロゲン）の3系統があり，ステロイド合成経路を図1に示す．コレステロールを基質として，チトクローム P 450 を主体とした酵素の働きで，各種ステロイドが合成される．チトクローム P 450 c 17 には 17 α-hydroxylase および 17,20-lyase の二つの酵素活性があり，ミクロソーム膜上での合成のメカニズムを図2に示した．

これらのホルモン合成は3層における特異的なステロイド合成酵素の発現による．アルドステロン産生には関与するがコルチゾル産生にはまった く関与しない P 450 aldo（アルドステロン合成酵素）は球状層でしか発現していない．一方，コルチゾル産生に関与するがアルドステロン産生には関わらない P 450 c 17（17 α-hydroxylase 17 α 水酸化酵素）は，束状層—網状層にしか発現していない．このように，球状層，束状層—網状層の間で明確な機能分化がみられる．

また，束状層と網状層の間において，3β 水酸化ステロイド脱水素酵素（3β-hydroxysteroid dehydrogenase, 3β-HSD）は外側束状層に多くみられ，DHEA スルホトランスフェラーゼ（DHEA-ST）は網状層にほぼ限局して認められる．しかし，実際には，束状層では糖質コルチコイド，網状層では副腎皮質アンドロゲンという機能分化は，それほど明確に分かれていない．他方，外側束状帯の領域は，コルチゾルの産生と分泌の中心であるといってよい．

□ 副腎皮質3系統における加齢変化
1．ミネラルコルチコイド
アルドステロンが水や塩分のバランスを調節する．レニン・アンジオテンシン・アルドステロン系（R-A-A 系）は，加齢とともに調節能の低下が認められる．基礎分泌量が低下し，立位負荷や食塩制限などの刺激に対する反応性は，高齢者では60〜70％も低下してくる．これらが背景となり，高齢者は水や電解質の変化に対処し難く，脱水に

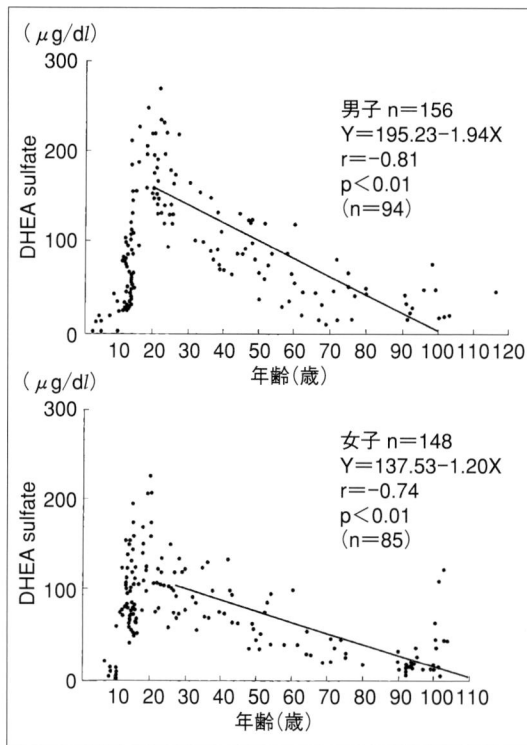

図3 加齢に伴う血清DHEA-s濃度の変化
(文献1)より)

表1 コルチゾルとDHEAの解離

	cortisol	DHEA
思春期	→	↑
老化	→	↓
ストレス	↑	↓
Cushing症候群 (副腎腺腫)	↑	↑↓

陥りやすい.

2．グルココルチコイド

生命維持に必要不可欠なコルチゾルがある．若年者と高齢者とで，下垂体からのACTH分泌に差異はなく，コルチゾルの合成，分泌にも大きな変化はみられない．つまり，CRH-ACTH-コルチゾル系について加齢変化はなく，基礎分泌や日内変動にも変化はみられない．また，さまざまな刺激に対する視床下部のCRH分泌や下垂体のACTH分泌，コルチゾルの合成・分泌にも加齢変化はないという．その理由として，生命維持に最重要なものであるためとされている．

3．性ステロイド（副腎アンドロゲン）

重要なホルモンはDHEAおよびDHEA-Sである．血中ではDHEAはDHEA-Sの0.1～1%程度と微量であり，血中アンドロゲンのほとんどはDHEA-Sといえる．ただしこの活性はテストステロンの5%ほどと非常に少ない．

DHEA（-S）血中濃度は20歳代に最大となり，その後直線的に低下する（図3）1)．青年期のピークと比較し70歳では20%，85歳では5%程度となる．加齢によるDHEA（-S）の産生分泌低下の原因は，コルチゾル合成に必要な17α-hydroxylase活性と比べて，DHEA（-S）合成に関わる17,20-lyse活性が相対的に低下するためという．

DHEA（-S）の調節因子はACTHが主体だが，他にプロラクチン，インスリン，アクチビン，3β-HSDなどがあげられる．

なお，コルチゾルとDHEAの血中濃度が解離する病態について表1に示す．DHEA（-S）濃度は加齢とともに濃度が激減し，老化現象との関連が注目されており，詳細を次項に示す．

□ DHEAとDHEA-Sの作用

DHEAは「若さの泉」として知られ，人の体内で産生するステロイド中でもっとも量が多い．

歴史を振り返ると，1934年に日本人が発見し，1996年には「DHEAはスーパーホルモン中のスーパースターだ（Super Hormone Promise）」とRegelsonが若返り効果を約束した．動物実験ではDHEAで寿命が延長し，疫学的調査ではDHEA血中濃度が高いほど長命で心疾患頻度も少なかった．Rothらはヒトの寿命と体温，インスリン濃度，DHEA-S濃度の相関を検討し，特にDHEA-Sの大きな影響を報告している[2,3]（図4）．

DHEA（-S）の生理作用を表2に示す．作用機構が解明されつつあり，直接作用と間接作用とに大別される．直接作用はレセプターを介した標的遺伝子によるもので，DHEAによって特異的に誘導され，P38を介した炎症，動脈硬化，インスリン抵抗性などに拮抗し抗加齢作用が発現される．間接作用は末梢におけるテストステロンやエストラジオールへの転換であり，DHEAがエストロゲンに転換し骨粗鬆症で骨量を増加させる．

□ DHEA補充の試行

男性および女性の更年期に対して，DHEA補充が試行されている．効果には性差が認められ，体力増強や脂肪減少は男性にはあるが女性にはみら

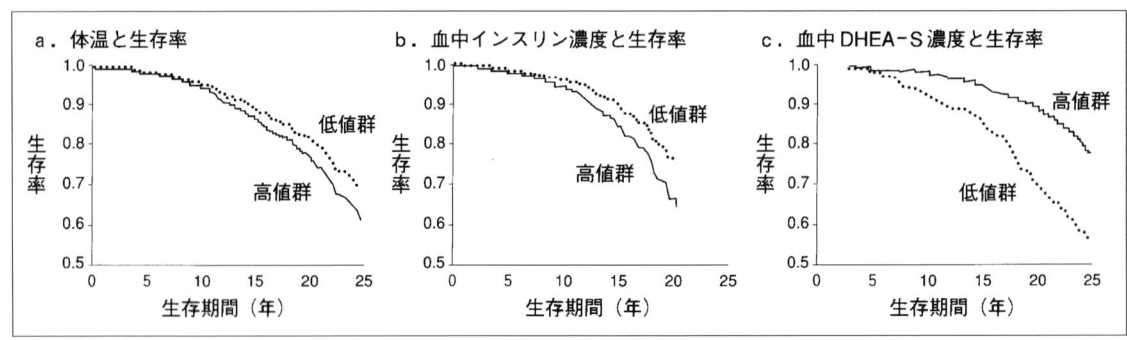

図4 ヒトの寿命と関連する体温，インスリン濃度，DHEA-S濃度

表2 DHEA（-S）の生理作用

・抗炎症作用
・抗動脈硬化作用
・抗骨粗鬆症作用
・インスリン抵抗性改善
・抗糖尿病
・抗肥満作用
・免疫機能調節作用
・腫瘍増殖抑制効果
・健康観の改善
・皮膚の改善作用
・性機能改善作用
・認知の改善作用
・脳血管痴呆に対する改善作用
・筋緊張性ジストロフィーへの効果

れず，血中テストステロンの上昇は男性にはないが女性にはあるという．

補充の前後には，共通問診票（Anti-Aging QOL Common Questionnaire（AAQOL））を用いて，身体的質問30項目や心理的質問21項目をチェックするとよい[4]．

男性の場合，検査として血中総テストステロン（T）濃度や遊離T濃度を測定する．抗うつ薬の投与で性欲低下や勃起不全（ED）をきたすので，抗うつ作用を有するT投与が有効で，DHEAの投与も同様の効果が期待される．たとえば，DHEA-S濃度が顕著に低いとき，5～100 mg/日の量で，DHEA-S濃度のoptimal値（200～350 μg/dl，男性で250 μg/dl）を目標として投与できる[5]．

女性の場合，更年期障害の原因はエストロゲン不足のみならず，加齢に伴うDHEAやGH/IGF-1の分泌低下の関与も示唆されている．DHEA-S濃度が低い症例にDHEAを補充し諸症状が改善したエビデンスが蓄積中である．そこで，DHEAの補充療法後にHRTを行う方法が報告されている．DHEA-S濃度がoptimal値より顕著な低値を示す場合，投与量を5～100 mg/日とし，25 mgから始めて2～3ヵ月ごとに濃度をチェックし，DHEA-S濃度のoptimal値（200～350 μg/dl，女性で200 μg/dl）を目安とし投与できる[5]．

高脂血症患者へのDHEA 25 mg/日投与で，血管内皮細胞機能の改善，SSPG法によるインスリン抵抗性の改善，血中plasminogen activator inhibitor type 1（PAI-1）濃度の低下が認められ，心血管系リスクの軽減の可能性が報告されている[6]．

副腎不全患者へのDHEA補充療法[7]によって全般の健康感（overall well-being）と不安感，抑うつ感のスコアが改善した．この理由として，神経ステロイドのDHEAが直接神経に作用，またはDHEA投与で生じた他の性ステロイドの作用として健康感の増進が示唆されている．

ヒトの認知症の一因に，神経伝達物質としてのDHEAの関連が示唆されて補充の研究もみられるが，まだ結果は一定していない．

おわりに

本稿では，加齢に伴う副腎機能について，基礎的ならびに臨床的側面を含み，今後のDHEA補充療法についても触れた．

加齢と副腎に関して，古いエピソードを紹介してみよう．秦の始皇帝は不老不死の薬を手に入れたいと考え，徐福に探すように命じた．彼は日本に渡来して優れた文化を伝えたとされる．史記の記録には「皇帝おおいに喜び，童の男女三千人を遣わし，これに五穀の種と百工を送りて行かしむ」とある．もし，このような薬が現在あると仮定すれば，コルチゾルよりは，むしろDHEAであるか

もしれない．

文 献

1）日本抗加齢医学会専門医・指導士認定委員会，編集：アンチエイジング医学の基礎と臨床．メジカルビュー社，東京，p 63-104，p 214-228，2004

2）Roth GS, Lane MA, Ingram DK, et al：Biomarkers of caloric restriction may predict longevity in humans. Science 297：811, 2002

3）山田佳彦：DHEA補充療法の現状．アンチ・エイジング医学ー．日本抗加齢医学会雑誌 2(4)：450-454，2006

4）Bando H, Yoshioka T, Yonei Y, et al：Investigation of quality of life in athletes from an anti-aging perspective. Primary Care Japan 4(1), 47-51, 2006

5）米井嘉一：抗加齢医学に基づくホルモン補充療法．アンチエイジングの科学．現代のエスプリ No. 430．至文堂，東京，178-187，2003

6）Kawano H, Yasue H, Kitagawa A, et al：Dehydroepiandrosterone supplementation improves endothelial function and insulin sensitivity in men. J Clin Endocrinol Metab 88：3190-3195, 2003

7）Arlt W, Callies F, van Vlijmen JC, et al：Dehydroepiandrosterone replacement in women with adrenal insufficiency. N Engl J Med 341：1013-1020, 1999

■ 男性更年期障害の臨床―内分泌機能の変化

男性更年期症状と男性ホルモン

伊藤　直樹*

- Testosterone が作用する臓器は全身に及んでいる．
- Testosterone 低下は骨密度低下，骨粗鬆症や骨折のリスク因子である可能性が高い．
- Testosterone 低下により筋量/筋力低下，脂肪増加を認めるが，身体機能低下との関連は明らかではない．
- Testosterone 低下は抑うつ，性機能低下，メタボリックシンドロームのリスク因子と考えられている．

Key Words　LOH（late-onset hypogonadism）症候群，testosterone，骨密度，抑うつ，メタボリックシンドローム

はじめに

男性更年期障害は広く捉えられるべき症状・症候群である．その一部に testosterone 低下による LOH（late-onset hypogonadism）症候群が存在する．LOH 症候群の病態を理解するために，testosterone の生体における作用，testosterone 低下に伴い出現する症状を理解することは重要である．

□ Testosterone の作用と LOH の症状

Testosterone が作用する臓器は脳，骨，筋肉，腎，心血管系，精巣，陰茎，前立腺，毛包，皮脂腺，造血細胞（赤血球系），免疫系など全身に及んでいる．そのため，LOH の症状も表1に示すようにさまざまである．前立腺や Wolffian duct 由来の精囊，精管，精巣上体の分化には 5α-reductase により変換された dihydrotestosterone を必要とする．一方，testosterone が aromatase の作用で変換された estradiol は骨密度の維持に重要な役割を果たしていると考えられている．

□ LOH の症状と血中 testosterone との関連性

1. 骨

男性ホルモンの諸臓器に対する作用を知るうえで前立腺癌に対する抗男性ホルモン療法を施行した症例における検討は重要である．なぜなら抗男性ホルモン療法のなかでも除睾術あるいは gonadotropin-releasing hormone（GnRH）agonist 投与を施行した症例では，血中 testosterone は前値の 5％以下に低下するため，臓器によっては大きな変化が認められるからである．その代表的臓器が

表1　LOH の臨床症状

・骨密度低下，骨粗鬆症と骨折のリスク増加
・筋肉量と筋力低下
・内臓脂肪増加
・抑うつ，いらいら
・認知力低下
・性欲低下，性機能低下，夜間睡眠時勃起の低下
・体毛減少，皮膚変化
・睡眠障害

骨である．抗男性ホルモン療法にて骨密度（bone mineral density：BMD）が4〜10％低下し，骨粗鬆症を発症することが報告されている[1]．5万例以上の前立腺癌症例をサーベイした検討では，その約3割の症例が抗男性ホルモン療法を受けており，治療開始1年以降で骨粗鬆症発症は抗男性ホルモン療法が施行された群で6.92％，施行されていない群で3.69％と，抗男性ホルモン療法が施行された群で有意に高かった[2]．骨折に関しても，抗男性ホルモン療法が施行された群で19.37％，施行されていない群で12.63％と，抗男性ホルモン療法施行群で骨折発生率が有意に高い結果であった[2]．これらの結果は男性において骨の維持に testosterone が重要であることを示唆するものである．基礎的検討においても，androgen receptor knockout mice で骨量低下が認められることから，testosterone の骨維持作用は支持されている[3]．しかし，estrogen receptor（α and/or β）knock out male mice あるいは aromatase knock out male mice においても骨密度低下が認められることか

*札幌医科大学医学部　泌尿器科

ら，testosterone から aromatase で変換される estrogen も骨代謝において重要な役割を担っていると考えられている[4]．

次に，抗男性ホルモン療法という極端な状況ではない，加齢に伴う変化について検討した報告をまとめる．血中 testosterone と骨密度との関係について，横断的研究における多変量解析の結果，free testosterone が腰椎 BMD と相関すると報告されているが[5]，bioavailable testosterone，free testosterone ともに腰椎・大腿骨頭などの BMD と相関しないとする報告もある[6]．縦断的研究においても bioavailable testosterone が橈骨，尺骨，腰椎，寛骨の BMD と相関すると報告されているが[7]，その一方で total, bioavailable testosterone ともに BMD と相関しないという結果が報告されており，一定の結論は認められていないのが現状である[8]．ただし，すべての研究において，estrogen（total, bioavailable）と BMD との有意な相関性が認められている．

骨折に関しては，血中 free testosterone が 9 ng/ml 未満の hypogonadism では股関節骨折のリスクが 9.0 ng/ml 以上の群に比べて 6.5 倍高いとする結果や[9]，case control study にて total testosterone, free testosterone 低下群では股関節骨折のリスクが testosterone 正常群に比して 5.3 倍高いとする報告がある[10]．しかし，多数例を対象とした縦断研究（The Rancho-Bernardo Study）では椎骨骨折と total あるいは bioavailable estradiol が関係したが，testosterone とは関係ないと報告され[11]，今後のさらなる検討が必要である．

以上をまとめると，testosterone が極端に低下する状態では BMD 低下，骨粗鬆症や骨折のリスクは明らかに高い．しかし，加齢に伴う血中 testosterone の低下が BMD 低下，骨粗鬆症，骨折のリスクとなり得るかは明らかではない．むしろ臨床的なデータでは estrogen の低下が重要であると考えられた．

2．筋量，筋力，脂肪，身体機能

加齢に伴い筋量，筋力の低下，脂肪の増加といった筋肉/脂肪構成比が変化する．特に筋力の低下は日常活動性を低下させ，転倒のリスクを高くする．これらと血中 testosterone との関係に関してはいくつかの横断的研究が報告されており，total testosterone, free testosterone と body mass index（BMI），筋量，脂肪量との間に負の相関性が認められている[12〜15]．

筋力，身体機能に関しては total testosterone および free testosterone と脚伸展力との間に，total testosterone と握力との間に正の相関関係が認められている[16]．Massachusetts Male Aging Study における多数例の検討では，total testosterone および bioavailable testosterone と physical performance test との間に正の相関関係が認められたが，握力や椅子からの立ち上がりテストとの間に関連性は認められなかった[17]．

以上より，testosterone 低下に伴い脂肪の増加，筋肉量の減少は認められるが，筋力などの身体機能との関連性に関してはその一部で testosterone 低下が関係してることが明らかとされている．

3．認知力

認知力とは記憶，言語，算数，空間認識，判断などからなる．加齢に伴いこれらの能力，特に記憶力が減退するが，その程度には個人差があり，testosterone 低下との関連性が最近注目され始めている[18]．縦断的研究（The Rancho Bernardo Study）では total testosterone, bioavailable testosterone は年齢と教育の程度と補正した後にも言語記憶と mental control の点で関連していると報告されている[19]．同様に血中 testosterone と認知力は基本的に正の相関関係にあるが，testosterone が高すぎると認知力は若干低下することから，適切なレベルが望ましいとする研究もある[20]．

4．抑うつ，気分

抑うつや気分と血中 testosterone との関連性が推測されている．抑うつを診断する質問紙である Beck Depression Inventory で抑うつと判定された群での bioavailable testosterone はコントロールに比して 17%低下していたという報告[21]，血中 total testosterone が低下している群での抑うつ発症率は 18.5%と，age matching させたコントロール群での 10.4%に比して有意に高く，特に 50〜65 歳の群で顕著であったと報告されている[22]．

5．性機能障害

性機能障害と testosterone との関係は以前から議論のあるところであった．Free testosterone, bioavailable testosterone を測定した最近の研究では，International Index of Erectile Function-

5 (IIEF-5) と血中 bioavailable testosterone との間に有意な正の相関性が認められている[23]．また，IIEF-5 が 7 点以下の重度性機能障害群では血中 total testosterone, bioavailable testosterone が有意に低下していることが認められた[24]．IIEF-5 が 26 点未満を性機能障害とした場合，性機能障害「あり」群では「なし」群に比べて血中 free testosterone が有意に低下していた[25]．以上の結果から，血中 testosterone，特に生物学的活性 testosterone である bioavailable testosterone, free testosterone の低下は性機能障害の原因となっているものと考えられる．

6．メタボリックシンドローム

メタボリックシンドロームは内臓脂肪蓄積，耐糖能異常，高脂血症，高血圧を合併する動脈硬化易発症状態であり，1999 年 WHO が診断基準を発表し[26]，2005 年に日本版診断基準が発表された[27]．メタボリックシンドロームと hypogonadism との関連が注目されている[28]．血中 testosterone と SHBG の低下はメタボリックシンドロームのリスクファクターと考えられている[29]．抗男性ホルモン療法を 1 年以上施行した前立腺癌患者の 50％以上がメタボリックシンドロームを呈したと報告されている[30]．前向き研究では，メタボリックシンドロームの男性はそうではない男性に比べて hypogonadism となるリスクが 2.6 倍高いという報告[31]，total testosterone と SHBG の低下は BMI が 25 未満の非肥満男性でもメタボリックシンドロームの予測因子であるとする報告もあり[32]，どちらが原因，結果か明らかではないが，testosterone 低下はメタボリックシンドローム，心血管系疾患の引き金となっている可能性は否定できない．

おわりに

血中 testosterone の作用は多岐にわたり，加齢に伴う testosterone 低下は種々の異常を引き起こすことが報告されている．しかし，testosterone の関連性が明らかではない部分も多い．横断的研究では血中 testosterone の絶対値を使用するしかないが，個々におけるその値の意味は異なる可能性がある．すなわち，同じ testosterone レベルでも若い頃に比べてかなり低下してその値の場合もあれば，あまり低下せずその値である場合もある可能性が示唆される．その疑問を解決するには多数例を対象とした縦断的研究が今後必要である．また placebo と androgen の randomized controlled study の結果もその疑問に答えてくれるであろうと期待される．

文　献

1) Smith MR : Diagnosis and management of treatment-related osteoporosis in men with prostate carcinoma. Cancer 97 : 789-795, 2003

2) Shahinian VB, Kuo YF, Freeman JL, et al : Risk of fracture after androgen deprivation for prostate cancer. N Eng J Med 352 : 154-164, 2005

3) Kawano H, Sato T, Yamada T, et al : Suppressive function of androgen receptor in bone resorption. Proc Natl Acad Sci USA 100 : 9416-9421, 2003

4) Khosla S, Melton III LJ, Riggs BL : Estrogen and the male skeleton. Journal of Clinical Endocrinological and Metabolism 87 : 1443-1450, 2002

5) Center JR, Nguyen TV, Sambrook PN, et al : Hormonal and biochemical parameters in the determination of osteoporosis in elderly men. J Clin Endocrinol Metab 84 : 3626-3635, 1999

6) Khosla S, Melton III LJ, Atkinson EJ, et al : Relationship of serum sex steroid levels and bone turnover markers with bone density in men and women : A key role for bioavailable estrogen. J Clin Endocrinol Metab 83 : 2266-2274, 1998

7) Greendale GA, Edelstein S, Barrett-Connor E : Endogenous sex steroids and bone mineral density in older women and men : the Rancho Bernardo Study. J Bone Miner Res 12 : 1833-1843, 1997

8) Khosla S, Melton III LJ, Atkinson EJ, et al : Relationship of serum sex steroid levels to longitudinal changes in bone density in young versus elderly men. J Clin Endocrinol Metab 86 : 3555-3561, 2001

9) Stanley HL, Schmitt BP, Poses RM, et al : Does hypogonadism contribute to the occurrence of a minimal trauma hip fracture in elderly men？J Am Geriatr Soci 38 : 766-771, 1991

10) Jackson JA, Riggs MW, Spiekerman AM : Testosterone deficiency as a risk factor for hip fractures in men : a case-control study. Am J Med Sci 304 : 4-8, 1992

11) Barrett-Connor E, Mueller JE, Von Muhlen DG, et al : Low levels of estradiol are associated with vertebral fractures in older men, but not women : The Rancho Bernardo Study. J Clin Endocrinol Metab 85 : 219-223, 2000

12) Abbasi AA, Mattson DE, Duthie EH Jr, et al : Predictors of lean body mass and total adipose mass in community-dwelling elderly men and women. Am J Med Sci 315 : 188-193, 1998

13) Baumgartner RN, Waters DL, Gallagher D, et al : Predictors of skeletal muscle mass in elderly men and women. Mech Ageing Dev 107 : 123-136, 1999

14) Couillard C, Gagnon J, Bergeron J, et al : Contribution of body fatness and adipose tissue distribution to the age variation in plasma steroid hormone concentrations in men : The HERITAGE family study. J Clin Endocrinol Metab 85 : 1026-1031, 2000

15) Field AE, Colditz GA, Willett WC, et al : The relation of smoking, age, relative weight, and dietary intake to serum adrenal steroids, sex hormones, and sex hormone-binding globulin in middle-aged men. J Clin Endocrinol Metab 79 : 1310-1316, 1994

16) Van den Beld AW, De Jong FH, Grobbee DE, et al : Measures of bioavailable serum testosterone and estradiol and their relationship with muscle strabgth, bone density, and body composition in elderly men. J Clin Endocrinol Metab 85 : 3276-3282, 2000

17) O'Donnell AB, Travison TG, Harris SS, et al : Testosterone, dehydroepiandrosterone, and physical performance in older men : results from the Massachusetts Male Aging Study. J Clin Endocrinol Metab 91 : 425-431, 2006

18) Moffat SD : Effects of testosterone on cognitive and brain aging in elderly men. Ann N Y Acad Sci 1055 : 80-92, 2005

19) Barrett-Connor E, Goodman-Gruen D, Patay B : Endogenous sex hormones and cognitive function in older men. J Clin Endocrinol Metab 84 : 3681-3685, 1999

20) Muller M, Aleman A, Grobbee DE, et al : Endogenous sex hormone levels and cognitive function in aging men. Is there an optimal level ? Neurology 64 : 866-871, 2005

21) Barrett-Connor E, Von Mühlen DG, Kritz-Silverstein D : Bioavailable testosterone and depressed mood in older men : The Rancho Bernardo Study. J Clin Endocrinol Metab 84 : 573-577, 1999

22) Shores MM, Moceri VM, Sloan KL, et al : Low testosterone levels predict incident depressive illness in older men : effects of age and medical morbidity. J Clin Psychiatry 66 : 7-14, 2005

23) Tsujimura A, Matsumiya K, Matuoka Y, et al : Bioavailable testosterone with age and erectile dysfunction. J Urol 170 : 2345-2347, 2003

24) Kratzik CW, Schatzl G, Lungmayr G, et al : The impact of age, body mass index and testosterone on erectile dysfunction. J Urol 174 : 240-243, 2005

25) Basar MM, Aydrin G, Mert HC, et al : Relationship between serum sex steroids and aging male symptoms score and international index of erectile function. Urology 66 : 597-601, 2005

26) Definition, Diagnosis and Classification of Diabetes Mellitus and Its Complications : Report of WHO Consultation. Part 1 : Diagnosis and Classification of Diabetes Mellitus. World Health Organization, 1999

27) メタボリックシンドローム診断基準検討委員会 : メタボリックシンドロームの定義と診断基準. 日内会誌 94 : 794-809, 2005

28) Makhsida N, Shah J, Yan G, et al : Hypogonadism and metabolic syndrome : implications for testosterone therapy. J Urol 174 : 827-834, 2005

29) Muller M, Grobbee DE, Den Tonkelaar I, et al : Endogenous sex hormones and metabolic syndrome in aging men. J Clin Endocrinol Metab 90 :

2618-2623, 2005

30) Braga-basaria M, Dobs AS, Muller DC, et al : Metabolic syndrome in men with prostate cancer undergoing long-term androgen deprivation therapy. J Clin Oncol **24** : 3979-3983, 2006

31) Laaksonen DE, Niskanen L, PunnonenK, et al : The metabolic syndrome and smoking in relation to hypogonadism in middle-aged men : a prospective cohort study. J Clin Endocrinol Metab **90** : 712-719, 2005

32) Kupelian V, Page ST, Araujo AB, et al : Low sex hormone-binding globulin, total testosterone, and symptomatic androgen deficiency are associated with development of the metabolic syndrome in nonobese men. J Clin Endocrinol Metab **91** : 843-850, 2006

■ 男性更年期障害の臨床—内分泌機能の変化

ホルモン年齢とその評価法

米井　嘉一*　　高橋　洋子*

- 男性更年期障害の診断にはストレス，テストステロン分泌低下，DHEA（dehydroepiandrosterone）分泌低下のどれが主体かを見きわめる．混在する場合も多い．
- ホルモン年齢とは絶対的な評価ではなく，「現在日本人の何歳くらいの平均値に相当するか」をみる相対評価である．
- ストレスの評価にはストレスホルモン（コルチゾル）と抗ストレスホルモン（DHEA-s）の値とバランスをみる．
- テストステロンやDHEA補充療法の際には総テストステロン・遊離テストステロン・ジヒドロテストステロン・PSA（prostate specific antigen）を参照する．
- ホルモン補充の治療目標を「ホルモン年齢が実年齢の70～80％になるよう」設定しているが，今後の医学的証拠の積み上げが必要である．

Key Words　ストレス，抑うつ，DHEA，コルチゾル，テストステロン

　男性更年期障害が生じる40代には，男性ホルモン（テストステロン）以外にも減少するホルモンがいくつかある．それらは単独で生じる場合もあるが，大部分の症例ではホルモン減少が混在してみられる[1]．男性更年期障害をテストステロンだけで診断するには不十分である．はじめにホルモン分泌状態を評価するための基礎知識として，加齢により変化する代表的ホルモンを示す．ホルモン年齢とはホルモン分泌状態を機能的年齢として表す方法で，「現在日本人の何歳くらいの平均値に相当するか」を年齢で表現したものである．したがってホルモン年齢は絶対的評価ではなく相対評価である．このように表現する理由は，単にホルモン濃度を伝えるよりもホルモン年齢として説明した方が，受診者が理解しやすく治療意欲が増すからである．

　加齢に伴って変化するホルモン濃度の場合，一般的標準値を提示するとかなり幅が広くなるので，年齢別男女別標準値が示されている．しかしこれらのホルモンの性質上標準範囲に入っていればよいというわけではなく，理想的な健康状態を目指すべきとの考えがある．それが健康増進して生活の質（QOL；Quality of life）を向上し，健康長寿を目指すという抗加齢医学の考え方である．理想的な健康状態はオプティマルヘルス（optimal health），これに相当する検査値はオプティマルレンジ（optimal range）と呼ばれる．

　現在のところ日本人におけるオプティマルレンジは十分な医学的根拠に基づいて確立されていない．筆者らは実年齢と各種ホルモン血中濃度の散布図から回帰直線（または曲線）を作成，ホルモン年齢を算出している．ホルモン年齢のオプティマルレンジを実年齢の7～8割に設定している．すなわち実年齢50歳であれば，オプティマルレンジは35～40歳となる．これはQOLが高いと思われた男性集団を調査した結果IGF-Ⅰホルモン年齢が同世代男性に比べ約15％以上若かったという成績[2]に基づいている．

□ **GH（growth hormone）/**
　IGF-Ⅰ（insulin-like growth factor-Ⅰ）

　GHやIGF-Ⅰ分泌は30歳前後から低下し，生命予後やQOLの低下の予測因子となっている[1]．若さと健康を保つためには，GH/IGF-Ⅰ分泌の低下を防ぐ努力が必要である．GHは生活習慣に影響を受け，種々の刺激によりパルス状に分泌される．刺激因子の代表は質の高い睡眠，運動（特に筋肉

* 同志社大学アンチエイジングリサーチセンター

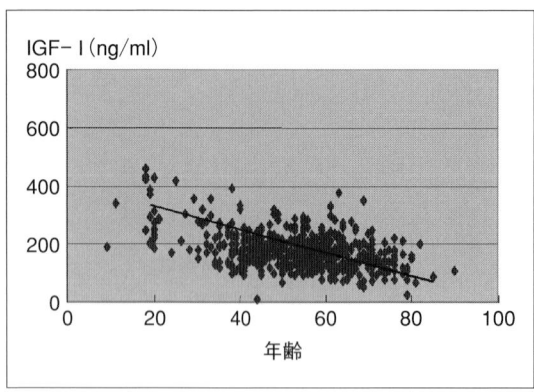

図1　日本人男性の血清 IGF-I（自験例男性 632 例，y＝−2.1x＋289.9, r＝0.455）

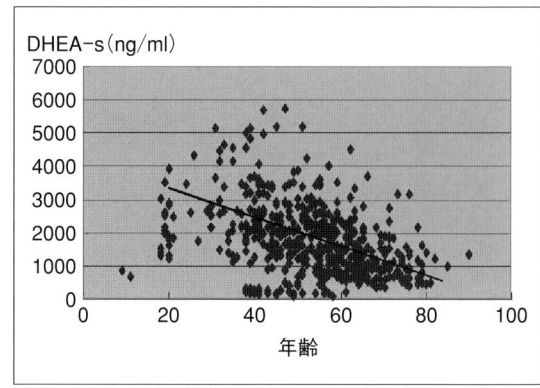

図2　日本人男性の血清 DHEA-s（自験例男性 630 例，y＝−31.6x＋3490.5, r＝0.398）

負荷トレーニング）[3]，胃粘膜由来のグレリンを介する食事刺激である．また GH はペプチドホルモンであるため合成源として蛋白・アミノ酸の適正摂取が必要である．GH/IGF-I 分泌を評価する際には血中濃度が安定な IGF-I を測定し，ホルモン年齢として表す（図1）．GH/IGF-I 分泌を改善させるためには GH 補充よりも生活習慣の是正を優先させる．

◻ DHEA-s
　　　　　(dehydroepiandrosterone-sulfate)

　DHEA は体内でもっとも豊富に存在するステロイド系ホルモンで，これを源に性ホルモンや蛋白同化ホルモンなど 50 種以上のホルモンが作られる[1]．DHEA は免疫機能やストレスに対する抵抗性を維持し，糖尿病，高脂血症，高血圧，骨粗鬆症などの生活習慣病に対して予防的に作用する．DHEA 分泌の評価は安定型の DHEA-s を測定し，ホルモン年齢として表す（図2）．オプティマルレンジに達しない場合は，運動，食事療法，体重の適正化を考慮したうえで DHEA 補充を行う．DHEA 分泌機構は不明な点も多いが，フリーラジカルにより生じた過酸化脂質が副腎に蓄積することにより分泌低下が起こるので，低下の予防に抗酸化療法は有用と思われる．DHEA 補充に伴い一部がテストステロンに変化するので，治療の際にはジヒドロテストステロンや PSA (prostate specific antigen) をモニターする．

　心身ストレスを評価する際にはストレスホルモン（コルチゾル）と抗ストレスホルモン（DHEA-s）のバランスが重要である[1]．両者の絶対値と DHEA-s/コルチゾル比を評価する．コルチゾル値によってストレス量良好：8.0〜11.0μg/dl，注意：11.0〜13.0μg/dl，警告：13.0〜18.0μg/dl，過剰：18.0μg/dl 以上としているが，十分な医学的根拠に基づく値ではない．単位を統一した時の DHEA-s/コルチゾル比はストレスバランス良好：20 以上，注意：19〜17，警告：16〜11，過剰：10 以下としている．あくまで参考値である．

◻ 女性ホルモン

　エストロゲンなどの女性ホルモンは女性の閉経期前（40 代後半）から急激に減少し，のぼせ・いらつき・動悸を引き起こす[1]．長期的には，骨粗鬆症や動脈硬化，アルツハイマー病の発症率にも影響する．女性に比較すると，男性では 40 歳以降のエストロゲン低下は顕著でなくホルモン年齢の算定不能で，男性更年期障害の診断には有用でない．

◻ 男性ホルモン

　テストステロンなどの男性ホルモンは 40 代頃より徐々に低下し，性的能力の低下，抑うつ気分，骨密度の低下，筋肉量の低下に関与する[1]．特に男性更年期症状が現れる時期は，男性ホルモンが急激に下がる 40 代後半からである．テストステロン単独因子のみで説明がつかないこと，DHEA (-s) や GH/IGF-I 分泌低下など加齢に伴うさまざまな因子が，個々において複雑に関与することから，診断にあたっては十分な診察とホルモン系の測定が大切である．

　テストステロンの大部分はアルブミンや性ホルモン結合蛋白（SHBG：sex-hormone binding globulin）と結合した蛋白結合型と遊離型として血

中に存在し，総テストステロン値はそれらの和である[4]．遊離型テストステロン測定（RIA法）は再現性にやや劣ること，女性で検出感度以下になる例が多いことから，アンチエイジングドックでは主として総テストステロンを測定してきた．日本人男性の総テストステロン値は30歳で700〜1100 ng/dlであるが，加齢とともに低下して60〜70歳で200〜400 ng/dl，70歳以上で200 ng/dl以下になる．遊離型テストステロン（y）は実年齢（x）が30歳で30〜40 pg/ml，60〜70歳で15〜25 pg/ml，70歳以上15 pg/ml以下になる（y=32.0−0.25 x, r=0.547）[5]．

■ 男性更年期障害の診断と治療

男性更年期障害の症状は，精力減退・意欲低下・抑うつ症状・不眠・不安などの心の症状，前立腺肥大による症状・肩こり・頭痛・倦怠感・勃起不全・動悸・息切れなどの身体症状，その他の自律神経失調症状である．

診断と治療にあたっては，その原因が，①テストステロン分泌低下にあるのか，②DHEA分泌低下にあるのか，③心身ストレスによる抑うつ反応なのか（血中コルチゾル値上昇を伴う），④これらの混在型なのか，見きわめる必要がある．テストステロン補充の際にはジヒドロテストステロンやPSAをモニターする．ジヒドロテストステロンは前立腺肥大，前立腺癌，脱毛・禿げに関与するテストステロンの代謝産物である．ほとんどの抗うつ剤に副作用として性的衝動の低下がみられるが，唯一テストステロンのみが性的衝動に対して促進的に作用する．男性更年期障害を的確に診断し，テストステロン補充療法をうまく使えば中高年男性のQOL向上にきわめて有用となる．

文　献

1）米井嘉一：抗加齢医学入門．慶應義塾大学出版会，東京，2004

2）Yonei Y, Iwaita Y, Muramatsu K, et al：The anti-aging secrets of Japanese executives. Anti-Aging Medical Research 2：61-69, 2005

3）Yonei Y, Mizuno Y, Togari H, et al：Muscular resistance training using applied pressure and its effects on the promotion of GH secretion. Anti-Aging Medical Research 1：13-27, 2004（http://www.aofaam.org）

4）日本抗加齢医学会専門医・指導士認定委員会，編：アンチエイジング医学の基礎と臨床．メジカルビュー，東京，2004

5）熊本悦明，青木正治：男性更年期の臨床的問題点．日本医師会雑誌 106：372-378, 1991

■ 男性更年期障害の臨床―血管機能の変化

血管老化のメカニズム

松岡　秀洋*

- 暦上の加齢と生物学的な老化は大きく異なり，後者は種・個体によりきわめて多彩な表現型を示す．
- 老化のメカニズムについては多くの仮説が提唱されており，酸化をはじめとした細胞ストレスがそのプロセスにおいて重要な役割を担う．

Key Words　老化，テロメア，細胞ストレス，ミトコンドリア，AGE，ADMA

加齢に伴う循環系の機能/構築の変化が高齢者における心血管病発症の重要な危険因子であることは広く認められている．このことは血管の老化を抑制することによる心血管病発症の予防戦略の可能性を示唆するが，そのためには血管系の加齢に関する分子メカニズムの解明が必須である．幸い，加齢というプロセスは生物共通の現象であり，多くのモデルから得られた知見をもとに老化による血管系リモデリングに対する新しい治療的試みがなされつつある．

□ 老化の生物学

1．加齢と老化

経年的な変化を論ずる場合，暦上の加齢（chronological aging）と生物学的な老化（biological senescence）を区別して捉える必要がある．加齢と異なり老化のスパンは種により大きく異なるばかりでなく，きわめて多彩な個体差を呈する．そのプロセスはあらかじめプログラムされた遺伝因子と外的環境により影響される後天的な要素が複雑に交絡して進行する．この多様性と可塑性が，老化というもっとも根元的な生命現象の個体レベルでの研究を困難にしている．例えば，本稿のテーマである「血管の老化」を論ずる場合，加齢に伴う血管内皮機能低下・内膜肥厚・マトリックスの変化とその石灰化による弾性低下と，概念的に現象を述べることは可能であっても，個体システムとして老化を客観的に評価する手段が確立していない現状では，老化メカニズムを論ずる場合，細胞系における分子機序の研究に演繹せざるを得ない．

2．老化という現象

個体はその最大の使命である遺伝子を継承するというシステムを完成させるために進化を重ねてきた．子孫を生んで育て終えた段階でその使命を全うすることが合目的的な生命のプロセスといえる．実際，ほとんどの生物はこのステージで個体死に至るが，ヒトの場合はそれから「余命」として老化の過程が始まる．この個体の老化を制御するシステムは明らかでないが，現在いくつかの仮説が提唱されており，これを裏付ける分子メカニズムも明らかとなりつつある．

3．テロメア仮説

1961年にHayflickが「ヒト培養細胞は50回以上分裂しない」という分裂限界を提唱したことに端を発し，その後，染色体末端でTTAGGGの塩基配列を繰り返すテロメアDNAが完全に複製されず細胞分裂を繰り返すごとに短縮することが発見され，テロメアがある一定以上短縮すると細胞分裂停止状態，すなわち細胞老化replicative senescenceに至ることが報告された．この「生命の切符説」ともいえる「テロメア仮説」は多くの老化モデルやヒトにおいて検証されている．テロメラーゼはテロメア短縮を修復する蛋白であるが，これを培養細胞に強制発現させることで細胞分裂を回復させ，老化が抑制できることが報告されたことで，抗老化への糸口が得られつつある．その一方で分裂を伴わない老化現象（premature senescence）もあることが指摘されており，これに基づくものとして「トレードオフ仮説」が提唱されている．

* 久留米大学医学部　心臓血管内科

4．トレードオフ仮説

細胞が培養単離や放射線照射に曝されたり増殖刺激や酸化ストレスに繰り返し曝露されると細胞応答として分裂が停止し（premature senescence）一部細胞死（apoptosis）に至る．このことは細胞複製エラー（＝癌化）を防止するための一種のフェイルセイフシステムとして機能している一方で同時に老化のステップとして作用する．このストレス刺激により分裂を停止し機能を失った形質の細胞が体内に蓄積することが個体の老化をもたらすという「トレードオフ仮説」は細胞モデルへのアプローチが比較的容易であるため，そのシグナリング機序について数多くの研究がなされている．

5．細胞老化のシグナリング

細胞ストレスはp38 MAPキナーゼをはじめとした種々の「ストレスキナーゼ」を活性化させ細胞老化をもたらす．さらに血管系の主要な増殖刺激であるインスリンのシグナリングに関わるAktの活性化がp53, p21を介して老化を促進させることも報告されている．一方，テロメア短縮から細胞分裂停止に至る情報伝達に，細胞周期を調節するATM/p53やサイクリン依存性キナーゼが関与していることが示唆されている．

6．個体における老化抑制

細胞レベルでの過剰な増殖刺激が老化をもたらすことから，逆にこれを個体レベルで制御しようとする試みがなされている．厳密なカロリーコントロールはinsulin-like growth factorやtransforming growth factorシグナルを抑制し酸化ストレス反応性遺伝子の発現を低下させる．実際，線虫は栄養が不足した環境におかれると成長を停止し，マウスに通常の6割程度の厳しいカロリー制限を行うと閉経が2年延長すること，ヒトにおいても長寿地域のカロリー摂取は栄養学的勧告値より大きく下回っていることなどから，カロリーコントロールが個体レベルでの増殖シグナル抑制を介して老化を遅延させる可能性が示唆されている．

7．老化関連遺伝子

Werner症候群は早老・皮膚萎縮・性腺萎縮・白内障を呈する常染色体劣性遺伝性疾患であり，WRN遺伝子変異によってもたらされることが知られている．このような老化関連遺伝子の存在が他にも示唆されてきたものの，そのモデル作成が困難であったことから，遺伝子—フェノタイプ（表現型）連関の詳細は明らかでなかった．Kuro-oらによって発見されたklotho遺伝子を欠損したマウスのホモ接合体は，生後3週目までは野生型と同様に発育するものの，その後は成長が止まり，多彩な老化徴候（肺気腫・骨粗鬆症・不妊・異所性石灰化・毛包減少）を示す．血管系においても中〜大動脈の内膜肥厚と中膜石灰化主体とするヒト高齢者に特徴的なMonckeberg型の動脈硬化がみられる．klotho mRNAの発現は主として腎臓にみられ，老化徴候のみられる臓器には検出されないことから分泌型蛋白と考えられている．klothoにはαとβの二つのサブタイプが報告されており，α klothoはCa代謝にβ klothoはコレステロール代謝に関連する．ことに，老化と関係が深いα klothoはビタミンDとステロイドホルモンのシグナリングに深く関わっており，これが欠落するとノックアウトマウスに見られる骨粗鬆症・異所性石灰化・性腺萎縮が生じる．

■ 血管の老化と細胞ストレス

17世紀に英国の医師Thomas Sydenhamが「ヒトは血管とともに老いる」（有名なW. Oslerの引用原典）と示唆したように，血管の形態的・機能的変化は老化のプロセスにおいてきわめて重要な役割を果たしている．すなわち，老化に伴い，大小動脈においてカルシウムが沈着し間質の変性や血管平滑筋の増加による血管コンプライアンスの低下がみられ，細小動脈においてヒアリン—フィブリノイド蓄積と安静時末梢血管抵抗上昇が生ずるために心負荷が増加する．さらに，血管拡張反応低下/収縮反応亢進という血管反応性の異常が加わり，これらが錯綜することで，高齢者にみられる心血管病の病態が形成される．その際，上述の分子機序から臓器としての血管の老化プロセスをリンクするものが細胞ストレスであり，これをターゲットとした抗老化戦略anti-aging strategyが模索されている．

1．酸化ストレス

古くから代謝の活発な生物は寿命も短いというrate of living仮説が知られている．この活発な代謝の過程で副次的に派生するのが活性酸素種（reactive oxygen species；ROS）である．ROSは不対電子をもった分子であり非常に反応性が高

く，蛋白質の酸化修飾・DNA 酸化変性・細胞膜脂質過酸化などを通じて細胞傷害性に働く．この ROS による細胞ストレスが酸化ストレスと呼ばれ老化のプロセスのなかで中心的な役割を担うとされている．生体内最大の ROS の産生源は細胞内ミトコンドリアであり，エネルギー産生過程における電子リークが酸素を不安定化させる．通常 SOD をはじめとした多くの ROS 消去系が防御システムとして機能するが，老化に伴い電子リークの増加と消去系の不全がもたらされることが示唆されている．老化が「ミトコンドリア病」といわれるゆえんである．この理論に基づいて抗老化物質として CoQ10 や抗酸化ビタミンが期待されたものの，今のところ信頼するに値するエビデンスは存在しない．

2．カルボニルストレス

生体内に豊富に存在する糖質は酸化ストレス下で反応性の高いカルボニル化合物に変化しカルボニルストレスをもたらす．このカルボニルストレスは蛋白のアミノ基と非酵素的に反応し advanced glycation end-products (AGEs) を生成する．AGE は加齢により生体内に蓄積され，単球遊走能亢進・炎症性サイトカインの放出・血管平滑筋増殖・内皮由来血管弛緩因子の抑制などを通じて血管傷害をもたらすと同時に，その反応中間体であるカルボニル化合物はコラーゲンなどのマトリックス蛋白と反応し架橋形成することで，加齢にみられる血管弾性低下に重要な役割を果たしている．最近この架橋形成を特異的に切断する crosslink breaker が開発されており，血管の老化プロセスへの効果が注目されている．

3．メチル化ストレス

ホモシステインは新しい動脈硬化の危険因子として知られているが，その主要な規定因子は年齢である．高ホモシスチン尿症患者や慢性腎不全などの 2 次性高ホモシスチン血症にみられる血管病変は内膜肥厚・血管弾性低下・石灰化を主体とした Mönckeberg 型動脈硬化であり，高齢者にみられるものときわめて類似したものとなっている．ホモシステインは多彩な機序で血管傷害をもたらすが，その一つとして最近注目されているものがメチル化ストレスである．ホモシステインの中間代謝産物である S-adenosylmethionine (SAM) はメチル基供与体として蛋白や遺伝子のメチル化に大きく関与し，それらの機能を修飾している．内因性 NO 阻害物質 asymmetric dimethylarginine (ADMA) は蛋白質上でアルギニンが翻訳後修飾の過程で SAM によりメチル化されることにより生成され，これが代謝回転により蛋白質から遊離する．血管内皮において産生される NO は，内皮由来血管拡張因子として血管のトーンを調節し抗血小板作用・細胞増殖抑制作用により血管保護作用を有するのみならず，テロメラーゼ活性を亢進させることで血管内皮細胞の老化を抑制する．したがって，加齢により上昇したホモシステインがメチル化ストレスを亢進させることで，NO 活性を低下させ血管の老化を促進させる可能性が示されている．

4．レニン―アンジオテンシン (RAS) 系

RAS 系の作用分子であるアンギオテンシン II は AT1 受容体の活性化を通して細胞の増殖・遊走・炎症を惹起し血管病変の形成に重要な役割を果たす．その過程で cell turnover の亢進に伴うテロメア依存性の血管老化をもたらすばかりでなく，NAD(P)H オキシダーゼを活性化し酸化ストレスによる老化 (premature senescence) をきたす．以上の背景から，RAS 系を阻害するアンギオテンシン II 受容体拮抗薬や ACE 阻害薬による老化抑制効果が期待されており，これを支持する基礎的知見が集積しつつある．

以上，細胞老化→血管老化→個体老化へ進展するメカニズムについて最近の研究成果をもとに概説した．現在「アンチエイジング」を標榜する扇情的・商業主義的なキャッチコピーがメディアで氾濫しており，科学的根拠や臨床的エビデンスの欠如したサプリメント・健康食品が蔓延している．しかしながら，前述のごとく，血管における老化研究は漸く端緒についたばかりであり，さらなる分子機序の解明と同時にこれら基礎的研究成果を臨床的に展開し検証する時代となりつつある．今後，抗加齢医学の中心的課題の一つとして，古今東西にわたる人類普遍のテーマである"不老"に対するきちんとデザインされた中立的介入研究の進展が期待される．

文　献

1）松岡秀洋：血管の老化のメカニズム．モダン

フィジシャン **24**(10)：1667-1669，2004

2) Kenyon C：A Conserved regulatory system for aging. Cell **105**：165-168, 2001

3) Lakatta EG：Arterial and Cardiac Aging：Major Shareholders in Cardiovascular Disease Enterprises：Part Ⅲ：Cellular and Molecular Clues to Heart and Arterial Aging. Circulation **107**：490-497, 2003

4) Fuster JJ, Andres V：Telomere biology and cardiovascular disease. Circ Res **99**(11)：1167-1180, 2006

5) Finkel T, Holbrook NJ：Oxidants, oxidative stress and the biology of ageing. Nature **408**：239-247, 2000

6) Chen J, Goligorsky MS：Premature senescence of endothelial cells：Methusaleh's dilemma. Am J Physiol Heart Circ Physiol **290**(5)：H 1729-1739, 2006

7) Hidehiro Matsuoka：Endothelial dysfunction associated with oxidative stress in human. Diabetes Res Clin Pract **54**：S 65-72, 2001

8) 松岡秀洋，今泉　勉：内因性NO合成酵素阻害物質と老化．臨床検査 **45**：405-411，2001

9) Hadley EC, Lakatta EG, Morrison-Bogorad M, Warner HR, Hodes RJ：The future of aging therapies. Cell **120**(4)：557-567, 2005

■ 男性更年期障害の臨床—血管機能の変化

血管年齢からみた性差

東　幸仁[*]　真田　光博[**]　吉栖　正生[*]

- 動脈硬化性疾患の発症頻度には性差がある．
- 50歳以下の女性では心血管系疾患の発症頻度は低く男性の半分以下であるが，50歳代以降増加し，70歳以上では男女差をほとんど認めなくなる．
- 加齢は血管内皮機能低下のもっとも強力な規定因子であるが，血管内皮機能の低下時期にも性差が認められる．
- 男女の生物学的性差，男女それぞれにみられる特有の疾患や病態などの医学的な実証に基づいて行う医療として，性差を考慮した医療が注目を集めている．

Key Words　動脈硬化性疾患，女性ホルモン，閉経後女性，血管内皮機能，性差

はじめに

若年女性における虚血性心疾患や脳血管障害などの動脈硬化性疾患の発症頻度は，同年代の男性に比してかなり少ない．しかし，閉経期以降増加し，加齢とともにしだいに男性のレベルに近づいてくる．この減少は卵巣から分泌される女性ホルモン，とりわけエストロゲンの分泌低下によるところが大きいとされている．このような状況に基づいて，男女の生物学的性差，男女それぞれにみられる特有の疾患や病態などの医学的な実証に基づいて行う医療として，性差を考慮した医療・医学が注目を集めている．本稿では，血管年齢，血管機能の側面から性差に関して概説したい．

動脈硬化の性差

動脈硬化性疾患の発症に性差があることは多くの疫学的研究により明らかにされている．米国のフラミンガム研究の結果[1]によれば，50歳以下の女性における心血管系疾患の発症頻度は低く男性の半分以下であるが，50歳代以降増加し，70歳以上では男女差をほとんど認めなくなる（図1A）．日本における疫学研究をみても，全体的に欧米と比較して発症頻度が低いものの，性差と高齢女性における増加という点で同様の傾向を示している．また，フラミンガム研究では40歳代前半〜50歳代前半の女性において年代別に閉経の有無によって検討しているが，同年代においても閉経を迎えた女性の方が未閉経の女性に比し，心血管系疾患の発症率が明らかに高いことを示している（図1B）．

閉経期以降女性の動脈硬化性疾患が増加する背景には，閉経後女性における高脂血症の増加がある．実際，日本人閉経後女性の高脂血症患者は同年代の男性の2〜3倍にも増加し，血清総コレステロールの平均値は230 mg/dl 近くになる．さらに高血圧症，肥満，インスリン抵抗性などの動脈硬化の危険因子も増加してくる．

このような現象には女性ホルモン，とりわけエストロゲンの消退が大きく関わっているものと思われる．エストロゲンは脂質代謝に対しては肝臓のLDL受容体を活性させ，LDLの血中から肝臓への取り込みを増加させることで，血中LDLを低下させ，小腸ではアポリポ蛋白AIの合成を増加させ，HDLを増加させている．また，血管壁に直接作用して，新生血管内膜過形成の抑制，酸化ストレス軽減による動脈硬化巣形成の抑制，内皮型一酸化窒素（NO）合成酵素の発現亢進，活性化によるNO産生増加を介した血管の弛緩を調節していることが明らかとなっている．

血管年齢からみる性差

最近，フラミンガム研究から血管内皮依存性拡張反応の指標であり血管内皮機能を反映するとされるflow-mediated dilation（FMD）の規定因

---

[*] 広島大学大学院医歯薬学総合研究科　心臓血管生理医学　　[**] 真田病院

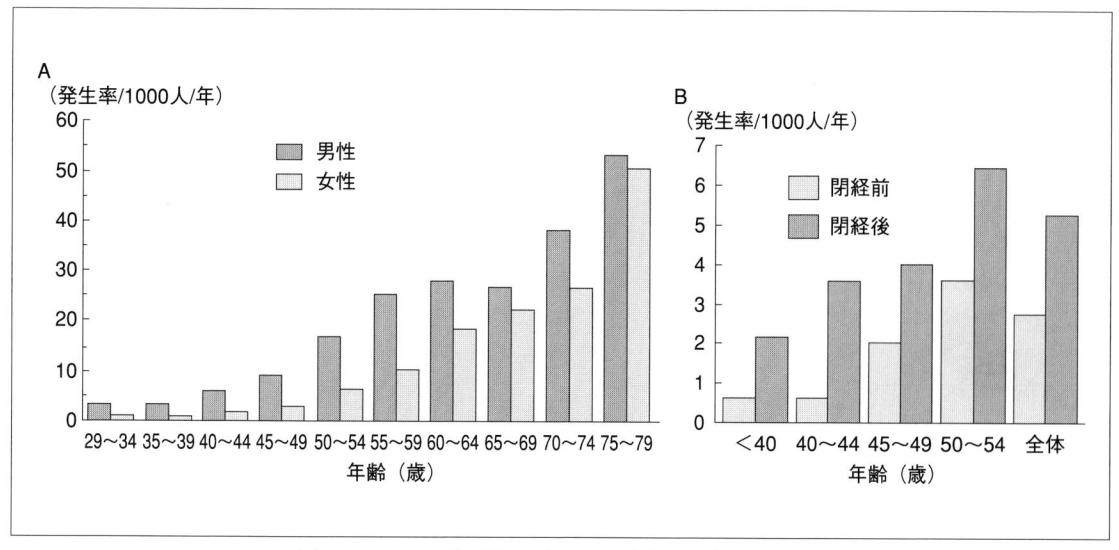

図1 フラミンガム研究における心血管系疾患の発症頻度
A：年齢別・性別による発症頻度，B：閉経の有無による発症頻度
（文献1）より改変引用）

子に関する疫学研究の結果が出された[2]．加齢，男性，収縮期血圧，body mass index，喫煙がFMDを低下させる因子であった．当然，血管年齢は本人の実年齢に相関して低下し，男性は血管内皮機能低下の独立した危険因子ではあるが，血管年齢と性差には深い関連や相違が認められる．動脈硬化性疾患発症の性差には，女性におけるエストロゲン消退に関連した内分泌学的影響や高脂血症などの危険因子の発生頻度が関わっていると推定されているが，血管年齢はどうであろうか．血管年齢の評価には組織学的あるいは機能的側面などがあり一概に説明することは難しいが，加齢に伴い血管内皮や血管平滑筋が障害され血管の構造や機能変化が惹起され，結果的に循環器疾患発症率が上昇すると考えられている．これまで動物実験モデルやヒトにおいても，加齢に伴い血管内皮機能が障害されることが報告されている．筆者らのこれまでの検討においても加齢は血管内皮機能障害のもっとも強い規定因子であった[3]．健常男性を対象として血管内皮依存性拡張物質であるアセチルコリン（ACh）と血管内皮非依存性拡張物質硝酸イソソルビド（ISDN）に対する前腕血流量（FBF）反応を評価した．酸化ストレスの指標として8-OHdGの尿中排泄を測定した．FBFはストレンゲージ式プレチスモグラフを用いて測定した．加齢はAChによるFBFの反応，8-OHdGの尿中排泄と有意な相関を認めた．ISDNによるFBFの反応はいずれのパラメーターとも相関を認めなかった．加齢により，AChに対するFBFの反応性が低下し，酸化ストレスのマーカーである尿中8-OHdG排泄量が上昇していた．加齢に伴う血管内皮依存性血管拡張の障害にNOの産生減少，活性酸素種の産生増加が，少なくとも部分的に関与していることが示唆された．

Celermajerら[4]による男性103名，女性135名の検討ではFMDが，男性では10歳代後半から40歳までは保たれ，41歳以後低下している．一方，女性では50歳代前半まで保たれ，53歳以後低下が始まっている（図2）．Celermajerらの報告を含め多くの臨床研究は血管内皮機能が加齢とともに低下することを明らかにしている．さらに，血管内皮機能の低下時期には性差が認められ，男性では女性よりも約10年早く低下が始まっている．女性では閉経期以降に低下しており，これにはエストロゲンの消退が関与していることが強く示唆される．興味深いことに，健康若年女性において血中エストロゲン（エストラジオール）濃度が高値である卵胞期と黄体期のFMDは，同ホルモンが低値である月経期のFMDに比較して有意に高い．月経期のFMDは，健康若年男性とほぼ同じである．これらの結果はエストロゲン自体が血管内皮機能に影響を与えていることを示唆している．

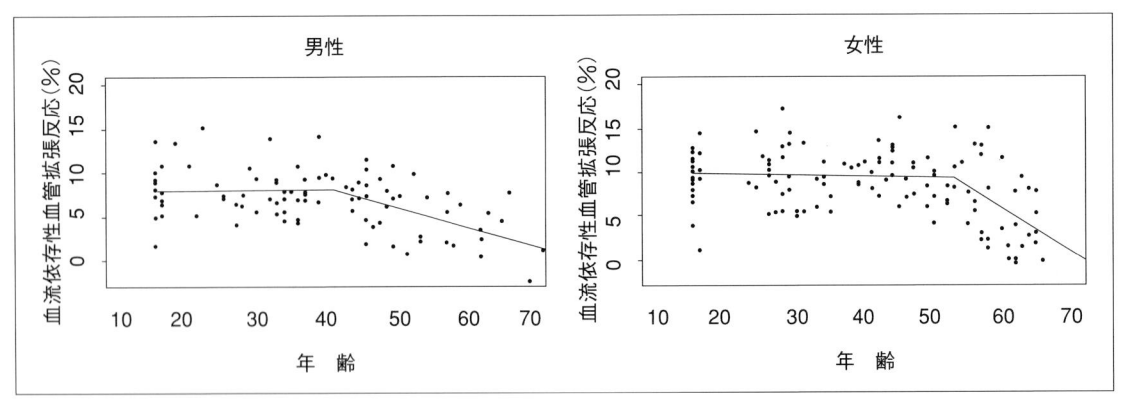

図2　血流依存性血管拡張反応の加齢による低下　　　（文献4)より改変引用）

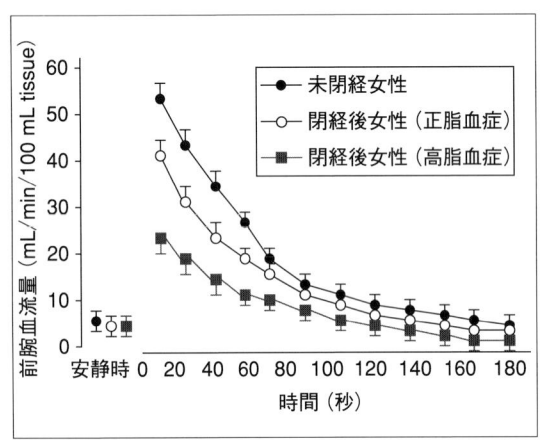

図3　未閉経女性，閉経後女性（正脂血症）および閉経後女性（高脂血症）の上腕駆血後の前腕血流量
（文献5)より改変引用）

また，未閉経女性，閉経後女性，および高コレステロール血症を有する閉経後女性を対象として，上腕駆血解除後（反応性充血）のFBFを測定した筆者らの検討[5]では，閉経後女性（平均年齢：54.9歳）では未閉経女性（平均年齢：43.6歳）に比し，上腕駆血解除後のFBFが低下していた．これは，血管内皮機能も閉経を境にして低下することを示しているものと思われる．さらに，高コレステロール血症を有する閉経後女性（平均年齢：53.5歳）では正脂血症の閉経後女性以上にFBFが低下しており（図3），血管内皮機能には加齢や閉経といった環境因子だけでなく，高脂血症などの動脈硬化危険因子も大きく関与していることがうかがえる．

おわりに

動脈硬化性疾患の発症時期や血管内皮機能の低下時期には性差が認められる．最近，臨床の現場において性差医療（Gender specific medicine）の重要性が認知されるようになってきた．われわれが経験するさまざまな疾患，病態には性差が存在し，それを考慮した対応の必要性が唱えられている．また，米国心臓協会では，男性と異なる，女性に特化した心血管系疾患予防のためのガイドラインを作成し，1999年に発表している．その後Women's Health Initiatives（WHI）[6]が，エストロゲンとプロゲステロンによるホルモン補充療法は心血管系疾患リスクを上昇させるという報告を行ったことを受けて，これまでの女性における心血管系疾患の予防データを見直すべきであるとし，2004年に最新データを考慮した新たな「女性のための心血管系疾患予防ガイドライン」を発表している．

今後，わが国においてもこのような現状を踏まえ，加齢や性差を考慮した安全かつ有用な心血管系疾患予防ガイドラインの作成が望まれる．

文献

1) Kannel WB, Hjortland MC, McNamara PM, et al : Menopause and risk of cardiovascular disease : The Framingham study. Ann Intern Med 85 : 447-452, 1976

2) Benjamin EJ, Larson MG, Keyes MJ, et al : Clinical correlates and heritability of flow-mediated dilation in the community : the Framingham Heart Study. Circulation 109 : 613-619, 2004

3) Higashi Y, Sasaki S, Nakagawa K, et al :

Tetrahydrobiopterin improves aging-related impairment of endothelium-dependent vasodilation through increase in nitric oxide production and decrease in reactive oxygen species. Atherosclerosis **186**: 390-395, 2006

4) Celermajer DS, Sorensen KE, Spiegelhalter DJ, et al: Aging is associated with endothelial dysfunction in hearthy men years before the age-related decline in women. J Am Coll Cardiol **24**: 471-476, 1994

5) Sanada M, Higashi Y, Nakagawa K, et al: Comparison of forearm endothelial function between premenopausal and postmenopausal women with or without hypercholesterolemia. Maturitus **44**: 307-315, 2003

6) Writing Group for the Women's Health Initiative Investigators. Risks and benefits of estrogen plus progestin in healthy postmenopausal women. JAMA **288**: 321-333, 2002

■ 男性更年期障害の臨床—血管機能の変化

血管年齢の評価法

滝口　俊一[*]
楠原　正俊[*]

- 血管の加齢は動脈硬化を反映する．
- 動脈硬化は構造変化と機能変化の二つの要素からなる．
- 血管年齢の非侵襲的な評価法に頸動脈エコー，CT，MRI，脈波伝播速度，加速度脈波，血管内皮機能検査がある．
- 血管年齢を把握・評価することで，生活習慣病の予防が期待される．

Key Words　血管年齢，動脈硬化，頸動脈エコー，マルチスライスCT，MRI，脈波伝播速度（PWV），加速度脈波，血管内皮機能，生活習慣病

はじめに

高齢化社会を迎え，動脈硬化に起因した疾患が死因の上位を占めるようになってきている．動脈硬化の評価によるリスク管理はますます重要視されてきている．

加齢により，血管の構造的，機能的変化が起こる（表1）[1]．血管年齢と動脈硬化は強い相関を示し，血管年齢の評価は動脈硬化の評価であるといっても過言ではない．

本稿では血管年齢の非侵襲的評価法について述べる．

□ 頸動脈エコー

頸動脈エコーはベッドサイドで簡便にできるため幅広く活用されている．頸動脈はアテローム性動脈硬化の好発部位であり，全身の動脈硬化の大まかな指標となり得る．

頸動脈エコーの目的として，①動脈硬化の評価，②頸動脈疾患の評価，③脳血管障害の評価などがあげられる（図1）．動脈壁は内膜の表面から中膜までを内中膜肥厚（intima-media thickness：IMT）として計測し，健常では1mmを超えない．加齢や動脈硬化の進展によりIMTの肥厚

表1　血管の加齢と心血管系疾患との関連

加齢による変化	メカニズム	心血管係疾患との関連
血管構造の変化		
内膜肥厚	血管平滑筋細胞の増加 内皮細胞の逸脱	動脈硬化の進展
血管壁の硬化	弾性線維の分解 弾性活性の増大 血管平滑筋による コラーゲン産生 増殖因子抑制の変化	収縮期高血圧 左室肥大 脳卒中 動脈硬化 左室肥大
血管機能の変化		
血管トーヌス調整	NO産生低下 エンドセリン産生増加	血管壁硬化・高血圧 早期動脈硬化
活動性の低下	長期臥床	血管構造・機能変化の増悪

（文献[1]より改変引用）

[*] 防衛医科大学校　内科1　循環器・老年内科

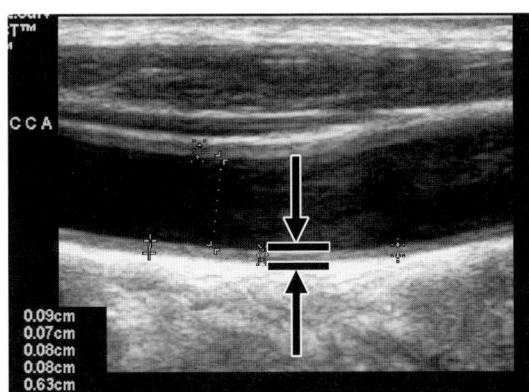

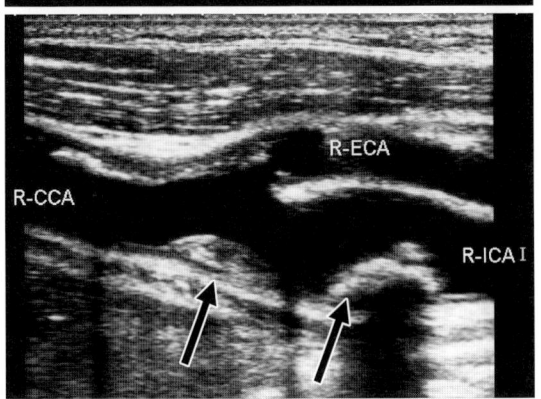

図1 頸動脈エコー
CCA：総頸動脈，ICA：内頸動脈，ECA：外頸動脈
（a）頸動脈後壁の内膜の表面から中膜までが内中膜肥厚（矢印で挟まれた部分）
（b）77歳男性，頸動脈プラーク（→）

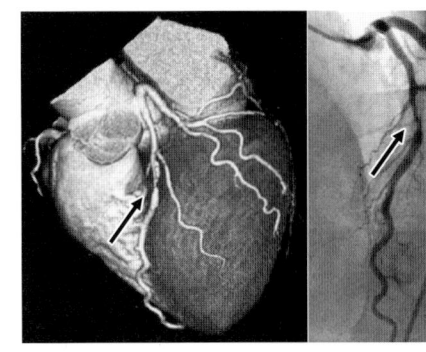

図2 冠動脈X線CTと冠動脈造影
左前下行枝に90%狭窄病変を認める（→）．

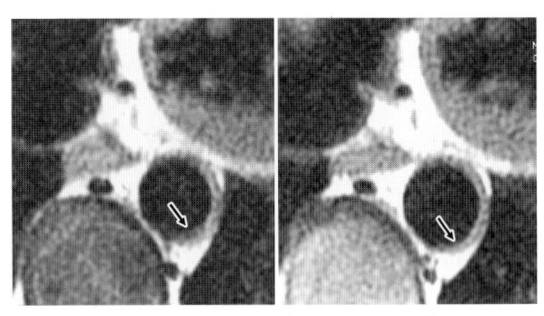

図3 胸部大動脈プラークのMRI像
55歳女性，アトロバスタチン10 mg内服による胸部大動脈プラークの退縮
（a）内服前プラーク面積 110 mm²
（b）内服後12ヵ月プラーク面積 79 mm²（−28%）

が起こるため，IMTの評価が心血管系疾患発症のスクリーニングとして利用されている．

CT

近年の性能向上は著しく，冠動脈など動脈硬化性病変の描出が臨床応用されてきている．

冠動脈CTと冠動脈造影検査を対比した診断精度では，感度・特異度ともに90％以上といわれている．冠動脈内腔の狭窄度に加え，粥状硬化などの質的および量的評価における臨床への応用も期待されている（図2）．

しかしながら造影剤の使用や放射線被爆の問題があり，健常者へのスクリーニングとしては普及していないのが現状である．

MRI

MRIでの心血管検査は多岐にわたり，脳動脈や末梢動脈の血管壁の構造変化を解析し立体的に描出することが可能である．

特に大血管や頸動脈の血管壁の性状・内膜変化・プラーク性状の診断が可能であり，脂質低下療法など内科的薬物療法の効果判定にも応用されている（図3）．

被爆など人体への影響はきわめて小さいが，撮影に時間がかかることや高価であるなどの短所があり健常者へのスクリーニングとしては普及していない．

脈波伝播速度（PWV）

脈波伝播速度（pulse wave velocity：PWV）はベッドサイドで簡便に測定できる動脈壁の硬化の評価法であり，動脈硬化のスクリーニング，重症度評価に利用されている．

四肢に血圧計を巻き，上腕動脈―足関節間のPWV（ba-PWV）など2部位間で測定される脈波を簡便に測定し，同時に足関節上腕動脈血圧比（ankle-brachial index：ABI）を測定することができる．

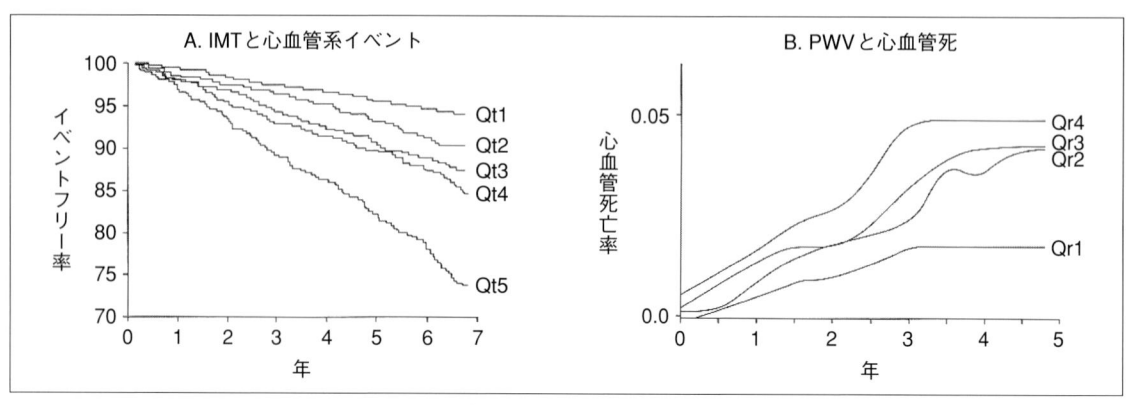

図4 IMTおよびPWVと心血管系イベント発症の関係

A：IMTの重症度を5段階に分類し（Qt 1-5）予後調査したところ，IMTの増加に従い心血管系イベントの発症率は最大5倍に増加した．
B：PWVの重症度を4段階に分類し（Qr 1-4）予後調査したところ，PWVの増加に従い心血管系イベントの発症率は2倍以上に増加した．

（文献[2]より引用改変）

PWV値は年齢，高血圧，高脂血症，糖尿病，喫煙，心血管系疾患既往歴などの因子により増大し，動脈硬化が大きいほど増大する．PWVにより測定される動脈の硬化度は，心血管系疾患による死亡の独立した危険因子となることなども報告されており，スクリーニングおよび経時的評価として利用されている（図4）[2]．

ABIは0.9以下で閉塞性動脈硬化を示唆している．閉塞性動脈硬化症は心血管系疾患の合併率が高く，ABIは動脈硬化性疾患のスクリーニングとしても有用である．

□ **加速度脈波**

加速度脈波（SDPTG）は，指先で得た指尖容積脈波（PTG）を2回微分して得た波形であり，血行動態の評価を簡便に行うものである．指先で簡便に測定できるため，外来での動脈硬化の評価が可能である．加速度脈波を用いた血管年齢の推定が臨床応用されている．

髙澤ら[3]は加速度脈波を統計学的に分析し，加速度脈波加齢指数（SDPTGAI）を用いて推定血管年齢として報告している（図5）．

加速度脈波が年齢，拡張期血圧，身長，体重と相関を示すとの報告[4]もあり，スクリーニングや患者教育への有用性が期待されている．

□ **血管内皮機能検査**

血管内皮は一酸化窒素（NO）を産生し血管拡張を行うことが知られている．血管内皮機能の低下は動脈硬化のもっとも早期から認める．血管内皮機能検査は血圧測定用のカフを上腕に巻いた後，5分間阻血し血流の再開での血管拡張を測定する．血管の拡張は超音波エコーで測定し，検査前と後の血管径を比較して拡張度を求める．血管拡張度が内皮機能を反映するとされている．

加齢とともに男性性機能が低下することは広く知られており，動脈硬化が勃起不全（ED）の一因ともいわれている[5]．近年NOとの関連が深いシル

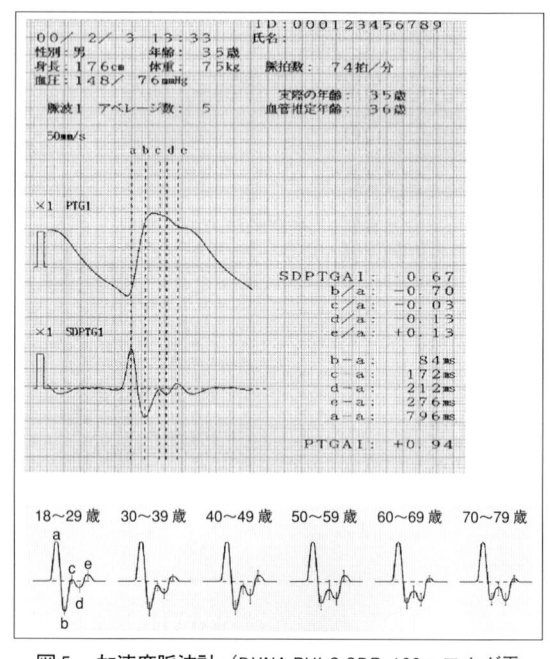

図5 加速度脈波計（DYNA PULS SDP-100：フクダ電子社，東京）

デナフィルのED治療効果が広く認知されており，NOの重要性が証明されている．更年期における男性性機能低下においても血管内皮機能評価はますます重要となってきている．

□ 動脈硬化の予防

加齢による動脈硬化を予防するためには，バランスのとれた食生活や，禁煙，肥満の解消や運動習慣，ストレス解消が勧められる．血管年齢を若く保つことにより，高血圧，高脂血症，糖尿病といった生活習慣病の予防にもつながる．

血管年齢を把握・評価し，健康に対する意識を高めることが，男性更年期障害の予防につながると期待される．

文献

1) Lakatta EG, Levy D：Arterial and cardiac aging：major shareholders in cardiovascular disease enterprises：Part I：aging arteries：a "set up" for vascular disease. Circulation 107：139-146, 2003

2) Najjar SS, Scuteri, Lakkata EG：arterial aging：is it an immutable risk factor？Hypertension 46：454-462, 2005

3) Takazawa K, et al：Assessment of Vasoactive Agents and Vascular Aging by the Second Derivative of Photoplethysmogram Waveform. Hypertension 32：365-370, 1998

4) 高田晴子：加速度脈波の"血管老化スコア"を用いた動脈硬化リスク評価，総合検診31(2)：374-380, 2004

5) 佐藤嘉一：心・大血管系疾患，末梢血管疾患．日本臨床60(6)：322-325, 2002

6) 石神徳男，楠原正俊：血管年齢．日本抗加齢医学会雑誌2(1)：27-31, 2005

■ 男性更年期障害の臨床―その関連領域も含めたアプローチ

男性更年期障害の症状

高橋 英孝*
たかはし えいこう

● 男性更年期障害の症状は，①身体症状，②精神神経症状および③性機能障害の三つに大別される．
● 性機能障害は年齢が高いほど多く認められた．
● 心理症状は年齢が低いほど多く，身体症状は年齢との関連を認めなかった．
● 性機能が低下すると健康関連QOLも低下した．
● フリー・テストステロンは性機能との間にも有意ではあるが非常に弱い相関を認め，身体症状および精神神経症状との間には関連を認めなかった．

Key Words　男性更年期障害，症状，身体，精神神経，性機能

はじめに

　男性更年期障害は「加齢に伴う血中男性ホルモンの低下に基づく生化学的な症候群」と定義され，partial androgen deficiency in the aging male (PADAM) と呼ばれることが多くなっている．わが国でも2001年に日本Aging Male研究会（昨年度よりMen's Health医学会に改称）が発足し，PADAM症状を訴える者の実態調査や診断・治療のガイドラインについて議論されている．
　本稿では人間ドック・健診施設で実施した調査から得られた男性更年期障害の症状について概説する．

年齢階級別の男性更年期障害の症状

　一般に男性更年期障害の症状は，①身体症状，②精神神経症状および③性機能障害の三つに大別される（表1）．男性更年期障害の質問紙としてはAging male's symptoms (AMS) の質問紙[1]が広く使用されている．AMS質問紙は，①身体的因子7項目，②心理的因子5項目および③性機能因子5項目で構成され（表2），それぞれの得点により正常から重症までの四つに分類される．
　2005年4〜7月に三井記念病院，三楽病院，黒部市民病院，八戸西健診プラザにおいて人間ドックを受診した男性2400人を対象としてAMS質問紙を含む調査票を配布し，人間ドック受診当日に回収した．年齢およびAMS質問紙に回答のあった1964人のうち30〜79歳の1940人（30〜39歳163

表1　男性更年期障害の症状

1．身体症状
 ・心血管系：のぼせ，ほてり，手足の冷え，動悸，頻脈，発汗
 ・感覚器系：頭痛，めまい，耳鳴り，手足のしびれ
 ・運動器系：筋力低下，運動能力低下
2．精神神経症状
　疲労感，憂うつ，不安感，不眠，食欲低下，集中力低下
3．性機能障害
　性欲低下，勃起能力低下

人，40〜44歳240人，45〜49歳229人，50〜54歳318人，55〜59歳396人，60〜64歳300人，65〜69歳168人，70〜79歳126人）の結果を供覧する．図1に年齢階級別の身体的因子重症度を示した．正常，軽症，中等症および重症の割合は年齢階級によって有意な差を認めなかった．また，年齢階級別の平均得点（±標準偏差）は，30〜39歳13.3±5.2点，40〜44歳12.3±4.2点，45〜49歳12.5±4.3点，50〜54歳12.7±4.1点，55〜59歳12.4±4.1点，60〜64歳12.0±4.2点，65〜69歳12.0±4.4点，70〜79歳13.2±3.9点で，身体的因子得点と年齢との間には関連を認めなかった．図2に年齢階級別の心理的因子重症度を示した．年齢が高くなるほど正常者の割合は増加し，重症者の割合は減少した．また，年齢階級別の平均得点は，30〜39歳8.4±4.0点，40〜44

*野村病院　予防医学センター

表2 AMS質問紙

身体的因子 (7項目)	なし (1)	軽い (2)	中程度 (3)	重い (4)	非常に重い (5)
総合的に調子が思わしくない（健康状態，本人自身の感じ方）	☐	☐	☐	☐	☐
関節や筋肉の痛み（腰痛，関節痛，手足の痛み，背中の痛み）	☐	☐	☐	☐	☐
ひどい発汗（思いがけず突然汗が出る，緊張と運動とは関係なくほてる）	☐	☐	☐	☐	☐
睡眠の悩み（寝つきが悪い，ぐっすり眠れない，寝起きが早く疲れがとれない，浅い睡眠，眠れない）	☐	☐	☐	☐	☐
よく眠くなる，しばしば疲れを感じる	☐	☐	☐	☐	☐
からだの疲労や行動力の減退（全般的な行動力の低下，活動の減少，余暇活動に興味がない，達成感がない，自分をせかせないと何もしない）	☐	☐	☐	☐	☐
筋力の低下	☐	☐	☐	☐	☐
小計　　点　　判定→	7〜8 正常	9〜12 軽症	13〜18 中等症	19〜35 重症	

心理的因子 (5項目)	なし (1)	軽い (2)	中程度 (3)	重い (4)	非常に重い (5)
いらいらする（あたり散らす，些細なことで直ぐに腹を立てる，不機嫌になる）	☐	☐	☐	☐	☐
神経質になった（緊張しやすい，精神的に落ち着かない，じっとしていられない）	☐	☐	☐	☐	☐
不安感（パニック状態になる）	☐	☐	☐	☐	☐
憂うつな気分（落ち込み，悲しみ，涙もろい，意欲がわかない，気分のむら，無用感）	☐	☐	☐	☐	☐
力尽きた，どん底にいると感じる	☐	☐	☐	☐	☐
小計　　点　　判定→	5 正常	6〜8 軽症	9〜11 中等症	12〜25 重症	

性機能因子 (5項目)	なし (1)	軽い (2)	中程度 (3)	重い (4)	非常に重い (5)
「人生の山は通り過ぎた」と感じる	☐	☐	☐	☐	☐
ひげの伸びが遅くなった	☐	☐	☐	☐	☐
性的能力の衰え	☐	☐	☐	☐	☐
早朝勃起（朝立ち）の回数の減少	☐	☐	☐	☐	☐
性欲の低下	☐	☐	☐	☐	☐
小計　　点　　判定→	5 正常	6〜7 軽症	8〜10 中等症	11〜25 重症	

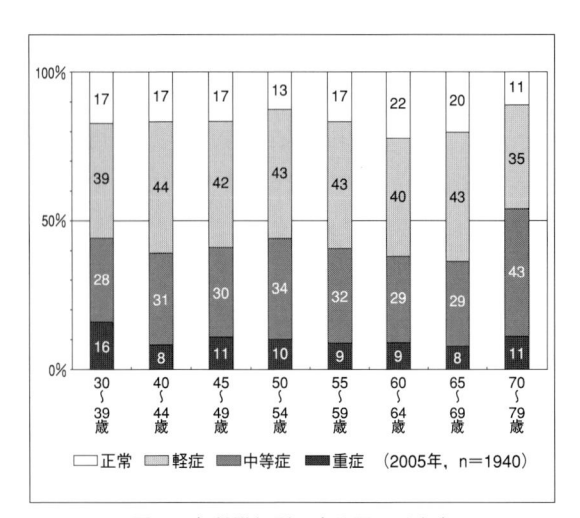

図1 年齢階級別の身体因子重症度

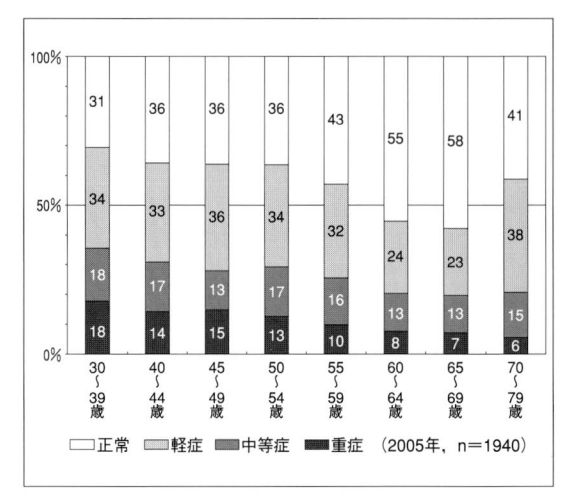

図2 年齢階級別の心理因子重症度

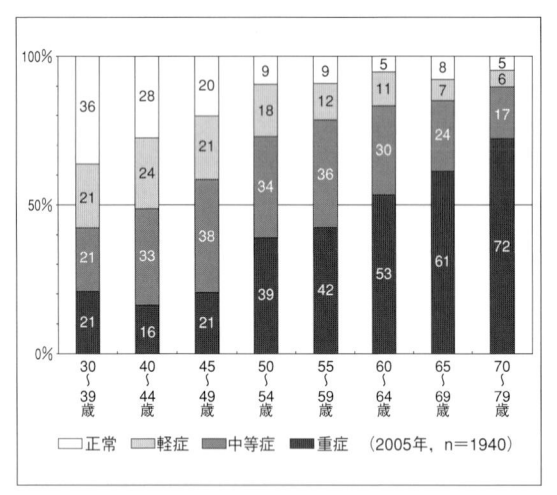

図3 年齢階級別の性機能因子重症度

歳 7.8±3.4 点, 45～49 歳 7.8±3.5 点, 50～54 歳 7.6±3.2 点, 55～59 歳 7.2±3.0 点, 60～64 歳 6.7±2.7 点, 65～69 歳 6.6±2.7 点, 70～79 歳 7.0±2.5 点で, 年齢が高くなるほど減少していた. 図3に年齢階級別の性機能的因子重症度を示した. 年齢が高くなるほど正常者の割合は減少し, 重症者の割合は増加した. また, 年齢階級別の平均得点は, 30～39 歳 7.7±3.2 点, 40～44 歳 7.9±3.0 点, 45～49 歳 8.6±3.3 点, 50～54 歳 9.8±3.5 点, 55～59 歳 10.3±3.5 点, 60～64 歳 11.1±3.5 点, 65～69 歳 11.6±3.7 点, 70～79 歳 12.9±4.0 点で, 年齢が高くなるほど増加していた. すなわち, 男性更年期障害の症状を年齢階級別に比較した場合, 性機能障害は年齢が高いほ

ど多く認められた. しかし, 精神神経症状は年齢が低いほど多く, 身体症状は年齢との関連を認めなかったことから, 男性更年期障害の主たる症状は性機能障害であると考えられた.

人間ドックで使用する性機能質問紙 (SF 5)

これまでに ED の診断や治療効果判定のために開発された問診票は存在するものの, いわゆる健常人を対象として性機能を評価するための問診票が存在しなかったことから, 人間ドックで使用する性機能質問紙の開発を行った. ED 問診票のうちでも札幌医大式性機能質問紙は生活習慣, 現病歴, ストレスの有無などのあとに性機能に関する質問が続くもので, 人間ドックで使用する問診票に近い構成である. しかし, 性機能に関する項目だけでも 10 項目以上あるため, 問診票全体に占める割合が大きく, より簡便なスケールが必要と考えられた. 人間ドック受診者 596 人から得られた性機能に関する項目の回答を因子分析し, 勃起機能に関連する因子, 性欲に関連する因子, 性生活に関連する因子, 早朝勃起に関連する因子および ED 治療に関連する因子の 5 因子に集約した[2]. 因子分析の結果と International Index of Erectile Function (IIEF)[3] とその簡易版である IIEF 5 をもとに, 5 項目抽出したのが表 3 に示した SF 5 (the 5-item index of sexual function) である[4]. 前述の 4 施設で人間ドックを受診した 30～79 歳の男性 1457 人における年齢階級別分布では, 年齢が高くなるほど SF 5 の得点は低下した (30～39 歳

表3 SF 5

最近のことで一番あてはまるものを選んでください.	0	1	2	3	4	5
1. 全体として，現在の性生活に満足していますか	非常に不満	かなり不満	やや不満	満足	かなり満足	きわめて満足
2. 朝目覚めたとき，勃起しているのに気づくことがありますか	まったくない	5日に1回以下	3～4日に1回	2日に1回	2日に1回以上	ほぼ毎日
3. 女性に対して性的交渉を持ちたいという意欲がありますか	まったくない	あまりない	ややある	ある	かなりある	きわめて強い
4. セックスしようとするときやマスターベーションを行ったときに陰茎が硬くなりますか	まったくならない	5日に1回程度	3～4日に1回	2日に1回	2日に1回以上	いつもなる
5. 勃起の持続時間は十分ですか	非常に不十分	かなり不十分	やや不十分	十分	かなり十分	きわめて十分

15.8±4.0点，40～44歳15.2±3.9点，45～49歳13.6±4.4点，50～54歳12.6±4.6点，55～59歳12.1±4.4点，60～64歳11.0±4.6点，65～69歳10.5±5.1点，70～79歳8.1±4.6点).

□ 性機能とQOL

2002年に6施設で人間ドックを受診した20～89歳の男性2909人を対象として，健康関連QOL指標とSF5との関連を調査した[5]．SF5スコアを21点以上，16～20点，11～15点，6～10点，5点以下に分類し，21点以上の群を基準としてQOL関連指標の得点を比較した．全体的な健康状態はSF5スコアが15点以下で有意に低下した．パートナー満足度，家庭生活満足度，生活全般満足度はいずれもSF5スコアが20点以下で有意に低下した．すなわち，性機能が低下すると健康関連QOLも低下することが明らかとなった．

□ テストステロンと男性更年期症状

人間ドックを受診した25～77歳の男性837人を対象としてfree testosterone（以下free-Tと略）を測定し，男性更年期症状およびIIEF5とSF5による性機能との関連を調査した[6]．年齢が高くなるにつれてfree-Tは有意に低下（$r=-0.342$, $p<0.001$）した．男性更年期症状との関連では，free-Tは身体症状および精神神経症状との間に関連を認めず，性機能との間にも有意ではあるが弱い相関を認めたにすぎない（IIEF5：$r=0.112$, SF5：$r=0.099$）.

文 献

1) Heinemann LAJ, et al：A new 'aging male's symptoms' rating scale. Aging Male 2：105-114, 1999

2) 高橋英孝，他：人間ドックにおける男子性機能関連項目の検討．健康医学 18：177-181, 2003

3) Rosen RC, et al：The International Index of Erectile Function (IIEF)：A multidimensional scale for assessment of erectile dysfunction. Urology 49：822-830, 1997

4) 高橋英孝，他：健康診断や人間ドックで使用する性機能スケールの開発．健康医学 18：75-80, 2003

5) Takahashi E, et al：The Relationship Between Sexual Function and Health-Related Quality of Life in Healthy Japanese Men. Ningen Dock 19：51-56, 2005

6) 高橋英孝，他：テストステロンと男性更年期症状との関連．日性機能会誌 19：35-42, 2004

判定のための問診法

伊藤 直樹* 久末 伸一* 塚本 泰司*

- PADAM 判定には Morley's ADAM questionnaire, Heinemann's AMS rating scale が主に用いられている.
- Morley's ADAM questionnaire はスクリーニングに有用である.
- Heinemann's AMS rating scale は PADAM の診断,症状の定量化に有用である.
- 加齢とともに PADAM と判定される率は増加する.
- 男性更年期障害を主訴とする患者で,精神・心理症状が強い場合はうつ病も疑う必要がある.

Key Words PADAM, Morley's ADAM questionnaire, Heinemann's AMS rating scale, うつ病

はじめに

Partial androgen deficiency in aging males (PADAM) 判定の問診には質問紙が有用である. PADAM 症状を評価するための質問紙として, Morley らの ADAM (Androgen deficiency in aging males) questionnaire[1]と Heinemann らによる 'aging males' symptoms' (AMS) rating scale[2]が代表的である. これら二つの質問紙に関して日本語訳版を作成し使用したので,その結果を報告する.

Morley's ADAM questionnaire[1]

表 1 に linguistic validation を行った Morley らの ADAM questionnaire 日本語訳版を示す. PADAM の自覚症状は抑うつ,いらだち,不安,疲労感などの精神・心理症状,筋力低下,発汗,ほてり,睡眠障害,記憶低下などの身体症状,性欲低下,勃起障害などの性機能症状の大きく三つに分類される. ADAM questionnaire は 10 問から構成され,質問 2, 5, 6 が精神・心理症状,質問 3, 4, 8, 9, 10 が身体症状,質問 1, 7 が性機能症状に関連している. PADAM の判定は,質問 1 あるいは質問 7 が「はい」,あるいは残りの 8 問中 3 問が「はい」の場合である.

Morley's ADAM questionnaire を用いた PADAM 有病率の検討

男性更年期障害を主訴としない 20～80 歳代の外来患者および 20 歳代の健常男性ボランティア 179 例,男性更年期障害を主訴とした 35 例を対象とし,Morley's ADAM questionnaire を施行した. その結果 20 歳～30 歳代で約半数前後が,40 歳代

表 1 Morley's ADAM questionnaire (日本語訳試案:札幌医科大学医学部泌尿器科)

1	性欲(セックスをしたいという気持ち)の低下がありますか	はい	いいえ
2	元気がなくなってきましたか	はい	いいえ
3	体力あるいは持続力の低下がありますか	はい	いいえ
4	身長が低くなりましたか	はい	いいえ
5	「日々の愉しみ」が少なくなったと感じていますか	はい	いいえ
6	物悲しい気分・怒りっぽいですか	はい	いいえ
7	勃起力は弱くなりましたか	はい	いいえ
8	最近,運動をする能力が低下したと感じていますか	はい	いいえ
9	夕食後うたた寝をすることがありますか	はい	いいえ
10	最近,仕事の能力が低下したと感じていますか	はい	いいえ

質問 1 あるいは質問 7 が「はい」の場合,それ以外の 8 問中 3 問が「はい」の場合, ADAM と判定する

(文献[1]より)

* 札幌医科大学医学部 泌尿器科

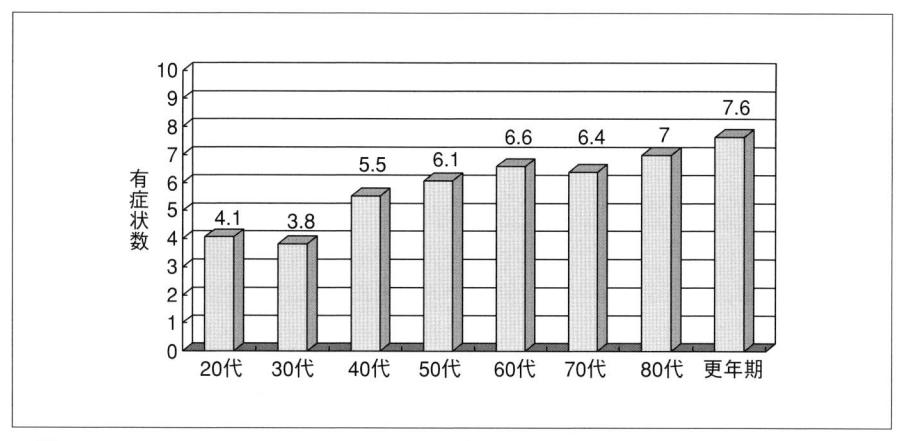

図1 Morley's ADAM questionnaire による各年代および男性更年期障害主訴患者における有症状数

表2 Heinemann's 'aging males' symptoms' (AMS) rating scale（日本語訳試案：札幌医科大学医学部泌尿器科）

	症状	なし	軽い	中等度	重い	非常に重い
	点数＝	1	2	3	4	5
1	総合的に調子が思わしくない （健康状態，本人自身の感じ方）					
2	関節や筋肉の痛み （腰痛，関節痛，手足の痛み，背中の痛み）					
3	ひどい発汗 （思いがけず突然汗が出る，緊張や運動とは関係なくほてる）					
4	睡眠の悩み （寝つきが悪い，ぐっすり眠れない，寝起きが早く疲れがとれない，浅い睡眠，眠れない）					
5	よく眠くなる，しばしば疲れを感じる					
6	いらいらする （あたり散らす，些細なことにすぐ腹を立てる，不機嫌になる）					
7	神経質になった （緊張しやすい，精神的に落ち着かない，じっとしていられない）					
8	不安感 （パニック状態になる）					
9	からだの疲労や行動力の減退 （全般的な行動力の低下，活動の減少，余暇活動に興味がない，達成感がない，自分をせかせないと何もしない）					
10	筋力の低下					
11	憂うつな気分 （落ち込み，悲しみ，涙もろい，意欲がわかない，気分のむら，無用感）					
12	「絶頂期は過ぎた」と感じる					
13	力尽きた，どん底にいると感じる					
14	ひげの伸びが遅くなった					
15	性的能力の衰え					
16	早朝勃起（朝立ち）の回数の減少					
17	性欲の低下（セックスが楽しくない，性交の欲求が起きない）					

訴えの程度；17〜26点：なし，27〜36点：軽度，37〜49点：中等度，50点以上：重度

（文献2)より）

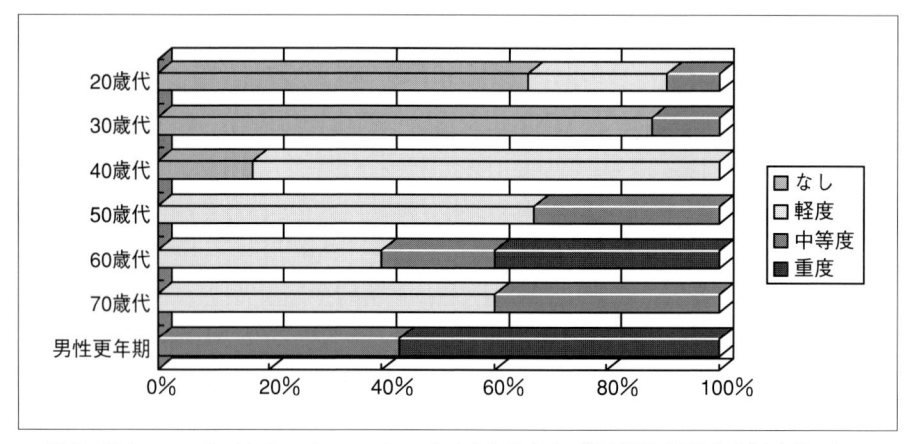

図2 Heinemann's AMS rating scale による各年代および男性更年期障害主訴患者におけるPADAM症状の程度

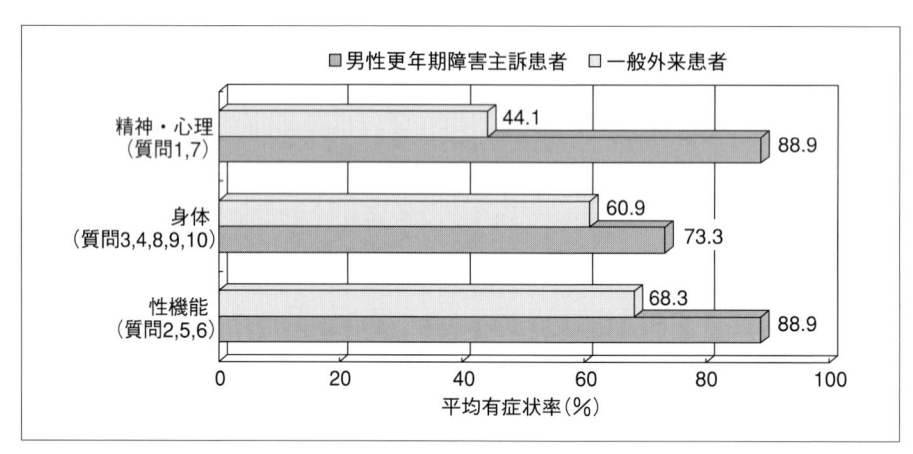

図3 Morley's ADAM questionnaire の各症状群について，一般外来受診者と男性更年期障害主訴患者での平均有症状率の比較

以降ではほぼ全例がPADAMと診断された．男性更年期障害を主訴に受診した例では全例がPADAMと判定された．すなわち，Morleyらの基準に従った場合，本質問紙のspecificityは低い結果であった．一方，加齢に伴う有症状項目数では20，30歳代の4前後から40歳代で5.5と増加し，以後加齢とともに漸増した（図1）．男性更年期障害を主訴とする群での平均有症状数は7.6であった．有症状項目数を指標とした方が有用と考えられた．本質問紙は質問数が少なく，回答もシンプルであり，PADAMスクリーニングとしての有用性が示唆された．

◻ Heinemann's 'Aging males' symptoms' (AMS) rating scale[2)]

表2にlinguistic validationを施行したHeinemannらによるAMS rating scaleを示した．AMS rating scaleは全17問からなり，症状の程度を「なし」から「非常に重い」まで5段階で定量化できることが特徴である．質問6，7，8，11，13が精神・心理症状，質問1，2，3，4，5，9，10が身体症状，質問12，14，15，16，17が性機能症状に関するものである．全設問の合計点からPADAMの程度を「なし」から「重度」の4段階に評価する．

◻ Heinemann's AMS rating scale を用いた PADAM 有症状率の検討

Morleyらの質問紙と同様に，泌尿器科一般外来受診者，男性更年期障害患者を対象にAMS rating scaleを施行した．総合得点での評価では，20歳および30歳代ではほぼ全例が「なし」「軽度」

と判定されたが，40歳代では80％以上が「軽度」となり，50歳代以降「中等度」「重度」例が増加した．男性更年期障害を主訴とした患者では全例が「中等度」「重度」と判定された（図2）．以上の結果は本質問紙の sensitivity, specificity がともに優れていることを示し，PADAM 診断に有用であることを示している．

□ **PADAM とうつ病**

PADAM とうつ病はオーバーラップすることが知られている．Morley's ADAM questionnaire での，精神・心理症状，身体症状，性機能症状群別の有症状率を一般外来受診者と男性更年期主訴患者で比較した．その結果，精神・心理症状が身体，性機能症状に比して，男性更年期主訴患者で高い有症状率であることが認められた（図3）．さらに，うつ病の程度を判断する目的で日本版自己評価式抑うつ性尺度（self-rating depression scale：SDS）を行ったところ，うつ病と判定された割合は，一般外来受診者で16.1％，男性更年期障害を主訴とした患者で41.1％と，男性更年期障害を主訴とした患者では半数弱がうつ病と判定された．すなわち，精神・心理症状が強い場合はうつ病の存在を疑う必要があると考えられた．

おわりに

PADAM 症状を評価する二つの質問紙の日本語訳版を作成し，その有用性を検討した．Morley's ADAM questionnaire は specificity に問題はあるが，問題数が少なく，回答も簡単であるため PADAM スクリーニングに有用と考えられた．一方，Heinemann's AMS rating scale は PADAM の診断と症状の定量化に有用と考えられた．精神・心理症状が強い場合にはうつ病の有無を確認することが必要である．

文　献

1）Morley JE, Charlton E, Patrick P, et al：Validation of a screening questionnaire for androgen deficiency in aging males. Metabolism **49**：1239-1242, 2000

2）Heinemann LAJ, Zimmermann T, Vermeulen A, et al：A new 'aging males' symptoms' rating scale. The Aging Male **2**：105-114, 1999

■ 男性更年期障害の臨床―判定のための問診法

男性更年期障害診断用各種質問紙の有用性

河　源[*]　松田　公志[*]

- 男性更年期障害は，質問紙の結果のみにより判定されるわけではない．
- 各種質問紙は診断，治療効果の判定に補助的な役割を果たす．
- ADAM 質問紙は簡便であるが，診断における特異度は低い．
- AMS 質問紙は三つのサブスケールにて評価され，スコア化されるのが特徴．
- AMS 質問紙は本邦健康男性でも比較的高いスコアを呈するので，やや基準を引き上げて評価する必要がある．
- 診断時にはうつ病評価用の質問紙も使用するのが望まれる．

Key Words　男性更年期障害，ADAM 質問紙，AMS 質問紙，男性ホルモン補充療法，うつ病

はじめに

男性更年期障害の診断においては，血中のテストステロン値により疑いがあるかどうかが判定され，診断用質問紙のみにより判定されるわけでは決してないことを銘記する必要がある．これら質問紙はあくまでも診断の補助的な役割を果たすものであり，特に男性ホルモン補充療法前後の比較により，治療効果の判定に有用とされる．なお，男性更年期障害を指す言葉として，かつてはPADAM という名称が用いられ，現在ではLOH（late-onset hypogonadism）という名称が一般的になりつつあるが，本稿においては便宜上，PADAM あるいは LOH を意味する言葉として，男性更年期障害と記すこととする．

□ ADAM 質問紙

男性更年期障害診断用質問紙として，海外のみならず本邦においてもさまざまな質問紙が報告されているが，もっとも簡便であるのは Morley らのADAM questionnaire（表1）である[1]．10の質問からなり，性機能に関連する質問の回答（質問1および7）がどちらか一つでも Yes，あるいはそれ以外の質問でも Yes の回答が三つあれば男性ホルモン欠乏による症候ありと判定される．この質問紙を用いて，感度88％，特異度60％で低ゴナドトロピン血症を有する中高年男性のスクリーニングに有用であったという．しかし，少なくとも本邦においては，この質問紙では男性更年期外来を受診する患者のほとんどが陽性と判定されるだけで

表1　Morley の ADAM 質問紙
項目1または7が陽性，あるいはその他の3項目以上が陽性の場合，PADAM と判定

1. 性欲（セックスをしたい気持ち）の低下がありますか？	はい	いいえ
2. 元気がなくなってきましたか？	はい	いいえ
3. 体力あるいは持続力の低下がありますか？	はい	いいえ
4. 身長が低くなりましたか？	はい	いいえ
5. 「日々の愉しみ（たのしみ）が少なくなった」と感じていますか？	はい	いいえ
6. 物悲しい気分・怒りっぽいですか？	はい	いいえ
7. 勃起力は弱くなりましたか？	はい	いいえ
8. 最近運動する能力が低下したと感じていますか？	はい	いいえ
9. 夕食後うたた寝をすることがありますか？	はい	いいえ
10. 最近仕事の能力が低下したと感じていますか？	はい	いいえ

[*] 関西医科大学　泌尿器科

表2 MorleyのADAM質問紙各項目におけるYes回答数の割合

	Q1	Q2	Q3	Q4	Q5	Q6	Q7	Q8	Q9	Q10	10問中 Yes回答数平均
男性更年期外来受診患者全体 (n=356)	84.0	92.1	93.8	20.5	82.3	64.0	89.3	91.0	52.2	86.2	7.6
フリーテストステロン低値患者 (n=139)	87.1	94.2	94.2	25.2	84.9	64.7	89.2	89.2	50.4	87.1	7.7
健康中年男性 (n=198)	38.9	38.4	78.3	15.7	21.2	20.7	58.6	84.3	59.1	35.9	4.5

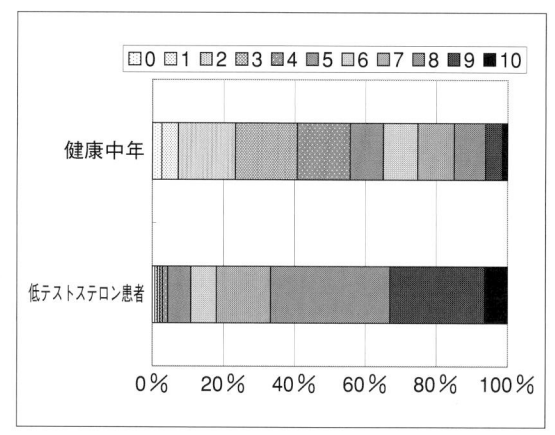

図1 健康中年男性と低テストステロン患者におけるADAM質問紙各項目におけるYes回答数

なく，健康な中年男性においても半数以上が陽性と診断される結果となる．われわれの施設における男性更年期外来受診患者のうち，これまでに質問紙に対する有効回答が得られた356名において，上記の診断基準によれば98.3%が更年期障害ありと診断される結果となった．一方，人間ドックを受診した特に基礎疾患を持たない中年男性198名に対してこの質問紙の回答を得たところ，76.7%が更年期障害ありと判定される結果であった．

ADAM questionnaireの個々の質問項目についてみてみると，男性更年期外来受診患者の9割以上がYesと回答した質問は，「元気がなくなってきましたか？」「体力あるいは持続力の低下がありますか？」「運動する能力が低下したと感じていますか？」などの身体的な症状に関するものであった．続いてYesと答えた者が多かったのは，性欲の低下と勃起力の低下の自覚についてであり，それぞれ84.0%，89.3%と8割を超えている．逆にYesとの回答が少なかったのは，「夕食後うたた寝することがありますか？」が52.5%，「身長が低くなりましたか？」が20.5%であった（表2）．

上記で対象となった男性更年期外来受診者がすべてテストステロン低値を示すような患者ではないので，採血の結果，フリーテストステロンが8.5 pg/ml未満の低値であった者（n=139）に限ってみても，各質問におけるYesの回答割合はほぼ同程度であった（表2）．一方で，低テストステロン患者と，基礎疾患を持たない健康中年男性の回答結果と比較した場合，質問項目によっては差が明白となる．特に質問1, 2, 5, 6, 10でその差は比較的顕著であった（表2）．Yes回答数合計においても両者の間に有意差が認められた．これらの結果より，ADAM questionnaireの男性更年期診断基準をもって本邦の中高年男性に適応するのは難があるが，札幌医大の伊藤らが指摘するように[2]，合計回答数をみることで男性更年期障害の疑いがあるかどうか，ある程度窺い知ることが可能と考えられる．ちなみに，Yesの回答数が7以上を閾値とした場合，上記の低テストステロン患者の82.0%がこれに該当する一方，健康中年男性では24.7%の該当にとどまった（図1）．

以上，ADAM questionnaireは質問数も少なく簡便ではあるが，本来の診断基準では本邦においては特異度が低いため，「Yes」の回答数が七つ以上あれば男性更年期障害の疑いありと判断するのが適切と考えられる．

□ AMS質問紙

現在本邦をはじめ，諸外国においても翻訳され，広く用いられるようになった質問紙として，HeinemannらのAMS (Aging Male's Symptoms) Rating Scale[3]がある．本来は男性更年期障害に対する治療の効果判定に有用とされていたが，低ゴナドトロピン血症のスクリーニングにも

表3　AMS Rating Scale

	なし 点数= 1	軽い 2	中程度 3	重い 4	非常に重い 5
1．総合的に調子が思わしくない 　（健康状態，本人自身の感じ方）	□	□	□	□	□
2．関節や筋肉の痛み 　（腰痛，関節痛，手足の痛み，背中の痛み）	□	□	□	□	□
3．ひどい発汗 　（思いがけず突然汗が出る．緊張や運動とは関係なくほてる）	□	□	□	□	□
4．睡眠の悩み 　（寝つきが悪い，ぐっすり眠れない，寝起きが早く疲れがとれない，浅い睡眠，眠れない）	□	□	□	□	□
5．よく眠くなる，しばしば疲れを感じる	□	□	□	□	□
6．いらいらする 　（当り散らす，些細なことにすぐ腹を立てる，不機嫌になる）	□	□	□	□	□
7．神経質になった 　（緊張しやすい，精神的に落ち着かない，じっとしていられない）	□	□	□	□	□
8．不安感 　（パニック状態になる）	□	□	□	□	□
9．からだの疲労や行動力の減退 　（全般的な行動力の低下，活動の減少，余暇活動に興味がない，達成感がない，自分をせかせないと何もしない）	□	□	□	□	□
10．筋力の低下	□	□	□	□	□
11．憂うつな気分 　（落ち込み，悲しみ，涙もろい，意欲がわかない，気分のむら，無用感）	□	□	□	□	□
12．「人生の山は通り過ぎた」と感じる	□	□	□	□	□
13．力尽きた，どん底にいると感じる	□	□	□	□	□
14．ひげの伸びが遅くなった	□	□	□	□	□
15．性的能力の衰え	□	□	□	□	□
16．早朝勃起（朝立ち）の回数の減少	□	□	□	□	□
17．性欲の低下 　（セックスが楽しくない，性交の欲求が起きない）	□	□	□	□	□

表4　AMS Rating Scale 判定基準

	正常	軽症	中等症	重症
合計スコア	26以下	27〜36	37〜49	50以上
心理的因子 （質問6, 7, 8, 11, 13）	5	6〜8	9〜11	12以上
身体的因子 （質問1, 2, 3, 4, 5, 9, 10）	8以下	9〜12	13〜18	19以上
性機能因子 （質問12, 14, 15, 16, 17）	5	6〜7	8〜10	11以上

有用との報告がなされている[4]．本邦においても札幌医科大学の伊藤らにより日本語訳が作成され，臨床の場で広く用いられている（表3）．AMS Rating Scaleは17の質問からなり，それぞれの質問について5段階の自己評価がなされる．合計点数により正常，軽症，中等症，重症の4段階で判定される（表4）．このように重症度で評価されるのが特徴であり，またサブスケールとして心理的，

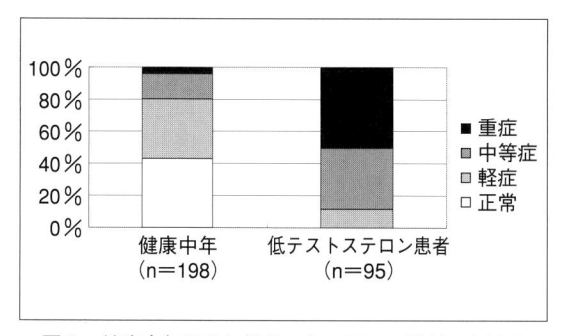

図2 健康中年男性と低テストステロン患者における AMS Rating Scale 重症度

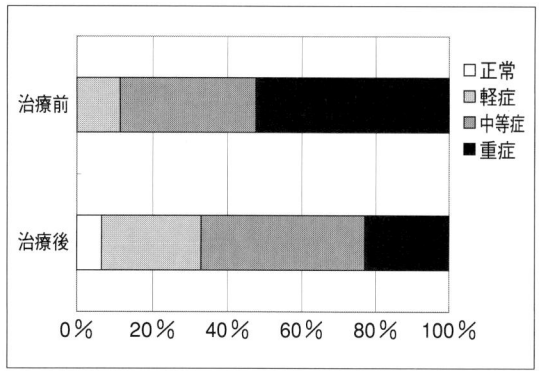

図3 男性ホルモン補充療法後の AMS Rating Scale 重症度割合の変化

身体的および性機能的の三つの症候に分けて評価し得るのが利点といえる．しかし，前述の ADAM questionnaire と同様，本邦男性においては健康な者も含め，多くが軽症以上の男性更年期障害と判定されてしまう．本邦においては原著にある判定基準をそのまま用いると過大評価となり得る傾向にあることを勘案する必要がある．

われわれの施設における男性更年期外来受診患者のうち，フリーテストステロン $8.5\,\mathrm{pg/m}l$ 未満であった者（n=95）の回答結果をみると，判定基準で正常に該当する者はなく，軽症が11.6％，中等症が37.9％，重症が50.5％と過半数を超える（図2）．各サブスケールにおける判定では，身体的因子で中等症が28.4％，重症が75.8％，性機能因子では中等症が6.3％，重症が92.6％を占める．一方，健康中年男性における回答結果（n=198）では，合計スコアで正常が42.9％，中等症が37.4％，軽症が15.7％，重症が4％と両者に差が見られた（図2）．各サブスケールにおいても両者の差は明白であるが，健康中年群においても，性機能因子については全体的に重症度が増す傾向にあった．これらの結果から，本質問表を男性更年期障害のスクリーニングとして参考にする場合は，合計スコアで中等症以上であれば更年期障害の疑いありと認識するのが妥当と考えられる．

AMS Rating Scale は前述のごとく，治療効果の判定に有用との報告があるが，われわれの施設において，男性ホルモン補充療法を3ヵ月間行い，その前後での回答結果を重症度で比較したものを図3に示す．一方，これら質問紙の結果を見ずに診察医の判断により男性ホルモン補充療法が有効であったか無効であったかを判定し，両群を比較した場合，有効と判定された群がややスコアの改善度が大きい傾向にあったが，有意差は認められなかった（p=0.845, repeated measure ANOVA）．すなわち主治医の判定とスコアの改善度は一致しない結果となった．これらのことより，AMS Rating Scale のみで男性ホルモン補充療法の治療効果を判定するのは無理があり，あくまで参考として総合的に評価するのがよいと考えられる．

□ その他

上述の二つの問診票が現在本邦において広く用いられていると考えられるが，本邦において作成された質問紙として熊本式症状調査票があり，AMS Rating Scale に比較して心理，身体，性機能の各領域別症状の解析に優れているという[5]．

他にも PADAM 診断あるいは評価用の質問紙がいくつか存在するが，実際の臨床の場においては複数の質問紙を使用し，テストステロン値の結果とともにこれらの回答内容を総合的に検討して男性更年期障害の可能性を探ることとなる．その際に問題となるのは，しばしば困難となるうつ病との鑑別である．質問紙で男性更年期障害の疑いありと判定され，テストステロン低値であってもうつ病である可能性は除外し得ない．うつ病のなかには自殺企画を有する者もあり，鑑別診断は重要な意味を持つ．そこで診療の場においてはうつ病診断用の質問紙が同時に施行されることが多い．自己判断型うつ病診断スケール（SDS）などが広く用いられているが，最近では MINI（Mini-International Neuropsychiatric Interview）の使用も推奨されている．男性更年期障害においても抑うつなどの気分の変調が主体の患者も多いが，これ

らの問診票で高スコアを示すような場合は精神科医へのコンサルトを躊躇しないようにすべきと考える．

文 献

1) Morley JE, Charlton E, Patrick P : Validation of a screening questionnaire for androgen deficiency in aging males. Metabolism 49 : 1239-1242, 2000

2) 伊藤直樹, 久末伸一：男性更年期障害で用いる質問紙：その有用性と限界．Urology View 2 : 56-62, 2004

3) Heinemann LAJ, Zimmermann T, Vermeulen A, et al : A new 'aging male's symptoms' rating scale. Aging Male 2 : 105-114, 1999

4) Heinemann LAJ, Saad F, Heinemann K, et al : Can results of the Aging Males' Symptoms (AMS) scale predict those of screening scales for androgen deficiency? Aging Male 7 : 211-218, 2004

5) 堀江重郎：男性更年期外来の治療と症状スコア．泌尿器外科 18 : 1107-1111, 2004

■ 男性更年期障害の臨床—判定のための問診法

男性更年期障害診断における質問票の因子分析について

安田　弥子[*]　堀江　重郎[*]

- 男性更年期障害の診断には，テストステロンの低下および質問票による特徴的な症状の有無が不可欠である．
- 世界的に用いられている質問票であるAMSは，日本人の文化的・社会的背景を考慮すると必ずしも適切とは考えにくい．
- 日本人に適した男性更年期障害に対する質問票の開発が望まれる．

Key Words　男性更年期障害質問表，熊本式質問票，男性更年期障害の文化的・社会的背景因子分析

　Late-onset hypogonadism（LOH）は，加齢に伴う男性ホルモン値の低下に伴い，40～60歳代で疲労，健康感の減少，抑うつ，いらつき，不眠，記憶力の低下，認知機能低下，性欲低下，性機能低下，筋肉痛，筋力低下，骨密度の低下，ほてり，発汗過多などの多彩な愁訴を訴えることを特徴とする症候群である[1]．これらの症状の多くは女性の更年期障害と類似しているが，またうつ病とも共通する[2]．LOHは，男性ホルモンの低下と同時に自覚症状がある場合のみに，治療適応となるため，診断および治療効果判定のうえで，自覚症状を定量化する質問票は必須である．症状の重症度評価には，精神・心理，身体，性機能についての17項目についてのself-assessment型の症状スコアであるaging males' symptoms scale（以下，AMS）が世界的に汎用されている[3～5]．

　日本の熊本はこれまでに，30歳代から60歳代までの健常な男女976名（男427名，女549名）を対象に精神・神経症状，心血管系障害症状，運動器官系障害症状，知覚障害症状，性機能低下症状の質問からなる，4段階評価のself-assessment symptom scoreである質問紙による，大規模なQOL研究を行った[6]．熊本らは，さらにこれを統計的に解析することにより，精神・神経症状，血管運動神経系障害症状，運動器官系障害症状，知覚障害症状，性機能低下および排尿症状の独立した五つのカテゴリーからなる18問からなるJapanese aging male questionnaire（JAMQ）

（表1）を作成した．

　わが国の中高年男女の性習慣は欧米と異なり，性行為への意識が低く，頻度も少ない[7,8]．AMSでは，LOHの症状を心理的症状，身体的症状，性的症状の三つのカテゴリーに分けて評価しているが社会的・文化的背景や人種の影響を含めた，population variationを考慮した自覚症状調査方法は，必須であり，AMSをそのまま日本人にあてはめることが適当かどうかを検討する必要がある．

　われわれは男性更年期外来受診者61名を対象にLOHの診断におけるJAMQの有用性を検討するために，その因子分析を行ってAMSと比較検討した[9]（表2）．

　JAMQおよびAMSに対して因子分析を行った結果を表3に示す．AMSにおいて固有値が1以上となるのは5因子以下であり，JAMQでも5因子以下であった．AMSは従来，身体的因子，心理的因子，性的因子の三つに分類されて用いられており，その有用性が報告されている[5]．このため，因子数を三つとして因子分析を行った．その結果を表4に示す．数値はバリマックス回転後の因子負荷量のうちそれぞれの質問で最大値を示した．AMSで身体的因子に分類される質問1から5および9から11の八つの質問は多くはFactor 1に分類されるが，質問2と3はFactor 3に分類され，他の質問とは分かれる．心理的因子に分類される質問6から8と13は，身体的因子の多くと同じFactor 1に分類された．性的因子とされる質問12

[*] 帝京大学医学部　泌尿器科

表1 JAMQ

		ほとんどない	ややある	かなりある	特につらい
1	体調がすぐれず,気難しくなりがち	1	2	3	4
2	不眠に悩んでいる	1	2	3	4
3	不安感・さびしさを感じる	1	2	3	4
4	くよくよしやすく,気分が沈みがち	1	2	3	4
5	ほてり,のぼせ,多汗がある	1	2	3	4
6	動機,息切れ,息苦しいことがある	1	2	3	4
7	めまい,吐き気がある	1	2	3	4
8	疲れやすい	1	2	3	4
9	腰痛,手足の関節の痛み	1	2	3	4
10	頭痛,頭が重い,肩こりがある	1	2	3	4
11	手足がこわばる	1	2	3	4
12	手足がしびれたり,ピリピリたりする	1	2	3	4
13	尿が出にくい,出終わるまでに時間がかかる	1	2	3	4
14	たびたびに夜中にトイレに起きる	1	2	3	4
15	尿意を我慢できなくなり,漏らしたりする	1	2	3	4
16	性欲が減退したと感じる	1	2	3	4
17	勃起力が減退したと感じる	1	2	3	4
18	セックスの頻度	2週間に1〜2回以上	月に1〜2回	月1回未満	まったくない

熊本JAMQは,もともと,精神・神経症状として質問1〜4,血管運動神経系障害症状として質問5〜7,運動器官系障害として質問8〜10,知覚障害症状として質問11〜12,性機能低下症状として16,18をあげ,さらに中高年男性に特有な症状として,排尿症状を質問13〜15,性的症状である質問17を加えている.

表2 患者背景

	年齢層			合計
	<50	50〜64	≦65	
患者数	32	24	4	61
				36—71
テストステロン(ng/dl)	349.3	368.7	331.1	367.7
	54.5—760.8	72.6—810.8	228.2—603.2	54.4—810.8
フリーテストステロン(pg/ml)	11.5	14.1	9.7	12.1
	2.4—19	2.2—22.7	6.3—13.8	2.2—27.5
JAMQ(問1〜17)の合計	35.5	34	36	35
	18—62	20—34	29—42	18—62
AMS合計	46.5	43	42.5	46
	23—73	22—69	40—47	22—73

上段:中央値,下段:最小—最大
各年齢層間でテストステロン,フリーテストステロン,JAMQ合計,AMS合計に有意な差を認めない.

と 14 から 17 のうち一つは Factor 3 に，三つは Factor 2 に分類された．このようにわれわれの男性更年期外来を受診した患者を対象とした場合には，Heinemann らが提唱した三つのサブグループには当てはまりが悪かった．一方で，JAMQ では，Factor 1 を心理的因子，Factor 2 を性的因子，Factor 3 を身体的因子とすると，質問内容によく合致した．ただし，質問 10 は「頭痛，頭が痛い，肩こりがある」というものであるが，身体的症状が妥当と考えられる Factor 3 でなく，心理的症状が妥当と考えられる Factor 1 に分類された．「憂うつだといって頭を抱える」ように，日本人にとって心理面の症状を強く反映することは，よくみられる現象であり[10]，頭痛症状を心理的因子とすることも妥当性があるが，臨床的意味合いから Factor 3 の身体的因子に含めて考えることとした．以上のことからわれわれは JAMQ を表 5 に示すように三つのサブグループに分けた．

次に AMS と JAMQ の合計スコアおよびサブグループスコアの相関係数を算出した（表 6）．それぞれのサブグループは相同のサブグループに対してもっとも大きな係数を示した（$p<0.0001$）．しかし，血中テストステロン値および血中フリーテストステロン値と AMS および JAMQ 相関係数を算出した（表 7）．両質問紙とも合計スコアならびに主要症状スコアと性ホルモンとの相関は認めな

表3

	AMS			健康調査票（JAMQ）	
	固有値	累積率		固有値	累積率
1	7.47582068	0.4398	1	6.73460945	0.3962
2	2.12294064	0.5646	2	1.76111131	0.4997
3	1.31517431	0.6420	3	1.34883565	0.5791
4	1.12071883	0.7079	4	1.17060301	0.6480
5	1.08301451	0.7716	5	1.06721552	0.7107
6	0.76294340	0.8165	6	0.84139026	0.7602
7	0.65553941	0.8551	7	0.72724199	0.8030
↓	↓	↓	↓	↓	↓
17			17		

表4

	AMS				健康調査票（JAMQ）		
	Factor 1	Factor 2	Factor 3		Factor 1	Factor 2	Factor 3
1	0.77968			1	0.75167		
2			0.51119	2	0.61789		
3			0.47143	3	0.77095		
4	0.71089			4	0.83799		
5	0.65927			5		0.30906	
6	0.79815			6			0.93924
7	0.86634			7			0.59886
8	0.86332			8	0.62110		
9	0.80179			9			0.54614
10	0.53589			10	0.77482		
11	0.87268			11			0.85578
12			0.80080	12			0.73413
13	0.61007			13		0.65150	
14			0.29105	14		0.61214	
15		0.83390		15		0.57032	
16		0.86225		16		0.63548	
17		0.73909		17		0.85333	

■ 身体的因子　□ 心理的因子　■ 性的因子

かった．

　日本における男性更年期外来受診者の特徴は，約半数の患者がうつ症状で精神神経科や心療内科を受診したことがあることである[9]．このため，受診時の主訴は主にうつ症状などの心理的症状あるいは手足の冷えや発汗などの自律神経症状である．一般的にわが国と欧米あるいは他のアジア各国とは性習慣が異なり，性行為への関心は低く，頻度も少ない．こうしたことから，性欲低下や勃起障害を主訴とする患者は少ない．わが国特有の性感覚から，男性更年期症状，すなわちLOH症状の特徴は，諸外国と特徴が異なると考えられる．
　AMSは，1999年ドイツの研究者によって発表された[3]．これは40から69歳の992人のドイツ人から回答を得たものをもとにしており，各質問に対する回答は5段階評価できる形式である．因子分析の結果，心理的症状，身体的症状および性的症状の3因子に分類可能とされた．それぞれの質問数は，5問，7問，5問であり，116名の罹患者の問診結果からcut-off値を定め，各因子の重症度を，異常なし，軽症，中等症，重症の4段階に評価できるとした．
　この質問紙は日本語を含む各国語に翻訳され，質問紙としての評価がなされた．現在，世界的に標準的な質問紙として使用されている．これまでにこの質問紙の不具合についての報告は見ないが，わが国の性感覚が他国と大きく異なることから，われわれはAMSをわが国で使用する場合には注意が必要ではないかと考えてきた．
　日本語版は2003年に他の11ヵ国語への翻訳版と併せて発表された[4]．特に性的因子に含まれる5問は，質問12が「『人生の山は通り過ぎた』と感じる」，質問14は「ひげの伸びが遅くなった」，質問15は「性的能力の衰え」，質問16は「早朝勃起（朝立ち）の回数の減少」，質問17は「性欲の低下」と訳された．質問12の原語は "Feeling to

表5　健康調査票（JAMQ）のサブグループ化

分類	質問	質問数	スコア
身体的因子	6, 7, 9, 10, 11, 12	6	24点満点
心理的因子	1, 2, 3, 4, 8	5	20点満点
性的因子	5, 13, 14, 15, 16, 17	6	24点満点
性的活動	18	1	4段階評価

性的活動は回答形式が他の質問項目と異なるため，統計的な解析になじまない．また，個人間で標準的な活動が異なると考えられるため，独立した因子とした．

表6　JAMQとAMSスコアの相関係数

		AMS 合計	AMS 身体的因子	AMS 心理的因子	AMS 性的因子
JAMQ	合計	0.844	0.856	0.851	0.884
JAMQ	身体的因子	0.635	0.673	0.641	0.635
JAMQ	心理的因子	0.856	0.838	0.912	0.856
JAMQ	性的因子	0.670	0.613	0.591	0.670

$p<0.0001$

AMSとJAMQの合計および対応する因子は，0.670から0.912の相関係数で有意に相関した．

表7　JAMQならびにAMSスコアと性ホルモンとの相関

	JAMQ 身体	JAMQ 心理	JAMQ 性	AMS 身体	AMS 心理	AMS 性
テストステロン	−0.010	0.048	0.167	−0.064	0.052	0.104
	0.9376	0.7173	0.2025	0.6276	0.6968	0.4297
フリーテストステロン	0.094	0.154	0.121	0.001	0.144	0.162
	0.4912	0.2598	0.889	0.9963	0.2921	0.2333

上段：相関係数　下段：p

AMSとJAMQの各因子は，テストステロンとフリーテストステロンの値と相関しない．

have passed zenith of life"であり，これに沿ったわけであるが，この文章から受ける印象は，日本人にとって質問15～17の性的症状と関連するとは考えにくい．日本人にとって「人生の山」とは精神的な要素を多く想起し，特に男性では，仕事のこと，家族のこと，体力的なことなどがあてはまりやすいと考えられる．すなわち，人生観に関する質問と受け止められやすいのではないかと考えられる．多くの日本人は，この質問が心理的症状に関するものとすることに同意すると思われる．われわれの解析では，この質問は第三因子に分類され，質問2の「関節や筋肉の痛み」，質問3の「ひどい発汗」と同じ因子に分類された．これらの質問の共通概念には適当な語句をあてはめることが困難であるが，少なくとも直接的に性的なことについて尋ねている質問15～17とは異なる因子といえる．

今回のわれわれの解析では，AMSの質問12および14が性的症状に含まれるという欧米での性感覚が日本人と合致しないことを示す結果となった．また各カテゴリーの独立性が低く，特に質問1の重みが大きい．したがって，AMSを日本人における更年期障害の治療効果判定に用いる際には，各カテゴリー別に治療効果を見るよりもIPSSのように合計点を算出し，総合的な治療効果判定に用いるのが適当といえる．

JAMQは，18問の質問から構成され，自己記入式で4段階評価を行うことになっている．AMSと異なり，これまでに身体的症状，心理的症状および性的症状などの主要症状に分けた評価ならびにcut-off値は定められていない．質問紙の構成は，精神・神経症状として質問1～4，血管運動神経系障害症状として質問5～7，運動器官系障害として質問8～10，知覚障害症状として質問11～12，性機能低下症状として16，18をあげている．さらに中高年男性に特有な症状として，排尿症状を質問13～15，性的症状である質問17を加えている．JAMQは日本人によって日本人を対象に発展してきたという背景があり，日本人特有の更年期症状を評価するのに適していると考えられる．特にLOHは性的症状と関連しているため，性感覚が特徴的なわが国の症状調査においては世界標準であるAMSとは異なった意義がある．JAMQは，18問5因子から構成されているのであるが，実際上はAMSと同様に3因子に分けて考えると，それぞれの因子に身体的症状，心理的症状，性的症状の意味づけが可能となった．JAMQは各カテゴリーの独立性が強いように設計されており，身体的症状，心理的症状，性的症状のカテゴリーのそれぞれについて治療経過を評価できると考えられる．AMSとの相補性を考慮すると，JAMQは3因子に分けて評価した方が有用であり，今後，治療効果判定への有用性を検証する必要があるが，わが国の男性更年期障害の診断に有益な役割を果たせると期待できる．

文　献

1）Nieschlag E, Swerdloff R, Behre HM, et al：Investigation, treatment and monitoring of late-onset hypogonadism in males. Int J Androl 28(3)：125-127, 2005

2）Seftel AD：Review：Male hypogonadism. Part I：Epidemiology of hypogonadism. Int J Impot Res 18：115-120, 2006

3）Heinemann LA, Zimmenmann T, Vermeulen A, et al：A new 'Aging Males Symptoms' (AMS) rating scale. The Aging Male 2：105-114, 2006

4）Heinemann LA, Saad F, Zimmermann T, et al：The Aging Males' Symptoms (AMS) scale：Update and compilation of international versions. Health Qual Life Outcomes 1(1)：15, 2003

5）Moore C, Huebler D, Zimmermann T, Heinemann LA, Saad F, Thai do M：The Aging Males' Symptoms scales (AMS) as outcome measure for treatment of androgen deficiency. Eur Urol 46(1)：80-87, 2004

6）熊本悦明：更年期における男女健康問題アンケート調査　一般市民における更年期障害症状の発生状況分析．In：大和証券ヘルス財団研究業績集．p.1-15, 2002

7）Nicloloai A, Gleasser DB, Kim SC, et al：Sexual behavior and dysfunction and help-seeking patterns in adults aged 40-80 years in the urban population of Asian countries. BJU Int 95(4)：609-614, 2005

8）Okazaki S：Influence of culture on Asian American's sexuality. J Sex Res 39(1)：34-41,

2002

9) Daif I, Heinemann LAJ, Kim S, et al : The Aging Males' Symptoms (AMS) scale : review of its methodological characteristics. Health Qual Life Outcomes **1** : 77, 2003

10) Takeuchi T, Nakao M, Nishikitani M, et al : Stress Perception and Social indications for low back, shoulder and joint pains in Japan : National survey in 1995 and 2001. Tohoku Journal of Experimental Medicine **203** : 195-204, 2004

■ 男性更年期障害の臨床―その関連領域も含めたアプローチ

診断のための検査

石井　延久*
いしい　のぶひさ

- LOH/PADAM の ED は陰茎の動脈硬化が主原因．
- LOH/PADAM は器質性 ED とうつ病の鑑別診断が大切．
- LOH/PADAM による ED は高度の動脈硬化が原因であれば ART の治療効果はない．
- Bioavalable testosterone の測定は臨床応用が難しい．
- わが国では total testosterone と free testosterone が測定できる．

Key Words　総テストステロン，フリーテストステロン，性ホルモン結合グロブリン，勃起障害，パパベリンテスト

□ 男性更年期（LOH/PADAM）の定義

　男性の更年期は testosterone（T）の減少がきわめて緩やかである．また，血中 T 濃度は個人により大きいばらつきがあるため，partial androgen deficiency in aging male：PADAM と定義されていた．最近になり，更年期年齢以後の aging male を含めた男性までを対象として，late-onset hypogonadism：LOH と呼ばれている．LOH は加齢に伴う臨床的，生化学的な症候群であり，典型的な症状と血中 T 値の低下と定義される[1]．しかし，LOH の症状は多彩で，しかも T の低下が直接の原因で起こる症状ばかりではない．そのため，症状が血中 T 低下によるものか，他の疾患が原因になって出現したかを正確に鑑別しなければならない．ここでは LOH の自覚症状の評価と勃起障害（erectile dysfunction：ED）の原因ならびに T 測定法について考える．

□ 低テストステロンと症状

　LOH の症状は精神・心理症状として落胆，うつ状態，いらだち，不安，神経過敏，疲労感がある．一方，身体症状としては骨・関節・筋肉の症状，体脂肪の増加，陰毛の減少，発汗，顔のほてり（hot flush），睡眠障害，記憶・集中力低下，易疲労感などの症状を自覚する．一方，性機能では T 低下による性欲低下が典型的と考えられるが，T は陰茎海綿体の血流に直接関与する NO と密接な関連があることが明らかにされている．これらの症状は T や bioavailable testosterone（bio T）の低下が原因あるいは影響して発現する．しかし，女性更年期のように急激な性ホルモンの減少は男性では少なく，むしろストレス性不定愁訴が主症状となる．これらの自覚症状の評価は Morley らの The Saint Louis University Androgen Deficiency in Aging Male（ADAM）や Heinemann らの Aging Males Symptoms（AMS）rating scale が使用されている．AMS rating scale は加齢や血中テストステロン値と明らかに関連すると考えられ，最近わが国では一般的に使用されるようになっている．AMS rating scale は伊藤らによって日本語訳の質問表[2]が作成されている．これは 17 問の質問の回答を 5 段階の LOH 重症度を選択し，総合得点が 17～26 はなし，27～36 点は軽症，37～49 点は中等度，50 以上は重症と判定する．詳しくは別項を参考にしていただきたい．

　一方，女性更年期にみられる急激な内分泌環境の変化は男性では下垂体疾患，両側精巣の外傷や手術，前立腺癌の内分泌療法を受けている症例にみられる．すなわち，血中 T が急激に低下するため，性機能障害の他に女性更年期にみられる hot flush や発汗，心悸亢進などの自律神経失調症状が発現する頻度が高くなる．

□ LOH によるうつ病と ED の検査

　LOH の自覚する主症状としてはうつ状態と ED がある．男性更年期専門外来や泌尿器科を受診する LOH 患者とうつ病あるいは器質性 ED を正確に鑑別診断する必要がある．LOH によるうつ状態と

*東邦大学医療センター大森病院　リプロダクションセンター

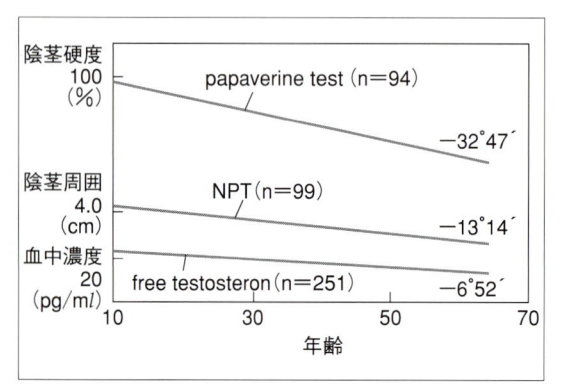

図1　要因のないED症例の検査成績（年齢別）
パパベリンテスト，夜間睡眠時勃起（NPT），血中 free testosterone の順で年齢に逆相関した．
（文献3）より改変）

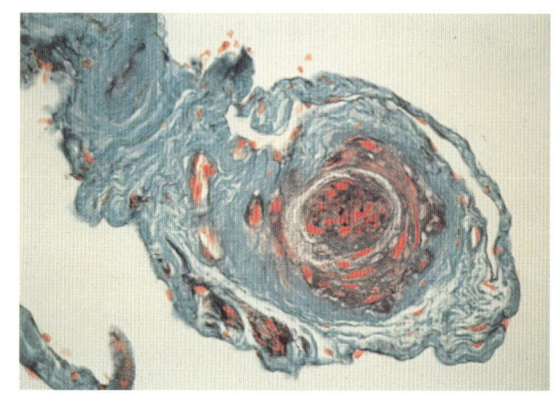

図2　塩酸パパベリン無効高齢EDの陰茎螺旋動脈
螺旋動脈内腔は動脈硬化による閉塞が著明である．

大うつ病の鑑別は必ずしも容易ではなく，血中Tを測定したうえで，最終的には精神科や心療内科の診断が求められる．特に自殺の危険性の高い大うつ病は精神科以外の医師では対応には十分の注意が求められる．そのため，男性更年期外来の開設にあたっては精神科や心療内科の連携を十分に取れる状況を作ることが重要である．詳しくは別項を参照していただきたい．

一方，EDは低Tが存在しても，心理的要因から血管神経障害まで広い原因を有する．特に高齢者では動脈硬化を中心にEDのリスクファクターをスクリーニングしておくことが大切である．われわれは東邦大学医療センター大森病院リプロダクションセンター外来を受診した器質的障害のみられないED症例321例の年齢別検査成績から高齢者EDの原因を検討した．年齢は18〜76歳（平均41.2歳）で，検査項目は血中 total T, free testosterone（free T）とパパベリンテストや夜間睡眠時勃起（nocturnal penile tumescence：NPT）を測定した．パパベリンテストは塩酸パパベリンの陰茎海綿体注射前後の陰茎硬度変化（%）を RigiScan により記録した．一方，NPTはエレクトメーターにより陰茎周の増加（cm）を測定している．その結果，total T は年齢と相関はみられず，同時に測定した free T は年齢が上がると有意に血中濃度は低下している．しかし，図1[3]）のようにパパベリンテストは陰茎の硬度や増大が血中 free T 濃度に比較して，明らかな下降の急な傾斜を示した．これは高齢者のEDが加齢によるLOHよりむしろ動脈硬化による陰茎動脈の閉塞が原因として可能性が高いと考えられた．LOHによるEDは動脈性EDも念頭に入れる必要がある．図2はパパベリン無効例のED症例の陰茎螺旋動脈の組織像である．血管の内腔は動脈硬化により，ほとんど閉塞している．このような症例では男性ホルモン補充療法（androgen replacement therapy：ART）を行っても，EDの効果は期待できない．われわれのED外来では高齢者EDは血中Tが著しく低い症例（ほとんどない）を除いてはPDE-5阻害薬がED治療の第1選択肢になる．LOH症例のEDはPDE-5阻害薬の服用により勃起が改善すれば，陰茎海綿体のNO産生，放出能力が保存されていると考えて，そのまま服用を継続させている．一方，PDE-5阻害薬が無効LOH症例にはARTを行っている．これは試験的にテストステロンデポ注射を3回（エナルモンデポ250 mg を2週に1回注射）行い，PDE-5阻害薬の併用を試みている．この試験投与によりEDが改善すればテストステロンデポ注射を継続する．最近わが国では，テストステロンデポ注射に代わって男性ホルモン軟膏（グローミン® 軟膏）が使用されている．

□ Testosterone の測定

Tは約40%が性ホルモン結合グロブリン（sex hormone binding globulin：SHBG）と結合している．また，50〜60%はアルブミンと非特異的に結合した状態で存在する．Free Tはわずか1〜2%にすぎない．このうち free T とアルブミン結合Tが内分泌活性を有する bio T と考えられている．LOHの診断には bio T を正確に測定することが理想である．Bio T は bioassay による測定がもっと

も生理的に近いと考えられるが，現時点では臨床応用は不可能である．一方，bio T は SHBG 結合 T を硫酸アンモニウムにより沈澱させて残った free T とアルブミン結合 T を測定できる．bio T は若年正常男子では total T の 45～50%，正常下限は 150 ng/dl になる．しかし，測定に時間のかかることや自動測定にするのは容易ではなく，スクリーニング検査には不向きである．一方，血中 T は LOH の大切な診断基準になるが，実際にはアンドロゲンの要求度が高齢者と若年者が同じレベルであるかはいまだ明らかにされていない．また，アンドロゲンの感受性は加齢とともに受容体が減少している可能性がある．このようにアンドロゲンの生物活性を正確に表す明らかな指標はない．

欧米の 20～40 歳の肥満を除いた健康男性 150 人の total T の基準値は平均 627 ng/dl，下限値は 319 ng/dl である．一方，free T は平衡透析法（equilibrium dialysis 37℃）ならびに SHBG と T から計算した calculated free T によって測定され，free T の平均は 14 ng/dl，下限値は 6.5 ng/dl と報告されている[4]．Calculated free T の計算は The International Society for the Study of the Aging Male (ISSAM) のホームページ (http://www.issam.ch/freetesto.htm) により計算できるようになっている．しかし，わが国では SHBG の測定は外来で容易にできないことから，free T は radioimmunoassay (RIA) 法により測定されている．しかし，RIA 法による free T 値は信頼性に欠けるといわれているが，わが国の現状では臨床上特に問題はない．一方，わが国では従来から，total T は hypogonadism の重要なスクリーニング検査になっている．そのため，岩本らは日本人成人男性の total T と free T を測定し，その基準値を決めている．結果を表1に示した．Total T は全年齢を通じて，free T 年代別のデータである[5]．

最近，LOH 症状をもつ症例の生化学的診断手順が紹介されている．方法は total T を測定し，total T が 8 nmol/L，231 ng/dl 以下ではさらに LH，FSH が上昇していれば下垂体腫瘍などの原因を除外診断し，T 補充治療を行う．一方，total T が 8～12 nmol/L，231～346 ng/dl のボーダーラインの症例ではさらに calculate free T を測定し，180 pmol/L，52 pg/ml 以下であれば FSH，LH をチェックし，必要であれば T 補充治療すること

表1 日本人成人男子の total testosterone, free testosterone 基準値

Total testosterone (ng/ml)			
年齢	Mean－2 SD	Mean	Mean＋2 SD
全年齢	2.01	4.32	7.50

Free testosterone (pg/ml)			
年齢	Mean－2 SD	Mean	Mean＋2 SD
20 歳代	8.5	16.8	27.9
30 歳代	7.6	14.3	23.1
40 歳代	7.7	13.7	21.6
50 歳代	6.9	12.0	18.4
60 歳代	5.4	10.3	16.7
70 歳代	4.5	8.5	13.8

（文献[5]より）

を推奨している．Calculate free T が正常，あるいは total T が 12 nmol/L，346 ng/dl 以上は正常として，症状の原因を検索することを推奨している[1]．しかし，更年期年齢の男性の血中 T は原因の明らかな hypogoadism 症例と異なり，明らかに低い症例は少ない．そのため，LOH の診断は四角定規に血中 T のデータのみを重要視することは正しい治療に結びつかない可能性がある．特に ED は加齢による全身の動脈硬化が進行する前に陰茎の小動脈に発症する可能性は高く，注意が必要である．

おわりに

わが国では日本人成人男性の血中 T の基準値が示され，より正確な LOH の診断が容易になった．しかし，ED と同様に男性更年期障害や LOH が疾患として認められていないために診療は自由診療にならざるを得ない．そのため，どこまで検査が必要になるか，経済的な側面も問題になる．今後 LOH の診療が広く臨床の場で普及するためには新しい簡易診断法や安全で有効なテストステロン経口薬，経皮薬などの早急な開発が望まれる．

文　献

1) Lunenfeld B, Saad F, Hoesl CE : ISA, ISSAM and EAU recommendations for the investigation, treatment and monitoring of late-onset hypogonadism in males : scientific background and rationale. Aging Male 8 : 59-74, 2005

2) 伊藤直樹, 久末伸一：男性更年期障害で用いる質問紙：その有用性と限界．Urology View 2 :

56-62, 2004

3) 石井延久, 加藤聡彦：男性更年期と勃起障害. 医学のあゆみ 205：399-402, 2003

4) Vermeulen A, Verdonk L, Kaufman JM：A critical evaluation of simple methods for the estimation of free testosterone in serum. J Clin Endocrinol Metab 84：3666-3672, 1999

5) 岩本晃明, 柳瀬敏彦, 高　栄哲, 他：日本人成人男子の総テストステロン, 遊離テストステロンの基準値の設定. 日泌尿会誌 95：751-760, 2004

■ 男性更年期障害の臨床—ホルモン補充療法

男性ホルモン補充療法の治療戦略

岩本 晃明[*,**]　山川 克典[*]　中澤 龍斗[*]

- 男性ホルモン補充療法（ART）対象者はhypogonadism症例とする．
- hypogonadismの診断は本邦ではフリーテストステロン値を採用し8.5 pg/ml未満をART適応とする．ただし症状に応じて8.5 pg/mlから11.8 pg/mlまでを男性ホルモン低下傾向群としてARTを考慮してもよい．
- ART剤としてエナント酸テストステロン1回125 mgを2～3週間ごとに，あるいは1回250 mgを3～4週ごとに筋注する．またOTC剤である男性ホルモン軟膏剤は1回にチューブから2 cm程度を目安に指先にとり（3 mgテストステロン相当）陰囊に1日1～2回塗布する．男性ホルモン以外としてhCGは1回3000～5000単位を週1～2回，あるいは2週間ごとに筋注する．
- ARTの副作用として特にPSAの上昇，多血症，肝障害に注意したい．
- ARTの効果判定には患者の印象だけでなく繁用されている質問票AMSスコアを利用する．

Key Words　ホルモン補充療法，ART，総テストステロン，フリーテストステロン，hypogonadism

はじめに

加齢男性性腺機能低下症候群（late-onset hypogonadism；LOH）のホルモン補充療法（androgen replacement therapy；ART）を行うにあたり，hypogonadismの診断基準，適応症例，ARTの種類と使用方法，効果判定，副作用，ARTの問題点について概説する．

□ ARTの適応症例

1．基本的な方針

ARTの適応はLOH症状および徴候，すなわち性欲と勃起能の質と頻度の減少，知的活動，認知力，見当識の低下および疲労感，抑うつ，短気などに伴う気分変調，睡眠障害，筋容量と筋力低下による除脂肪体重の減少，内臓脂肪の増加，体毛と皮膚の変化，骨減少症と骨粗鬆症に伴う骨塩量の低下と骨折のリスク増加などを有する40歳以上のhypogonadism患者である．詳細は2007年1月に刊行された日本泌尿器科学会・日本Men's Health医学会の「LOH症候群診療ガイドライン」検討ワーキング委員会により刊行された加齢男性性腺機能低下症候群（LOH症候群）診療の手引きを参照されたし．また2007年The Endocrine SocietyからARTのClinical Practice Guidelineが出され，EDの器質的な疾患の評価後にテストステロン濃度が低いED患者や性欲低下患者にARTの適応があると推奨している．

2．男性ホルモンの検査

採血時間は午前中に行うべきである．特に若年者の場合には注意したい．健康保険で検査できるのは現状では総テストステロン（総T）またはフリーT（fT）のどちらか一つである．hypogonadismを診断するマーカーとしては生理学的意義を有するbioavailable T（BAT）がよいといわれている．これはフリーTとアルブミン型結合分画とを合わせたものである．総Tでは評価できないとする理由は加齢によってSHBGが増加するため見誤ることが考えられる．中高年の場合には総T値のみでは診断が不明瞭となることから，bio-available Tを測定すべきであるといわれているが，現在本邦ではルーチンにはbioavailable Tの測定はできない．しかしVermeulenらにより，総T値より信頼できる指標としてcalculated free Tすなわち総T値とSHBG値とからSHBG/総Tによって得られた数値を提唱している（計算はISSAMのホームページ http://www.issam.ch/freetesto.htm で容易に算出できる）．このcalculated free Tにしても自費検査としてのSHBGを測定しなければならない．hypogonadismが高ゴナドトロピン性か低

---

[*] 聖マリアンナ医科大学　泌尿器科（[**] 現　国際医療福祉大学病院リプロダクションセンター）

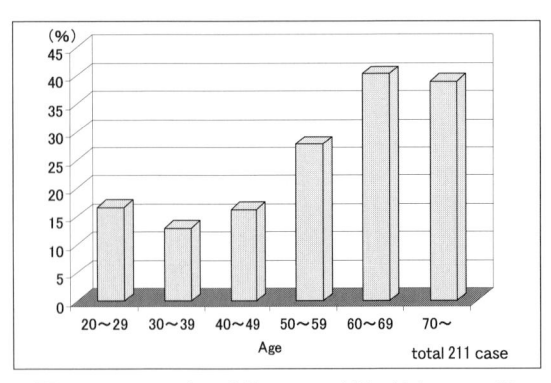

図1 fT 8.5 pg/ml 未満のLOH症例に対するART適応症例の年齢分布と頻度（自験例808例中）

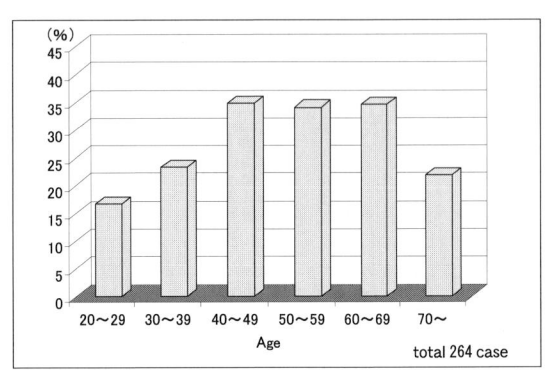

図2 fT 8.5 pg/ml 以上 11.8 pg/ml 未満の男性ホルモン低下傾向症例の年齢分布と頻度（自験例808例中）

ゴナドトロピン性かを診断するためにはFSH，LHを測定し評価する．またプロラクチンの測定も意義がある．hypogonadismと高PRL血症との関連があり三環系抗うつ薬，特にスルピリドは注意したい．

(1) 総T基準値

米国内分泌学会のconsensus meetingのガイドライン（2001年）では2 ng/ml 未満を適応基準値としている．そして200〜400 ng/mlの間の症例はfTやBATを参考にすることを推奨している．LunenfeldらのISSAMによるLOH基準値としてTT 8 nmol/L（2.31 ng/ml）未満とし，正常値を12 nmol/L（3.46 ng/ml）以上としている．その間にある2.31〜3.46 ng/mlにあるものはボーダーライン症例としてcalcurated free Tの測定を推奨してLOHの診断と治療のアルゴリズムを作成している．本邦では2004年岩本らにより日本人成人男子の総T，fTの基準値が設定されて，総T値は加齢とともに若干低下傾向を示したが，50歳代以降ではほとんど変化がなく一定に推移したことから日本泌尿器科学会・日本Men's Health医学会による「LOH症候群診療ガイドライン」検討ワーキング委員会での検討結果で，総Tをhypogonadismの診断には使用しないこととなった．

(2) フリーT基準値

日本人成人男性のfTは年齢との間に強い相関性を示し加齢とともに低下した．その低下速度は10年間で−1.61 pg/ml（−9.2%）であったことからfTは10歳ごとの年齢階層別基準値として設定された．上記ワーキング委員会の検討結果から，hypogonadismの診断基準にはfTを採用し，そのfT値は20歳代のmean−2SDである8.5 pg/mlが正常下限値とされた．さらに8.5 pg/ml以上であっても20歳代の平均値（Young Adult Mean；YAM）の70%YAM値である11.8 pg/ml未満までの症例は男性ホルモン低下傾向群（LOHのボーダーライン症例）としてARTの対象とすることが提案された．筆者らのLOH外来受診者でのART適応症例は図1，図2に示すように808例中211例26.1%で約4人に1人がfT 8.5 pg/mlであった．60歳代144例中LOH患者は58例40.3%，70歳以上の16例39%とLOH患者が多かった．また男性ホルモン低下傾向群は264例32.5%，正常例は41.5%となっている．

■ ARTの薬剤

現在国内外で使用されている薬剤を表1に示す．

本邦で使用可能なのは経口剤（フルオキシメステロン）と注射剤（エナント酸テストステロン）である．前者は副作用として肝機能障害の発生頻度が高いことから筆者は使用したことがない．後者のエナルモンデポー®剤は筋肉注射剤で本邦では125 mgと250 mgがあり，使用間隔は2〜4週間ごとに行っている薬剤で多くの施設で使用されている．

本邦でテストステロン軟膏，塗布剤などはないものと思っていたところOTC剤として昭和40年からすでに発売されている男性ホルモン軟膏（商品名：グローミン®，大東製薬工業株式会社）の存在を知って筆者らはその有効性を明らかにした．この軟膏はクリーム状のもので1日2回朝夕にチューブより2 cmの長さの量，0.3 g（3 mgのテ

表1　国内外で使用されている男性ホルモン剤

投与経路	一般名	商品名	投与量
注　射	プロピオン酸テストステロン	エナルモン®（あすか製薬＝武田＝大日本住友）*	25〜50 mg/1〜3 day
	エナント酸テストステロン	エナルモンデポー®（あすか製薬＝武田＝大日本住友）*	125〜250 mg/2 wks
	mixed testosterone esters	Sustanon 250	250 mg/3 wks
経　口	フルオキシメステロン	ハロテスチン	2〜5 mg daily
	メチルテストステロン	エナルモン®（あすか製薬＝武田＝大日本住友）*	20〜50 mg daily
	testosterone undecanoate	Andriol	120〜200 mg daily
		Andriol Testocap	
	mesterolone	Proviron	25〜75 mg daily
皮下植込み	Testosterone implants		1200 mg/6 mos.
経皮膚	男性ホルモン軟膏	グローミン® 軟膏（大東製薬工業）*	6 mg daily
	testosterone patches	Androderm	6 mg daily
		Testoderm	10〜15 mg daily
	testosterone gel	Andro Gel	5〜10 g (1%) daily
		Testim	
経歯肉	testosterone buccal system	Striant	2 T/daily

＊日本で販売している男性ホルモン剤（2006年12月現在）　　（「加齢男性性腺機能低下症候群診療の手引き」より引用）

ストステロン量）を使用する．この軟膏の塗布前後のT，フリーT濃度の推移を健康男性のボランティアで測定したところフリーTは1時間後には最大値を示し，約4時間後には元のレベルに戻った．LOH症候群50名のフリーTの平均前値7.5 pg/ml が軟膏塗布1時間後に13.3 pg/ml と有意に上昇していること，そして最大値が多くの症例で生理学的範囲内に収まっていることを明らかにしている．

男性ホルモン以外に胎盤性性腺刺激ホルモン（hCG）が用いられる．hypogonadism 症例に hCG テストを行って反応性がよい，すなわちT濃度の上昇を見る症例では hCG 1回 3000〜5000 単位を週1〜2週ごとに，あるいは2週ごとに筋注する．hCG 注によるT濃度の上昇は生理的範囲内にあることは利点であるが，頻回に注射することになり患者の利便性はよくない．しかしこのLOH症候群での hCG 療法も期待できると思われる．

□ ARTの副作用

Klinefelter 症候群などの hypogonadism 症例においては 250 mg を4週間ごとで長期間使用し，筆者の経験でも副作用で何ら問題になったことはない．しかしこのLOH症候群におけるART療法に関しては中高年を対象とすることから従来と違った副作用に注意を向けねばならないと考えている．

（1）ARTと前立腺癌

Nakazawa らによればエナント酸テストステロ

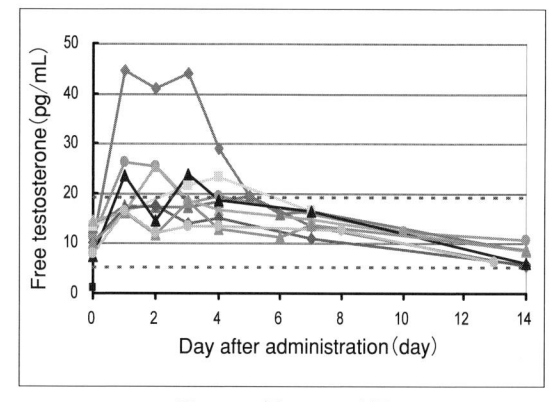

図3　10例のLOH症例

総Tが 2.7 ng/ml 未満あるいは fT 10 pg/ml 未満症例にエナント酸T 1 2.5 mg を筋注後2週間まで fT を測定したところ fT 値が数日から5日間程生理的正常範囲を逸脱する症例が観察された．（Nakazawa, et al：2006）

ン 125 mg 注射後，図3のようにT濃度が3〜5日後に一部の症例で生理的な正常範囲を逸脱し数日間高値になることを報告している．高濃度のT曝露が前立腺への影響，特に前立腺癌の発症の頻度が増すのではないかと危惧されるがそのエビデンスはない．しかしARTにより潜在癌が臨床癌に進展したと示唆される報告がある．その危険性については十分考慮すべきで，ART中にはPSAをモニターすることは重要である．ART後PSAの上昇はないとする報告が多いがなかには平均 0.48 ng/ml の上昇で平均のPSA上昇速度は 0.52 ng/ml/

year であったとの報告も見られる．筆者らの最長でも10ヵ月程度の経験ではPSAの上昇を認めていない．詳細は「注意しなければいけない前立腺癌」の項を参照．

(2) 多血症

男性ホルモンは貧血の治療薬であることから，多血症はARTによるよく知られた副作用である．また血液の粘稠度が増すことから血栓症をもたらす危険性もあり注意したい．実際HajjarらはARTを行った性腺機能低下症患者の24%に血栓除去手術またはARTの中断を必要としたと報告している．本邦では松田らによりヘモグロビン量が高値を示し瀉血した症例が発表されている．

(3) その他の副作用

頻度は少ないものの肝障害，脂質代謝異常，睡眠時無呼吸症候群，水とNaの貯留，女性化乳房にも注意したい．

□ 治療効果

ARTの治療効果をどのように評価すべきかまだ定まったものはない．MorleyのADAM質問票，Aging Males Symptoms rating scale, Heinemann's scoreなどのスコアを用いての評価が試みられているものの治療効果に関するrandomized control trial (RTC) はない．手引き書にエンドポイントを骨，脂肪/筋量，筋力，認知力，気分とうつ，性機能，QOLにおいてそれぞれRTCを行ったARTの治療成績の詳細が記載されている．ARTは有効であるとのエビデンスは必ずしも多くない．将来的には本邦で同一の質問票を用いて多数例についてARTの治療成績を出していくことが必要である．

筆者らは全般的な健康度をみる自己記入式質問票SF36，およびうつと不安をみるHADスケールそして性機能の評価にIIEF5などを用いてエナント酸T 125～250 mg/2～4週ごとを用いて治療前と治療3～10ヵ月後にアンケート調査を行っている．ARTを行った83症例について治療前後で解析する．図4，図5に示す．

① SF36 ：男性の国民標準値と比べて図5に示すように更年期外来を訪れた患者の日常役割機能（精神）が極度に低下していることが判明した．次いで日常役割機能（身体），活力，社会生活機能，心の健康，そして全体的健康感も25.5ポイント低下していた．一方，身体機能はあまり影響を受けなかった．また体の痛みも軽度の影響であった．ARTによって日常役割機能の身体・精神がかなりアップした．身体機能を除いて各ドメインが有意に改善したことが判明した．

② HADスケール ：HADスケールの抑うつとうつは11点以上がdiseaseと判定され，8～10はdoubt，0～7は正常と判定される．したがって83例の全症例の平均スコアーはそれぞれdoubtの範疇に入っていたが，ART後に正常域にスコアが有意に低下した．なおART療法前後でhypogonadism症例とT，フリーT濃度正常例とで不安，抑うつスコアーを比較したが相関を見出せなかった．

③ IIEF5 ：ART治療前ではRosenらの基準で見ると9.8と中等症のEDということになる．ART後は12.8と有意に上昇し，軽～中等症となった．

また前述したT軟膏を1日2回陰嚢に塗布し3ヵ月後の治療効果をAMSスコア，SF36調査票を用いて解析した．なおこの時点でのLOHの診断はTが2.7 mg/ml未満またはfTが10.0 pg/ml未満として50症例を治療した．その結果，AMSの心理的，身体的，性機能ドメインがすべて有意に改善を示した．SF36では体の痛み，社会生活，日常の役割（精神），心の健康の各ドメインが改善していた．副作用は軽度の排尿障害，脂漏性湿疹を認めた以外，肝機能障害，PSAの上昇は認めていない．最近筆者らのグループでLOHの重症度によるT軟膏の効果を解析したところ，治療前のAMS総スコアが高い重症群においてAMSの心理，SF36の体の痛み，社会生活，日常的役割機能（精神）などの改善が一層期待される一方，総TやfTの低下の程度によって治療効果に差がないことも判明し，LOH外来受診者の多様性の一端を表しているものと思われる．

上記のようにARTによってSF36，HADスケール，IIEF5の結果からみて全般的なQOLのアップに繋がったものと解釈したい．しかしSF36国民標準値と比較し，身体機能を除いてまだまだ低い値であった．筆者の印象では50～60%ぐらいの患者に有効ではないかと思っている．松田らは総T値317 ng/dl未満の症例の69%が明らかに有効であったと報告している．

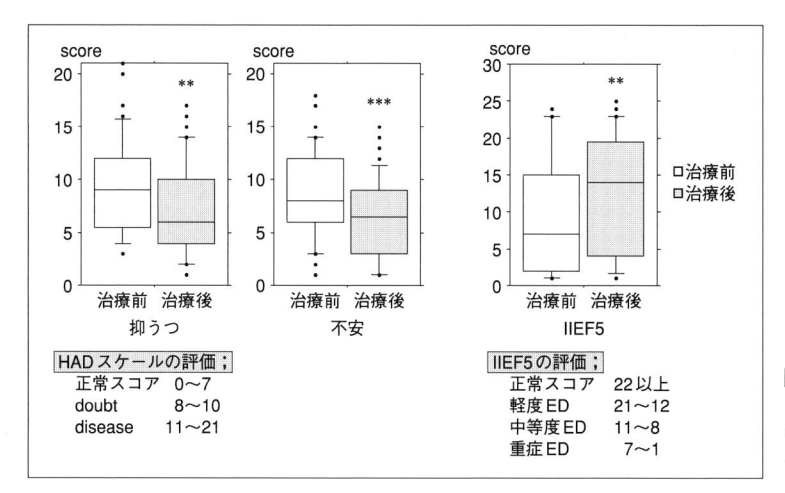

図4 男性ホルモン補充療法による HAD, IIEF 5 score の改善
**p<0.0005 ***p<0.0001
で治療後に有意な差がある

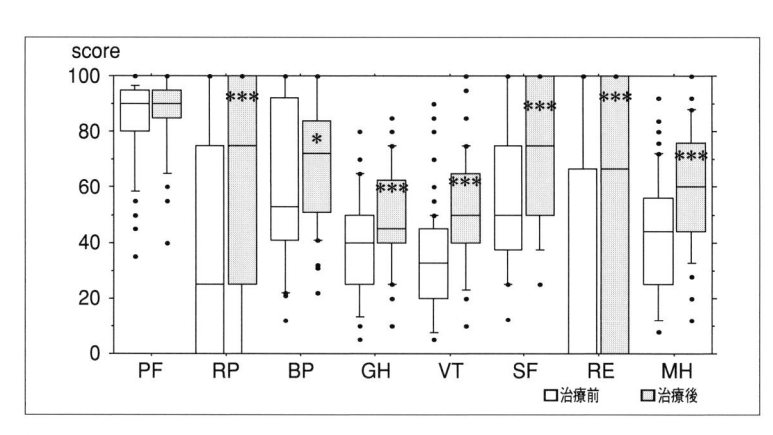

図5 男性ホルモン補充療法による SF 36 score の改善
八つの下位尺度の名称の略語
PF：身体機能
RP：日常役割機能（身体）
BP：体の痛み
GH：全体的健康感
VT：活力
SF：社会生活機能
RE：日常役割機能（精神）
MH：心の健康
*p<0.005
***p<0.0001で治療後に有意な差がある

まとめとART治療の問題点

現在本邦ではエナント酸テストステロンがもっぱら使用されているが，前述したように注射後のT濃度が生理的範囲を超えて高値となることが気になり，必ずしもベストな治療薬ではない．少量にして間隔を短くする手法もあるが治療のコンプライアンスがきわめて悪くなる．表に示したように副作用が比較的少なく，コンプライアンスの良い経口剤ウンデカン酸テストステロンの使用が望まれるが本邦では使用できない．また貼付剤は総Tレベルを生理的範囲に維持できる利点を有するが皮膚の弱い日本人には果たして馴染むかが大きな問題ではある．しかし本邦で使用可能なT軟膏はOTC剤とはいえ，今後魅力ある治療法と思われる．また大きな問題点として「ARTはいつまで続けたらよいのか」を多くの患者から質問を受ける．この答えを含めて今後ARTがどのような症状に有効であるのかそのエビデンスを求めていかなければばならない．

謝辞：質問票のデータの入力，解析に際して協力いただいた当研究室，中目真理子研究補助員に感謝致します．

文献

1) 日本泌尿器科学会・日本Men's Health医学会「LOH症候群診療ガイドライン」検討ワーキング委員会：加齢男性性腺機能低下症候群（LOH症候群）診療の手引き．日泌尿会誌 98(1), 2007

2) 日本泌尿器科学会・日本Men's Health医学会「LOH症候群診療ガイドライン」検討ワーキング委員会編集：—LOH症候群— 加齢男性性腺機能低下症候群（LOH症候群）診療の手引き「男性ホルモン低下による男性更年期障害，ED，心身症などの診療マニュアル」．じほう，東京，2007

3) Bashin S, Glenn R, Cuningham FJ, et al：

Clinical practice guideline Tesetosterone therapy in adult men with androgen deficiency syndromes : An Endocrine Society clinical practice guideline. J Clin Endocrinol Metab 91 : 1995-2010, 2006

4) Lunenfeld B, Saad F, Hoesl CE : ISA, ISSAM and EAU recommendations for the investigation, treatment and monitoring of late-onset hypogonadism in males : scientific background and rationale. Aging Male 8 : 59-74, 2005

5) Nakazawa R, Baba K, Nakano M, et al : Hormone profiles after intramuscular injection of testosterone enanthate in patients with hypogonadism. Endocrine J 53 : 305-310, 2006

6) 馬場克幸, 中沢龍斗, 中目真理子, 他：男性更年期障害患者におけるテストステロン軟膏の有効性の検討. 日性会誌 20 : 19-24, 2005

7) 天野俊康, 今尾哲也, 竹前克朗, 他：男性更年期障害の重症度分類による男性ホルモン軟膏の治療効果の検討　泌尿紀要 52 : 25-29, 2006

■ 男性更年期障害の臨床―ホルモン補充療法

男性ホルモン補充療法における性機能改善因子

日浦 義仁[*]　河 源[*]　松田 公志[*]

- 男性更年期障害患者のなかでも性機能の低下を訴える患者の頻度は高い．
- 男性ホルモン低下と性機能症状は関連している．
- 男性ホルモン補充療法により性機能症状の改善を認める．
- 男性ホルモン補充療法前に性機能改善を予測し得る因子は認められない．
- 男性更年期障害患者のなかでも，特に性機能の訴えが強い場合には，男性ホルモン補充療法とともにPDE5阻害薬も含めた治療戦略が必要である．

Key Words　男性更年期障害，男性ホルモン補充療法，性機能，性機能改善因子

はじめに

男性更年期障害が疑われる場合，血清テストステロンが低値の患者に対しては男性ホルモン補充療法が選択される．この治療で明らかな有効性を認めた患者が，男性ホルモン低下によって発症した男性更年期障害と考えられる．精神神経症状，身体症状，性機能症状の3主徴のなかでも性機能の低下を訴える患者の頻度は高い．男性更年期障害患者に対する男性ホルモン補充療法による性機能改善に関与する因子について当科での経験を踏まえ述べる．

男性更年期障害における性機能症状

男性更年期障害と考えられる患者のなかでも性機能の低下を訴える患者の頻度は高く，当科では性欲低下が76%，勃起障害が86%に認められていた．症状および男性ホルモン値から男性ホルモン補充療法の適応と考えた105名のIIEF5を図1に示す．50歳代で重症が40%，60歳代で60%，軽症まで含めるとほとんどすべての人がEDであり，一般日本人に比べて高率であった．

男性ホルモン値と性機能症状

男性更年期障害の性機能を現す指標であるInternational Index of Erectile Function-5（IIEF5）で26点未満の性機能障害を有する患者は，有さない患者に比べて血中free testosteroneが有意に低下していることが報告されている[1]．またIIEF5が7点以下の重度の性機能障害

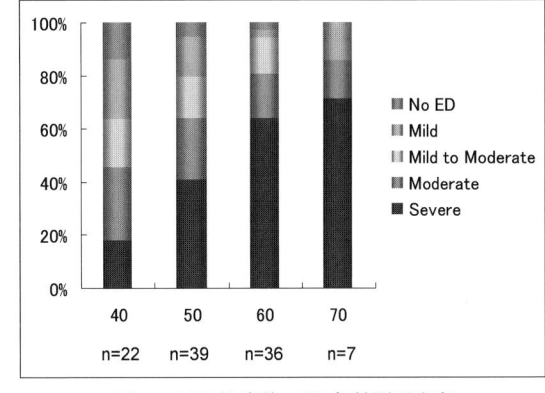

図1　ART治療前，ED年齢別重症度

を有する患者では血中total testosteroneも有意に低下しているとされる[2]．このことから男性ホルモン低下と性機能症状が関連していることがわかる．

男性ホルモン補充療法の性機能への効果

男性更年期障害が疑われる患者で血中testosteroneが低値の場合は，男性ホルモン補充療法が選択される．われわれは，簡便で保険適応のあるデポー剤の筋肉注射（250 mgを3週間に1回）を行っている．治療効果を判定した109名のうち，61名（56.0%）で自覚症状の改善が得られ有効と判定された．性機能への効果は，治療前92%で認められた性欲低下が66%と改善し，IIEF5は9.2±6.9点から10.9±7.2点に有意に改善した（n=107, p<0.0005）．IIEF5の各項目のすべてにおいて，

[*] 関西医科大学　泌尿器科

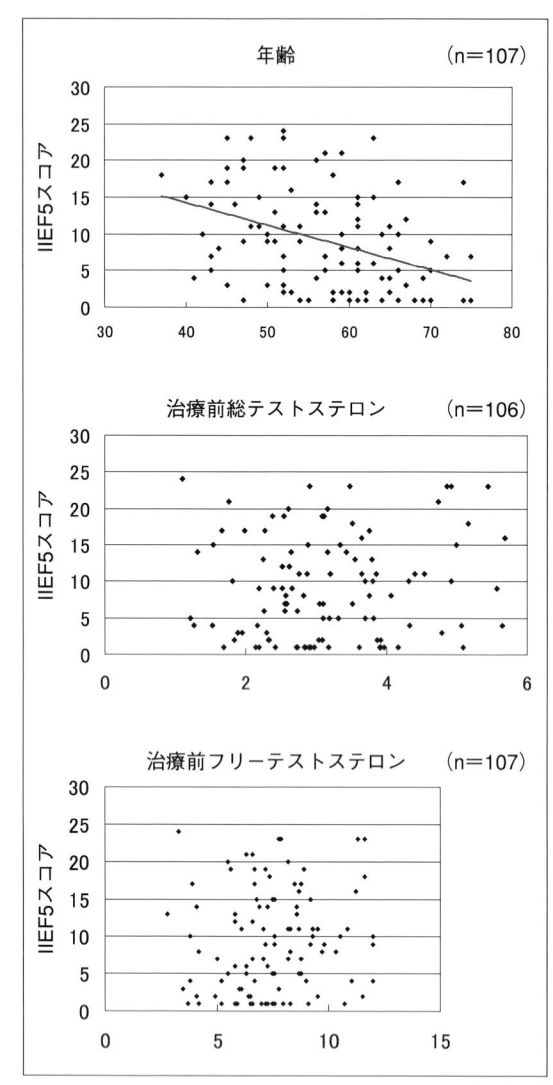

図2 ART治療前のIIEF5スコアと治療前因子の相関関係（スピアマンズの順位相関係数検定）

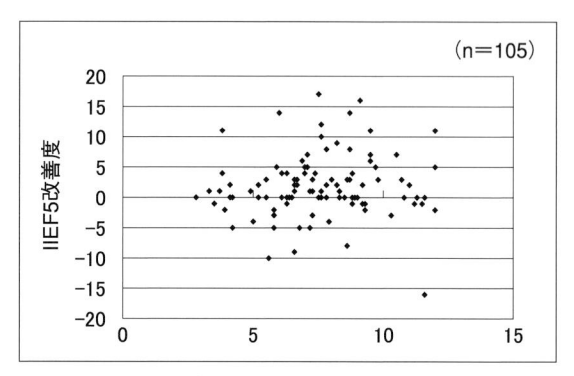

図3 IIEF5改善度と治療前フリーテストステロンとの相関関係（スピアマンズの順位相関係数検定）

表1 IIEF5改善群と不変・悪化群の治療前因子の比較
(Mann-Whitney's U test)

	改善 (n＝57)	不変・悪化 (n＝48)	
年齢	56.5	58.0	n.s.
総テストステロン(ng/ml)	3.09	2.89	n.s.
フリーテストステロン(pg/ml)	7.55	7.5	n.s.
AMS 性機能症状スコア	16	17	n.s.
AMS 精神症状スコア	12	12	n.s.
AMS 身体症状スコア	20	20	n.s.
AMS 総スコア	51	51	n.s.

※各中央値で記載

男性ホルモン補充療法後に有意な改善を認めた．

文献上も，血中testosteroneが低下している性機能障害患者に対する男性ホルモン補充療法は，性欲低下，勃起障害を有意に改善し[3]，血中testosteroneが正常の性機能障害患者に対する男性ホルモン補充療法は無効である[4]と報告されている．

□ 男性ホルモン補充療法における性機能改善因子

血中free testosteroneが低値を示す男性更年期外来受診患者を中心に男性ホルモン補充療法を行い，治療前および治療開始3ヵ月後のIIEF5が評価可能であった105例について，治療の有効性を予想する因子の有無について検討した．

これらの症例では男性ホルモン補充療法前IIEF5と治療前の年齢との間に負の相関が見られたが，血中free testosteroneとの相関は認められなかった（図2）．また，IIEF5改善度と血中free testosteroneとの相関も認められなかった（図3）．

IIEF5のスコアが1点以上改善した群と不変または悪化した群に分け，性機能改善に関わる治療前因子を単変量解析により検討した．検討した因子は，年齢，total testosterone，free testosterone，AMS性機能症状スコア，AMS精神症状スコア，AMS身体症状スコア，AMS総スコアである．結果を表1に示す．性機能改善を男性ホルモン補充療法前に予測し得る因子は認められなかった．

以上の検討から，男性ホルモン補充療法前に性機能改善の有無を予測するのは困難と考えられる．

これらの症例は，男性更年期障害を疑って外来を受診し，testosterone低値のため男性ホルモン補充療法を行ったものである．主訴は性機能障害ではなく，主に精神症状，身体症状であったためPDE 5阻害薬を投与された症例は多くない．

男性更年期障害患者のなかでも，特に性機能の訴えが強い場合には，男性ホルモン補充療法とともにPDE 5阻害薬も含めた治療戦略が適切と考えている．

文 献

1) Basar MM, Aydin G, Mert HC, et al：Relationship between serum sex steroids and aging male symptoms score and international index of erectile function. Urology 66：597-601, 2005

2) Kratzik CW, Schatzl G, Lunglmayr G, et al：The impact of age, body mass index and testosterone on erectile dysfunction. J Urol 174：240-243, 2005

3) Cavallini G, Caracciolo S, Vitali G, et al：Carnitine versus androgen administration in the treatment of sexual dysfunction, depressed mood, and fatigue associated with male aging. Urology 63：641-646, 2004

4) Ishidori AM, Giannetta E, Gianfrilli D, et al：Effects of testosterone on sexual function in men：results of a meta-analysis. Clin Endocrinol 63：381-394, 2005

■ 男性更年期障害の臨床—ホルモン補充療法

男性ホルモン補充療法における血中テストステロン値の意義

三田　耕司* 碓井　亞*

● 男性ホルモン補充療法を行うべき明確に統一された血中テストステロンの基準値は現時点では存在しない.
● 男性ホルモン補充療法の対象を血中テストステロン値によってスクリーニングすることは可能である.
● 血中においてテストステロンは蛋白結合型と遊離型として存在しているが，本邦においてはフリーテストステロン値の有用性が期待される.

Key Words　Late onset Hypogonadism, 男性更年期障害, テストステロン, フリーテストステロン

はじめに

「加齢に伴う血中テストステロンの低下に基づく生化学的な症候群」を海外ではLate onset hypogonadism（LOH）と呼び，本邦における男性更年期障害がこれに相当する[1]．近年，この病名は一般に認識されるようになったが，その病態はいまだに解明されていない部分が多い．男性更年期障害に対する治療としてテストステロン補充療法があげられるが，米国におけるテストステロン（T）の処方量は年々増加し，2002年のT関連薬の売上高は約4億ドルに達している．患者にとって使いやすいパッチ剤やジェル剤などさまざまな形態の薬剤が登場し，その選択が可能となることとあいまって，T製剤の需要は今後爆発的な増加をたどると予測されている．一方，本邦においては，いまだに内服薬と注射薬の処方に限定されており，以前より市販されている軟膏が薬局で入手可能なのが現状である．このように海外と本邦において男性更年期障害を巡る環境には大きな差がみられるため，本稿では本邦の現状とそれに即した対応を述べる．

◻ 血中テストステロン値の解釈（総テストステロン値，フリーテストステロン値，Bioavailableテストステロン値）

血中テストステロンのほとんどは，アルブミン，SHBG（Sex Hormone Binding Globulin）などと結合した形（蛋白結合型）で存在するが，1%～2%は結合していない遊離型（フリーテストステロン）で存在している．これは生物活性を有するフリーテストステロンの血中濃度を均衡的に調節する機構で，常にテストステロンは生体内の変化に応じて結合と解離を繰り返している．

生物学的な活性の指標にはテストステロンの結合と解離を反映させたBioavailableテストステロン値が適当とされているが，その測定法は煩雑であり，本邦では一般的な普及には至っていない．ISSAM（International Society for study of aging male）は総テストステロン値，アルブミン，SHBGの測定値からフリーテストステロン値を算出する方法などを推奨しているが，本邦においてはSHBGの測定は保険診療外の検査項目であり，これも実際的とはいえない．このように本邦の一般医療機関では，男性更年期障害を診断する検査についても欧米に比較してやや異なる環境である．国際的には人種間，地域間，各医療機関間さらには医療者間における血中テストステロン値の評価も，いまだに統一されていない．本邦では日本泌尿器科学会学術委員会の承認の下，「フリーテストステロン検討会」が中心となり，1172人の健常人ボランティアを対象とし，横断的な日本人成人男子の血清総テストステロン値およびフリーテストステロン値がRIA（Radioimmuno assay）法によって測定され，その基準値設定の試みがなされた[2]．従来から本邦においてもっとも簡便に測定・評価が可能なテストステロン値は，RIA法による総テストステロン値とフリーテストステロン値であるが，これは本邦においてこれらの測定がDPC社製キット1社のみであることにも起因して

* 広島大学大学院医歯薬学総合研究科　腎泌尿器科学

いる．これまでの報告と同様に総テストステロン値は年齢による変化がほとんどみられないのに対し，RIA法で測定したフリーテストステロン値は年齢が高くなるとともに低下することが示された．加齢とともに低下するフリーテストステロン濃度と，これに呼応するかのごとく出現する男性更年期障害は深い関わりを示唆するものではあるが，RIA法によって得られたフリーテストステロン値が診断に適当か否かは今後も検討していく必要がある．

□ **ホルモン補充療法を行う基準値**

ISA (International Society of Andrology), ISSAM, EAU (European Association of Urology) による合同の提案では，総テストステロン値12 nmol/L (346 ng/dl) 以上あるいは，フリーテストステロン値250 pmol/L (72 pg/ml) 以上は，ホルモン補充療法の対象としない．一方，総テストステロン値8 nmol/L (231 ng/dl) 以下，あるいはフリーテストステロン値180 pmol/L (52 pg/ml) 以下では，ホルモン補充療法が必要であることは一致した見解として示されている．また，総テストステロン値が12 nmol/L (346 ng/dl) から8 nmol/L (231 ng/dl) の間の症例に対するホルモン補充療法は，テストステロン低値が症状出現の原因か否かを明らかにするために実際の治療を行って，その効果を評価することが推奨されている．ただし，ここでいうフリーテストステロン値は前述した総テストステロン値，SHBGおよびアルブミン値によって算出されたcalculatedフリーテストステロン値，あるいは透析平衡法によって得られたフリーテストステロン値を指している．一方，オーストラリア内分泌学会および米国内分泌学会では総テストステロン値200 ng/dl以下を明らかな男性ホルモン欠乏の状態とみなし，200 ng/dl〜400 ng/dlの症例のなかからホルモン補充療法を必要とする候補を抽出するアルゴリズムを示している[3]．日本人におけるホルモン補充療法の推奨値は現時点では確定していないが，ISSAMが示したcalculatedフリーテストステロン値から推定したRIA法でのフリーテストステロン値を参考値としている報告もみられる[4]．さらに，「フリーテストステロン検討会」からは前述した日本人成人男性の血清総テストステロンとフリーテストステロンの基準値とともに，20〜39歳の若年成人のフリーテストステロン値の平均（YAM：Young Adult Mean）値の80％（12.4 pg/ml）および70％（10.9 pg/ml）の値が，男性ホルモン補充療法の参考適用値として提示されている．YAM値はすでにEBMに基づいた骨粗鬆症の治療基準にすでに導入されている考え方ではあるが，男性更年期障害に対するホルモン補充療法の推奨値として適応となるか否かは，今後検討されるべき課題である．

血中テストステロン値は男性更年期障害の診断においてもっとも根本的な検査ではあるものの，これのみでホルモン補充療法の適応か否かを判別することは，比較的難しいことも事実である．うつ病患者では，血中テストステロン値がコントロールに比較し低く[5]，さらに男性更年期障害を主訴として来院する症例の多くが，抑うつ，睡眠障害，性欲減退などのうつ症状を有している．男性更年期障害の診断として用いられている質問紙とうつ病の診断に用いられる質問紙との相同性も指摘され，男性更年期障害とうつ病との判別が困難であることも現状を混乱させている一因と思われる．

□ **男性ホルモン補充療法中の血中テストステロン値のモニタリング**

現在，本邦で処方可能な男性ホルモン補充療法剤は，経口剤，注射薬に限られる．経口剤は比較的肝障害の発生率が高く，確実な効果を期待するため注射薬が用いられることが多い．しかしながら注射剤における特徴の一つに，投与直後に血中濃度がピークとなり次の補充投与直前には低値となる，いわゆる「コースター現象」を経験する．投与期間中に至適なテストステロン濃度が得られているか否かを厳密に判定するためには，ホルモン投与と投与の間でのモニタリングが望ましい．また，男性ホルモン補充直前の採血では，血中テストステロン値は低値を示しており，必ずしも自覚的な症状と合致しない．現時点では，症状を参考にテストステロン補充療法を行うのが現状と思われるが，今後テストステロン補充療法中の血中テストステロン値のモニタリングついても研究結果が望まれる．

文 献

1) Nieschlag E, Swerdloff R, Behre HM, et al : Investigation, treatment and monitoring of

late-onset hypogonadism in males. ISA, ISSAM, and EAU recommendations. Eur Urol 48：1-4, 2005

2）岩本晃明，柳瀬敏彦，高　栄哲，他：日本人成人男子の総テストステロン，遊離テストステロンの基準値の設定．日泌尿会誌 95：751-760，2004

3）Liu PY, Swerdloff RS, Veldhuis JD：Clinical review 171：The rationale, efficacy and safety of androgen therapy in older men：future research and current practice recommendations. J Clin Endocrinol Metab 89：4789-4796, 2004

4）松田公志，巽　一啓：男性更年期障害の診断と治療．泌尿器外科 16：831-837，2003

5）Barret-Connor E, Von Muhlen DG, Kritz-Silverstein D：Bioavailable testosterone and depressed mood in older men：the rancho bernardo study. J Clin Endocrinol Metab 84：573-577, 1999

■ 男性更年期障害の臨床―ホルモン補充療法

注意しなければいけない前立腺癌

中野 勝也* 中田 誠司* 山中 英壽** 鈴木 和浩**

- 前立腺癌はホルモン依存性の癌である．
- 前立腺癌患者に対してアンドロゲン補充療法（ART）は禁忌である．
- ARTにより，前立腺癌が発症しやすくなるというエビデンスはない．逆に，アンドロゲン除去治療あるいはARTで前立腺癌が予防できるかについても未解決である．
- ARTの前に，PSA（prostate specific antigen：前立腺特異抗原）の採血を必ず行い，前立腺癌の除外診断が必要である．
- ART治療開始後も定期的にPSA値のチェックを行うことが望ましい．

Key Words アンドロゲン補充療法（ART），男性更年期，前立腺癌，前立腺特異抗原（PSA）

はじめに

前立腺癌は，50歳以上の男性に好発し，70歳をピークとする．従来は，欧米の白人，米国黒人に多く発症し，日本人の発症は比較的少ないとされてきた．しかしながら，近年本邦での前立腺癌患者の増加は著しく，近い将来大きな社会問題となることが予想されている．最近10年間にわたり，PSA検査が採血のみで済むという簡便性もあり，前立腺癌スクリーニングとして広く導入されるようになった．系統的前立腺生検の普及とともに，早期発見が可能となった．

本稿ではアンドロゲン補充療法（ART：androgen replacement therapy）と前立腺癌の関係に焦点をあてて述べる．前立腺癌はホルモン依存性癌の代表的なものであり，男性ホルモンであるアンドロゲンの除去療法が広く行われている．男性ホルモンを増加させるか，減少させるかという点で，ARTはアンドロゲン除去治療とは正反対の性格を持つ．ARTを行ううえで問題となるのは，すでに前立腺癌が存在している場合（前立腺癌患者）であり，もうひとつはARTによる将来の前立腺癌の発症を惹起する危険性についてである．

前立腺癌患者に対するART

未治療の前立腺癌の症例に対してARTは絶対的禁忌となる（表1）．

前立腺癌の治療は，手術療法，放射線治療とならんでホルモン療法が主力となる．前立腺はその発生において，思春期の後にテストステロンと5αリダクターゼの存在下に臓器として完成をみる．その後も前立腺の形態的，機能的維持においてアンドロゲン環境を必要とする．このような意味で前立腺はアンドロゲン依存臓器であり，前立腺癌も多くの場合アンドロゲン環境下で増殖する．約60年前に，Hugginsらが血中テストステロンの抑制が前立腺癌の進行抑制につながることを発表して以来，転移を伴った前立腺癌に対しては，テストステロン値を低く維持するホルモン治療を行うことが常識とされてきた．ホルモン治療としては，LH-RHアゴニスト剤，抗アンドロゲン剤，エストロゲン剤の投与，あるいは外科的去勢術などが行われる．特にLHRHアゴニスト剤は単独で用いた場合，投与初期に内因性アンドロゲンの上昇をきたし，骨転移などの増悪をきたす（Flareと呼ばれる）．高齢者においては，臨床症状のない前立腺癌に対しても，ARTが癌の進行を引き起こすことがしばしばある[1]．

一方で，前立腺根治手術後などの条件の下で前立腺癌の治療が成功しており，男性更年期症状に苦しんでいる症例は，注意深い経過観察期間の後に再発がないものはARTの適応となるとの考えもある[2]（表1）．

前立腺上皮内新形成（PIN：Prostatic intrae-

* 足利赤十字病院 泌尿器科　** 群馬大学大学院代謝機能制御系器官代謝制御学 泌尿器病態学

表1 PSAと前立腺の安全性に対する推奨事項

- 前立腺のモニタリング
  ART開始前のPSA値のチェックと前立腺触診は必須である．これらのモニタリングをART開始後3，6，12ヵ月後に行い，それ以降は年に1回行う．PSAあるいは前立腺触診で異常がある場合には，前立腺生検の適応となる（Grade A）．
- 前立腺癌あるいは（男性の）乳癌が疑われる症例には，ARTは禁忌である（Grade A）．
- 前立腺癌の治療が成功しており，男性更年期症状に苦しんでいる症例は，注意深い経過観察期間の後に再発がないものはARTの適応となる．ただしこの提案は，信頼でき得るエビデンスがないので，ARTによるリスクと利益を十分にかつ慎重に患者に説明を行い理解を得ることが必要である（Grade D）．
- 前立腺肥大に関連する高度の下部尿路排出障害の症例には，ARTは禁忌となる．一方で，中等度の排出障害の症例では，部分的にART禁忌となる．排尿障害の治療がきちんと行われた後では，これらの禁忌は取り下げられる（Grade A）．
- 医師の責任について：
  ARTは生涯行われるため，一生涯のフォローアップが必要である．そのために十分な知識を持つ医師が投薬とモニタリングを行い，不適切な治療効果が出現したり，副作用が出た場合には再度治療アセスメントが必要である．

pithelial neoplasia）は，それ自体癌ではないが，癌発生の可能性が高い状態であると考えられている．PINを認めた性腺機能低下症の男性にARTを施行したところ，前立腺癌の発症率やPSAの急上昇（年間1 ng/ml以上）する危険性に差はみられなかった[3]．現在のところ，PINがある場合にはARTは禁忌とするエビデンスはない．

■ 前立腺癌発症におけるARTの関与

ARTが前立腺癌の発癌を惹起するかどうかは臨床医にとって大きな関心事であるが，現在までに男性更年期患者に対するARTが前立腺発癌につながるとするエビデンスはない[2]．

ARTとPSAとの関連をみた22研究のうち，16研究でPSA値の上昇がみられなかったが，6研究でPSA値の上昇を認めた．上昇がみられたレポートのなかには，PSA上昇は0.48 ng/mlであり，その年間PSA上昇速度（PSA velocity）は0.52 ng/ml/年であったとの報告がみられた[2]．組織学的，遺伝子学的な検討でも，前立腺の組織像や組織バイオマーカー・アンドロゲンが発現を調節する遺伝子，あるいは細胞生存性や血管形成に関連する遺伝子の発現には関連がみられなかった[4]．少なくとも，短期間（3年以下）のARTによる前立腺癌発症の増加は，心配しなくてよいようである．しかし，報告された観察期間は5年以下であり，長期間のARTによる影響は依然として不明のままである．血中アンドロゲン低下を伴うとされるクラインフェルター症候群の症例で，若年期から長期間にわたりARTを受けた結果，前立腺癌の発生をみたとの報告もあり，前立腺癌の自然史の解明も含め，さらに長期にわたる臨床研究が必要である．

ARTとは逆に低アンドロゲン環境下での前立腺癌の発癌が，一つの手がかりとなる．試験前立腺癌予防研究で最初の大規模第3相試験が，1993年より始まったフィナステリドを用いた前立腺癌予防臨床試験（Prostate Cancer Prevention Trial：PCPT）である[5]．前立腺内でのアンドロゲン環境には，強力なアンドロゲン作用をもつジヒドロテストステロン（DHT）が主役を演じており，これが真のアンドロゲンと考えられている．フィナステリドは，抗アンドロゲン薬の一つであり，テストステロンをジヒドロテストステロンへ変換する酵素である5-アルファ還元酵素を阻害することによって作用する薬剤である．フィナステリドにより前立腺癌が予防可能になるのではないかという発想は，癌の進行にはアンドロゲンの存在が必要であり，5αリダクターゼ先天性欠損症タイプII症例には前立腺癌が発症しないという事実から出てきている．臨床試験は対象は直腸指診で異常のないPSA値3 ng/ml以下の健常な55歳以上の男性18882人で行われた．2003年3月，目標に達したためData and Safety Monitoring Committeeは15ヵ月早い試験の中止を呼びかけた．この研究では7年間にわたりフィナステリド投与を行った結果，フィナステリド対プラセボで，24.8％（95％ CI 18.6-30.6％）前立腺癌有病率が減少した（表2）．解析によれば，フィナステリドを7年間服用

表2 前立腺癌予防の臨床試験の結果

	Finastaride 群		プラセボ群		前立腺癌の相対危険率
	対象者数	前立腺癌の症例数（％）	対象者数	前立腺癌の症例数（％）	
	4368	803 (18.4)	4692	1147 (24.4%)	0.75
年齢					
55～59歳	1380	205 (14.9)	1492	309 (20.7)	0.72
60～64歳	1442	254 (17.6)	1477	357 (24.2)	0.73
60歳以上	1546	344 (22.3)	1722	481 (27.9)	0.8
人種					
白人	4056	739 (18.2)	4387	1067 (24.3)	0.75
黒人	152	41 (27.0)	146	50 (34.2)	0.79
ヒスパニック	117	19 (16.2)	114	23 (20.2)	0.8
その他	43	4 (9.3)	45	7 (15.6)	0.6

表3 前立腺癌の予防臨床試験─組織学的悪性度

	Finasteride 群 N=757	プラセボ群 N=1068
組織学的悪性度（Gleason スコア）		
2～5（悪性度が低い）	85 (11.7%)	93 (8.7%)
6	388 (51.3%)	658 (61.6%)
7～10（悪性度が高い）	280 (37.0%)	237 (22.2%)

した男性1000人に対し，14人が前立腺癌を予防できることとなる．しかし，予後が不良とされている組織学的悪性度（Gleasonスコア）がハイグレードの群についてみると，フィナステリド投与群では罹患率，組織学的悪性度が高くなる確率ともに上昇しており（表3），1000人に対して4人がハイグレードの癌に罹患することになる．

ローグレードの癌については，ARTによる前立腺癌発癌の影響は無視できると考えられ，アンドロゲン除去療法により発癌を抑制できる可能性がある．ハイグレードの癌については，血中テストステロン値の低下が発癌を促進している可能性があり，Prehnの提唱する低アンドロゲン環境が，前立腺の悪性化の引き金となるという仮説[6]と一致している．一方でこの現象はフィナステリドの効果により，ローグレードの癌のみ消失し，ホルモン依存性が低いと考えられるハイグレードの癌細胞のみ残った結果，見かけ上ハイグレードの癌のみが発生したように見えたのだとの説もある．

また，発癌には，加齢によるテストステロン値の低下に加え，エストロゲン/アンドロゲンの比の上昇がみられ，エストロゲンやアンドロゲン・レセプター（AR）が関係しているとの報告もある．

アンドロゲン以外に目を向けると，前立腺癌の危険因子についての解析では，性ホルモンで説明できるのは11%のみであり，30%は栄養で，40%は身長，体重，遺伝素因といった因子であった[7]．前立腺潜在癌の率は世界中でほとんど変わらないのに対して，臨床癌の発症は地域で大きく異なることより，癌の進展にはライフスタイルの差異が大きな役割を演じている可能性がある．以上アンドロゲンと前立腺癌の発癌・進展には未解明の問題が多いばかりではなく，アンドロゲン以外の因子も大きく関与している可能性もある．ARTと前立腺の安全性の解明にはさらなる検証が望まれる．

■ ART施行時の前立腺のモニタリング

実際の臨床の現場ではどのように対応したらよいのであろうか．一般的に推奨されているARTにおける前立腺モニタリングの方法を示す[2]（表1）．先に述べたように，PSAは前立腺癌のスクリーニングに有用であり，ARTに先立ちPSA測定を行うことが必要である．PSAが正常値（70歳以上では4.0 ng/ml，65歳から69歳では3.5 ng/ml，60歳から64歳では3.0 ng/ml，59歳以下は2.5

ng/ml，以上群馬大学推奨）を超える場合，あるいは前立腺触診で癌が疑われる場合には前立腺生検を受けることが望まれる．PSA は年齢とともに軽度の上昇がみられ，また ART によっても軽度の上昇がみられることがあるが，前立腺癌が存在する場合，さらなる PSA の上昇がみられることが多い．このため，ART 施行後も定期的に PSA 測定を行い，3 から 6 ヵ月の間に 1.5 ng/ml 以上上昇する場合，あるいは年間上昇率（PSA velocity と呼ばれている）が 0.75（ng/ml/年）を超える場合，前立腺生検を勧めるとする意見もある．治療開始早期に PSA をチェックすることで，ART によって急速に進行する前立腺癌を発見できる可能性もある[1]．

おわりに

短期間では ART により前立腺癌が発症するリスクは低いものの，長期間の ART と発癌の関係はいまだ未解明のままである．少なくとも未治療の前立腺癌患者に ART を行うことは禁忌であり，ART の前には PSA の採血を必ず行い，前立腺癌の除外診断を行うことが必須である．

追記：最近になり本邦においても「加齢男性性腺機能低下症候群（LOH 症候群）診療の手引き」が日本泌尿器科学会・日本 Men's Health 医学会より出版された．あわせて参考とされたい．

文献

1) Stas SN, Anastasiadis AG, Shabsigh R, et al：Urologic aspects of andropause. Urology 61(2)：261-266, 2003

2) Wein AJ, Kavoussi LR, Novick AC, et al：Campbell-Walsh Urology, 9 edition, Saunders, 2006

3) Rhoden EL, Morgentaler A：Testosterone replacement therapy in hypogonadal men at high risk for prostate cancer：results of 1 year of treatment in men with prostatic intraepithelial neoplasia. J Urol 170：2348-2351, 2003

4) Marks LS, Mazer NA, Mostaghel E, et al：Testosterone replacement has little effect on prostate gland in older men. JAMA 296(19)：2351-2361, 2006

5) Thompson IM, Goodman PJ, Tangen CM, et al：The influence of finasteride on the development of prostate cancer. N Engl J Med 349(3)：215-224, 2003

6) Prehn RT：On the prevention and therapy of prostate cancer by androgen administration. Cancer Res 59(17)：4161-4164, 1999

7) Kleinman KP, McKinlay JB：Prostate cancer：how much do we know and how do we know it? Aging Male 3：115-123, 2000

■ 男性更年期障害の臨床―その関連領域も含めたアプローチ

男性更年期と勃起障害

丸茂　健* 畠　憲一*

- 加齢に伴う勃起障害は，近年の寿命の延びにより，新たな問題となってきた．
- 加齢に伴って勃起機能，性欲，射精機能などの男性性機能は有意に低下する．
- 加齢に伴う性腺機能低下は勃起障害の一因である．
- 加齢に伴う勃起障害は高血圧症，糖尿病などの成人病にも起因する．
- 加齢に伴う勃起障害の治療は一律ではなく，クエン酸シルデナフィル，アンドロゲン補充療法などから患者に適したものを選択する．

Key Words 　加齢，勃起障害，男性更年期障害，高血圧症，糖尿病

はじめに

世界的な規模において観察される寿命の延びは新生児死亡の減少，衛生の向上，医学の進歩が寄与するところが大きい．しかし，一方で半世紀前には問題として取り上げられることが稀であったことが，大切な意味をもつことがある．加齢に伴う性機能の低下もそのひとつである．加齢に伴う性機能障害の種類もさまざまで，勃起障害，性欲低下，射精障害，射精に伴う極致感の低下をあげることができる．本稿では患者にとってもっとも気になる症状のひとつである勃起障害を中心に述べる．

□ 加齢に伴う男性性機能の変化

加齢と男性性機能の関係について，通常の生活を送る日本人男性1517人を対象として，国際勃起機能スコア（International Index of Erectile Function：IIEF）を用いて行われた調査を示す．質問紙は勃起機能（erectile function：EF）についての6問，極致感（orgasmic function：OF）についての2問，性欲（sexual desire：SD）についての2問，性交の満足度（intercourse satisfaction：IS）についての3問，性生活全般の満足度（overall satisfaction：OS）についての2問の合計五つの尺度と，これらを構成する15問からなり，各質問の最高点を5点として，点数の合計から各尺度の評価を行う．調査の結果，勃起機能，オーガスム機能，性欲，性交満足感，全般の満足感の各スコアは加齢に伴い低下した（図1）[1]．

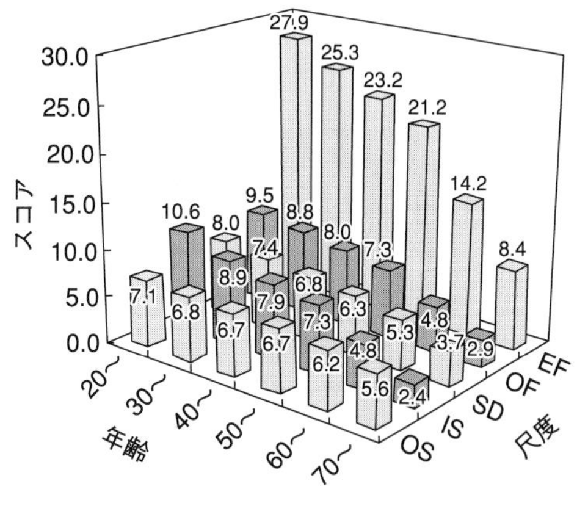

図1　加齢が男性性機能に与える影響
EF（erectile function）＝勃起機能（最高スコア30），OF（orgasmic function）＝オーガスム機能（最高スコア10），SD（sexual desire）＝性欲（最高スコア10），IS（intercourse satisfaction）＝性交満足感（最高スコア15），OS（overall satisfaction）＝全般の満足感（最高スコア10）

□ 加齢とアンドロゲン

加齢に伴って勃起機能および性的活動性が低下する原因として，内分泌環境の変化が取り上げられている．勃起障害を主訴とした患者313例で測定を行った血清テストステロン値も患者の年齢が上昇するに従って減少する傾向が観察される（図

---

* 東京歯科大学市川総合病院　泌尿器科

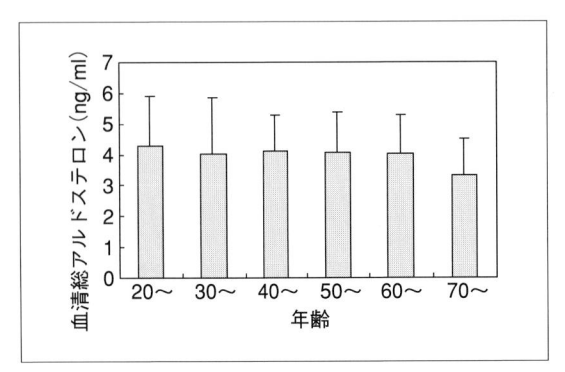

図2 勃起障害患者313例の年齢群別にみた血清総テストステロン値（平均±SD）

表1 勃起障害の原因となる疾患と外傷

分類	疾患または外傷
中枢神経	脳血管障害，脳外傷，脳腫瘍，パーキンソン病，シャイドレーガー症候群，脊髄病，脊髄損傷，椎間板ヘルニア
末梢神経	骨盤内手術，経会陰手術，骨盤骨折，糖尿病，尿毒症，梅毒，放射線治療
血管性	レリシ症候群，動脈硬化症，骨盤骨折，糖尿病
内分泌性	下垂体疾患，甲状腺疾患，性腺機能低下症，肝硬変
陰茎性	尿道下裂，ペロニー病，陰茎海綿体の線維化（陰茎折症，持続勃起症，陰茎プロステーシス抜去後など）
精神性	うつ病，統合失調症，不安

2）．加齢に伴うアンドロゲンの不足はLOH（late-onset hypogonadism）症候群または，女性の更年期になぞらえて男性更年期という言葉で取り上げられている．LOH症候群に伴う勃起障害の治療にはアンドロゲン補充療法，クエン酸シルデナフィルなどのPDE5阻害剤，陰圧式勃起補助具，カウンセリングなどを候補としてあげることができるが，これらのなかから患者の有する合併症，生活環境，経済的背景すべてを考慮して選択すべきものと考える．

□ 加齢と慢性疾患の増加

加齢に伴う勃起機能低下の原因は性腺機能不全症すなわちLOH症候群のみに限られるものではない．加齢に伴って必然的に増加する医学的な問題，すなわち疾病とそれに対して施されるさまざまな治療も考慮に入れなければならない問題である（表1）．

循環器系疾患は勃起障害の危険因子としてよく知られている．高血圧症は主に末梢血管の動脈硬化性変化を伴って陰茎海綿体への血流を低下させると考えられている．一方，多くの血圧降下薬が勃起機能に影響を与えると考えられており[2]，高血圧症における勃起障害の発現には治療に用いられる薬剤の影響も原因の一部と考えられる．

勃起障害の原因疾患として糖尿病が知られているが，その機序は自律神経系，末梢血管系，ときに心因的に勃起機能に関与すると考えられている．Feldmanら[3]は糖尿病患者において完全な勃起障害の頻度は年齢訂正対照群でのそれの3倍で，さらに勃起障害の頻度は年齢が増すに従って上昇したことを報告している．

高脂血症が勃起機能に与える影響は議論のあるところであるが，Weiら[4]は血清中の高比重リポ蛋白（high-density lipoprotein；HDL）コレステロールの値が60 mg/dl以上の男性は30 mg/dlの男性に比較して勃起障害の危険度が0.30倍と低く，血中総コレステロールの値が240 mg/dl以上の男性は180 mg/dl未満のものに比較して1.83倍高いことを報告している．またFeldmanら[3]は血清HDLコレステロールの値は勃起障害の危険性と負の相関をすると報告している．

おわりに

加齢に伴う性機能の低下は避けられないものの，中高年になってからの男性性機能を良好に維持するためには危険因子となる疾病の予防と管理も重要である．疾病の治療に際しては，個々の患者に応じて治療を選択することにより勃起障害を避けることも可能である．また生活習慣や嗜好品などについても，さらなる疫学的な調査を発展させることは勃起障害の予防と治療に役立つものと考えらる．

欧米を中心に始まった男性更年期，特にそのなかでも患者の関心が強い勃起障害の治療をどのように選択すべきか，文化と人種の異なる日本で男性更年期を位置づけていくためには今後の研究と経験の蓄積が必要と考えられる．

文献

1) Marumo K, Nakashima J, Murai M：Age-related prevalence of erectile dysfunction in Japan：assessment by the International Index of Erectile Function. Int J Urol 8：53-59, 2001

2) Grimm RH Jr, Grandits GA, Prineas RJ, et al : Long-term effects on sexual function of five antihypertensive drugs and nutritional hygienic treatment in hypertensive men and women. Treatment of Mild Hypertension Study. Hypertension 29 : 8-14, 1997

3) Feldman HA, Goldstein I, Hatzichristou DG et al : Impotence and its medical and psychosocial correlates : Results of the Massachusetts male aging study. J Urol 151 : 54-61, 1994

4) Wei R, Macera CA, Davis DR, et al : Total cholesterol and high density lipoprotein cholesterol as important predictors of erectile dysfunction. Am J Epidemiol 140 : 930-937, 1994

■ 男性更年期障害の臨床―その関連領域も含めたアプローチ

有害な副作用：各種薬剤と性機能障害

古川　勝雄*
ふるかわ　かつお

- 中枢性ドーパミン作動性神経活性低下作用とセロトニン作動性神経活性上昇作用を持つ薬物は性機能障害を誘発する可能性が高い．
- プロラクチン分泌促進作用を持つ薬物は性機能障害を誘発する可能性が高い．
- 末梢性に交感神経α受容体遮断作用を持つ薬物は射精障害を，副交感神経ムスカリン受容体遮断作用を持つ薬物は勃起障害を誘発する可能性が高い．
- 抗高血圧薬による血圧低下は陰茎内圧を低下させ，勃起障害を誘発する可能性が高い．
- 前立腺肥大などの治療に用いられるホルモン製剤はアンドロゲン産生・分泌抑制やアンドロゲン受容体遮断作用により性機能障害を誘発する可能性が高い．

Key Words プロラクチン，アンドロゲン，ドーパミン作動性神経，セロトニン作動性神経，α受容体，ムスカリン受容体，陰茎内圧

はじめに

薬物による副作用の出現は薬物動態および薬力学的見地からの相違による個人差が大きい．男性更年期における男性ホルモンの低下は性機能の低下を招く．加齢による薬物代謝能の低下および内分泌・神経系の変化は薬物による副作用としての性機能障害をさらに出現させる可能性を持つ．男性の性機能障害は性欲低下，勃起障害，射精障害に分けられる．ここでは薬物治療の目的部位から薬物を中枢および末梢作用薬の二つに分け，薬物による男性の性機能障害について予想される機能低下による障害（性欲低下，勃起障害，射精障害）を示す（表1）．性欲低下には勃起障害を伴う可能性があるが，その機序が解明されていないものが多い＜文中，（　）内のアルファベットは図表における障害機序のそれらに対応している＞．

□ 中枢に作用する薬物（図1，図2）

視床下部において，ドーパミン作動性神経は性行動に促進的に，セロトニン作動性神経は抑制的に作用している．性機能障害患者に高プロラクチン血症が高頻度でみられる．プロラクチン分泌は視床下部からのプロラクチン分泌抑制因子（prolactin releasing inhibiting factor；PRIF）であるドーパミンとプロラクチン分泌促進因子（prolactin releasing factor；PRF）であるといわれている vasoactive intestinal polypeptide（VIP）により調節を受けている．ドーパミンの分泌はオピオイド受容体刺激（i）により抑制を受けており，PRFの分泌はセロトニン作動性神経により促進（g）される．すなわち，プロラクチン分泌はドーパミンによって抑制（a）され，セロトニンによって促進（g）される．分泌されたプロラクチンは，① 視床下部からのゴナドトロピン放出ホルモン（gonadotropin-releasing hormone；GnRH）分泌抑制を介し間接的に，② 下垂体に作用し直接的に，ゴナドトロピンの分泌抑制（a）を示す．ゴナドトロピンの分泌低下はアンドロゲンの産生抑制（r）を生じ，性欲低下，勃起障害につながる．しかし，低ゴナドトロピンを伴わない高プロラクチン血症例やプロラクチンが直接陰茎海綿体を収縮させるという報告[1]もあり，中枢を介する機序だけではないようである．また，中枢においてカテコールアミン，特にドーパミン作動性神経は射精を活性化し，セロトニン作動性神経は抑制する．このようにプロラクチン分泌促進以上に，中枢では，ドーパミン作動性神経の活性低下（c）とセロトニン作動性神経の活性上昇（g）などのアミンの変化が，性欲低下，勃起障害，射精障

* 東邦大学医学部医学科　薬理学

表1 主な性機能障害をもたらす機序と予想される障害
（アルファベット a〜x は表2，図1，図2の障害機序に同じ）

機　序	性欲低下	勃起障害	射精障害
中枢性			
a．ゴナドトロピン分泌抑制	○		
b．プロラクチン分泌促進	○		
c．ドーパミン作動性神経活性低下*	○		
d．ドーパミン涸渇	○		
e．ドーパミン遊離抑制	○		
f．ドーパミン受容体遮断	○		
g．セロトニン作動性神経活性上昇*	○		
h．セロトニン再取り込み阻害	○		
i．オピオイド受容体刺激	○		
j．中枢性 α_1 受容体遮断	○		
k．中枢性 α_2 受容体刺激	○		
末梢性			
l．交感神経活性低下*			○
m．ノルアドレナリン涸渇			○
n．α 受容体遮断			○
o．陰茎内圧低下*		○	
p．副交感神経活性低下*		○	
q．ムスカリン受容体遮断		○	
r．アンドロゲン産生抑制	○		
s．アンドロゲン分泌抑制	○		
t．血中性ホルモン結合蛋白増加	○		
u．血中アンドロゲン減少*	○		
v．5α-リダクターゼ阻害	○		
w．アンドロゲン受容体遮断	○		
x．プロスタグランジン合成抑制		○	

性欲低下には勃起障害を伴う可能性がある．
*詳細な機序が不明なことによる表現．

害の一因になる可能性が大きい．

1．抗うつ薬

更年期障害および高齢化による付随症状のうつ傾向・うつ病に対して，利用される頻度が高い．

(1) 三環系抗うつ薬

塩酸クロミプラミン，塩酸イミプラミン，塩酸アミトリプチリンなどはドーパミン受容体遮断（f）によるにドーパミン作動性神経活性低下（c）に加え，セロトニンの神経内再取り込み阻害（h）によるセロトニン作動性神経活性上昇（g）の結果，プロラクチン分泌促進（b）と性欲低下・勃起障害を起こす．ムスカリン受容体遮断（q）作用もあることより，末梢性の勃起障害を生じる可能性もある．

(2) 選択的セロトニン再取り込み阻害薬（selective serotonin reuptake inhibitor；SSRI）

塩酸パロキセチン水和物，マレイン酸フルボキサミンなどはセロトニン再取り込み阻害（h）により，セロトニン作動性神経活性を上昇（g）し，プロラクチン分泌促進（b）と性欲低下・勃起障害を起こし，さらに射精障害の報告もある．

2．躁病治療薬

炭酸リチウムはドーパミンの遊離を抑制（e）することにより，ドーパミン作動性神経活性を低下（c）させ，プロラクチン分泌促進（b）と性欲低下・勃起障害を起こす．

3．抗不安薬

催眠薬，抗けいれん薬としても用いられるジアゼパム，ロラゼパムなどのベンゾジアゼピン誘導

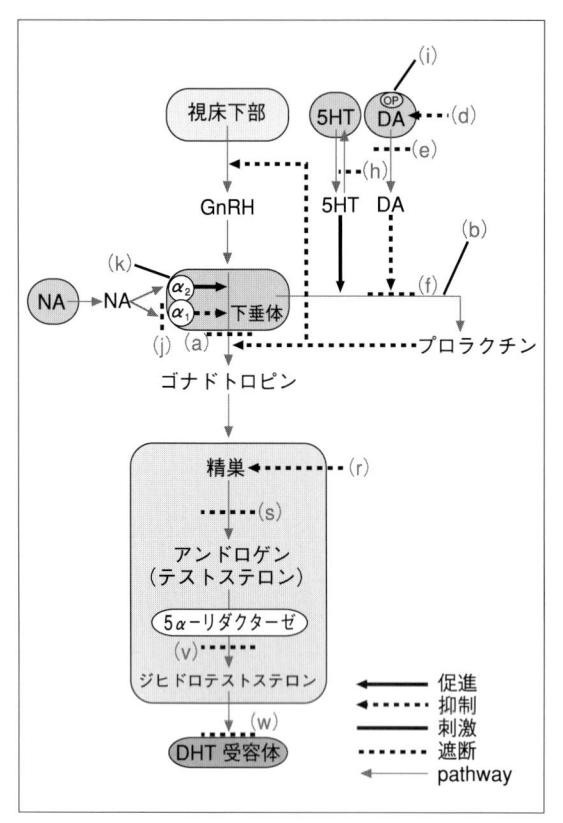

図1 視床下部，下垂体，精巣を介して性機能障害を生じる薬物の作用機序

アルファベットは表Iの障害機序に対応．
DHT (dihydrotestosterone), 5HT (serotonin), DA (dopamine), NA (noradrenaline), OP (opioid)

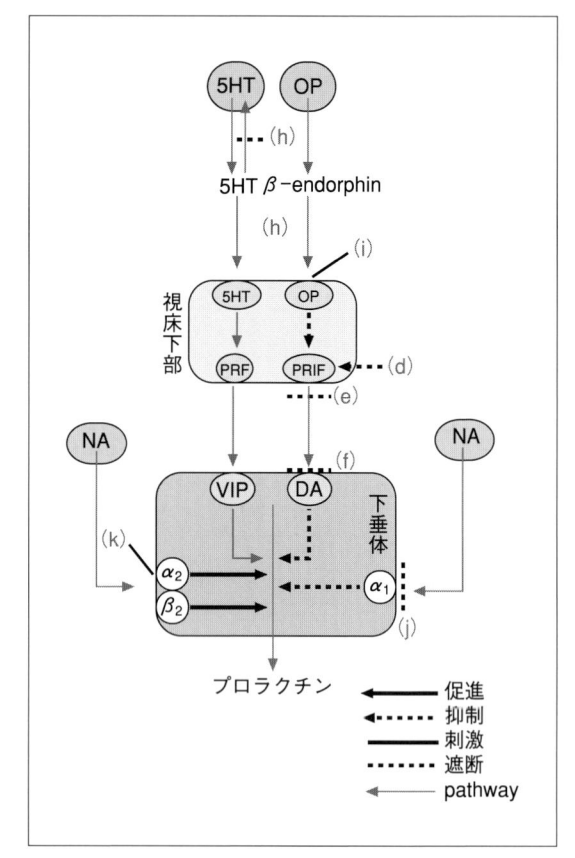

図2 プロラクチン分泌促進を介して性機能障害を生じる薬物の作用機序

アルファベットは表Iに対応．
PRF＝VIP, PRIF＝DA.

体は性欲低下・勃起障害，さらに射精障害を生じるが，鎮静作用によると考えられている．しかし，精巣内でのアンドロゲン産生抑制（r）の結果であるという報告もある[2]．また，最近では，作用機序が視床下部室傍核にある$GABA_A$受容体を増強することで，勃起発現に関与するオキシトシン神経を抑制することに加えて，脊髄の部位で何らかの作用をしている[3]と考えられているが詳細は不明である．

4．抗精神病薬

塩酸クロルプロマジン，ハロペリドール，リスペリドン，オランザピン，フマル酸クエチアピンなどは強いドーパミン受容体遮断（f）の結果，ドーパミン作動性神経活性を低下（c）することにより，プロラクチン分泌促進（b）と性欲低下・勃起障害を起こす．さらに，末梢性の交感神経α受容体遮断（n）による交感神経活性低下（l）は交感神経が射精に大きく関わっているため，射精障害の一因になる．このα受容体遮断作用は陰茎海綿体の弛緩を生じるため，持続勃起（priapism）を誘発することがある．また，併せ持つムスカリン受容体遮断（q）作用は勃起に対して抑制を示すことになる．

5．抗けいれん薬

フェニトイン，カルバマゼピン，フェノバルビタールなどの性欲低下は血中性ホルモン結合蛋白増加作用（t）に伴う血中遊離アンドロゲンの減少（u）による．ベンゾジアゼピン誘導体のクロナゼパムの性欲低下・勃起障害は，上述した抗不安薬と同様の機序であろう．

6．鎮痛薬

(1) 麻薬性鎮痛薬

塩酸モルヒネ，リン酸コデインなどのオピオイドは性欲低下・勃起障害をもたらす．視床下部視

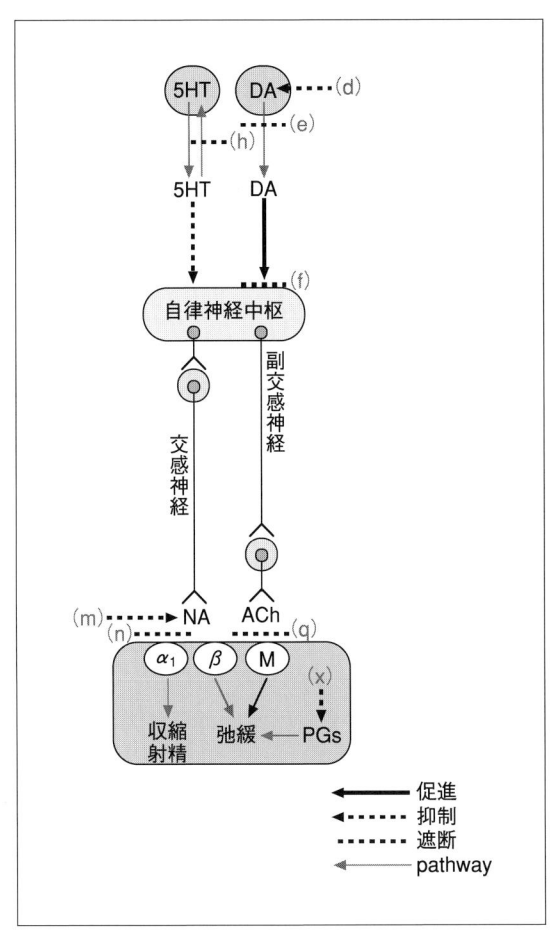

図3 自律神経系を介して性機能障害を生じる薬物の作用機序
アルファベットは表Ⅰに対応．

索前野のオピオイド作動性神経はドーパミン作動性神経を抑制（c）する．すなわちオピオイド受容体刺激（i）はPRIFであるドーパミンの遊離を抑制（e）し，プロラクチンの分泌を促進（b）する．

(2) 非ステロイド性抗炎症薬

Prostaglandin（PG）E_2，PGI_2などのPGsが陰茎海綿体を弛緩させることから，インドメタシン，アスピリンなどによる勃起障害は，PGs合成抑制（x）によると考えられる．

□ 末梢に作用する薬物

副交感神経の興奮により神経終末から遊離されたアセチルコリン（ACh）は血管内皮細胞のムスカリン受容体（M）を刺激し，一酸化窒素（nitric oxide：NO）を産生させ，グアニル酸シクラーゼを活性化し，産生されたcyclic guanylyl monophosphate（cGMP）により陰茎海綿体を弛緩させ，局所血流量を増加させる．したがって，ムスカリン受容体遮断作用（q）のあるものは末梢性に勃起障害を生じる可能性がある．一方，射精の機序には交感神経活性化が関わっており，神経終末において伝達物質のノルアドレナリンを涸渇（m），遊離を抑制，シナプス前α_2受容体を刺激，シナプス後α_1受容体を遮断（n）させるものは交感神経活性低下（l）による射精障害を生じる可能性が高い（図3）．

A．循環器に作用する薬物

1．抗高血圧薬

血圧低下そのものが陰茎内圧を低下（o）させるため，勃起障害を示す可能性がある．

(1) 交感神経α受容体遮断薬

中枢におけるα_1受容体を介したプロラクチン分泌抑制機構がある．α_1遮断薬の塩酸プラゾシン，塩酸テラゾシンは中枢のα_1受容体遮断（j）によりプロラクチン分泌促進（b）と性欲低下・勃起障害を起こす．しかし，もっとも多く見られるのは，末梢性にα受容体遮断（n）に基づく交感神経活性低下（l）による射精障害である．メシル酸ドキサゾシン，選択的にα_{1A}受容体遮断作用を持つ塩酸タムスロシン，α_1受容体とβ受容体の遮断作用を併せ持つ塩酸ラベタロールに射精障害の報告がある．

(2) 交感神経α_2作用薬

中枢性α_2受容体刺激（k）を介するプロラクチン分泌促進（b）機構がある．塩酸クロニジンはプロラクチン分泌促進（b）と性欲低下・勃起障害を起こす．α-メチルドーパはα-メチルノルアドレナリンに代謝され，クロニジンと同様のα_2受容体刺激作用を示す．

(3) 交感神経β受容体遮断薬

非選択性β遮断薬塩酸プロプラノロール，中枢移行性が低いβ_1遮断薬アテノロール，酒石酸メトプロロールなどに勃起障害が報告されているが，末梢性の循環動態の低下による陰茎内圧低下（o）が原因である可能性が考えられる．また，プロプラノロールに性欲低下・勃起障害が報告されている．血中アンドロゲン減少の報告[4]があるが，その機序は不明である．

(4) Ca^{2+}チャネル遮断薬

高血圧のみならず，不整脈，狭心症の治療にも使用される．ニフェジピン，塩酸ベラパミル，塩

表 2 性機能障害を示す代表的薬物とその障害機序

	薬物/障害機序	a	b	c	d	e	f	g	h	i	j	k	l	m	n	o	p	q	r	s	t	u	v	w	x
中枢作用薬	三環系抗うつ薬		○	○			○	○	○									○							
	選択的セロトニン再取り込み阻害薬		○	○		○													○			○			
	躁病治療薬		○	○			○								○			○			○				
	抗不安薬		○	○																					
	抗精神病薬		○	○		○																			
	抗けいれん薬		○	○																					
	麻薬性鎮痛薬									○											○				
	非ステロイド性抗炎症薬																								○
末梢作用薬	α遮断薬		○	(○)							○		○		○										
	α₂作用薬		○	(○)	(○)						○	○	○		○	○						○			
	β遮断薬		?													?									
	Ca²⁺チャネル遮断薬																								
	アンジオテンシン変換酵素阻害薬		○				○						○											○	
	サイアザイド系利尿薬																							○	
	カリウム保持性利尿薬																								
	炭酸脱水酵素阻害薬																								
	強心薬																								
	抗不整脈薬		○															○						○	
	高脂血症治療薬		○				○										○	○							
	鎮痙薬																								
	H₂遮断薬																								
	プロトンポンプ阻害薬																								
	胃運動促進薬	○																				○		○	
	GnRH類似薬																					○	○	○	
	抗アンドロゲン薬	○																						○	
	5α-リダクターゼ阻害薬																								
	卵胞ホルモン製剤																							○	
	黄体ホルモン製剤																							○	

アルファベット a〜x は表 1 の障害機序に同じ．α₂作用薬の（○）は α-メチルドーパの作用．Ca²⁺チャネル遮断薬の ? は詳細不明．

酸ジルチアゼムなどに性欲低下・勃起障害の報告がある．プロラクチン分泌促進（b），末梢性の循環動態低下による陰茎内圧低下（o）などの機序が考えられているが，詳細は不明である．

(5) アンジオテンシン変換酵素阻害薬

カプトプリルに勃起障害と女性化乳房が，マレイン酸エナラプリルに勃起障害が報告されているが，機序は不明である．

(6) アンジオテンシンⅡ受容体遮断薬

オルメサルタンが勃起障害を生じたとの報告があるが，バルサルタンが勃起障害を改善したとの報告もある．

2．利尿薬

(1) サイアザイド系利尿薬

クロロサイアザイドの性欲低下・勃起障害は，血中亜鉛低下による血中アンドロゲン減少（u）によると考えられる．さらに射精障害の報告もある．

(2) カリウム保持性利尿薬

スピロノラクトンの性欲低下・勃起障害は，ステロイド骨格を有することによるアンドロゲン受容体遮断（w）とアンドロゲン産生抑制（r）によると考えられる．

(3) 炭酸脱水酵素阻害薬

アセタゾラミドはドーパミン受容体遮断作用（f）を示し，プロラクチン分泌促進（b）と性欲低下・勃起障害を起こす．

3．強心薬

ジゴキシンの性欲低下・勃起障害は，ステロイド骨格を持つことによるアンドロゲン受容体の遮断（w）によると考えられる．

4．抗不整脈薬

ジソピラミドの勃起障害はムスカリン受容体遮断（q）によると考えられる．また，塩酸アミオダロンは性欲低下・勃起障害を報告されているが，機序は不明である．

5．高脂血症治療薬

クロフィブラートに性欲低下・勃起障害が報告されているが，機序は不明である．

B．消化器系に作用する薬物

1．鎮痙薬

大部分の薬物はムスカリン受容体遮断作用（q）を有する．中枢への移行がない臭化ブチルスコポラミン，臭化ブトロピウムに勃起障害の報告がある．おそらくは副交感神経活性低下（p）による陰茎内圧低下であろう．抗精神病薬や三環系抗うつ薬などをはじめとし，パーキンソン症候群治療薬の塩酸トリヘキシフェニジルや喘息治療薬の臭化イプラトロピウムなど，抗コリン作用を持つ薬物は多い．これらの併用時に単独では出現しないはずの相加・相乗による副作用の出現する可能性が大きい．

2．消化性潰瘍治療薬

(1) H$_2$遮断薬

シメチジンの性欲低下・勃起障害はアンドロゲン受容体遮断（w）に加え，プロラクチン分泌促進（b）によると考えられる．塩酸ラニチジン，ファモチジンも同様と考えられる．

(2) プロトンポンプ阻害薬

オメプラゾールに性欲低下・勃起障害の報告があり，女性化乳房の報告もあることから，プロラクチン分泌促進（b）が関係し，その作用発現部位が中枢である可能性もあるが，詳細は不明である．

(3) 胃運動促進薬（prokinetics）

スルピリド，塩酸メトクロプラミドはドーパミン受容体遮断（f）を示し，プロラクチン分泌促進（b）と性欲低下・勃起障害を起こす．

C．内分泌に作用する薬物

ここで問題となるのは前立腺肥大症や前立腺癌の治療薬であり，アンドロゲン産生抑制（r），アンドロゲン分泌抑制（s），アンドロゲン受容体遮断作用（w）による性欲低下である．アンドロゲンの分泌は視床下部からのゴナドトロピン放出ホルモン（GnRH）が下垂体からゴナドトロピンを分泌させ，それが性腺を刺激することによって起こる．精巣から分泌されたテストステロンは5α-リダクターゼによってジヒドロテストステロンに変化し，アンドロゲン受容体に結合し作用を示す．

1．前立腺肥大症治療薬

(1) 黄体ホルモン製剤

酢酸クロルマジノン，アリルエストレノールなどはアンドロゲン受容体遮断（w）により性欲低下・勃起障害を示す．

(2) 5α-リダクターゼ阻害薬

フィナステリド（前立腺肥大症治療薬としては本邦未承認）は5α-リダクターゼ阻害（v）によりテストステロンから作用の強力なジヒドロテストステロンへの代謝を阻害することにより性欲低下・勃起障害を示し，さらに射精障害の報告もある．

2．前立腺癌治療薬

(1) GnRH類似薬

酢酸リュープロレリン，酢酸ブセレリン，酢酸ゴセレリンなどは下垂体のGnRH受容体をダウンレギュレートし，ゴナドトロピン分泌を抑制（a）することにより性欲低下・勃起障害を示す．

(2) 抗アンドロゲン薬

フルタミド，ビカルタミドなどはアンドロゲン受容体遮断（w）によりジヒドロテストステロンとアンドロゲン受容体の結合を抑制することにより性欲低下・勃起障害を示す．

(3) 卵胞ホルモン製剤

リン酸ジエチルスチルベストロール，エチニルエストラジオールなどはゴナドトロピン分泌抑制（a）による血中アンドロゲン減少（u）による性欲低下・勃起障害を示す．

3．糖尿病治療薬

スルホニル尿素誘導体のグリクラジド，αグルコシダーゼ阻害薬のアカルボース，ボグリボースに勃起力減退という報告があるが，詳細は不明である．

おわりに

有害な副作用としての性機能障害の報告のある代表的な薬物をその機序とともに触れてきたが，不明な薬物も多い．加齢により男性ホルモンが低下している状態にあっては薬物による性機能障害発現は薬物動態的および薬力学的にも高くなる．プロラクチン分泌促進作用を示す薬物が性機能障害を誘発する可能性を大きくするのも，その例である．加えて，ブチルスコポラミンのように理論的には勃起障害を生じる可能性があっても単独では報告がなく，他の薬物との併用による相互作用により障害を生じるものもある．加齢による薬物動態的および薬力学的変化がみられ始める年代では，作用機序から理論的に障害を誘発する可能性が予知できる薬物を使用するときには，特に注意を払い，患者へのインフォームド・コンセントが重要である．

文　献

1) Ra S, Aoki H, Fujioka T, et al：In vitro contraction of the canine corpus cavernosum penis by direct perfusion with prolactin or growth hormone. J Urol 157：522-525, 1996

2) Cook PS, Notelovitz M, Kalra PS, et al：Effect of diazepam on testosterone and the ventral prostate gland in male rats. Arch Androl 3：31-35, 1979

3) Argiolas A, Melis MR：Central control of penile erection：role of the paraventricular nucleus of the hypothalamus. Prog Neurobiol 76：1-21, 2005

4) Rosen RC, Kostis JB, Jekelis AW：Beta-blocker effects on sexual function in normal males. Arch Sex Behav 17：241-255, 1988

■ 男性更年期障害の臨床―その関連領域も含めたアプローチ

男性更年期障害の心身医学的視点とカウンセリング・心理療法

石津　宏[1]　馬　宏坤[2]　俞　峰[3]　大仲　良一[4]
與古田孝夫[3]　森山　浩司[5]　吉田　延[6]

- 男性更年期障害（ADAM, PADAM）は，心身両面にわたる臨床症状を呈する．
- うつ症状を伴うことが多いので，大うつ病 major depression などうつ病性障害 depressive disorder との鑑別診断を要するが，困難な症例もみられる．
- ED（勃起障害 erectile dysfunction）を伴う場合には，男性性 masculinity, manhood, 父性性 paternality, fatherhood など性役割 gender role の低下がみられる．
- 適切な抗うつ薬・抗不安薬などの薬物療法とともに，カウンセリングをはじめとするサイコセラピー（心理療法）が臨床症状の改善には大切である．

Key Words 男性更年期障害（ADAM, PADAM），心身医学的視点，心理的側面，カウンセリング，心理療法（サイコセラピー）

はじめに

更年期 climacteric, climacterium とは，元来加齢に伴う女性の閉経，すなわち女性が生殖機能を失う生物学的な時期をいう．この時期は，退行期 involution（性ホルモン分泌機能の退縮の時期）とも呼ばれる．

一方，心理学では，この時期を"中年期 middle age"と呼び，人生の重要な転換期で，思春期とともに危機 crisis を内包する時期という．精神医学では"初老期"ないし"退行期"と呼び，脳の初期加齢変化や抑うつとの関連が指摘される．

この時期男性には，女性の閉経 menopause のような急激な生物学的変化はないにしても，andropause とでも呼ぶべき心身の変化がみられる．また，うつや不安などの精神症状や，男性性，父性性などの性役割 gender role 低下などさまざまな心理学的症状が実際の臨床上みられるので，心身医学的な対応や治療が重要となる[1,2]．

□ 男性更年期障害の臨床症状

加齢に伴う内分泌学的変化を基盤に，心理学的変化や精神医学的変化など心身の不全症状を呈する．おおむね，①性機能障害，②身体症状，③自律神経失調，④精神神経症状，⑤心理学的視点からの症状で特色づけられる（表1）．

表1　男性更年期障害の臨床症状

男子更年期 male climacteric
① 男子性機能障害
② 身体症状
③ 自律神経失調症状
④ 精神神経症状
⑤ 心理学的視点からの症状

1．男子性機能障害 male sexual dysfunction

女性の更年期では，estrogen（女性ホルモン）分泌機能の減退，停止による閉経 menopause すなわち生殖能の喪失が起こるのに対して，男性では生殖能の喪失までは至らないものの性機能 male sexual function が徐々に減退する．

男子性機能障害 male sexual dysfunction は通常，性欲低下障害 hypoactive sexual desire disorder，性的興奮障害 sexual arousal disorder（すなわち勃起障害 erectile dysfunction；ED），オーガズム障害（orgasmic disorder すなわち射精障害 ejaculation disorder）に分けられるが，更年期においてはいずれも起こってくる．とりわけ勃起障害（ED）は心身両面に及ぼす二次的な影響が

---

[1] 琉球大学名誉教授　[2] ハルビン医科大学　[3] 琉球大学医学部保健学科　地域看護学（精神看護学）　[4] 沖縄セントラル病院
[5] 白鳳女子短期大学専攻科　地域看護学　[6] 愛命会

大きい[1~5].

性欲の加齢による変化について，青木は健康な男子6882例について，50歳では若い頃の6割程度ないしそれ以下に，65歳では5割程度ないしそれ以下に漸減すると報告している．

勃起機能の加齢による変化については，熊本は189例に夜間睡眠時勃起現象nocturnal penile tumescence（NPT）をみているが，同様に加齢とともに漸減がみられ，これは血中free testosteroneの加齢変化ときわめて類似している．

ところで勃起障害（ED）についてのわが国の疫学調査では，白井らは住民2000例をサンプリングして，50代前半で約35％が，60代前半で約48％が中等度以上のEDであったと報告している[6]．

更年期におけるEDは，加齢に伴う内分泌因性，血管因性，神経因性変化に基づくほか，中枢因性（脳の性中枢機能の低下）要因，さらには心因性などの諸要因の複合的な結果である．

2．身体症状・自律神経失調症状

男子更年期では，筋・関節・骨格系の機能低下，内臓機能の低下，自律神経失調などの身体症状がうかがえる．

内臓機能の低下は，体脂肪の蓄積，肥満などと相まって心血管系障害の発生率を高める要因となる．

自律神経失調症状は，血管運動神経系のほてり，発汗，動悸，動揺性高血圧，頭痛などのほか消化器系，呼吸器系症状もみられる．自律神経失調症状の程度の把握にはCMI（阿部式）チェックリストが役立つ．

3．精神神経症状

男子更年期にみられる精神神経症状は，個人差が大きく症状の強いものから中等症，軽症，最軽症のものまで幅広く分かれる（表2）．

主な臨床症状は，不安障害（anxiety disorder）と気分障害（mood disorder）に属する症状である．

(1) 不安障害性の症状 anxiety state

不安障害性の症状は表2のとおりで，これまで神経症性症状といわれていたものである．そのほかパニック発作や恐怖症，こだわり，とらわれなどの強迫症状が重症例ではみられることがある．不安障害性症状の程度の把握にはCMI（Cornell Medical Index）やMAS（TaylorのManifest Anxiety Scale）などの質問紙心理テストが有用である．

(2) 気分障害性の症状 depressive state

気分障害性の症状は，うつ状態depressive stateである．うつの三大精神症状は，①抑うつ気分，②抑うつ思考，③意欲行動の抑制であり，具体的な臨床症状は表2に示したとおりである．

気分がスッキリせず気力や集中力の低下をおぼえ，物事が億劫，面倒くさいという程度の"最軽症"のもの（mild depression）や，日常の仕事や社会活動，家庭生活を続けるのに困難をおぼえる"軽症"や"中等症"うつ状態のものが多い．

また，うつ状態では睡眠障害，疲労・倦怠感，食欲不振などの身体症状をしばしば伴う[7]．とりわけ精神症状が最軽症ないし軽症で，身体症状が前景に目立つうつ状態を「仮面うつ病masked depression」という．

"重症"うつの患者が，男性更年期外来に受診することが最近問題になっている．厭世感をもち自殺念慮（希死願望）を伴うような深刻な症例は，「うつ病」としての精神科的な適切な治療や対処が必要である．男性更年期障害症例として軽々しく取り扱うことは禁物であり，早急に専門の精神科医へ転医させなければいけない．

最近のDSM-Ⅳ-TR（アメリカ精神医学会の統計学的診断基準 第4版テキスト）による「大うつ病major depression」の構造化された診断基準の簡便型「MINI（ミニ）」を表3に示す．

ところで，うつ状態と性腺機能とのかかわりについては，Bernardo Rは50～89歳の健常な男性856名について，Beckのうつスコア（Beck Depression Inventory；BDIのスコア）を重回帰分析した結果，生物学的活性をもつテストステロンbioavailable testosteroneやジヒドロテストステロンdihydrotestosteroneとの間に統計学的に有意な負の関連があったと報告している．

すなわち男子更年期では，テストステロン特にbioavailable testosteroneの低下はうつ症状の発現に関与する一因となり得ることを示す．

4．心理学的視点からの症状（表4）

Levinson DJやErikson EH，Jaques Eらは発達心理学の視点から更年期に相当する時期を「中年期」あるいは「成人期中期」とし，この時期は思春期と並ぶ人生の危機crisisを内包する時期で

表2 男性更年期障害の精神神経症状

> 個体差（個人差）が大きい
> 最軽症 ～ 軽症 ～ 中等症 ～ 重症

a．不安障害性の症状 anxiety state
　イライラ感，不安・緊張感，焦燥，不全感，情緒不安定，易疲労感，体調不良感，心気症状，就眠不良，浅眠，熟眠障害，～恐怖症，パニック発作，～強迫症状など
b．気分障害性の症状 depressive state
　① うつの精神症状 depressive symptoms
　　① 抑うつ気分
　　　気分が晴れない，憂うつ，さびしい，悲哀感，から，わびしい，むなしい，無力感など，自責感，厭世感，死にたい，生きる意味がない，に至るまで．
　　② 抑うつ思考
　　　記憶力の低下，理解力，計算力，判断力の低下，考えが進まない，まとまらない，集中力の低下，劣等感，から，心気妄想，被害妄想，貧困妄想，微小妄想，罪業妄想，に至るまで．
　　③ 意欲行動の抑制
　　　意欲低下，気力減退，無気力，生気の乏しさ，何もする気がしない，人にも会いたくない，面倒くさい，億劫，たいぎ，などから，気ばかりあせるのに体がついて行かない，動作がのろい，寡言，寡黙，自室に閉じ込る，臥床し寝てばかりいる，に至るまで．
　② うつの身体症状
　　睡眠障害，ねむれない，浅眠多夢，熟眠できない，早朝覚醒，午前中の体調不良，全身倦怠，食欲低下，味覚低下，便秘，下痢，体重減少，栄養障害，やせ，など
　仮面うつ病 masked depression
　　神経症症状，身体症状が前景に立ちうつの精神症状は軽くて背景に隠れる　(Kral VA, 1958)

※中等症や重症のうつ症状をもつ者は，男性更年期障害にうつ病が併発していると考えた方がよい．とりわけ自殺念慮（希死願望）をもつ症例は，早急に精神科的な専門治療を要することに留意のこと！

表3 大うつ病の診断基準（MINI）

1）2週間以上続く憂うつ感
2）2週間以上続く興味の減退
3）a．食欲低下・体重減少
　　b．睡眠障害
　　c．行動の減退，いらいら感，おちつきのなさ
　　d．易疲労感
　　e．劣等感・罪悪感
　　f．集中困難・思考抑制
　　g．自殺念慮

上記の1），2）のうち一つ以上に該当し，さらに3）も含めて該当するものが五つ以上ある場合を大うつ病と診断する．

表4 男子更年期（中年期）の心理学的側面の症状

☆中年期危機 mid-life crisis
　人生のターニングポイント（振り返り，反省，再構築）
　○働き盛りの峠を越えて，管理職などのソーシャルステートを経て，まもなく定年を迎え，社会的に第一線を退く時期
　○今まで築き上げてきた生活構造の問い直しと再構築の時期
　　「このような生き方で良かったのか」
　　「家庭や仕事はこれでよいのか」
　　「結婚相手はこの人で良かったのか」
　　「自分の生きがいは何だろうか」など
　○人生発達課題 life task
　　"生殖性" 対 "沈滞"
　　"統合性" 対 "自己嫌悪・絶望"（老年期）
☆性役割 gender role の変化
　"男性性" masculinity, manhood
　　男らしさ，男としてのプライド　　　　　
　　男性としてのアイデンティティ　　　　　　⎤→変容低下
　"父性性" paternality, fatherhood
　　父親らしさ，社会的経済的活動性
　　経済的に家庭を支えている任務感，　　　⎤→変容低下
　　社会的リーダーシップ，

あるとしている (middle age crisis)．いわゆる人生のターニングポイント（折り返し点）で，働き盛りの峠を越え管理職ないしそれに近い社会的地位や評価を得て，まもなく定年を迎え第一線を退く．Levinson は，この時期は今まで築きあげてきた生活構造の問い直しと再構築の時期といい，Erikson は，この時期の自我の発達課題 life task として「"生殖性" 対 "沈滞"」をあげている．Jaques は，中年期危機 mid-life crisis を創造性の変換としてとらえ，抑うつ性の危機であるとしている．

また身体的機能が徐々に退行するのに，逆に社会的責任や仕事量は増え心理社会的ストレスが増大する．そのギャップを埋めるための飲酒，喫煙の増加，運動量の減少は，高脂血症，高血圧などの生活習慣病のもとになることを中井は指摘している．

ところで，更年期男子の性機能低下，とりわけ勃起障害（ED）に関しては，性役割 sexual role という心理学的側面から注目する必要がある．女性が閉経とともに"女性性"，"母性性"の変容をきたすほどの際だったものではないが，男性もやはり ED に伴って"男性性"，"父性性"の低下がみられる[2,4]．

更年期男子が ED をきたすと，男子性役割 male gender role は低下する．男らしさ（"男性性" masculinity, manhood）の源である男子性役割が低下すると，心理学的にその希薄さを招く．その結果，日常生活のたくましさや活力のエネルギー源を失い，とりわけ社会的なリーダーシップ，経済的活動などの社会的役割の拡散 role diffusion を起こし，自分は何をすればよいか，何ができるのかという自己の役割を見失い，落ち込んでしまう．その結果，"父性性 patennality, fatherhood"を低下させ，極端な場合には"生きがい"を失い，腑抜けのような無気力な状態に陥る[2,4]．

□ **男性更年期障害の診断**

男性更年期障害 male climacteric の診断基準 diagnostic criteia はまだない．したがって臨床症状と血中 androgen の定量が行われる．free testosterone 15 pg/ml が一応の目安であるが，それ以下でも発症しない例もあるし，その逆もある．

Morley らの作成した ADAM (androgen deficiency in aging males) Questionnaire は，低 testosterone 症例を見出す sensitivity は 88％で，specificity は 66％であるが，37％に GDS (Geriatric Depression Scale) で「うつ」の評価が出て，うつ病との鑑別が問題になるとの指摘をしている．

男性更年期障害の診断に際しては，先述したように大うつ病 major depressive disorder，気分変調障害 dysthymic disorder などの精神科疾患の「うつ病性障害 depressive disorder（うつ病）」との鑑別が必要である．これら精神科的治療を必要とするうつ病に対しては，自殺念慮や自殺企図など自殺の危険性について十分に配慮しなければならない．一方，軽症の mild depression や masked depression, minor depression となると，男性更年期との臨床上の鑑別診断は実際のところ大変難しい場合が多い．とりわけ本体のうつ病が ED や低テストステロンを伴う症例では，鑑別診断は困難

表5　男性更年期障害の治療法の実際

1. ホルモン補充療法
    (1) 男性ホルモン補充療法（ART）
    (2) その他のホルモン補充療法
2. 薬物療法
    抗不安薬，抗うつ薬，自律神経調整薬など
3. カウンセリング・心理療法，心身医学的療法
    カウンセリング，支持的精神療法などのサイコセラピー，自律訓練法，行動療法など
4. 性機能障害（ED）に対する療法
    sildenafil citrate（バイアグラ）
    vardenafil hydrochloride hydrare（レビトラ）
    陰圧式勃起補助具（VCD, EVD）
    海綿体内血管作動薬注射（ICI）
    など
5. 生活療法

である．よほど注意深く患者を診る必要がある．

また，薬剤服用やその他アルコールなどの物質使用による substance-induced mood disorder も鑑別する必要がある．

□ **男性更年期障害の治療**（表5）

男性更年期障害の治療は，①男性ホルモン補充療法（ART），②抗不安薬・抗うつ薬・自律神経調整薬の薬物療法，③カウンセリングなど心身医学的療法，④生活療法，⑤性機能障害とりわけ ED に対する治療などを総合的に行うことが重要である．男性ホルモン補充療法（ART）や身体医学的治療については，ここでは省略し，心身医学的立場からの治療について述べる．

1. **薬物療法**

男性更年期障害の患者は，個人により程度の差はあるが，自律神経失調症や不安・心気・抑うつなどのさまざまな精神神経症状を発呈する．これらに対しては，対症療法として自律神経調整薬や抗不安薬，抗うつ薬などの薬物療法が広く用いられる．とりわけ不安やうつには，最近の SSRI (selective serotonin reuptake inhibitor 選択的セロトニン再取り込み阻害薬)，SNRI (serotonin noradrenaline reuptale inhibitor セロトニン・ノルアドレナリン再取り込み阻害薬）など第3・第4世代の抗うつ薬や，sulpiride や抗不安薬を適宜用いることで，気力低下，意欲低下，食欲不振，睡眠障害，体調不全感などの改善にすぐれた効果が得られる．

表6 カウンセリング（一般心理療法）の基本的要素とキー・ポイント

カウンセリング counseling
  [一般心理療法 practical psychotherapy]
  [支持的精神療法 supportive psychotherapy]
  "良好な治療者・患者の信頼関係
    doctor-patient relationship"
    （医師と患者の良好なコミュニケーション）
  ○共感的理解を伴う受容的態度
      受容 acceptance………傾聴，相槌，確認，受容
      支持 support……………肯定的，支持
      保証 assurance…………不安を除く，希望
  ○プライバシーへの配慮
  ○自由回答式質問 open-ended question
      選択回答式質問は避ける
  ○治療的自我 therapeutic self
      医師の人格
      患者への真摯な態度
  ○治療的距離 therapeutic distance
      適切な心理的距離

2. カウンセリング・心理療法，心身医学的療法

薬物療法に併せて，カウンセリング，支持的精神療法などの心理療法的アプローチや，自律訓練法，行動療法などの心身医学的アプローチもまた，男性更年期障害の症例には有用である．

(1) カウンセリング・心理療法

カウンセリング counseling という用語は本来，中立的な人間関係を通して non-directive な態度で患者の心に働きかける心理技法をいうが，通常臨床的には，一般心理療法 practical psychotherapy と同義に用いられる．

男性更年期障害の患者の持つ，不安や苦痛，悩みなどを傾聴し，共感的に理解し，受け入れていくことから治療は始まる．患者の心理的動揺に対しては，それをよく把握し，支持的態度で患者の心を支え，不安を取り除くように，回復への希望を与える（受容 acceptance，支持 support，保証 assurance)[5]．

重要なことは，単なる口先だけの慰めであってはならない．良好な治療者（医師）―患者関係のうえの信頼感に基づいた働きかけが大切である．

男性更年期障害の患者は，症状の増悪や回復遅延への予期不安をもつ場合がよくあり，そういった患者には，とりわけ十分なカウンセリング（一般心理療法）が必要である．しかしながら注意すべきことは，うつ症状を示すうつ状態の症例には，激励は避けることである．患者の苦痛，苦悶が強いうつ病の場合には，医師の励ましは叱咤激励と聞こえ逆効果となるおそれがある．あくまでも患者の心を支え，サポートする態度で臨むべきである．またカウンセリングを単独で行うことよりも，抗不安薬や抗うつ薬などの薬物療法と併用して心理療法を進めるのが望ましい．

カウンセリング（一般心理療法）の基本的要素と臨床上のキーポイントを表6に示す．「治療的自我 therapeutic self」とは，信頼関係の基本となる医師自身の人格である．「治療的距離 therapeutic distance」とは私情を混じえず患者の全体像を客観的に正しく診るための適切な心理的距離をいう（表6）．

とりわけ働き盛りの峠を過ぎて，今まで築き上げてきた生活構造の問い直し，自問に差し向かうような症例には，十分なカウンセリングが必要である．

人生のターニングポイントで，体調を崩したうえに「このような生き方で良かったのか」「家庭や仕事はこれでよかったか」「自分の生きがいは何だろうか」など悩む更年期男子症例には，カウンセリング・マインドでのしっかりした心理療法的アプローチが大切となる．

(2) 自律訓練法，行動療法などの心身医学的療法[5]

不安や緊張の強い患者には自律訓練法などのリラクセーション療法が有効である．閉眼安静位（坐位または臥位）で心を整え，決められた一定の言葉（公式 formula）にさりげなく注意を集中する（受身的注意集中 passive concentration）トレーニングを繰り返す．

不安が学習された（条件反射 conditioning）ような症例には，不安を解除する行動療法 behavior therapy が有効である．行動療法には，いろいろな技法がある[5]．

これらの心身医学的療法もカウンセリングと同様にうつ状態にある患者には適用すべきでない．うつ症状をかえって増悪させることもあるので，十分な注意が必要である．

3. 性機能障害に対する諸治療

男性更年期障害の患者は，男子性機能低下が直

接の自覚症状であるだけに，これに対する治療と改善は，自信や生きがいの回復にもつながる重要な意義[2~4)]をもつ．

とりわけ勃起障害（ED）に対する治療は有用である[3)]．近年のクエン酸シルデナフィル sildenafil citrate（バイアグラ®）の登場にひき続く塩酸バルデナフィル水和物 vardenafil hydrochloride hydrate（レビトラ）や tadalafil などの PDE-5（phosphodiesterase-5）選択的阻害性陰茎海綿体血管拡張薬の開発は，ED 治療に有力な手段を与えている[6)]．

バイアグラ® やレビトラ® の禁忌である硝酸製剤服用患者や使用ができない状態にある冠疾患，脳血管障害の症例や無効症例には，陰圧式勃起補助具 vacuum constriction device；VCD, external vacuum device；EVD や，血管拡張薬の陰茎海綿体内注射の使用が ED 治療に有用である[6)]．

バイアグラ® やレビトラ® などの薬物や VCD を用いて ED を改善することによって，低下した"男性性 masculinity, manhood"が回復し，ED に併発のうつ症状が改善し，社会的活動性の"父性性 paternality, fatherhood"を取り戻し，生きがい感，QOL が高まることをわれわれはみている[1,4)]（図1）．

4．生活療法

睡眠，食事などの規則正しい生活リズムを整え，適切な運動と休息を取ること，各自に合うストレス解消を行うこと，仕事量や対人関係面での調整を補うことなどは，基盤となる重要な治療法である．

おわりに

男性更年期障害 male climacteric に関して，心身医学の視点から最新の知見を述べた．

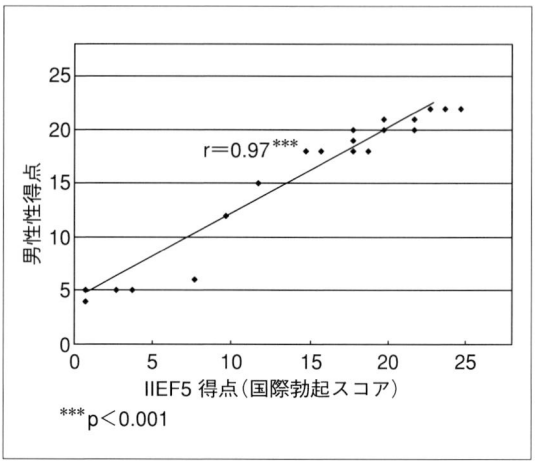

図1　IIEF 5 と男性性の相関関係

文　献

1）石津　宏，兪　　峰，佐和田重信，他：男子更年期障害―心身医学的視点からの最新知見．心療内科 8(1)：44-54，2004

2）石津　宏，與古田孝夫，比嘉盛吉，他：中高年男子の性機能低下への心身医学的対応―性役割からみた中高年男子の心身医学．心身医学 38：212-220，1998

3）石津　宏：勃起障害の心身医学．日本性機能学会雑誌 15：121-125，2000

4）石津　宏，與古田孝夫，柳田信彦，他：男子更年期の医学的問題点―心身医学の立場から―性役割からみた男子更年期の精神衛生学的研究．性機能低下臨床症例への心身医学的対応を通して．ホルモンと臨床 49：813-823，2001

5）石津　宏：インポテンス．同朋舎出版，京都，1990

6）白井將文：男子性機能障害．永井書店，大阪，2001

7）更井啓介：うつ病．身体的側面，現代精神医学大系 9 A 躁うつ病 I．中山書店，東京，171-198，1979

■ 男性更年期に特に気をつけたい泌尿器疾患

慢性腎不全に伴う性機能障害

安本　亮二* 　鞍作　克之**
やすもと　りょうじ　　くらつくり　かつゆき

- 透析療法中の男性患者の50～80％に性機能障害EDがみられる．
- 健康男性でみられるEDの原因以外に，透析患者では透析に関する腎性貧血や二次性副甲状腺機能亢進症なども原因になる．
- 尿毒症の十分な補正以外に薬剤の変更やシルデナフィルでED症状が改善される．
- 透析患者におけるEDの治療はQOL向上のため重要である．

Key Words　慢性腎不全，血液透析，性機能障害，低テストステロン血症，高プロラクチン血症，シルデナフィル

はじめに

近年，慢性腎不全による血症透析症例は増加しており，特に原疾患として糖尿病の増加は著明である．さらに透析療法の進歩により，合併症に対する治療，生活の質（QOL）の向上が大きな課題となっている．腎性貧血や二次性副甲状腺機能亢進症などの合併症に対しては薬物，治療法の進歩により改善が認められるが，慢性腎不全に伴った性機能障害に対しては，その発生頻度が高いのにもかかわらず，他の合併症と比較して治療の対象となることが少なかった．しかし，クエン酸シルデナフィル（バイアグラ®）の登場以来，まだ十分とはいえないが，慢性腎不全に伴う性機能障害の治療が透析患者のQOL向上のため，ますます重要となりつつある．

□ 慢性腎不全，透析患者におけるEDの原因

透析療法施行中の男性患者における勃起障害の発生率は約50～80％と報告によりばらつきを認めるが，同年齢の健常男性に比較し高頻度にEDを認める．腎不全の進行，透析導入によりEDの頻度が増加することも報告されている．透析方法による患者間のED発生頻度の比較では，腹膜透析と血液透析との間に有意な差を認めないとされている．また腎移植による性機能の回復に関しては，改善するという報告と改善しないという報告をともに認める．透析患者のEDの原因は複雑で，いくつかの原因が絡み合ってEDを引き起こすと考えられる．その主な因子について内分泌系の要因を中

表1　慢性腎不全，透析患者におけるEDの原因

- 低テストステロン血症
- 高LH血症，高FSH血症，高プロラクチン血症
- 心理的要因
- 亜鉛の欠乏
- 薬剤
- 腎性貧血
- 二次性副甲状腺機能亢進症
- 陰茎の血管障害
- 自律神経障害

心に以下に概説する（表1）．

1．性腺機能

テストステロンは中枢性にリビドー（性欲）を刺激するだけではなく，局所においてもNOを介して陰茎海綿体の血管平滑筋を拡張し勃起に関与している．血液透析患者ではテストステロンが低下することが知られている．また実際の症状と相関することが多いフリーテストステロンも同様に健常人に比較して低下する．この原因として尿毒症期では，hCGに対する精巣の感受性が低下することがあげられる．特に腎不全の初期に精巣のLeydig細胞においてのhCGに対する感度低下が起こり，フリーテストステロンの低下を認める．さらに尿毒症の進行とともに，遅れてテストステロンの低下も認める．また最近の研究では尿毒素により下垂体ホルモンであるluteinizing hormone（LH）のレセプターがブロックされることによりこのようなHCGに対する反応が起こると考えられ

*腎・泌尿器科安本クリニック　　**大阪市立大学大学院医学研究科　泌尿器病態学

ている．このLHレセプターのブロックはGFRと逆相関するが，腎移植により改善するといわれている．これらの機序により低テストステロン，低フリーテストステロン血症が引き起こされ，透析患者におけるEDの主因の一つとなっていると考えられる．

また精巣の他の機能として，造精機能も腎不全により障害されることが知られているが，この機序については現在もなお不明である．

2．視床下部一下垂体機能

精巣での下垂体ホルモンであるLHに対する感受性が低下し，テストステロンが低下することにより，尿毒症患者では高LH血症が認められる．この高LH血症は腎不全初期より認められ，腎機能の増悪と相関し上昇する．また腎機能の低下により，LHの排泄の低下も高LH血症の原因と考えられる．

またfollicle-stimulating hormone (FSH) の高値も腎不全に伴い起こることが知られている．FSHの分泌は精巣のSertoli細胞より分泌されるインヒビンによりnegative feedbackを受けており，腎不全患者の高FSH血症の原因としてSertoli細胞の萎縮により分泌されるインヒビンが低下することが考えられている．

またプロラクチンの上昇も腎不全患者において認める．プロラクチンの分泌はドーパミンにより抑制されているが，腎不全によりこの抑制が障害されることが一因と考えられている．また高プロラクチン血症の原因としてparathyroid hormone (PTH) が関与している可能性があることが最近の研究で報告されている．尿毒症患者における高プロラクチン血症の影響のメカニズムに関しては完全に解明されてはいないが，低テストステロン血症，性欲（libido）の低下，男性不妊に関与しているのは明白である．

腎移植により多くの症例で，移植後低テストステロン血症，高LH血症，高FSH血症，高プロラクチン血症の内分泌環境は改善され，造精能も回復することが知られている．しかし前述のごとく勃起機能に関しては，回復するという報告と，そうではないという報告がともにあり，内分泌環境の改善だけでは勃起機能を完全に回復することができないと考えられる．

3．心理的要因

抑うつの合併も保存期腎不全や透析患者にEDを起こす一つの誘因と考えられる．慢性腎不全は不可逆的な疾患であり，一般的に長い経過をたどる．また透析導入後も飲水，食事制限は続き，常に透析の合併症についても不安がつきまとう．軽症の状態も加えると透析患者の1/3から，半数に抑うつが認められるとされる．実際に腎不全，透析患者において抑うつを認める場合どのくらいの頻度でEDを引き起こすかは明らかになっていないが，EDと抑うつがともに存在する場合は抑うつによるEDの可能性を常に念頭におく必要がある．

4．亜鉛の欠乏

亜鉛の欠乏は透析患者の性機能障害の原因の一つと考えられる．亜鉛の投薬により性機能の回復を認めたという報告もあるが，亜鉛投与の効果についてはまだ議論が分かれるところである．

5．薬　　剤

慢性腎不全，透析患者は多種類の薬剤を服用している場合が多く，EDの原因として常に薬剤性のEDの可能性を考慮しなければならない．特に降圧剤による薬剤性EDが重要である．透析患者では高血圧を合併することが多く，複数の降圧剤も併用していることが多い．また薬物代謝の低下により，薬剤の副作用が健常人より高頻度で出現しやすいと考えられる．

多くの降圧剤で副作用としてEDを認めることがあるが，降圧剤でも比較的EDの副作用が出現しやすいものと出現しにくいものがあり，可能であればEDの副作用の少ないアンジオテンシン変換酵素阻害薬などの薬剤を第1選択とすべきであると考えられる．

また前述のごとく抑うつでも精神病性のEDが起こるが，三環系やSSRIなどの抗うつ剤もEDの原因となり得るため注意が必要である．その他，シメチジンやジゴキシン，サイアザイトなどの薬剤もEDの原因となる．

6．腎性貧血

慢性腎不全に伴う貧血によってもEDが引き起こされる．貧血による性機能障害発生の機序として全身活動性とlibidoが低下すること以外に血液粘稠度の低下があげられる．エリスロポエチン投与による貧血の改善により性機能障害も改善するといわれる．またエリスロポエチンは陰茎海綿体に

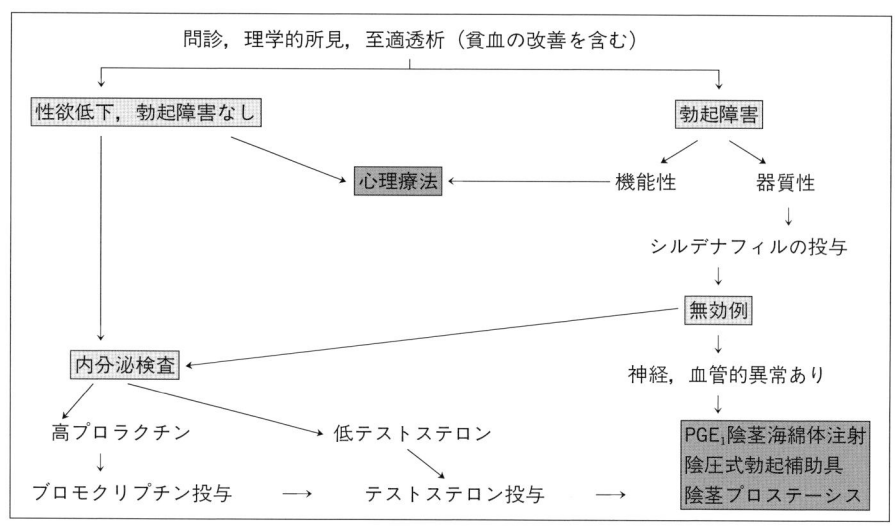

図1 尿毒症患者における性機能障害へのアプローチ
（文献1）より引用，改変）

対する直接の効果は認めないが，精巣の Leydig 細胞機能を刺激するという報告もある．また貧血の改善による血中プロラクチン濃度が低下し，性機能障害の改善を認める症例も存在する．

7．二次性副甲状腺機能亢進症

血液透析の合併症の一つである二次性副甲状腺機能亢進症の患者では，ED 発現の頻度が高いとされている．この機序として末梢神経障害，低テストステロンの促進，精巣の石灰化が考えられている．このため，ビタミン D の投与や副甲状腺摘除術により ED が改善したという報告もある．しかし，これとは逆に，副甲状腺機能亢進症の患者では cGMP の産生が増加しており，これにより ED の発生率が低くなるという報告も認める．

8．陰茎の血管障害

透析患者においては高脂血症や高血圧に伴い，動脈硬化を合併する可能性が高い．また糖尿病性の腎症ではさらに動脈硬化を伴う頻度が高いと考えられる．特に海綿体動脈において閉塞をきたすような症例では，血管性 ED を高頻度に引き起こす．

9．自律神経障害

糖尿病を合併していない腎不全，透析患者においても，尿毒症による自律神経障害（uremic neuropathy）をよく認め，神経性 ED を引き起こす．

□ 診断と治療

十分な問診と理学的所見をとることが必要であり，糖尿病などの合併症の有無，骨盤内手術歴の有無を確認する．また腎不全，透析患者は多種類の薬剤を服用している場合が多く，詳細な薬歴をとり，薬剤性 ED を起こし得る薬剤のチェックが必要である．また国際勃起スコア（international index of erectile function；IIEF）を用いて性機能の評価をすることも重要である．特に ED の評価には IIEF 5 がよく用いられ，IIEF 5 は治療に対する評価に有用である．

それ以外の慢性腎不全，透析患者における ED の診断と治療について，Palmer の尿毒症患者における性機能障害へのアプローチ（図1）を参考にし，留意点を以下に示す．

1. 尿毒症に対して十分で適正な透析が行われていることが前提条件として必要である．
2. エリスロポエチンにより腎性貧血が改善されており，ヘマトクリット値を 33〜36% にコントロールする必要がある．
3. 活性化ビタミン D により二次性副甲状腺機能亢進症がコントロールされていること．
4. 内服薬をチェックし，特に降圧剤など薬剤性 ED を起こす可能の薬剤を使用している場合，可能な限り他の薬剤に変更すること．

以上の留意点に関して，補正を行った後にも ED を認めた場合，シルデナフィルによる治療が，慢性腎不全，透析患者においても第1選択となる．

透析患者におけるシルデナフィルの有効率は 70〜80％であり，糖尿病性尿毒症患者と非糖尿病性尿毒症患者での有効率を直接比較した報告は認めないが，前者の方が有効率は低いと考えられる．シルデナフィルの代謝経路は，主に肝臓であるが，血液透析による除去をほとんど受けない．このため透析患者において，シルデナフィルの副作用発現の頻度は非透析患者と比較し高率であることが報告され，慢性腎不全，透析患者では 25 mg よりのシルデナフィルの投与が推奨される．また腎不全，透析患者では高血圧や虚血性心疾患，心不全，不整脈などの心疾患を合併する比率が高いため，投薬前に心電図や心エコーにより十分に評価を行うことが重要である．

シルデナフィル無効例に対しては Palmer の尿毒症患者における性機能障害へのアプローチ（図1）に沿って，まず内分泌機能の評価を行い，高プロラクチン血症を認める症例では，ブロモクリプチンの投与を行い，低テストステロン血症の患者に対してはアンドロゲン補充療法を行う．アンドロゲン補充療法を行う前には，特に高齢の患者において PSA の測定など前立腺癌のスクリーニングを行っておく必要がある．

内分泌検査で異常を認めず，シルデナフィル無効症例または合併症のためシルデナフィルの投与が不可能な症例では，プロスタグランジン E_1 の陰茎海綿体注射や陰圧式勃起補助具（external vacuum device；EVD），陰茎プロステーシスの移植などの治療が行われる．

おわりに

慢性腎不全，透析患者での ED の頻度は高いのにもかかわらず，他の合併症と比較して治療が行われている割合は少ない．ED に悩みながらも性機能について自ら医師に相談できない患者も多いと考えられ，透析患者に性機能障害とシルデナフィルやバルデナフィルなど phosphodiesterase inhibitor を中心とした治療について啓蒙していくことが，今後さらに透析患者の QOL を向上するために重要と考えられる．

最近，加齢や男性ホルモンの低下により，男性にも女性と同様に更年期の症状が出現するといわれている．男性更年期は加齢などに伴うアンドロゲン低下に起因する種々の精神・心理，身体，性機能関連症候群と定義される．これはアンドロゲンが脳や精巣，陰茎，前立腺だけでなく，骨や筋肉，腎臓，下垂体，毛包など全身に作用しているためと考えられる．男性更年期の症状は大きく，身体症状，勃起不全症状，精神症状の三つに分類される．身体症状として全身的な体調不良や疲労，関節や筋肉の痛み，筋力の低下，ひげが薄くなることがあげられる．勃起障害として性欲や性的能力の低下や早朝勃起の回数の減少があげられる．また神経症状は，意欲がわかない，落ち込むなどの抑うつの症状が中心であるが，その他，不眠や逆によく眠くなるといった睡眠障害や，不安感やいらいらの増悪，神経質になるといったことがあげられる．腎不全，透析患者においても男性更年期とほぼ同様の症状が，合併症として出現し得る．男性更年期症自体が，新しく提唱された疾患であるため，現在のところ，腎機能障害と男性更年期の相関について記載された文献はないが，今後透析患者に対するホルモン補充療法の必要性も含め，慢性腎不全や透析患者の男性更年期症状も治療の対象となり得る可能性がある．

文 献

1）Palmer BF：Sexual dysfunction in uremia. Journal of the American Society of Nephrology 10：1381-1388, 1999

2）堀川直史：透析患者の抑うつ．腎と透析 53：721-725, 2002

3）石田裕則：透析患者の合併症とその対策 ED. 日本透析医会 12：99-109, 2003

4）田村雅人：ED と血液透析．臨牀と研究 76：867-869, 1999

5）伊藤直樹：男性更年期の概念．医学のあゆみ 205：380-384, 2003

■ 男性更年期に特に気をつけたい泌尿器疾患

前立腺肥大症とその治療に伴う男性性機能障害

車　英俊*
くるま　ひでとし

- 前立腺肥大症の成因には，アンドロゲンとエストロゲンが関与している．
- α_1アドレナリン受容体遮断薬には射精障害が生じることがある．
- 抗アンドロゲン薬は前立腺縮小効果があるが，勃起不全や性欲減退などの性機能障害に注意が必要である．
- 前立腺肥大症の手術療法では逆行性射精が必発である．

Key Words　前立腺肥大症，射精障害，逆行性射精，勃起不全

はじめに

男性が加齢とともに経験する種々の排尿障害の多くは前立腺肥大症に由来する．前立腺は男性ホルモン（アンドロゲン）の標的臓器のひとつであり，加齢による性ホルモンの変化が前立腺肥大症を引き起こしていると考えられているため，男性更年期障害とは無関係とはいえない．本稿では，男性更年期障害に特に気をつけたい泌尿器科疾患として前立腺肥大症を取り上げ，性ホルモンとの関係や各種治療法，および治療に伴う男性機能の変化について概説する．

□ 前立腺肥大症の発生原因

前立腺肥大症はおもに高齢者に発生する増殖性疾患で，病理組織学的には前立腺の過形成を主体とする良性疾患である．その成因はいまだ解明されていないが，性ホルモンが深く関与していることは明らかである．

精巣から分泌される男性ホルモン（アンドロゲン）のひとつであるテストステロンは，約98%が性ホルモン結合グロブリンと結合して活性を有さない．活性を持つフリーテストステロン（Free-T）はその一部が前立腺の細胞質で5α還元酵素によってデヒドロテストステロン（DHT）に変換され，強力な活性を発揮する．Free-TとDHTは前立腺細胞の核内でアンドロゲンレセプター（AR）と結合し，補酵素とともに二量体を形成した後にDNAの特定領域に結合する．これが下流の遺伝子群を介して前立腺の成長や分泌機能を制御していると考えられている．

アンドロゲンは前立腺肥大症の発生にも深く関与している．たとえば，何らかの原因で精巣を失った患者には前立腺肥大症が発生しないことが知られている．高齢者のアンドロゲン低下と前立腺肥大症の発生は一見矛盾するように思われるが，実は前立腺組織中のDHTとARは逆に増加していて，組織内はむしろ高アンドロゲンの状態になっていると報告されている[1]．さらに，女性ホルモンのひとつであるエストロゲンも重要な働きを演じている可能性が指摘されている．従来から，アンドロゲンの低下に伴ってエストロゲンが相対的に優位になることが前立腺肥大症発生の原因のひとつであることは提唱されていた．特に最近では，エストロゲンレセプター（ER）が重要な役割を担っているのではないかと注目が集まっている．前立腺のERには間質の線維芽細胞に発現するERαとおもに前立腺上皮に発現するERβの2種類のサブタイプが存在する．ERαとERβの関係はいまだ不明な点が多いが，ERβをノックアウトしたオスマウスには加齢とともに前立腺肥大症が発生することも報告されている[2]．ERβはアンドロゲン依存性に発現するため，アンドロゲンの低下に伴ってERβが減少することなどを鑑みると，エストロゲンとERサブタイプが前立腺肥大症の成因に大きく関与している可能性がある[3]．

□ 前立腺肥大症の治療法と男性機能

1．薬物療法（表1）

前立腺肥大症による排尿障害には，肥大した前立腺による機械的尿道閉塞と交感神経を介した前

* 東京慈恵会医科大学　泌尿器科

表1 前立腺肥大症に用いられる主な薬剤の男性機能に対する副作用

分類	男性機能に対する副作用	一般名	商品名	投与量，用法
α₁アンドロゲン受容体遮断薬	逆行性射精，射出障害	塩酸プラゾシン	ミニプレス®	1日1～6 mg 分2～3
		塩酸テラゾシン	ハイトラシン® バソメット®	1日1～2 mg 分2
		ウラピジル	エブランチル®	1日30～90 mg 分2
		塩酸タムスロシン	ハルナール®	1日0.1～0.2 mg 分1
		ナフトピジル	フリバス® アビショット®	1日25～75 mg 分1～2
		シロドシン	ユリーフ®	1日4～8 mg 分1～2
抗アンドロゲン薬	勃起障害，性欲減退，逆行性射精	酢酸クロルマジノン	プロスタール® プロスタール® L	1日50 mg 分2 1日50 mg 分1
		アリルエストレノール	パーセリン®	1日50 mg 分2
		オキセンドロン	プロステチン	1回200 mgを週1～2回臀筋注
		カプロン酸ゲストノロン	デポスタット®	1回200 mgを週1回臀筋注
5α還元酵素阻害薬	勃起障害，性欲減退，逆行性射精	フィナステリド	前立腺肥大症の治療薬としては未承認 （プロペシア®）	1日5 mg 分1 （1日1 mg 分1）
植物製剤	報告なし		エビプロスタット®	1日6錠分3
		セルニチンポーレンエキス	セルニルトン®	1日6錠分3
アミノ酸製剤	報告なし		パラプロスト®	1日6カプセル分3
漢方薬	報告なし		八味地黄丸	1日7.5 g 分3
			牛車腎気丸	1日7.5 g 分3
			猪苓湯	1日7.5 g 分3

立腺および尿道平滑筋の過剰な緊張が関与している．前者に対しては抗アンドロゲン作用を有するホルモン系薬剤，後者に対してはα₁アドレナリン受容体遮断薬（α₁遮断薬）がおもに用いられる．初期の症状は後者が主因であると考えられているため，一般にはα₁遮断薬が第1選択薬として使用され，ホルモン系薬剤は併用薬として用いられることが多い．以下に各薬剤の特徴と男性機能への影響について述べる．

(1) α₁遮断薬

前立腺は平滑筋を含み，α₁アドレナリン受容体を介して収縮する．前立腺肥大症になるとα₁アドレナリン受容体の数と反応性が増大して，常に交感神経が興奮状態となるために前立腺平滑筋の慢性的な緊張による尿道の機能的閉塞が生じ，排尿障害が出現する．α₁遮断薬はこの前立腺平滑筋の緊張を緩和することで効果を発揮する．しかし，α₁アドレナリン受容体は血管平滑筋にも豊富に存在するため，α₁遮断薬はときに低血圧に基づく立ちくらみやめまいなどの副作用が生じることがある．平滑筋のα₁アドレナリン受容体にはα₁A，α₁B，α₁Dの3種類のサブタイプが知られていて，特に血管平滑筋においてα₁Bが優位であることから，副作用の軽減のためにα₁Aやα₁Dに選択性の高い薬剤である塩酸タムスロシン（ハルナール®）やナフトピジル（フリバス®，アビショット®）が開発され，臨床応用されている．これらの薬剤が男性機能に及ぼす影響は軽微であるが，4～10%の患者に逆行性射精が出現することが報告されている[4]．逆行性射精とは射精時に精液が膀胱内へ逆流する現象である．射精時には交感神経の興奮によって内尿道括約筋が収縮して膀胱頸部（尿道への入

り口）を閉鎖すると同時に，前立腺平滑筋と尿道平滑筋の律動的な収縮によって精液が体外へ放出される．$α_1$遮断薬はこの内尿道括約筋の収縮を抑制するために膀胱内への精液の逆流が生じるといわれている．この作用は$α_1$D選択性が高いナフトピジルには生じにくいといわれている．

近年，$α_1$遮断薬による射精障害は，逆行性射精よりも精嚢の収縮障害に基づく射出障害の割合が高いことが報告されている[5]．精嚢には$α_1$A受容体が優位に存在している．2006年に発売されたシロドシン（ユリーフ®）は特に$α_1$A受容体に高い選択性をもった$α_1$遮断薬である．シロドシンの射精障害は塩酸タムスロシンやナフトピジルよりも強いと報告されており，その原因は逆行性射精よりも精液の射出障害であるといわれている[6]．

(2) ホルモン系薬剤

前立腺の発育はアンドロゲンに依存している．抗アンドロゲン薬は，精巣からのテストステロン分泌抑制，テストステロンの前立腺細胞への取り込み阻害，およびDHTのアンドロゲンレセプターへの結合阻害によって前立腺の縮小を図る．抗アンドロゲン薬の投与によって前立腺は6〜12ヵ月で30％ほど縮小するが，投与を中止すると治療前の状態にまで復帰してしまうため，継続的な投与が必要である．また，前立腺癌の腫瘍マーカーとして用いられている血清前立腺特異抗原（PSA）値の上昇をマスクしてしまうことがあるため，注意を要する．男性機能に対する影響では，テストステロン分泌抑制によって勃起障害や性欲の減退を生じることがある．抗アンドロゲン薬の使用にあたってはこれらの事項を患者に十分に説明することが肝要である．わが国ではおもに酢酸クロルマジノン（プロスタール®，プロスタール® L）とアリルエストレノール（パーセリン®）が用いられている．

先に述べたように，テストステロンは前立腺細胞内で5α還元酵素によってDHTに変換される．この5α還元酵素を阻害する薬剤であるフィナステリドが欧米ではすでに10年以上使用されていて，抗アンドロゲン薬とほぼ同等の前立腺縮小効果を認めている．フィナステリドは血中テストステロン濃度に影響を与えないため，男性機能に対する影響が少ないと報告されている[7]．わが国ではフィナステリドの臨床試験は終了しているが前立

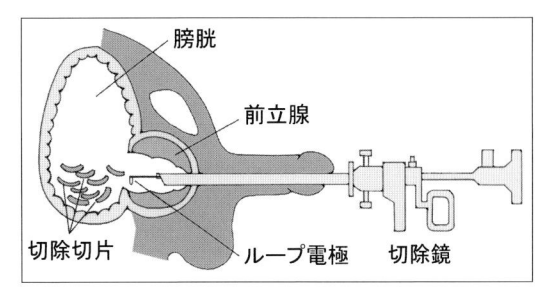

図1 経尿道的前立腺切除術（TUR-P）

腺肥大症の治療薬としては認可されず，通常前立腺肥大症で用いる1/5の量である1 mgが男性型脱毛症の治療薬（プロペシア®）として認可されている．

(3) その他

前立腺肥大症の治療には古くからさまざまな植物抽出エキスや漢方薬が用いられてきた．いずれの薬剤もその作用機序には不明な点が多く，効果についても明確なエビデンスは存在しないが，副作用の報告が少ないために比較的安心して使用できる．これらの薬剤が男性機能に悪影響をおよぼしたとの報告も見られない，特に頻尿などの腎陽虚に適応のある八味地黄丸などは，男性不妊症やEDの治療にも使用されている．このように，植物抽出エキス製剤や漢方薬は患者によっては効果的な薬剤であるといえる．

2．手術療法

薬物療法が無効な例や副作用により内服継続が困難な場合，または尿閉や残尿が多い症例に対しては手術療法が選択されることが多い．前立腺肥大症の手術療法には内視鏡手術，開放手術，温熱治療，レーザー治療，尿道ステント留置など非常に多くの手法があるが，ここではgold standardと呼ばれている経尿道的前立腺切除術（transurethral resection of the prostate：TUR-P）と男性機能について解説する．

TUR-Pに用いる切除鏡は，24〜26 Frの硬性外筒に膀胱尿道鏡，ワーキングエレメント，切除用ループ電極が一体化させてある．尿道から挿入した切除鏡から非電解性の還流液を流しながら前立腺組織を高周波電圧で切除していく（図1）．前立腺を内側から切除するために周囲の神経を損傷する危険性が少なく，本手術が適切に実施されれば術後に勃起不全を生じることはほとんどない．し

かし,切除後は膀胱頸部が常に開いた状態となるため,先に述べた逆行性射精は必発である.現時点では他の術式でも逆行性射精を完全に防止できるものは存在しない.

おわりに

前立腺肥大症は高齢男性にはごくありふれた疾患になりつつあり,泌尿器科医のみならず一般内科医が遭遇する機会も増えている.しかし,前立腺が生殖器であるということを考えると,その治療に少なからず男性機能への影響があることを常に念頭において治療にあたることが肝要であると思われる.

文　献

1) Roehnrborn CG, McConnel JD: Etiology, pathophysiology, epidemiology, and natural history of benign prostatic hyperplasia. In Campbell's Urology. Edited by Walsh PC, 8 th ed., Saunders, Philadelphia, Pennsylvania, USA, pp. 1297-1336, 2002

2) Krege JH, Hodgin JB, Couse JF, et al: Sar M, Korach KS, Gustafsson JA, Smithies O: Generation and reproductive phenotypes of mice lacking estrogen receptor beta. Proc Natl Acad Sci USA 95: 15677-15682, 1998

3) Mosselman S, Polman J, Dijkema R: ER beta: identification and characterization of a novel human estrogen receptor. FEBS Lett 392: 49-53, 1996

4) Schulman CC: Lower urinary tract symptoms/benign prostatic hyperplasia: minimizing morbidity caused by treatment. Urology 62: 24-33, 2003

5) Bartsch G, Rittmaster RS, Klocker H: Dihydrotestosterone and the concept of 5 alpha-reductase inhibition in human benign prostatic hyperplasia. Eur Urol 37: 367-380, 2000

6) Hisasue S, Furuya R, Itoh N, Kobayashi K, Furuya S, Tsukamoto T: Ejaculatory disorder caused by alpha-1 adrenoceptor antagonists is not retrograde ejaculation but a loss of seminal emission. Int J Urol 13: 1311-1316, 2006

7) 小林　皇,舛森直哉,伊藤直樹,他:前立腺肥大症治療薬の性機能への影響―選択的α1A遮断薬による射精障害の検討.日泌会誌 98: 268, 2007

■ 男性更年期に特に気をつけたい泌尿器疾患

前立腺炎

池内 隆夫*
いけうち たかお

- 前立腺炎症候群とは従来の前立腺炎に加えて，有痛性の前立腺周囲や骨盤内臓器の関連疾患も包括した新しい概念である．
- 男性更年期障害と特に関連が深い病型は，病原微生物の関与がないⅢA型ならびにⅢB型である．
- 推測される関連病態は心理異常，尿流障害，骨盤腔内静脈うっ滞，自律神経失調，性機能障害である．
- 治療成績の向上には原因病態の正確な鑑別診断と適応する専門的治療法の選択が重要である．

Key Words 前立腺炎症候群，心理異常，尿流障害，骨盤腔内静脈うっ滞，自律神経失調，性機能障害

はじめに

前立腺炎は概念自体が今までとは大きく変貌し新しい学問体系となった．治療に対する反応は細菌性の病型は非常に良好であるが，一般細菌が関与しない慢性の病型では難治性症例が多いことが臨床上の大きな問題である．この難治性症例の一部に男性更年期障害と特に関連深い病態が存在している可能性が高いと推測される．そこで本稿では，それら病態の原因解明を試みるとともに，実践的な診断法と効果的な治療法について述べる．

□ 概　念

前立腺炎は，以前は前立腺に由来する独特の痛みを有する一群の疾患または症候群と定義されていたが，近年では病態解明の研究が進み，包括する類似疾患の病因もかなり明白となった．そこで今日では，炎症性疾患ととらえていた従来の前立腺炎の概念に加えて，前立腺周囲や骨盤腔内臓器における有痛性疾患をも一括した新しい概念として前立腺炎症候群（prostatitis syndrome）という呼称がすでに本邦では一般的に定着している[1]．

前立腺炎の発症頻度は米国では年間 200 万人と推測され，40〜79 歳の男性の罹患率は 9％とされている．一方，本邦では年間で約 60〜100 万人程度の新患数と推測されており，筆者統計による罹患率は 7.54％である[2]．

男性更年期障害と特に関連深い病態とされている慢性前立腺炎の臨床的特徴は徐々に発症し，会陰部・下腹部・鼠径部・大腿部の疼痛や不快感，膀胱刺激症状，尿道刺激症状，性機能低下などの比較的軽微だが多彩で頑固な症状を見る．前立腺触診では通常は圧痛以外には特徴的な所見はない[1]．

□ 病型分類

従来の分類法は Drach ら（1978）の提唱に準拠して，①急性細菌性前立腺炎症，②慢性細菌性前立腺炎，③慢性非細菌性前立腺炎，④前立腺痛（prostatodynia）の 4 病型に分ける．この分類法は現在でも一般臨床で繁用されている．

1998 年に NIH（米国立衛生研究所）が新しい分類法を発表した．この Category 分類（以下，型と略）を従来の分類法と対比するとⅠ型は急性細菌性前立腺炎，Ⅱ型は慢性細菌性前立腺炎の病型で変化はないが，Ⅲ型とⅣ型は大きく改変された．Ⅲ型は感染が証明されない無菌性の慢性前立腺炎を意味し，chronic pelvic pain syndrome（CPPS：慢性骨盤疼痛症候群）と呼ばれる．この群はさらに 2 分され，ⅢA 型は炎症を伴う CPPS（慢性炎症性骨盤疼痛症候群）で，従来の慢性非細菌性前立腺炎に相当する．ⅢB 型は炎症を伴わない CPPS（慢性非炎症性骨盤疼痛症候群）で，従来の前立腺痛に相当する．またⅣ型の無症状性炎症性前立腺炎は新しい概念である．NIH はこの分類法の世界的な統一を提唱しており，今後は一般的に認知されるものと推測される．

□ 診断と治療の要点

診断法は Meares & Stamey（1968）が提唱し

---

* 元・昭和大学藤が丘病院　泌尿器科，現・総生会麻生病院

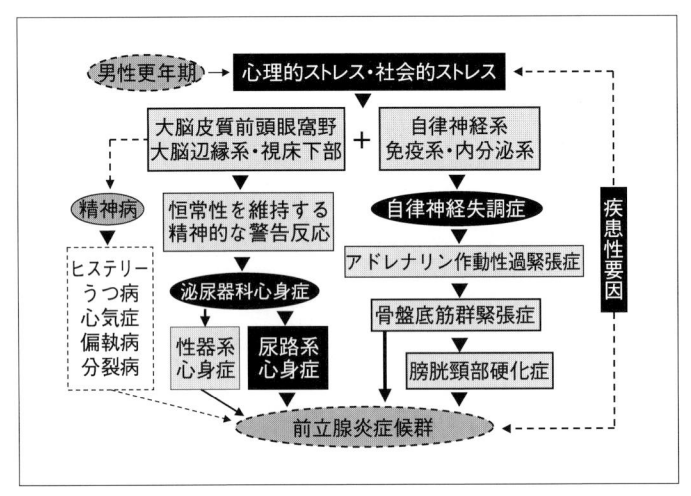

図1 精神的要因が強い病態のメカニズム

た4検体分割採取法により得たVB₁（初発尿），VB₂（中間尿），EPS（前立腺圧出液），VB₃（前立腺マッサージ後初尿）中の白血球数と細菌の定量的検査に基づいて行われる．

診断基準は，白血球数が＞10/hpfを炎症ありと規定し，それ以下ならⅢB型に分類する．起炎病原微生物に関しては，細菌定量培養の診断基準を満たし急性ならⅠ型に，慢性ならⅡ型に分類する．また，一般細菌の関与が不明確なⅢA型には特異性菌（特に嫌気性菌と結核菌）およびSTD関連病原微生物（特に*Chlamydia*）の検索が必要である[1]．

治療法は，一般細菌感染が明確なⅠ型とⅡ型は抗菌薬療法が確立している．一方，無菌性のⅢ型に対する考え方は一定ではないため難治性症例が多く現在の臨床的問題点とされている．しかし，男性更年期障害と特に関連が深いⅢA型のうちで病原微生物が関与しない群とⅢB型の病態は，基本的病因に共通点が多いので，治療成績の向上には原因病態を確実に鑑別診断したうえで適応する専門的治療法を選択することが特に重要と思われる[1]．

□ 更年期に関連深い病態

男性更年期障害に関連する病態のメカニズム解明を試みるとともに，筆者の実践的診断法および効果的治療法について述べる．

1．心理異常との関連

精神的要因の関与を疑う病態（図1）は13.4%に見られる．精神状態と心理特性の把握は心理検査によるが，CMI健康調査票では30.4%に，YG性格検査では26.0%に，TPI（東大人格目録）では34.8%に異常が見られる[3]．異常症例（慢性前立腺炎の4.2%に相当）の精神医学的分析では疾患性要因による心身症の患者が大部分を占めるが，心因性要因による神経症の患者も一部に認められる[1,3]．

治療法は心身医学的治療であり，心身症群には受容・支持・保証を基本姿勢とした簡便型精神療法を専ら泌尿器科医が行い，治療効果は有意（$p<0.01$）に良好である[4]．一方，無効例や神経症群の重症例，精神病性疾患は精神科に依頼して専門的治療（カウンセリング）に委ねるべきであると考える[1,4]．

2．尿流障害との関連

排尿障害（IPSS＞8点）は9.3%に見られ，尿流測定検査ではQ_{max}の異常（＜15 ml/s）を81.0%に，flow patternの異常を85.7%に認める[3]．尿流異常の症例は潜在的な下部尿路閉塞性病態の可能性がある（図2）．第一は前立腺部尿道の交感神経の刺激で外括約筋の緊張が増大して機能的閉塞を生じた病態であり，排尿時の尿道内圧の上昇で前立腺管腔内への尿の逆流が起こり前立腺炎を発症する．この病態は鑑別に尿流動態検査が必要となる．第二は器質的な閉塞で内尿道口に狭窄を生じた病態（いわゆる膀胱頸部硬化症）で，排尿性尿道膀胱造影での確認が必要である[1,3]．

治療法は，機能的閉塞性疾患の初期治療にはα_1遮断剤を選択するが，治療効果は有意（$p<0.01$

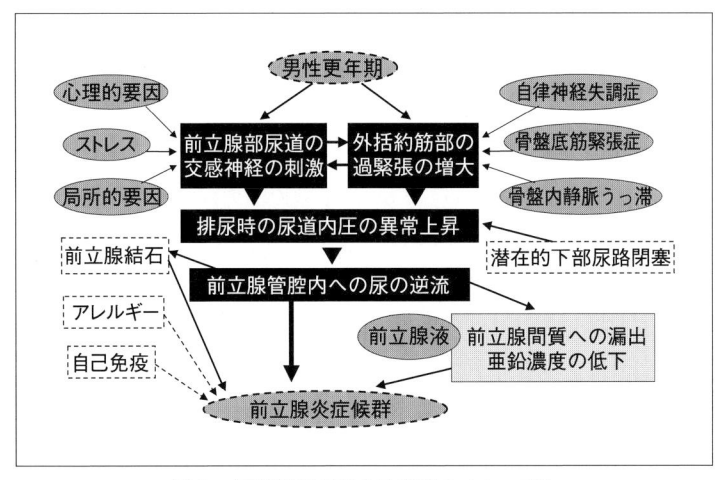

図2　尿流障害を認める病態のメカニズム

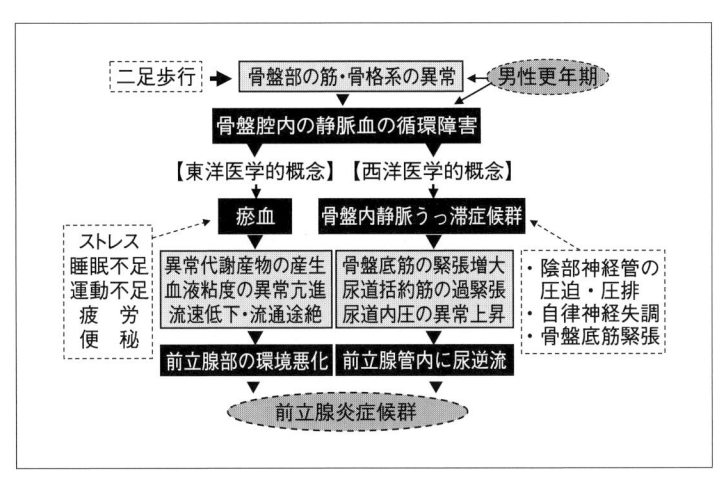

図3　骨盤腔内静脈うっ滞を認める病態のメカニズム

に良好である[4]．また2次的な不安定膀胱には抗コリン・平滑筋弛緩剤を投与する．一方，器質的閉塞性疾患に対しては膀胱頸部切開術や切除術，バルーン拡張術などを行う[1,4]．なお，高温度療法は難治性症例に対して有用な治療選択肢の一つであるが，治療効果には一定の結論が出ていない[1]．

3．骨盤腔内静脈うっ滞との関連

骨盤腔内静脈うっ滞を認める病態（図3）は東洋医学的概念では瘀血病態と解釈されるので瘀血の診断基準を用い判定し[5]，同時に西洋医学的に前立腺部の超音波検査でサントリーニ静脈叢の異常拡張像を確認する[1,3]．

治療法は，漢方療法として桂枝茯苓丸を代表とする駆瘀血剤の投与が有用であり，筆者は良好な治療効果を確認している[1,4,5]．

また，肛門部静脈叢のうっ血である痔核から誘発される慢性前立腺炎は14.8％に見られる[1,3]．治療法は駆瘀血剤と痔疾患治療坐剤との併用が有効で，活動性病変の治療が奏効すれば前立腺炎も随伴して改善する[1,4]．

4．自律神経失調との関連

会陰部や下腹部の疼痛や不快感を訴える患者で，前立腺触診時に肛門輪の圧痛や狭小化を確認できれば骨盤底筋緊張症と診断する．この病態は骨盤底筋群から末梢に及ぶ広範囲の自律神経失調が主因で，これに骨盤内静脈うっ滞や精神的要因などが重なり合い発症するとの見解が有力である（図1，図2，図3）[1]．

治療法は本邦では経穴治療が主流であり，筆者は低周波針通電療法を行っている．長期治療成績

表1 性機能障害に対する牛車腎気丸の臨床効果

項　目	投与前	投与後	検定*
【勃起障害】	8.6±3.72	11.4±3.24	p=0.00110
性生活の満足度	1.3±0.85	1.8±1.01	p=0.03125
陰茎が硬くなるか	1.6±1.00	2.4±1.28	p=0.00195
膣挿入は可能か	2.5±1.01	2.9±0.83	p=0.06250
勃起の持続期間	0.9±0.97	1.8±0.97	p=0.00195
性交渉の満足度	2.3±1.45	2.5±1.23	p=0.59375
【射精障害】	11.4±3.48	11.9±4.18	p=0.53125
毎回射精は可能か	3.4±1.45	3.3±1.57	p=0.53125
射精の時間（遅漏）	3.1±1.29	2.8±1.68	p=0.48047
射精の時間（早漏）	2.6±1.96	3.3±1.84	p=0.02734
射精時の1回射精量	1.1±1.20	1.4±1.45	p=0.75000
射精時の精液の勢い	1.2±1.11	1.2±1.22	p=1.00000
【性欲障害】	4.3±1.83	4.1±1.32	p=0.74854
絵や映画で性的興奮	2.1±0.90	1.8±0.81	p=0.43750
触られると性的興奮	2.2±1.09	2.3±0.77	p=0.69922

*検定：Wilcoxon 順位和検定

は有意（p＜0.01）に良好であり，自覚症状軽減の持続期間は 6.8 日間である[1,4]．

5．性機能障害との関連

筆者統計では性機能の訴えは 2.7％と比較的少ない[2]．男性性機能障害の原因として心因性要因が関与することは周知の事実であるが，他の原因として加齢に伴う身体の生理的機能や器質的機能の低下状態も重要である．この病態は男性更年期と特に関連が深く，漢方医学的概念である腎虚（加齢による性ホルモンの減少状態）に正しく相応している[5,6]．

治療法は漢方医学で腎虚を治す補腎剤が有用である[5,6]．代表薬である牛車腎気丸の薬効薬理研究によれば一酸化窒素（NO）の産生増加に基づいて末梢組織血流量と細胞内 cGMP 含有量を用量依存的に増加させて血行を改善する作用があり，正しく勃起メカニズムに類似した機序である[6]．性機能障害に対する牛車腎気丸の治療効果（表1）は勃起障害に有意（p＝0.00110）に良好であり，特に陰茎の硬度，勃起の持続時間，性生活の満足度，早漏の改善の項目で有用性が高い[6]．

おわりに

男性更年期障害と特に関連が深い病型は，IIIA 型（慢性非細菌性前立腺炎）のうちで病原微生物が関与しない群とIIIB 型（前立腺痛）である．具体的病態は精神的要因が強い病態，尿流障害を認める病態，骨盤腔内静脈うっ滞を認める病態，自律神経失調を主因とする病態，性機能障害を訴える病態である．

これら関連病態の発症メカニズムの解明をさらに進めて原因病態を確実に鑑別診断したうえでもっとも適応した専門的治療法を選択することが，難治症例の治療成績の改善に向けて特に重要になると思われる．

文　献

1）池内隆夫：前立腺炎症候群（総説）．臨泌 55：1075-1087，2001

2）池内隆夫：慢性前立腺炎と前立腺炎様症候群の臨床的研究（第1報）．臨床統計的観察．泌尿紀要 34：446-452，1988

3）池内隆夫：前立腺炎症候群の診断と治療―最新の考え方と動向．前立腺炎症候群の診断―Prostatodynia の診断および鑑別診断．Prog Med 18：2168-2173，1998

4）池内隆夫：前立腺炎症候群の診断と治療―最新の考え方と動向．前立腺炎症候群の病態別治療―Prostatodynia．Prog Med 18：2195-2199，1998

5）石橋　晃，池内隆夫，関口由紀：泌尿器科漢方マニュアル．ライフ・サイエンス，東京，2003

6）池内隆夫，佐々木春明，吉川裕康，他：加齢による男性性機能障害に対する牛車腎気丸の臨床的有用性の検討．日性会誌 15：411-416，2000

■ 男性更年期に特に気をつけたい泌尿器疾患

前立腺癌

荒井 陽一* 並木 俊一* 齋藤 誠一*

- 前立腺癌治療では性機能，排尿，排便，などで疾患特有の障害が起こり得る．
- 前立腺全摘術後では高頻度に性機能障害 ED が発生する．
- 神経温存例では術後の性機能回復が期待され，バイアグラの有効率も高い．
- 放射線療法でも観察期間が長くなると性機能障害の頻度が増加する．
- 内分泌療法では性機能障害のほかにも hot flash などの更年期症状に留意する．

Key Words　前立腺癌，前立腺全摘除術，放射線療法，内分泌療法，ED，更年期症状

はじめに

早期前立腺癌症例が急増しており，その治療法も多様化しつつある．一方，いずれの治療法においても前立腺癌特有の機能障害のリスクを伴う．ここでは自験例の成績を紹介しながら主に各種治療法の性機能障害について述べてみたい．

前立腺全摘術と ED

根治的前立腺全摘術は早期前立腺癌に対する第1選択とされている．癌に対する手術は癌を治癒させることが最優先であることは異論のないことであろう．しかし近年，検査法の進歩などにより早期癌の頻度が急増し手術療法を受ける患者が年々増加するにつれて，治療中・治療後の患者の Quality of Life（QOL）が非常に重要であるとの認識がされるようになってきた[1]．そのため生存率のみが必ずしも治療法選択を決定する唯一の因子ではなく，機能温存や術後の QOL の変化を含めてインフォームド・コンセントをする必要があるとの認識が生まれつつある．前立腺全摘術に伴う ED も QOL を損なう重要な因子の一つであり，筆者らは前立腺全摘術における ED を含めた QOL の変化について UCLA Prostate Cancer Index（UCLA PCI）を用いて neoadjuvant および adjuvant 療法を施行してなく前立腺全摘術を施行した 72 例について縦断調査を行った[2]．この結果では手術後は sexual function および sexual bother（性負担感）が著しく低下することが明らかになった（図1）．UCLA PCI では sexual function に対する sexual

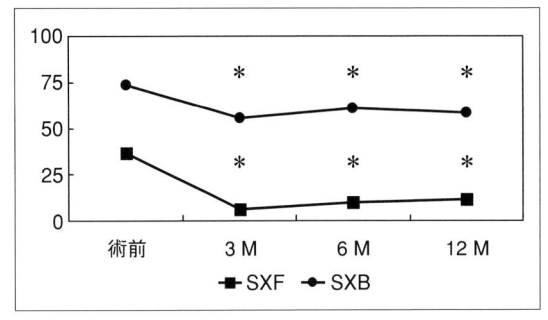

図1　前立腺全摘術後の性機能の変化

スコアが高いほど QOL が高いことを示す．Sexual function は手術後著しい低下を示している．Sexual bother も function と同様に低下している．スコアが高いほど QOL が高いことを示す．

SXF：sexual function（性機能），SXB：sexual bother（性負担感），*vs 術前，$p < 0.05$

bother（負担感）を測定する項目があるが，65歳以下の若年層では 66 歳以上に比較して術後の性負担感スコアはむしろ低下（増悪）傾向を認めた（図2）．これは若年者の方が術後の性機能の低下が著しいためと考えられる．これらの結果から従来のわれわれ医療者の想像とは異なり，日本人の性に対する意識は欧米と同様に患者の QOL に影響を与えていることがうかがわれる．術前に性機能についての十分な情報提示を行い，それに基づいた説明が必要であるとともに，術後の性機能の回復に向けての取り組みが重要である．

前立腺全摘除術後に勃起機能の自然回復を期待

* 東北大学大学院医学系研究科　泌尿器科学分野

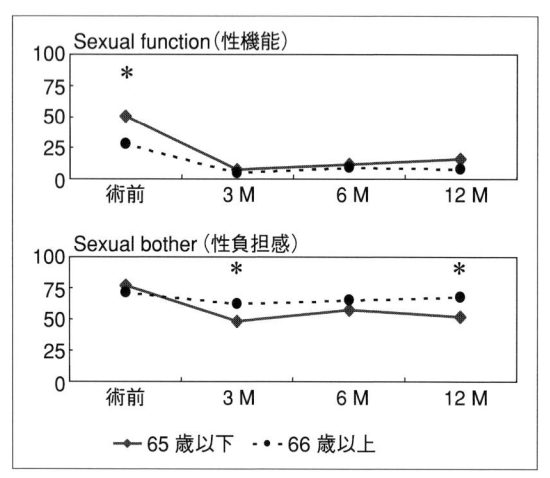

図2　前立腺全摘除術後の性機能の年齢における違い
スコアが高いほど QOL が高いことを示す．
Sexual function：術前は 65 歳以下の方が高いが，術後は両群ともに低値である．
Sexual bother：sexual function は低いにもかかわらず，66 歳以上の方が高い数値を示している．$*p<0.05$

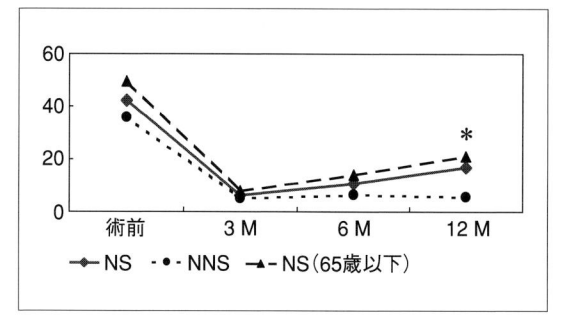

図3　神経温存による性機能の回復
スコアが高いほど QOL が高いことを示す．手術直後は低値を示すが，その後，神経温存群は徐々に回復を示している．一方，非温存群は回復が見られない．
NS：神経温存，NNS：非神経温存．$*p<0.05$

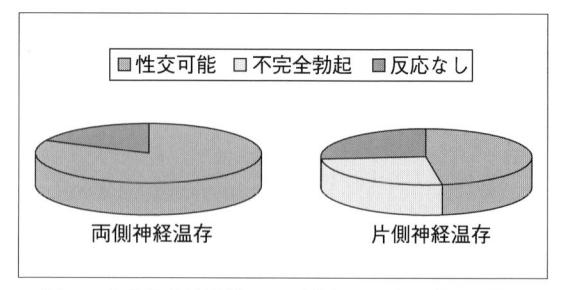

図4　前立腺全摘術後 ED に対するバイアグラの効果

するためには，神経の連続性が確保されることが必要である．筆者らは早期癌であり前立腺生検の所見などから神経温存が可能である患者に対しては積極的に神経温存の手術を行うようにしている．今回の調査では術後 12 ヵ月目においては神経温存群の方が神経非温存群に比較して sexual function は有意に高値であった．さらに若年者の神経温存例に限るとより高値であった（図3）．しかしこれらの調査は無作為調査ではなく，術前の若年層の性機能はもともと高いこと，また神経温存を希望する患者の多くは術後の性機能回復を希望している人が多いことから決して患者の満足のいくものではないと考えられる．術後の性機能回復については今後の長期的成績が検討される必要がある．

■ 前立腺全摘術後 ED に対するバイアグラの効果

クエン酸シルデナフィル（バイアグラ®）は ED に対する画期的な治療薬として開発された．前立腺全摘後の ED に対しても神経温存がなされている場合にはバイアグラ® の効果が期待できる．筆者らの経験ではバイアグラを投与することにより両側神経温存例の 82％，片側神経温存例の 47％で性交に十分な勃起を得ることができた（図4）．しかし，神経温存術を行われた患者でバイアグラ® の投与下においても勃起機能の不十分な症例を少数（両側神経温存術患者の 18％，片側温存患者の 26％）ながら認めている．前立腺全摘除後の ED は，神経温存が確実になされているか否かの他にも，手術によるストレス，海綿体の血流低下などによっても引き起こされるといわれている．今後は術後早期からのバイアグラ® 投与など，勃起機能回復のためのリハビリ的なアプローチも必要であろう．

神経の連続性が保たれていることはバイアグラ® の効果発現のためには必須である．根治性を確保するため陰茎海綿体神経も含めて切除する必要がある場合は，神経再建術も試みられている．実際には腓腹神経の自家移植が行われているが，将来的には人工神経チャンネルなどの再生医療の応用が期待されている．

■ 放射線治療と ED

従来放射線外照射療法の性機能に関しての影響は全摘術に比較して障害が少ないと考えられていた．しかし少数例ではあるが，放射線治療から 3 年後までの縦断的観察結果が報告され，治療後 1 年

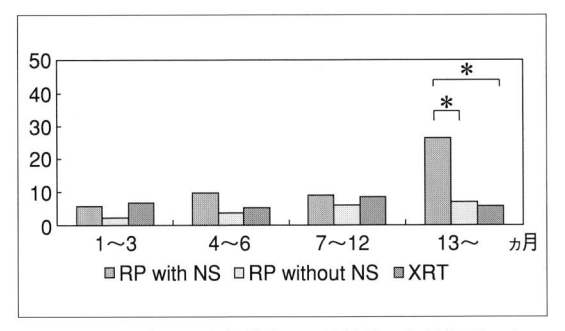

図5 手術療法と放射線療法の性機能の術後期間による検討
スコアが高いほどQOLが高いことを示す．神経温存群は徐々に回復を示しているが放射線療法群および非温存群は回復傾向が見られない．
RP：前立腺全摘術，NS：神経温存，XRT：放射線療法，*p<0.05

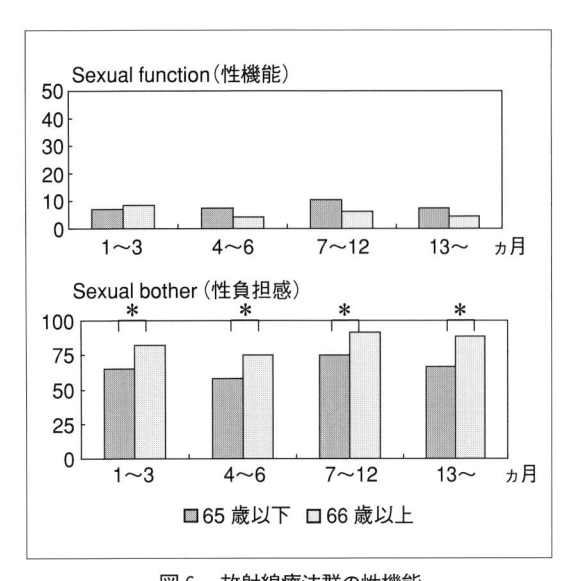

図6 放射線療法群の性機能
スコアが高いほどQOLが高いことを示す．Sexual functionはともに低値を示しているが，sexual botherは65歳以下の方が低値を示している．*p<0.05

後は100%の勃起率であった患者群で，2年後には83%，3年後には68%に低下したとの報告があった[4]．放射線治療後早期の勃起不全は低頻度であるが，徐々に発症頻度が上昇することが明らかになりつつある．筆者らが前立腺全摘除術施行患者183例およびび放射線外照射施行患者83例につき横断調査を行った[3]．その結果，施行1年間は両群ともに性機能は著しく低下を認めた．施行後1年以降では手術群，特に神経温存群については術後徐々に改善の傾向を示すのに対し，放射線療法群は低下したままであった（図5）．放射線療法群は手術療法群に比較して高齢者が治療対象になっていることが多いが，70歳以下の放射線療法群のsexual botherの値は前述の手術療法の若年者層と同様傾向が見られた（図6）．今後放射線療法の増加が考えられることから術後の薬物療法を含めた性機能障害に対するケアがやはり必要であると考えられる．ただし本邦においては残念ながら放射線外照射治療患者のEDを含めたQOLに関する縦断調査がないため，排尿，排便，性に関するQOL障害の経時的変化の情報が不十分である．どの程度がどのくらいの時期に回復するかなどは今後の検討課題である．

□ 前立腺内分泌療法と男性更年期症状

前立腺癌では一般に約85～90%の症例が内分泌療法に反応するとされる．内分泌療法の副作用としてはEDが代表的なものであるが，それ以外にも留意が必要である．例えば，hot flush（ほてり，熱感など）も内分泌療法中にしばしば遭遇する副作用の一つとしてあげられる．南らによると前立腺癌患者26例のうち6例（23.1%）に発現したが，いずれもLH-RH agonist単独（2/5例）またはflutamideを用いたCombined Androgen Blockade（CAB）（4/14例）において発現し，chlormadinone acetateを用いたCAB 7例では本副作用の発現は認められなかった，と報告している[5]．前立腺癌の内分泌療法に伴うhot flushの発生機序はまだ十分に解明されていないが，最近ではhot flushの発生機序にセロトニンの関与が示唆されている．そのため選択的セロトニン再取り込み阻害薬（selective serotonin reuptake inhibitor：SSRI）がhot flushに有効な治療薬となっている．松島は前立腺癌の内分泌療法後のhot flush症例18例に対してマレイン酸フルボキサミン25～30 mg/日を2～4週投与し，hot flushに対する治療効果を検討した．それによると50%以上改善したものが13例（72%），このうち完全に消失したものが3例（16%）あったと報告している[6]．

またNeoadjuvant内分泌療法は病期過小評価や局所浸潤による不完全切除の可能性を前提として，手術前に内分泌療法を一定期間実施し腫瘍の縮小ないし消失をはかり，腫瘍の完全摘出（治癒

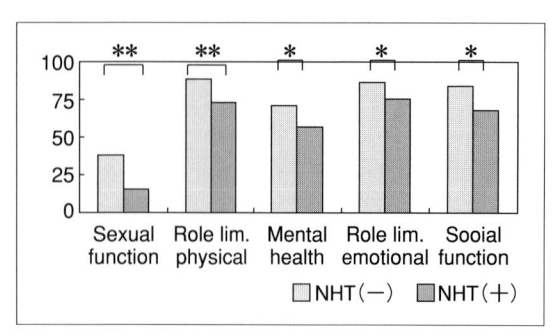

図7 Neoadjuvant 療法による QOL の比較

スコアが高いほど QOL が高いことを示す．Neoadjuvant 施行群の方が性機能（sexual function）だけでなく，身体的役割機能（Role lim. physical），メンタルヘルス（Mental health），精神的役割機能（Role lim. emotional），社会機能（Social function）などの全般的健康関連 QOL も低下している．
NHT：Neoadjuvant ホルモン療法，*p＜0.05 **p＜0.01

切除）を目的として行われてきた．Neoadjuvant 療法により手術標本における断端陽性率が低下したとの報告もあるが，予後の向上に貢献しているかどうかについて最近では否定的な意見が多い[7]．Neoadjuvant 療法を施行することにより ED は必発である．筆者らが行った調査では Neoadjuvant 療法を施行しなかった 72 例と施行した 26 例を検討したところ sexual function だけでなく，全般的な QOL にも影響を及ぼしていることが示唆された（図7）．

おわりに

前立腺癌治療における性機能障害に焦点をあてて概説した．性機能と QOL の評価については国際的に信頼性と妥当性が証明された尺度が開発され，研究の環境が漸く整備されてきたところである．今後は各種治療法において前向きの QOL 研究を積極的に行い，より客観的な情報支援を行う必要があろう．

文　献

1) Namiki S, Saito S, Arai Y, et al：Health related quality of life after radical prostatectomy in Japanese men with localized prostate cancer. Int J Urol 10：643-650, 2003

2) Namiki S, Saito S, Arai Y, et al：Recovery of health related quality of life after radical prostatectomy in Japanese men：a longitudinal study. Int J Urol 11(9)：742-749, 2004

3) Namiki S, Saito S, Arai Y, et al：Health related quality of life in Japanese men after radical prostatectomy or radiation therapy for localized prostate cancer. Int J Urol 11(8)：619-627, 2004

4) Wilder RB, Chou RH, Ryu JK, et al：Potency preservation after three-dimensional confer, al radiotherapy for prostate cancer：preliminary results. Am J Clin Oncol 23：330-333, 2000

5) 南　祐三，金武　洋：前立腺癌内分泌療法と QOL―Hot flush 発現状況についての一考察―．カレントテラピー20(5)：91-94, 2002

6) 松島　常：前立腺癌患者の hot flush．Pharma Medica 19(7)：105-110, 2001

7) Soloway MS, Sharifi R, Wajsman Z, et al：Randomized prospective study comparing radical prostatectomy alone versus radical prostatectomy preceded by androgen blockade in clinical stage B 2（T 2 bNxM 0）prostate cancer. J Urol 154：428-428, 1995

■ 男性更年期に特に気をつけたい泌尿器疾患

過活動膀胱

西澤　理*
にしざわ　おさむ

- 下部尿路症状は男性更年期障害の症状として生じる可能性がある．
- 下部尿路症状は蓄尿の症状と排尿および排尿後の症状の3種類に区分される．
- 過活動膀胱は尿意切迫感と頻尿を認めることにより診断される．
- 過活動膀胱は行動療法と薬物療法により治療される．

Key Words　男性更年期障害，下部尿路症状，尿意切迫感，頻尿，過活動膀胱

はじめに

中高年男性で無気力，集中力の低下，不眠，不安感，いらいら感，性欲の低下，汗をかきやすい，頭がもやもやする，勃起不全，ほてりなどの症状を感じ始めた人は男性更年期障害が疑われるとされている．主たる原因は加齢であり，ストレスの増加，アルコール摂取量の蓄積などが影響すると推測されている．最近，日本排尿機能学会で実施した排尿症状の疫学調査によると，40歳代の男性において尿意切迫感，頻尿，切迫性尿失禁などの頻度が女性と比較して差がなく，50歳代以上では女性より頻度が多いことが明らかとされ，男性更年期障害の症状として排尿症状を無視することはできないものと思われる．下部尿路症状は患者にとって，やっかいな症状であり，QOLに対する影響が大きく，なかでも尿失禁は人間の尊厳を著しく損ねるので，種々の対策を講じるべきである．以下，下部尿路症状，過活動膀胱の定義，診断と治療について述べる．

□ 下部尿路症状

下部尿路症状は国際禁制学会（International Continence Society；ICS）による2002年の用語標準化報告[1]により，尿意切迫感，尿失禁，頻尿などの蓄尿の症状と排尿および排尿後の症状の3種類に区分することが提案さた（表1）．蓄尿症状のなかで，尿失禁は切迫性尿失禁，腹圧性尿失禁，混合性尿失禁，遺尿，夜間遺尿，持続性尿失禁，その他の尿失禁に分けられ，頻尿は昼間と夜間とに分けられている．その他に膀胱知覚に関しては，正常，増強，低下，消失，非特異の5種類に区分される．排尿症状は尿勢低下，尿線断裂，尿線中断，排尿開始遅延，腹圧排尿，排尿終末時尿滴下に分けられる．排尿後症状は残尿感と排尿終了後尿滴下とに分けられる．下部尿路症状は下部尿路機能の異常に特有な症状ではなく，下部尿路機能の異常以外に尿路感染症などでも生じることに留意が必要である．

表1　下部尿路症状

蓄尿症状	膀胱知覚
昼間頻尿，夜間頻尿	正常
尿意切迫感	増強
尿失禁	低下
腹圧性尿失禁	消失
切迫性尿失禁	非特異
混合性尿失禁	
遺尿	
夜間遺尿	
持続性尿失禁	
その他の尿失禁	
排尿症状	
尿勢低下	
尿線断裂	
尿線中断	
排尿開始遅延	
腹圧排尿	
排尿終末時尿滴下	
排尿後症状	
残尿感	
排尿終了後尿滴下	

* 信州大学医学部　泌尿器科

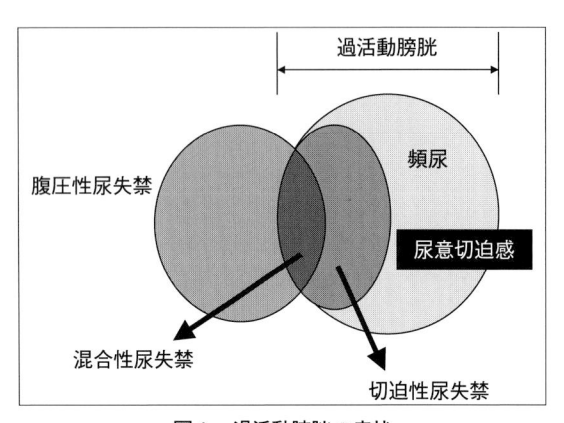

図1 過活動膀胱の症状
(Abrams & Wein)

表2 排尿記録

尿失禁があった場合には×印をつけてください．

昼間(目を覚ましている時)			夜間(眠りについた後)		
時間	排尿量	尿失禁	時間	排尿量	尿失禁

□ 過活動膀胱の定義

過活動膀胱は Overactive bladder の日本語訳である．過活動膀胱が初めて提唱されたのは THE OVERACTIVE BLADDER：FROM BASIC SCIENCE TO CLINICAL MANAGEMENT CONSENSUS CONFERENCE（1997年6月29日，ロンドン）であった．Abrams & Wein は過活動膀胱を The overactive bladder is a medical condition referring to the symptoms of frequency and urgency, with or without urge incontinence, when appearing in the absence of local pathologic or metabolic factors that would account for these symptoms と定義した（図1）．

QOLを損ねる蓄尿症状を有する患者の治療を優先させることや膀胱内圧測定の位置付けなどを考慮して作成された2002年のICS用語標準化報告の過活動膀胱に関する原文を以下に示す．Urgency, with or without urge incontinence, usually with frequency and nocturia, can be described as the overactive bladder syndrome, urge syndrome, or urgency-frequency syndrome. These symptom combinations are suggestive of urodynamically demonstrable detrusor overactivity, but can be due to other forms of urethro-vesical dysfunction. These terms can be used if there is no proven infection or other obvious pathology. と記載されている．個人的には proven infection or other obvious pathology の具体的疾患名としては膀胱炎，尿道炎，前立腺炎，膀胱結石症，膀胱がんなどが含まれると考えているが，いずれにしても，過活動膀胱についての見解の一致を得るためには，少なくとも，proven infection or other obvious pathology の具体的疾患名を列記する作業が必要と思われる．さらに，頻尿，とみなす排尿回数，尿意切迫感の重症度区分などが明瞭にされておらず，今後の検討がまたれるところである．

また，2002年のICS用語標準化報告では，膀胱内圧測定で膀胱充満相の不随意性膀胱収縮が認められれば，Detrusor overactivity（排尿筋過活動）と呼び，自然に起こることもあれば，刺激により起こる場合もあるとした．正常な知覚を有する患者では，尿意切迫感は尿漏れの直前に出現することが多い．

1．排尿筋過活動

さらに，排尿筋過活動として以下の3種類のパターンを記載している．

(1) Phasic detrusor overactivity（一過性排尿筋過活動）

特徴的な波形により定義される．尿失禁に至る

表3 国際尿失禁スコア

最近数ヵ月で

1. どれくらいの頻度で尿がもれますか？（ひとつの□をチェック）

なし	□=0
おおよそ1週間に1回，あるいはそれ以下	□=1
1週間に2〜3回	□=2
おおよそ1日に1回	□=3
1日に数回	□=4
常に	□=5

2. あなたはどれくらいの量の尿もれがあると思いますか？
（あてものを使う使わないにかかわらず，通常はどれくらいの尿もれがありますか？）

なし	□=0
少量	□=2
中等量	□=4
多量	□=6

3. 全体として，あなたの毎日の生活は尿もれのためにどれくらい損なわれていますか？
0（まったくない）から10（非常に）までの間の数字を選んで○をつけて下さい．

0　1　2　3　4　5　6　7　8　9　10
まったくない　　　　　　　　　　　　　　　　非常に

合計点数　　　　　　　点

4. どんな時に尿がもれますか？（あなたにあてはまるものすべてをチェックして下さい）

なし―尿もれはない	□
トイレにたどりつく前にもれる	□
せきやくしゃみをした時にもれる	□
眠っている間にもれる	□
体を動かしている時や運動している時にもれる	□
排尿を終えて服を着た時にもれる	□
理由がわからずにもれる	□
常にもれている	□

場合もあれば，至らない場合もある．

(2) Terminal detrusor overactivity（終末排尿筋過活動）

排尿筋収縮が随意的な抑制ができずに膀胱容量に達した時点で起こる場合で，通常，1回の収縮で膀胱が空になるまでの失禁に至る．

(3) Detrusor overactivity incontinence（排尿筋過活動尿失禁）

排尿筋の不随意収縮による失禁である．

2．排尿筋過活動の原因

排尿筋過活動は原因別に以下の2種類に区分できる．

(1) Neurogenic detrusor overactivity（神経因性排尿筋過活動）

関連する神経学的病態が存在する場合である．

(2) Idiopathic detrusor overactivity（特発性排尿筋過活動）

明らかな原因が存在しない場合である．しかし，神経障害の有無を見い出す検査の確実性には自ずから限界があり，現在利用できる検査のみで神経因性排尿筋過活動と特発性排尿筋過活動とを区分することに対しては大きな疑問がある．不随意性膀胱収縮は原則的に神経学的障害に起因する症状であり，不随意性膀胱収縮が神経疾患の唯一の初期症状となり，不随意性膀胱収縮以外の神経症状が後に出現することも考えられるため，不随意性膀胱収縮のある場合には神経障害が必ず存在するとみなし，神経因性排尿筋過活動と考えることも

できない訳ではない．

▢ 過活動膀胱の診断と治療

切迫性尿失禁の有無に関わらず，尿意切迫感と頻尿とを有する患者に対して，症状のみから過活動膀胱と診断し，積極的に治療するべきとの考え方が認められつつある．尿意切迫感，頻尿，切迫性尿失禁を訴える患者の診察に際しては，まず，病歴の聴取，症状の評価，身体的所見，検尿，尿流測定，残尿測定を行う．病歴では脳血管障害，パーキンソン病，多発性硬化症，婦人科的手術や骨盤内手術の既往，糖尿病，前立腺疾患などに留意する．症状の評価には排尿日記（表2），尿失禁がある患者には国際尿失禁スコア（表3）の利用が有用である．検尿では尿路感染症の存在が疑われる場合には尿沈渣，尿細菌培養を実施する．尿意切迫感と頻尿の存在が確認され，過活動膀胱の診断が確定した場合には，膀胱内圧測定による involuntary detrusor contractions の有無を確認しないで治療に移行する．なお，治療を開始する時点で，多量の残尿（100 ml 以上）が認められる患者は泌尿器科医，婦人科医への紹介が必要となる．

治療内容は行動療法（生活指導，膀胱訓練，骨盤底筋体操），薬物療法，行動療法と薬物療法の併用が一般的である．薬物療法は抗ムスカリン薬が主に用いられているが，本邦における市販薬としてはオキシブチニン，プロピベリン，フラボキサートなどである．期待される効果は膀胱容量の増加と involuntary detrusor contractions の抑制とがあげられる．抗ムスカリン薬の問題点は口渇，便秘，排出障害，中枢神経症状などである．抗ムスカリン薬の投与を開始し，1～2ヵ月を経過しても治療効果が不十分な場合には，下部尿路機能障害を専門とする泌尿器科医，婦人科医への紹介が勧められる．専門医に紹介された時点で，膀胱内圧測定による involuntary detrusor contractions の有無を確認することが必要となるものと思われる．

むすび

本邦では，今後の見通しとして諸外国を大幅に上回る速さで一層の高齢化が進むことが予測され，全人口に占める65歳以上の割合が2005年（平成17年）には19.6％に，さらに2025年（平成37年）には27.4％にまで増大すると推計されている．過活動膀胱が高齢者に多いことは周知の事実であり，また，男性更年期障害の症状となる可能性も多いと思われる．男性更年期障害の臨床の場において，過活動膀胱を常に念頭に置き，尿意切迫感，頻尿，切迫性尿失禁の症状に注意を払うことは重要である．

文 献

1) Abrams P, Cardozo L, Fall M, et al：The standardisation of terminology of lower urinary tract function：Report from the standardisation sub-committee of the International Continence Society. Neurouro & Urodyn 21：167-178, 2002

■ 男性更年期に特に気をつけたい泌尿器疾患

ペロニー病 Peyronie's disease

永尾 光一[1]　加藤 聡彦[2]　三浦 一陽[3]
石井 延久[1]　白井 將文[4]

- ペロニー病は，陰茎海綿体白膜に線維性硬結が形成される良性疾患で，勃起時疼痛，硬結の触知，陰茎彎曲，勃起不全などの性交障害の原因となる．
- 治療の第1選択は保存的治療で，症状が固定してから6ヵ月以上改善が見られず，強い疼痛，性交障害，器質的勃起障害などがある場合を手術適応としている．
- 手術法には，plication 法，硬結の切除および移植（静脈など），陰茎プロステーシス手術がある．
- Plication 法は，彎曲の改善のみを目的とした方法であり，硬結部の切除に比べ侵襲が少ないが，硬結や疼痛の改善は期待できず術後に陰茎の短縮が問題となる．
- 硬結切除部の白膜欠損部の再建法は，真皮移植，表皮を削った包皮皮弁，精巣鞘膜移植，人工物（ダクロン，ゴアテックス）移植，筋膜移植，静脈移植などがあるが，静脈移植がもっとも成績がよい．

Key Words ペロニー病，性交障害，plication 法，静脈移植，陰茎プロステーシス手術

はじめに

ペロニー病（陰茎硬化症）は，1743年にFrancois de la Peyronie[1]が報告した．中高年に好発し，陰茎海綿体白膜に線維性硬結が形成される良性の疾患であり，勃起時疼痛，硬結の触知，陰茎彎曲，勃起不全などになり性交障害の原因となる．白人では1％の頻度だが黒人や東洋人には少ない．好発年齢は45～60歳に多く，原因は性交時の小さな外傷，手術，その他の外傷などが考えられているが詳細は不明である．ペロニー病に似た疾患として，手掌にできるDupytren拘縮，足底にできるLederhose病や鼓室硬化症などがある．Jordan GHら[2]は，ペロニー病の約30％にDupuytren拘縮があったと報告しているが，日本では報告が少ない．

診察

陰茎彎曲の方向・程度を絵や指で表現してもらう，外傷の既往の有無，発症の時期，硬結の有無，疼痛の有無などを聴取する．陰茎の硬結部位を確認し，硬結の大きさを計測する．超音波検査やMRIでも硬結の厚さや大きさを観察できる．また，陰茎の硬結が陰茎背神経を巻き込んでいる場

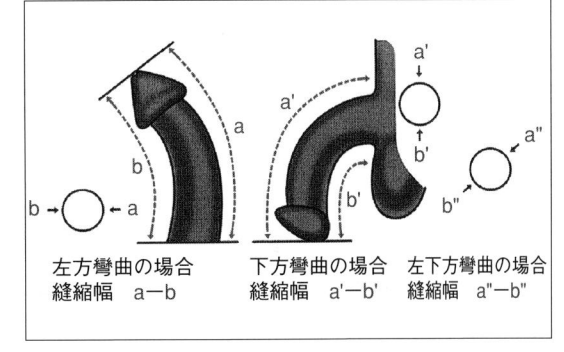

図1　術前の計測および記載法
最長部と最短部の長さの差が縫縮幅の予測値となる．
彎曲角度の計測は写真から行う．

合には陰茎の知覚障害があるので振動覚測定を行う[3]．陰彎茎曲の評価は，プロスタグランジンE_1 20μgの陰茎海綿体注射や陰圧式勃起補助具を用いて勃起を誘発し，写真撮影や計測を行う（図1）．自宅で勃起時陰茎のデジタル写真やポラロイド写真をとってきた患者は勃起誘発を行わないこともある．

保存的治療

治療の第1選択は保存的治療であり，ビタミ

[1] 東邦大学医療センター大森病院　リプロダクションセンター　[2] 済生会横浜市南部病院　泌尿器科　[3] 東邦大学医療センター大橋病院　リプロダクションセンター　[4] 財団法人博慈会記念総合病院　泌尿器科

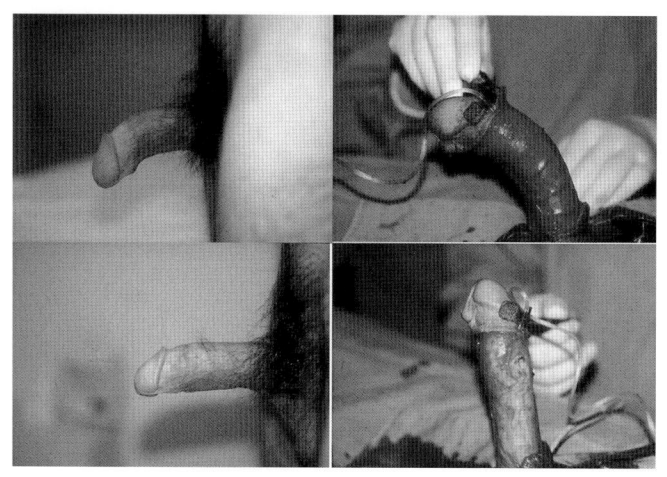

図2 Plication 法
（a：術前，b：術後，c：plication 前，d：plication 後）

E，経口 PG E₁ 製剤，トラニラスト（ケロイドや肥厚性瘢痕の治療薬），コルヒチン（コラーゲン産生抑制・分解）の内服やステロイド，インターフェロン，ベラパミル（カルシウムアンタゴニスト）の硬結部への局注などがあるが，われわれはビタミン E とトラニラストの内服で経過観察している．保存的治療法の成績は，われわれは軽度の硬結と彎曲を残すもの 8 例，軽度の硬結・彎曲・疼痛を残すもの 2 例を経験しているがいずれも性交障害はなく手術するほどではなかった．

□ 手術法

手術法には，plication 法，硬結の切除および静脈移植，陰茎プロステーシス手術がある．Plication 法は，彎曲の改善のみを目的とした方法であり，硬結部の切除に比べ侵襲が少なく手技的にも簡単であるが，陰茎短縮が問題になる．手術適応は，活動期（発症初期で疼痛，硬結，彎曲が増大している時期）が終了し症状が固定してから 6 ヵ月以上あまり改善が見られず，強い疼痛，彎曲による性交障害，器質的勃起不全などがある場合で，腰椎麻酔で行うことが多いが，plication 法やノンインフレータブルの陰茎プロステーシス手術は局所麻酔（ペニールブロック）でも可能である．

□ Plication 法（図2）

陰茎彎曲が原因で性交障害のある患者が手術適応である．Nooter RI ら⁴⁾は彎曲角度が 30 度以上を手術適応と述べているが，われわれの症例では 21 度（左側下方彎曲）と 26 度（下方彎曲）で挿

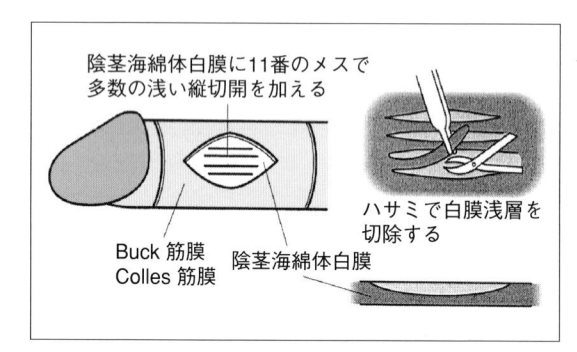

図3 再発予防のための shaving 法
筆者らは 11 番のメスで白膜を貫通しない程度に多数の縦切開を加えハサミで白膜の浅層を切除し白膜が癒着しやすいようにしている．

入困難および挿入後抜けやすいなどがあり，15 度（左側彎曲）でパートナーの性交痛があり 12 度（左側彎曲）で性交障害がないため，性交障害のある彎曲角度 15 度以上を手術適応と考えている．麻酔は，腰椎麻酔や局所麻酔（ペニールブロック）で，皮膚切開は環状溝直下で環状に行うが包皮の環状切除を同時に行うことが多い．術中の勃起誘発は陰茎基部を 6 号ネラトンカテーテルで縛り 21 G 翼状針で陰茎海綿体に生理的食塩水を注入して行う．包皮を剥がして縫縮部位を決定し術前に計測した縫縮幅予想値より少し長めに Colles' fascia と Buck's fascia を縦に切開し神経血管束を避けて白膜を露出する．再発予防法として白膜を shaving（図3）し癒着しやすいようにし，縫縮は 2-0 ナイ

ロンで縫合糸結節を触知できないように inverted suture とし，その両側を 2-0 バイクリルで補強する（図4）．再び，海綿体に生食水を注入し彎曲が改善されたことを確認する．次に，陰茎基部の 6 号ネラトンカテーテルを外し止血を確認後筋膜縫合を 4-0 ラピットで，包皮の縫合を 4-0 ナイロンで水平マットレス縫合する．われわれは plication 法の手術手技として白膜の shaving や非吸収糸による inverted plication suture と吸収糸による補強が重要と考えている．術後管理は，血腫と夜間睡眠時勃起現象による縫合糸のゆるみの予防としてタイオーバー固定または弾性包帯固定を行い，尿道カテーテルは腰椎麻酔時のみ挿入している．また，抜糸後も夜間睡眠時勃起現象の対策として弾性包帯固定を夜間のみ 2ヵ月間行い，性交は術後 2ヵ月後に許可している．Plication 法の欠点として硬結や疼痛の改善は期待できないことと先天性陰茎彎曲症に比べ陰茎の患側が硬結によりかなり短縮している症例もあり術後に陰茎の短縮が問題となる．成績は，Rehman J ら[5]は 26 例に plication を行い 78％に満足な結果を示したと報告している．われわれは 9 例経験し多少の陰茎の短縮はあるが彎曲の再発は見られなかった．

◻ 硬結の切除および静脈移植（図5）

硬結の切除および静脈移植は，硬結や疼痛の改善がない，陰茎の患側の短縮が強い，変形が強い（砂時計状変形や陰茎が折れ曲がるなど），彎曲が強い（60度以上）などが対象となる．硬結切除部の白膜欠損部の再建法は，真皮移植，表皮を削った包皮皮弁，精巣鞘膜移植，人工物（ダクロン，ゴアテックス）移植，筋膜移植，静脈移植などがあるが，静脈移植がもっとも成績が良い．皮膚切開は環状切開とし陰茎基部をネラトンカテーテルで駆血し Buck's fascia と Colles' fascia を縦切開し硬結部を露出する．硬結部に神経血管束がある場合は慎重に剝離し硬結部を全摘するが，硬結部が大きく全摘困難な場合は一部残して切除する．移植静脈は大伏在静脈を使用すれば白膜欠損部が広くても十分であり，採取部の問題もない．大伏在静脈の採取は陰茎の手術前に行うとスムースに進行するが，仰臥位で膝を屈曲し股関節を外転外旋した状態で大腿内側の遠位と近位にそれぞれ横切開を加え採取する．採取した静脈を縦切開し血管内膜が海綿体内腔になるように吸収糸（5-0 マー

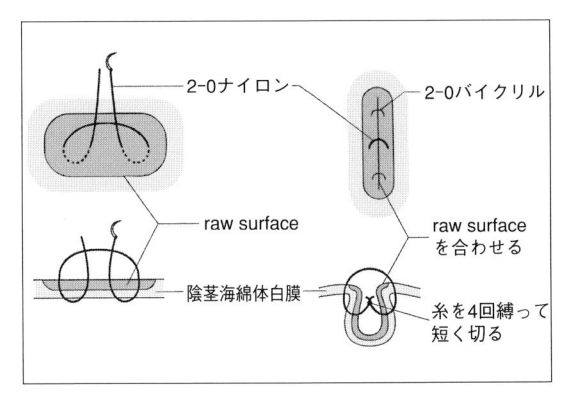

図4 Inverted plication suture と吸収糸による補強
非吸収糸（2-0 ナイロン）の縫合結節を白膜に埋没させ，補強として吸収糸（2-0 バイクリル）でナイロン糸の両側を縫合する．2-0 ナイロンの結紮は 4 回行い，結紮部直上で糸を切り，糸の断端が触知できないようにする．

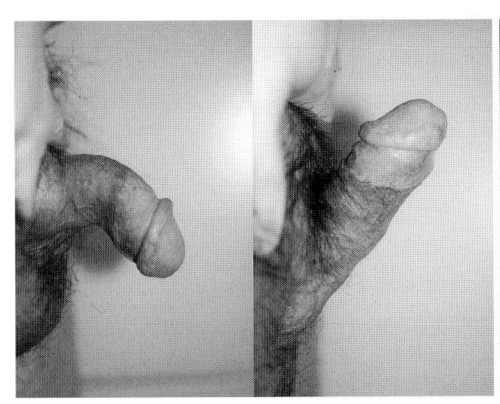

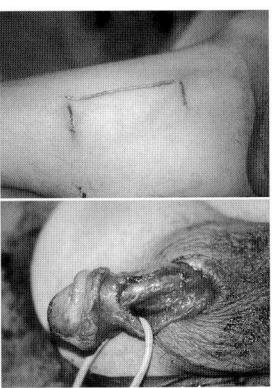

図5 硬結切除および静脈移植術
（下方彎曲；a：術前，b：術後，c：静脈採取，d：静脈移植後）

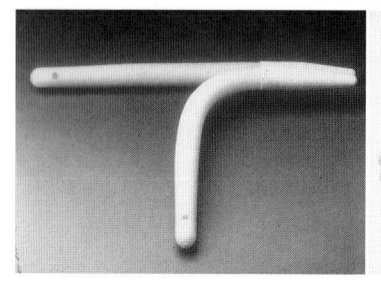

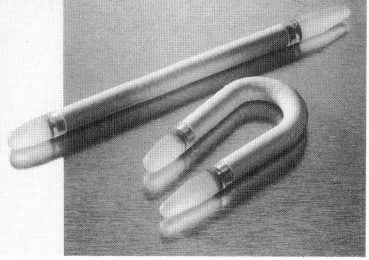

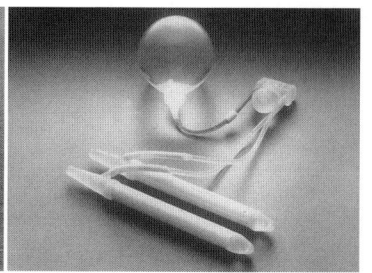

AMS 600　　　　　　　　Dura-II　　　　　　　　AMS 700 CXM

図6　陰茎プロステーシス

クソン，5-0 PDS など）で縫合するが，開いた静脈は幅が狭いため縦に並べて静脈同士も縫合する．駆血を解除し出血のないことを確認し，補強のため Buck's fascia と Colles' fascia を静脈移植部周囲の白膜に縫い付け創閉鎖する．尿道カテーテルを挿入しタイオーバー固定し手術を終了する．硬結の切除および静脈移植後に陰茎の彎曲が残った場合は 6～12ヵ月後に plication を追加するが，術後に彎曲が残りそうな症例には静脈移植後に縫縮幅の予測値（最長部と最短部の長さの差）の半分程度を plication しておく方法もある．術後は，尿道カテーテルを挿入しタイオーバー固定，3週まで陰茎の弾性包帯固定，2ヵ月まで夜間のみ弾性包帯固定を行い性交は術後2ヵ月後に許可する．成績は，われわれは静脈移植を 18 例に施行し，静脈移植のみ施行した 4 例は術後早期は中等度の彎曲があったが徐々に軽減し性交も可能になった．1 例は術前に PGE₁ テストで最大陰茎硬度が 53％であったが術後 71％まで改善し自覚的勃起も改善し，残った彎曲に対し 8ヵ月目に plication を追加した．14 例で静脈移植と plication を同時に行いわずかな彎曲を残したが性交は問題がなくなった．

□ 陰茎プロステーシス移植手術

　陰茎プロステーシス移植手術は，ペロニー病に陰茎の血管や神経の障害が合併している場合に行う．硬結部を切開し白膜欠損部が大きい場合（2 cm 以上）には，人工物（ダクロン，ゴアテックス）移植を行う．陰茎プロステーシスには棒状で曲げ延ばし式のノンインフレータブルタイプと水の移動によるポンプ式のインフレータブルタイプがある．日本では厚生労働省の承認を受けているものは 3 種類で，ノンインフレータブルタイプが AMS 600（米国，American Medical Systems 社）と Dura-II（米国，American Medical Systems 社）があり，インフレータブルタイプには AMS 700 CXM（米国，American Medical Systems 社）などがある（図6）．

□ 陰茎プロステーシス日帰り手術

　従来，プロステーシス手術は，全身麻酔，脊椎麻酔，硬膜外麻酔などを行って手術を施行していたため手術時の侵襲が大きく高齢者に対して敬遠される傾向にあった．また，入院を必要としたため，入院に抵抗感のある患者や時間的制約のある患者は手術を行えなかった．さらに，本手術は保険適用になっていないため入院して手術を行うと非常に高額になっていた．そこで，われわれは患者の肉体的負担，精神的負担，時間的負担，経済的負担を軽減する目的で局所麻酔下での陰茎プロステーシス手術を行っている[6]．ただし，血糖コントロールが必要な時や再手術の場合は入院手術となる．

　術前準備として，剃毛は自宅で電気カミソリで短くカットしてもらう．術前に膿尿がある場合は，あらかじめ細菌培養，薬剤感受性試験をしておき，術前から抗生剤投与をする．使用するプロステーシスはノンインフレータブルタイプである．

　麻酔法は，0.5％塩酸ブピバカインを陰茎基部の白膜上で1時，4時，8時，11時の方向の4ヵ所に注射する陰茎ブロックである．1ヵ所あたり2 ml で合計8 ml を使用する．ブピバカインの最大使用量は1回2 mg/kg までとされ，われわれはその1/3の量を使用した．また，手術中は必ず心電図モニターを使用し不整脈の有無をチェックした．また，注射の痛みを少なくする次のような工夫を行っている．まず，患者に安心感を与える．注射針はなるべく細いものを使用する（27 G など）．針の刺入

予定部を指でつまむ．針を刺入する時，素早く皮膚を貫通させる．麻酔薬をなるべくゆっくり注入する．麻酔薬の注射部をよくマッサージするなどである．皮膚切開は陰茎冠状溝下背面横切開を行いColles筋膜，Buck筋膜を切開し，神経血管を内側によけながら陰茎海綿体白膜に2-0絹糸をかけ白膜を挙上し11番のメスで約2cm縦切開する．陰茎海綿体の剝離は長いハサミとサイザーのみでゆっくりと丁寧に行う（近位は陰茎脚まで）．拡張にはHegarを使用しない．プロステーシス挿入前に，海綿体内腔とプロステーシスをホスミシン入りの生理的食塩水で洗浄し，プロステーシスを海綿体近位に挿入し，次に神経鉤を使って遠位に挿入する．プロステーシスの長さは海綿体の長さより5〜10mm短いものを使用する．創閉鎖は，白膜を2-0バイクリルで連続縫合し，Colles筋膜，Buck筋膜を4-0バイクリルで，皮膚を4-0ナイロンで縫合する．術後管理は，バルーンカテーテルは挿入せず，陰茎を挙上した状態で帰宅させる．翌日，外来で消毒を行い，以後自宅で消毒してもらい，術後1週目〜10日目に抜糸を行う．抗生剤は創が閉鎖するまで使用するが糖尿病患者や発熱のある患者はさらに続ける．また，糖尿病患者は術前術後にインスリンを使用し血糖コントロールをして創が閉鎖したら術前のコントロールに戻すが，術前のコントロールが不十分であればさらに厳重に行わせる．性交開始は2ヵ月後でゼリーなど使用してもらう．陰茎に傷ができた場合は小さな傷でも用心深く治療を行う．

文　献

1) Peyronie F de la：Sur quelques ostacles qui s'opposent de l'ejaculation naturelle de la semence. Memoires de l'Academie de Chirurgie 1：318, 1743

2) Jordan GH, Schlossberg SM, Devine CJ：Surgery of the penis and urethra. Cambell's Urology 7 th ed, p 3316-3394, 1998

3) 永尾光一：末梢神経機能検査陰茎振動覚．男性性機能不全．日本臨牀 60：153-157, 2002

4) Nooter RI, et al：Peyronie's disease and congenital penile curvature：long-term results of operative treatment with the plication procedure. Br J Urol 74：497-500, 1994

5) Rehman J, et al：Results of surgical treatment for abnormal penile curvature：Peyronie's disease and congenital deviation by modified Nesbit plication (tunical shaving and plication). J Urol 157：1288-1291, 1997

6) 永尾光一，石井延久：プロステーシス（局所麻酔，日帰り手術）．泌尿器科外来シリーズ6, Erectile Dysfunction外来（吉田　修，監，内藤誠二，編）．メジカルビュー社，東京，pp 128-134, 2000

■ 男性更年期に注意したい疾患と病態―生活習慣病

生活習慣病―概説

中野　忠澄*
なかの　ただすみ

- 男性更年期障害は，"Andropause"，"Adrenopause"，"Somatopause" の三つの要因から説明されている．
- 更年期障害が，生活習慣病発症のひとつの要因となっている可能性がある．
- 加齢に伴う testosterone や dehydroepiandrosterone の低下は，2型糖尿病，インスリン抵抗性，動脈硬化，メタボリック・シンドローム，骨粗鬆症，認知機能低下，うつ気分などの発症と関連している可能性がある．
- GH-IGF axis の低下もインスリン抵抗性，骨粗鬆症，認知機能低下，脂質代謝異常，体組成の変化などとの関連性が示唆される．
- 低下するホルモンの補充療法による更年期障害の治療は，まだ十分に確立されるには至っておらず，慎重な検討が必要である．

Key Words　生活習慣病，男性更年期障害，Andropause，Adrenopause，Somatopause

はじめに：生活習慣病と男性更年期障害

　生活習慣病は，食習慣，運動習慣，休養，喫煙，飲酒などの生活習慣が，その発症・進行に関与する疾患群である．中高年における生活習慣病の代表は，2型糖尿病，高脂血症，肥満，循環器疾患（高血圧，脳梗塞や心筋梗塞），がん（大腸癌，肺扁平上皮癌）などである．

　一方，男性更年期障害は，"Andropause"，"Adrenopause"，"Somatopause" の三つの要因から説明されている（図1，図2）[1]．このうち，"Andropause" は，最近では Partial androgen deficiency in aging male（PADAM）とも呼称されている．

　"Andropause" は，加齢に伴う男性ホルモンの減少に基づく病態である．精巣 Leydig 細胞の数の減少とテストステロン分泌能の低下，さらに性腺刺激ホルモン分泌の低下に基づく血中総および遊離テストステロンの漸減を特徴とするが，女性の閉経に見られるような明白な内分泌学的激変は示さない．自覚的には，集中力の低下，神経過敏，記憶力の低下，うつ気分，不眠，幸福感の減少，性欲低下，勃起障害，周期的発汗，骨関節症状，筋力低下，脂肪組織の増大などいわゆる男性更年期障害の症状が認められる（表1）．

　また，Adrenopause は，副腎性アンドロゲンで

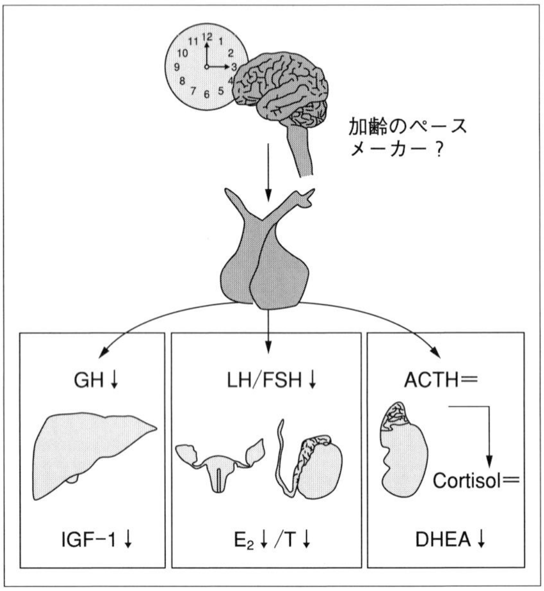

図1　加齢に伴うホルモン系の変化（文献[1]より引用）
　　Menopause：$E_2 \downarrow$
　　Andropause：T $\downarrow$
　　Adrenopause：DHEA $\downarrow$
　　Somatopause：GH/IGF-I $\downarrow$

ある dehydroepiandrosterone（DHEA）や DHEA-sulfate（DHEA-S）が加齢とともに減少することからこのように呼ばれている．

* 財団法人東京都保健医療公社多摩北部医療センター　内分泌科

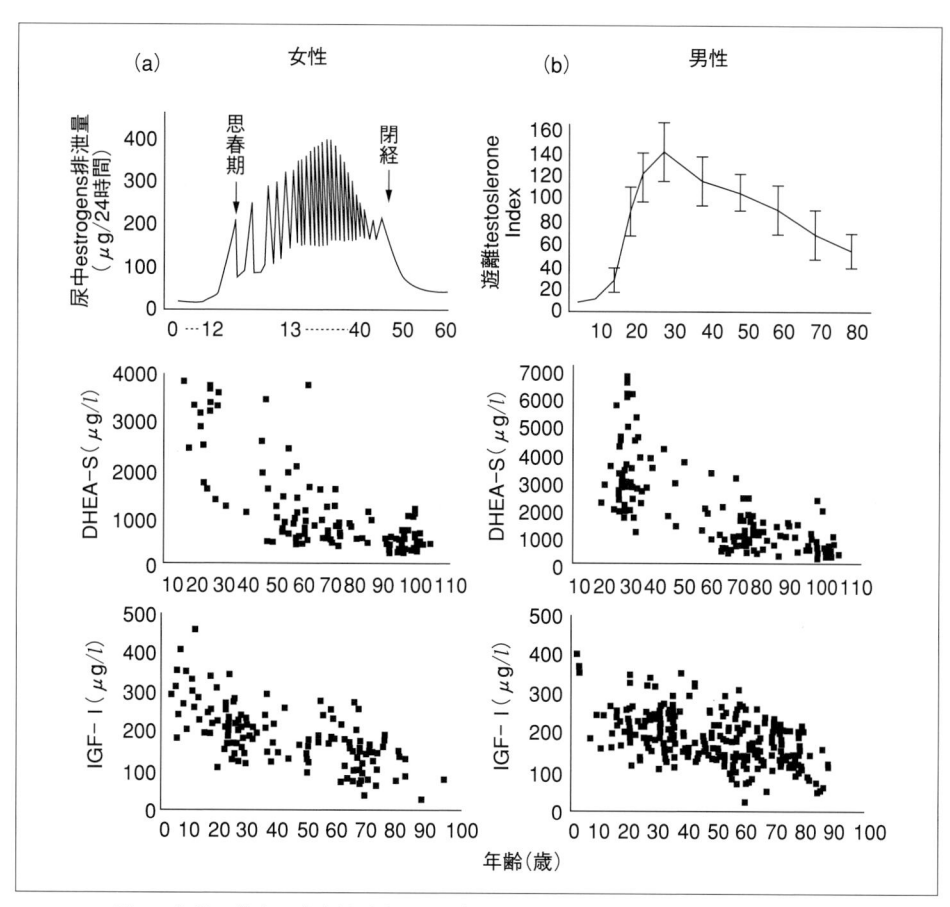

図2 加齢に伴う正常女性（a）および男性（b）におけるホルモンレベルの変化
（文献1）より引用）

表1 高齢男性の男性ホルモン不足の臨床症状

自覚症状	所見
減少するもの	減少するもの
・筋力や耐久力	・筋量および筋力
・仕事量や運動量	・恥毛および腋毛
・恥毛および腋毛	・精巣サイズ
・身体能力	
・性的関心および性欲	増加するもの
・幸福感，生活の愉しみ	・内臓脂肪
認められるもの	認められるもの
・身長短縮，骨折歴	・低骨塩量（骨粗鬆症）
・疲労感，消耗感	・脊椎または大腿骨骨折
・イライラ感，うつ気分	・うつ気分
・睡眠障害，女性化乳房	・正球性，正色素性貧血
・発汗，ほてり	

（中野忠澄：中高年の心とからだ 生活習慣病．男の更年期―よくわかる診断と治療（奥山明彦，編集）．昭和堂，京都，40，2006より引用）

さらに，成長ホルモンやIGF-Iの加齢に伴う減少に基づく身体的な変化を捉えて，Somatopauseと呼ばれている．身体精神的な変化とは，除脂肪組織の減少，筋力低下，脂肪組織の増大，心疾患のリスクの増加，QOLの低下などである．

近年，こうした加齢に伴う上述ホルモンの低下が，生活習慣病発症のひとつの要因となっている可能性が指摘されるようになってきた．

以下，主な生活習慣病と男性更年期障害との関係につき概説する．ここでは，生活習慣病の代表としての糖尿病，高脂血症，動脈硬化性疾患，さらにメタボリック・シンドロームのほか骨粗鬆症や認知機能低下・うつ気分などにおける"Andropause"，"Adrenopause"および"Somatopause"の関与を示唆した報告につき紹介し，補充療法についても一部触れたい（表1，表2）[2]．

◻ 糖尿病

2型糖尿病は，インスリン分泌低下およびインスリン抵抗性に基づくインスリンの作用不足により，主として糖質・脂質・蛋白質代謝異常を生じる全身疾患である．インスリン抵抗性，言い換えれば感受性の低下と関係が深いのは，男性更年期障害の上記三つの指標のなかでは，andropauseとadrenopauseである．

Andropauseとしては，性ホルモン結合蛋白（SHBG）や遊離testosteroneの低下には2型糖尿病の発症やインスリン抵抗性を伴い[3]，高齢者ではtestosteroneと血糖値とが負相関することが示されている．その一方で，bioavailable testosteroneの低値がインスリン抵抗性，β細胞機能および肝糖放出とは関連しないとする報告もある．また，高齢者においては性ホルモンと耐糖能との関係については性差があり，男性では総testosterone値と空腹時血糖値とは負相関するが，女性では逆に遊離testosteroneおよびestrogen値は空腹時血糖値と正相関するという．また，高齢者では，インスリン抵抗性や2型糖尿病の発症に，男性では遊離testosterone，SHBG，高血圧，うつ状態，Body Mass Index（BMI）のほか総testosteroneの低下が，女性ではbioavailable testosteroneの増加が，それぞれ関与していることが示唆されている．ただ，低testosterone血症の男性高齢者にrecombinant human chorionic gonadotropinを投与しても，インスリン感受性は変化しなかったことも報告された．最近では，androgenは抗糖尿病作用や抗動脈硬化作用を有する血清adiponectinを低下させ，これが男性におけるインスリン抵抗性や動脈硬化の高リスクと関連していることが示唆されている[4]．以上から，testosteroneの低下が，2型糖尿病の発症，耐糖能の低下，イン

表2　高齢男性における男性ホルモン補充療法の効果とリスク（対照研究による）

効果	リスク
増加する ・除脂肪体重	
減少する ・脂肪量 ・骨塩量（低テストステロンの場合） 　骨折の減少＊ ・総およびLDLコレステロール ・狭心症および労作性心筋虚血 　心血管イベントの減少＊	減少する ・ヘマトクリット ・赤血球増多症
一部の研究では増加，他では不変 ・握力および脚力 ・性機能，幸福感 　性的衝動（増加） 　勃起障害（不変） 　幸福感（増加） 　うつ気分の減少＊ ・認知機能 　空間記憶，作業記憶（増加） 　音声言語記憶（増加） 　視覚記憶（不変） 　認知症の緩やかな発症＊	不変 ・睡眠時無呼吸 ・前立腺疾患 　前立腺肥大症の症状 　サイズ，尿流状態（不変） 　PSA（4 ng/ml 未満） 　　（増加または不変） 　前立腺肥大症治療増加＊ 　前立腺がんの増加＊ ・HDLコレステロール
増加また減少は不確定＊ ・身体機能（増加） ・QOL（増加） ・虚弱性（低下）	増加また減少は不確定＊ ・心血管イベント（増加）

＊研究不十分のため不確定
（中野忠澄：中高年男性の心とからだ　生活習慣病．男の更年期―よくわかる診断と治療（奥山明彦，編集）．昭和堂，京都，41，2006より引用）

スリン抵抗性などに関与していることが示唆されている．

Adrenopauseをきたす DHEA や DHEA-S と糖代謝との関連については，2型糖尿病では，DHEA-Sが低下することが知られている．DHEAは動物（ラット，マウス）やヒト男性でインスリン感受性を改善することが報告されている．その機序としてはインスリン結合能の改善，体重減少，tumor necrosis factor（TNF）-αの血中濃度減少，protein-Cやphosphatidylinositol（PI）3-kinaseの活性化を介するものと考えられている．最近，DHEAが脂肪細胞への糖の取り込みを促進するのは，GLUT1およびGLUT4の細胞膜への移動がもたらされることによることもわかった[5]．加齢に伴う骨格筋におけるミトコンドリアの機能障害が高齢者におけるインスリン抵抗性に関与している可能性が報告された[6]．その後，2型糖尿病におけるミトコンドリア機能低下が示された[7]が，このミトコンドリア機能低下が血中テストステロン低値と相関していた[8]ことは，性腺機能低下がインスリン抵抗性を惹起する機序を考えるうえで，示唆に富む成績である．

Somatopauseに関しては，IGF axisとインスリン抵抗性について検討された報告によると，IGF-1はHDL-Cと負相関し，IGF結合蛋白（IGFBP）-1はインスリン（負），インスリン感受性（正），血清脂質（HDL-C：正，中性脂肪：負）およびplasminogen activator inhibitor（PAI）-1（負）と相関したと報告されている．加齢に伴うIGF axisの低下は，インスリンレベルや感受性は関連しており，大血管障害との関連性が示唆される．

□ 動脈硬化症

Andropauseと動脈硬化症との関連性については，これまでtestosteroneが催動脈硬化性に働くと考えられがちであったが，疫学的研究からは必ずしもこれを支持する成績に乏しく，血中testosteroneと冠動脈疾患との相関は見出されていない．しかし，頸動脈内膜中膜肥厚と血中testosterone，estroneおよびfree IGF-1が負相関にあることが報じられている．また，最近では，高齢男性における血中total and bioavailable testosteroneが大動脈硬化症と独立した関係を有することが報告された[9]．

Adrenopauseとして，加齢とともに漸減するDHEAやDHEA-Sの血中濃度と冠動脈疾患との間に負相関が報告されている．しかし，前向き検討では血中testosteroneレベルと冠動脈硬化症の頻度との間には相関は見出されていないのも事実である．一方，動物（ウサギ）実験では，DHEAの投与は大動脈の粥状硬化症を抑制した．

動脈硬化の成立過程のどのステップにおいてDHEAやDHEA-Sが関与するかは興味がもたれる．これまでのところ，DHEAは，血小板の付着凝集の過程を抑制し，中膜平滑筋細胞の内膜への遊走や増殖が起こる際のinterleukin-6の単核球からの分泌を阻害し，平滑筋細胞の増殖を抑制し，さらにマクロファージの泡沫化の過程においてこれを抑制するといわれている[10]．また，低用量DHEAの補充が，血管内皮機能およびインスリン感受性の改善をもたらし，PAI-1の減少をもたらすことも報告された．これらの事実は，DHEAが加齢に伴う心血管合併症の発症を抑えるポテンシャルを持つことを示唆している．

□ 高血圧など血圧異常

血圧については，収縮期血圧も拡張期血圧もtestosteroneレベルといずれも負の相関を示すことがわかっている．Testosterone投与による血管系への作用としては，血圧の低下のほか，冠動脈および脳動脈に循環増加，末梢血管障害における虚血症状の軽減，虚血性心疾患におけるST低下の軽減，あるいは成因は不明であるが冠動脈内径および肝血流量の増大が報告されている．

□ 脂質代謝異常

血清脂質については，testosteroneの脂質代謝に及ぼす影響を検討した報告は数多い．血清アンドロゲンレベルは血清脂質と相関しないとする報告から，血清総testosteroneおよび遊離testosteroneのレベルは血清コレステロール，中性脂肪値およびlipoprotein（a）と負の相関を示し，HDLレベルとは正相関を示す報告がある．血清HDLは女性より男性で低い．AndrogenはestrogenとはHDL代謝酵素の肝臓内皮triglyceride lipaseを刺激するからである．また，虚血性心疾患と関連性を有するsmall dense LDLとtestosteroneとの関係を検討した報告によると，LDLサイズが総testosteroneおよび性ホルモン結合蛋白のレベルと正相関し，DHEA-Sと負の相関

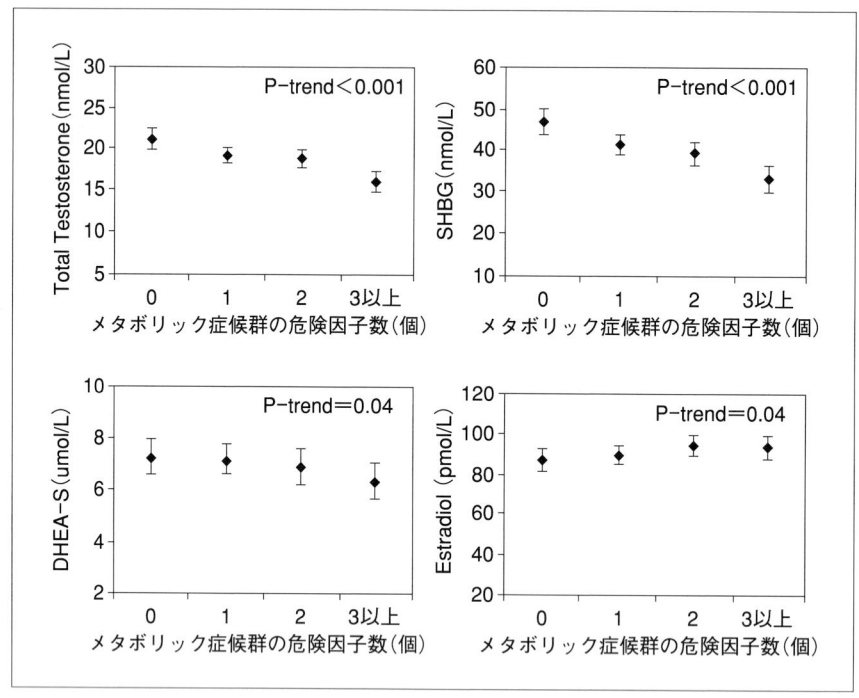

図3 内因性性ホルモンレベルと NCEP（National Cholesterol Education Program）によるメタボリック・シンドロームの定義に基づく危険因子数との関係（性ホルモンの平均値は，年齢，性別，喫煙，アルコール摂取量，身体活動スコアにて補正）

(文献11)より)

を有した．

Somatopause の面からは，加齢とともに GH-IGF が低下するが，HDL-C と GH の指標（たとえば IGFBP-3）とが強く相関することが報告されている．

◻ メタボリック・シンドローム

最近，日常臨床において俄然注目を浴び，また平成 20 年度からは特定健康診査および特定保健指導の対象となったのがメタボリック・シンドロームであるが，この病態を男性更年期障害という視点から捉えてみたい．

メタボリック・シンドロームは，過食や運動不足などの生活習慣が，体内のエネルギー過剰状態を招き内臓脂肪蓄積をもたらす結果，インスリン抵抗性を介して，血圧，血清脂質，血糖に異常を惹き起こし，最終的に脳梗塞，虚血性心疾患（狭心症・心筋梗塞）・閉塞性動脈硬化症などの動脈硬化症を発症・進展させるという，生活習慣病のまさに典型的病態である．

高齢男性においては，総 testosterone と SHBG が低下するほど，メタボリック・シンドロームのリスクが増加し，インスリン感受性は低下することが報告された．この関係は，インスリンのレベルや体組成の影響を受けることなく，独立して認められ，total testosterone と SHBG レベルがメタボリック・シンドロームの発症と密接に関連していることが示唆された（図3)[11]．さらに，非肥満（BMI が 25 未満）高齢男性においても，メタボリック・シンドロームの発症に，total testosterone 低値および SHBG 低値が関連しており，臨床的な男性性機能低下症では，それはさらに明確であったと報告されている[12]．

次に，メタボリック・シンドロームの男性における androgen レベルを検討したところ，血中 DHEA-S と testosterone レベルは加齢とともに低下するが，これらと脂肪組織に関する指標（BMI，脂肪量，脂肪率，ウエスト径，内臓および皮下脂肪面積），代謝マーカー（メタボリック・シンドロームの危険因子：血圧，空腹時血糖・インスリン・C ペプチド，HDL-C，中性脂肪，アポ蛋白 B）および三つ以上のメタボリック・シンドロームの特徴を有した頻度との関連性（負相関）が，

年齢の影響を除いても有意に認められたのは，testosterone レベルであった，と報告されている[13]．この分野については今後ますます多くのデータが出されてこよう．

□ 骨粗鬆症，転倒

骨塩量との関係については，androgen レセプターは骨芽細胞にあるが，androgen が骨にもたらす効果は，estrogen への aromatization による二次的なもの，もしくは dihydrotestosterone の anabolic な作用による可能性があるとされる．さらに androgen は osteoclast activating factor として知られる IL-6 の発現を抑制するという．

Estrogen が性ホルモンのなかで，骨塩量ともっとも相関が高いことは男性を含めていうまでもないが，bioavailable testosterone の高値の男性例では骨塩量が高いが，DHEA は女性とは異なり骨塩量とは正相関しなかったことが報告されている．Testosterone の投与により，骨吸収のマーカーは減少し，骨形成マーカーが増加することがわかっている．一方，高齢男性においても，加齢とともに増加する末梢での testosterone から E2（estradiol）への芳香化能が，骨塩減少例では非減少例で低下していたことから，この芳香化能が高齢男性における骨塩減少や骨代謝調節の重要な役割を演じている可能性も示唆されている[14]．

Adrenopause の面では，加齢とともに，低下することがわかっている DHEA が，骨量や筋肉量の低下と関連していると考えられ，これまでも高齢者に補充療法が行われてきたが，一致した成績が得られなかった．しかし最近，1 年間にわたる DHEA 補充療法のランダム化比較試験結果では，高齢男性で腰部骨密度を改善させたことが報告されている．

骨塩量と somatopause との関係を見ると，男性では加齢とともに，IGF-I，IGF-II，IGFBP-3，androgen index および骨塩量が低下し，IGFBP-1，IGFBP-2 および SHBG レベルが増加する．骨塩量変化の 34～48％は，IGFBP-3 と testosterone により決まると報告されているが，性ホルモンとともに IGF 系の影響を受けることがわかる．

骨粗鬆症に対する治療は，bisphosphonate，estrogen など骨吸収抑制が主流となっている．しかし，これらのいずれも骨量の低下を完全に防止はできないし，骨折後は骨量の減少だけではなく筋肉量の減少も問題となってくる．そこで，骨粗鬆症に伴う骨折患者や骨粗鬆症患者の治療に関し，骨形成を刺激し筋組織を増加させる rhIGF-I/IGFBP-3 への期待がもたれている．

また，高齢者では加齢に伴う身体機能の低下によって転倒を起こしやすくなる．しかし，転倒のリスクは，身体機能の低下とは別に，bioavailable testosterone レベルの低下と関連していることが報告されている[15]．

□ 認知機能低下，うつ気分など

Testosterone は，抗うつ作用や抗不安作用を有することが知られており，bioavailable testosterone レベルはうつ気分と負の相関を示すことが報告されている．また，testosterone レベルが高いと，認知機能，精神的コントロール，音声言語の記憶などが良好なこともわかっている．

GH および IGF-I は，壮年期以降 10 歳ごとに約 14％ずつ低下し，これは高齢者の認知機能の低下と関連することが指摘されている．IGF-I レベルが高いと，加齢とともに低下する digit-symbol susbstitution test が良好に行えることがわかっている．IGF-I レベルと知覚に関する processing speed とが関連していることも指摘されている[16]．

アルツハイマー型老年痴呆の治療薬である Rivastigmine（コリンエステローゼ阻害薬：本邦未発売）は，低下した認知機能や日常生活活動への参加を改善する効果を示す．最近，血漿ホモシステインレベルの高値がアルツハイマー型老年痴呆の発症の危険因子であることが報告されるとともに，GH 欠乏の男性における GH の補充が血漿ホモシステインレベルの低下をもたらしたことが報告されている．GH の長期投与は somatopause に有効なことは知られているが，高いコストや副作用（浮腫や筋肉痛）の点から問題が多い．一方，脳のアセチルコリンエステラーゼを抑制すると，GH 分泌が刺激され，ホモシステインレベルが低下することがわかっている．したがって，GH 療法に替わり得るものとして，コリンエステラーゼ阻害薬は，それ単独で，または GH releasing hormone（GHRH）による GH 分泌を促進することから，somatopause のひとつの徴候である認知機能の低下への治療が期待される[17]．

以上のように，生活習慣病における男性更年期障害に関する知見は数多く積み重ねられてきてい

る．一方，ホルモン補充療法も試みられ検討されているものの，まだ十分な evidence が蓄積されたといえない現状にあり，その適用に関して勧告や警告がなされている．したがって，医師は，患者の有する内科的，精神医学的，泌尿器科的な問題に対して，全人的な（精神・身体的な症状や所見に影響を及ぼす多くの要因を考慮した）視点が求められるとともに，安易に補充療法を誤用することのないよう銘記すべき[18]であろう．

おわりに

男性更年期の生活習慣病は，ともすると生活習慣の面だけが強調されがちであるが，実際には更年期障害に起因した病態が混在しているものと考えられる．今後，生活習慣病を男性更年期障害という視点から，生活習慣病を捉え直していくことが，生活習慣病をより正しく理解し，的確に診療していくうえで重要であろう．

文 献

1) Lamberts, SW, et al : The endocrinology of aging. Science 278 : 419-424, 1997

2) Matsumoto AM : Andropause : Clinical implications of the decline in serum testosterone levels with aging in men. J Gerontol Med Sci 57 A : M 76-M 99, 2002

3) Haffner SM, et al : Low levels of sex hormone-binding globulin and testosterone predict the development of non-insulin-dependent diabetes mellitus in men. Am J Epidemiol 143 : 889-897, 1996

4) Nishizawa H, et al : Androgens decrease plasma adiponectin, an insulin-sensitizing adipocyte-derived protein. Diabetes 51 : 2734-2741, 2002

5) Perrini S, et al : Dehydroepiandrosterone stimulates glucose uptake in human and murine adipocytes by inducing GLUT 1 and GLUT 4 translocation to the plasma membrane. Diabetes 53 : 41-52, 2004

6) Petersen KF, Befroy D, et al : Mitochondrial dysfunction in the elderly: Possible role in insulin resistance. Science 300 : 1140-1142, 2003

7) Mogensen M, et al : Mitochondrial respiration is decreased in skeletal muscle of patients with type 2 daibetes. Diabetes 56 : 1592-1599, 2007

8) Pitteloud N, et al : Relationship between testosterone levels, insulin sensitivity, and mitochondrial function in men. Diabetes Care 28 : 1636-1642, 2005

9) Hak AE : Low levels of endogenous Androgens increase the risk of atherosclerosis in elderly men:The Rotterdam Study. J Clin Endocrinol Metab 87 : 3632-3639, 2002

10) 柳瀬敏彦：DHEA と動脈硬化．ホルモンと臨床 48 : 779-782, 2000

11) Muller M, Grobbee DE, den Tonkelaar I, et al : Endogenous sex hormones and metabolic syndrome in aging men. J Clin Endocrinol Metab 90 : 2618-2623, 2005

12) Kupelian V, et al : Low sex hormone-binding globulin, total testosterone, and symptomatic androgen deficiency are associated with development of the metabolic syndrome in nonobese men. J Clin Endocrinol Metab 91 : 843-850, 2006

13) Blouin K, Despres J-P, Couillard C, et al : Contribution of age and declining androgen levels to features of the metabolic syndrome in men. Metabolism Clinical and Experimental 54 : 1034-1040, 2005

14) Gennari L, et al : Longitudinal association between sex hormone levels, bone loss, and turnover in elderly men. J Clin Endocrinol Metab 88 : 5327-5333, 2003

15) Orwoll E, et al : Endogenous testosterone levels, physical performance, and fall risk in older men. Arch Int Med 166 : 2124-2131, 2006

16) Aleman a, et al:Insulin-like growth factor-1 and cognitive function in healthy older men. J Clin Endocrinol Metab 84 : 471-475, 1999

17) Obermayr RP, et al : The reduced release of GH by GHRH in 8 subjects aged 65-69 years in augumented considerably by rivastigmine, a drug for Alzheimer's disease. Gerontology 49 : 191-195, 2003

18) Zitzmann M, Faber S, Nieschlag E : Association of specific symptoms and metabolic risks with serum testosterone in older men. J Clin Endocrinol Metab 91 : 4335-4343, 2006

■ 男性更年期に注意したい疾患と病態—生活習慣病

生活習慣病と ED

吉田 勝美* 田中 利明* 杉森 裕樹**

- ED は，40 歳以上から年齢とともに増加．
- 糖尿病では，既往のない者の倍以上の ED 有病率．
- 高血圧も，諸外国の調査で ED 有病率が増加．
- ED は生活習慣病と関連し，診療にあたっては動脈硬化性疾患を視点に．
- 50 歳前半まではストレス，55 歳以上では糖尿病が ED 発症に関連．

Key Words　生活習慣病，動脈硬化性疾患，糖尿病，メンタルヘルス

はじめに

1．ED の意義

ED は非致死性疾患であるが，男性の QOL に関連する疾患として，高齢化社会においてその予防と治療が注目されている．また，米国では循環器疾患である心筋梗塞後における ED の問題[1〜3]が注目されており，ED が先行して併存する関連する疾患との関係で議論される機会が多い．

2．動脈硬化と ED

ED の発症機序として近年動脈硬化性疾患との関連が注目されており[4]，メタボリック症候群，生活習慣病との関係に関心が寄せられている．現在，わが国でも糖尿病患者数の増加が国民的な健康問題の大きな課題であり，今後生活習慣病と併存する ED の医療上の意義も大きくなることが懸念される．

3．生活習慣病

本稿では生活習慣病と ED の関連について，国内外の現状を疫学的知見から紹介して，予防治療の一助となるものと期待する．

4．生活習慣病との関連

生活習慣病と ED の関係について先行研究では，高血圧，糖尿病，肥満，異脂質血症[4,5]の問題が注目されている．高血圧，糖尿病，肥満などの生活習慣病有病者において，ED が増加することが指摘されている．特に，糖尿病患者においては 50％以上に ED が存在することが指摘されており，併発する頻度はやや低いものの高血圧においても ED の合併が指摘されている．

糖尿病については，疫学調査および病態メカニズムから ED との関係が注目されており，ED の発症メカニズムの点でも関心が持たれている．

表1　年齢階級・既往歴別 ED 有病率

		40 歳代	50 歳代	60 歳代
既往歴なし		13.1	16.8	25.3
治療中の疾患	高血圧	7.3	14.5	23.3
	糖尿病	9.1	37.5*	50.0
	高血圧＋糖尿病	16.7	37.5	66.7

*p＜0.05（同年代の"既往歴なし"との比較）

□ わが国の状況

筆者らの成績では，人間ドック受診者において，高血圧や糖尿病患者における ED の頻度をまとめた（表1）．調査は，健常者で人間ドックを受診した者を対象としており，ED の診断基準を IIEF 5 で 12 点未満とした．

糖尿病と ED の関係については，年齢による差が認められた．50 歳以上の糖尿病既往歴を持つ者では健常群よりも 2 倍の頻度である 37.5％と有意に増加しているものの，50 歳未満では有意な差を認めなかった．この点については，糖尿病性の血管神経障害が顕性化するまで時間的なずれが，50 歳以上で有意に糖尿病合併症を増加させたものと考えられた．50 歳未満では，十分な血管障害を起こすことがなく，ED の増加に繋がらないものと理解された．

* 聖マリアンナ医科大学　予防医学　　** 大東文化大学スポーツ健康科学部　健康科学科

表2 諸外国の糖尿病におけるED有病率

発表者	人種	対象人数（年齢）	有病率	対照
Feldman (1994)	アメリカ人	1290 (aged 40～70 y.o.)	39	9.6
Yamaguchi (1994)	日本人	201 (aged 22～76 y.o.)	45	—
Fedele (2001)	イタリア人	1010 (aged 19～79 y.o.)	68*	—
Naya (2003)	日本人	1036 (aged 30 to 59 y.o.)	80.9*	36.1

*発症率

表3 諸外国の高血圧症におけるED有病率

発表者	人種	対象人数（年齢）	有病率	対照
Feldman (1994)	アメリカ人	1290 (aged 40～70 y.o.)	15	9.6
Jensen (1999)	デンマーク人	101 (aged 30～79 y.o.)	27	—
Llisterri (2001)	スペイン人	197 (aged 30～65 y.o.)	42.3	—
Naya (2003)	日本人	1036 (aged 30～59 y.o.)	66.7*	36.1

*発症率

表4 年齢階級別ED関連要因とオッズ比

		odd比	95%信頼区間
45歳未満	高血圧	0.58	0.07～4.57
	糖尿病	—	—
	不安	1.17	0.49～2.79
	抑うつ	1.27	0.54～2.98
45～54歳	高血圧	0.56	0.25～1.29
	糖尿病	2.36	0.82～6.78
	不安	1.40	0.85～2.28
	抑うつ	2.44	1.51～3.92
55歳以上	高血圧	1.11	0.62～2.00
	糖尿病	3.15	1.41～7.01
	不安	0.92	0.50～1.67
	抑うつ	1.52	0.85～2.71

一方，高血圧既往歴では健常群と同様のEDの頻度であり，高血圧患者におけるEDの増加を認めなかった．高血圧の程度，治療薬剤の国際的な相違など多くの要因が高血圧症とEDの合併を解釈するうえで関連しているものと考えられた．

□ 国際比較

生活習慣病とEDの関係について，先行研究をまとめると以下のごとくである．

米国マサチューセッツ州のMMAS（Masatusetts Male Aging Study）では糖尿病，高血圧，冠動脈疾患[6]においてEDが有意に増加しており，糖尿病患者の50%[7]がEDを認めるとしている．前述した筆者らの成績よりもやや高い頻度であった．

国際比較により糖尿病患者におけるEDの頻度を表2にまとめた．Nayaら[8]の調査では，日本人を対象として80%の有病率を認めていた．

次に，高血圧患者におけるED有病率の国際比較を表3に示す．糖尿病ほどではないが，高血圧者で有意に高いことが示される．

これらの疫学的指標の比較をするうえで，対象者の属性として，地域を代表性の問題，診断基準の相違，薬剤の影響についても検討することが必要である．降圧剤は，EDを副作用とする薬剤もあり，使用薬剤歴についても確認が必要である．

□ 危険因子とメカニズム

EDの発症に関与する機序として，血管内皮障害[9]が注目されており，糖尿病性自律神経障害[10]が基盤になることが指摘されている．糖尿病患者では自律神経障害から，陰茎動脈の血管内皮障害へと進展して，EDが増加してくるものと考えられ，筆者らの結果でも50歳以上の糖尿病患者においてEDが増加することが顕著になるものと解釈される．糖尿病患者でも比較的血糖値のコントロールが良い群ではEDの増加が抑えられていることが期待される．

以上のような知見からも，EDと生活習慣病との合併の関係は重要であり，EDの治療には，生活習慣の改善が必要[11]であることが指摘されている．特に，EDを診断治療する際には動脈硬化性疾患の診断も併せて必要であること[12]を指摘している．その際，高血圧，異脂質血症，肥満，それぞれの使用薬剤，発症からの管理レベルについても把握しておく必要がある．

その他に，抑うつがEDと関係することが指摘されており[13]，生活習慣病と併せて，ストレスについても把握しておくことが必要とされる．疫学調査においては，ストレスの実態を把握する調査法についても検討が必要である．

筆者らの調査から，年齢階級ごとにEDへ関連する要因を表4にまとめた．解析は，EDの発症を目

的変数として，ロジスティック回帰による影響力を要因のオッズ比として示した．45〜54歳ではEDに関与する有意な要因として，抑うつが関与することが示され，55歳以上では糖尿病が有意な要因として示された．特に，抑うつを持つ場合にオッズ比が2.44倍と増加しており，強い関係を認めた．この段階では，高血圧，糖尿病とも有意な関係を認めなかった．55歳以上では，糖尿病のオッズ比が3.15倍となり有意な関係を認めたものの，抑うつ，不安に関する要因には有意な関係を認めなかった．一方，45歳未満では高血圧，糖尿病，不安，抑圧とも関連していなかった．以上から，45〜54歳という働き盛りの年代ではストレス要因がEDの発症に強く関連しており，治療においてもストレス対処に関する指導が必要と考えられた．また，生活習慣病として，糖尿病は発症後10年以上を経過して血管内皮障害を引き起こしてくることで，55歳以上で顕著になるものの，糖尿病の発見後適切な栄養・運動をはじめとする健康管理が必要である．

45歳未満では統計学的に有意な要因を抽出できなかったが，生活習慣病関連要因以外に広く環境要因についても検討することが必要であると推測された．

まとめ

EDの治療において，Princeton consensusの第2版では生活習慣を改善することを推奨しており[14]，糖尿病，ストレス，高血圧を適切に管理することが求められている．

高齢化社会を迎え，男性に限らず夫婦におけるQOLの向上を図るうえでもEDへの対応が望まれており，その予防治療において生活習慣病の改善が有用である．

文 献

1) Russell ST, Khandheria BK, Nehra A：Erectile dysfunction and cardiovascular disease. Mayo Clin Proc 79：782-794, 2004

2) Nusbaum MR：Erectile dysfunction：prevalence, etiology, and major risk factors. J Am Osteopath Assoc 102：S 1-6, 2002

3) Kloner RA, Speakman M：Erectile dysfunction and atherosclerosis. Curr Atheroscler Rep 4：397-401, 2002

4) Mulhall J, Teloken P, Brock G, et al：Obesity, dyslipidemias and erectile dysfunction：a report of a subcommittee of the sexual medicine society of North America. J Sex Med 3：778-786, 2006

5) Gazzaruso C：Erectile dysfunction and coronary atherothrombosis in diabetic patients：pathophysiology, clinical features and treatment. Expert Rev Cardiovasc Ther 4：173-180, 2006

6) Korenman SG：Epidemiology of erectile dysfunction. Endocrine 23：87-91, 2004

7) Disanto ME：Contractile mechanisms in diabetes-related erectile dysfunction. Curr Pharm Des 11：3995-4010, 2005

8) Naya Y, Mizutani Y, Ochiai A, et al：Preliminary report of association of chronic diseases and erectile dysfunction in middle-aged men in Japan. Urology 62：532-536, 2003

9) Droupy S, Ponsot Y, Giuliano F：How, why and when should urologists evaluate male sexual function?. Nat Clin Pract Urol 3：84-94, 2006

10) Vinik AI, Maser RE, Mitchell BD, et al：Diabetic autonomic neuropathy. Diabetes Care 26：1553-15579, 2003

11) Rosen RC, Friedman M, Kostis JB：Lifestyle management of erectile dysfunction：the role of cardiovascular and concomitant risk factors. Am J Cardiol 96：76 M-79 M, 2005

12) Billups KL：Sexual dysfunction and cardiovascular disease：integrative concepts and strategies. Am J Cardiol 96：57 M-61 M, 2005

13) Roose SP：Depression：links with ischemic heart disease and erectile dysfunction. J Clin Psychiatry 64(Suppl 10)：26-30, 2003

14) Jackson G, Rosen RC, Kloner RA, et al：The second Princeton consensus on sexual dysfunction and cardiac risk：new guidelines for sexual medicine. J Sex Med 3：28-36：discussion 36, 2006

■ 男性更年期に注意したい疾患と病態―生活習慣病

糖尿病

髙橋　良当*

- 中高年男性の糖尿病では ED と抑うつの合併頻度が高い．
- 糖尿病性 ED は 50〜60 代糖尿病男性の半数以上にみられる合併症であるが，ED 治療には消極的な患者が多い．
- 糖尿病性 ED の予防には血糖のコントロールだけでなく，血圧や脂質や肥満の是正，適度な運動も重要である．
- ED を訴える糖尿病の 9 割は糖尿病性 ED であり，第 I 選択治療薬の PDE 5 阻害薬の有効率は 6〜8 割である．
- PDE 5 阻害薬無効例では，服用条件を再教育して再投与するか，増量を考える．

Key Words　糖尿病，勃起障害，血糖コントロール，PDE 5 阻害薬，抑うつ

はじめに

現在，本邦では人口の高齢化，生活の西欧化とともに，生活習慣病の増加が指摘され，高血圧 3000 万，高脂血症 4000 万，糖尿病 1000 万人の患者が推定されている．とりわけ，糖尿病や糖尿病合併症の増加は著しく，冠不全や腎不全などの危険要因として注目されている．最近では，糖尿病の早期発見や発症予防を国家的課題として，保健行政と職場と地域医療機関とが積極的に推進することが決められている．

ここでは男性更年期に注意したい疾患として，糖尿病における勃起障害（erectile dysfunction；ED と略す）と抑うつについて概説する．

□ 糖尿病性 ED の疫学と病態

糖尿病における勃起障害の頻度は 30 代糖尿病男性の約 3 割，50 代の約 5 割と，健常男性より 2〜3 倍の高頻度であり，日本全体では約 100〜150 万人の糖尿病 ED 患者が推定される．

糖尿病性 ED は徐々に発症し，性的刺激に反応した勃起反応が遅延して完全勃起が得られにくく，勃起しても持続しないで萎えてしまい，加齢性 ED に似ている．性欲は当初保たれていても次第に低下し，性への関心や ED の治療意欲も失せていくことが多い．したがって，糖尿病 ED 患者数における ED 治療者の割合は 1％弱と非常に少ないのが現状である．

糖尿病性 ED はその時点の HbA_{1c} とは関係しないが，長年の血糖コントロールに関係し，糖尿病性合併症の一つである．したがって，糖尿病の罹病期間が長く，神経障害や網膜症や腎症などの合併症をもつ患者やインスリン治療者に多くみられる[1]．飲酒，喫煙，高血圧の有無との有意な関係は日本では認められない．

□ 糖尿病性 ED の原因と予防

糖尿病性 ED は混合性 ED であり，心理的要因と器質的要因とが混在した ED である．器質的要因には神経/筋障害，血管/内皮/白膜障害，内分泌/代謝障害などがあるが，どの要因も糖尿病性合併症であり，長年の高血糖状態が糖尿病性 ED の根本原因である．したがって，糖尿病性 ED は血糖コントロールが最強最大の予防法であり，糖尿病の発症時から HbA_{1c} を 6.5％以下に維持すれば，ED を含めて糖尿病性合併症は発生しない．

糖尿病性 ED の原因と予防について，個別に説明する．

1．神経/筋障害

糖尿病性末梢神経障害により亀頭部皮膚感覚が低下すると，仙髄を介した反射性勃起反応が低下し，ED を助長することになる．さらに，陰部神経障害による球海綿体筋や坐骨海綿体筋の筋萎縮を

---

* 東京女子医科大学東医療センター　内科

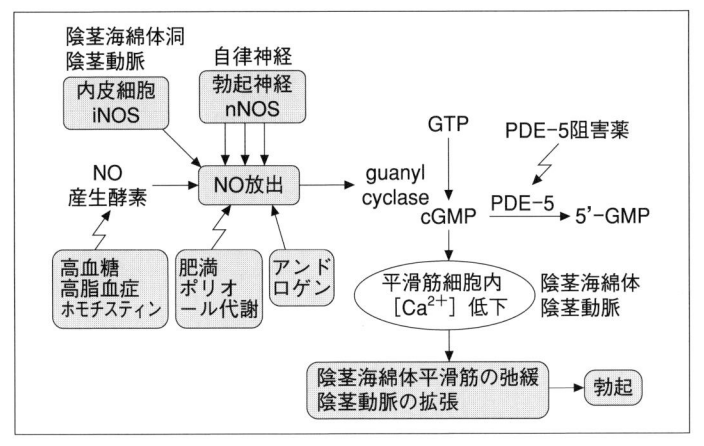

図1 一酸化窒素（NO）からみた勃起の機序とPDE 5阻害薬の作用

実線矢印（↗）は促進的作用を，折線矢印（↷）は抑制的作用を示す．糖尿病では◯で囲われた部分が障害される．

合併すれば，勃起力は一層低下する．動物実験によれば，高血糖により増加した酸化LDLが海綿体平滑筋の収縮力を強めて勃起を抑制するという報告や，酸化ストレスや終末糖化産物によって海綿体平滑筋細胞のアポトーシスが生じるという成績があるが，糖尿病ED患者の陰茎組織における陰茎海綿体平滑筋の脱落や線維化は有意に認められないという報告もあり，糖尿病性EDでの陰茎平滑筋障害の関与は不明である．

糖尿病性EDの大きな要因の一つは自律神経障害である．勃起に関わる自律神経は骨盤神経から分枝した陰茎海綿体神経で，その神経末端にあるNO産生酵素（nNOS）によって産生された一酸化窒素（NO）の放出が自律神経障害により低下すると[2]，勃起の発現が遅延する．臨床的には，心拍変動の低下や起立性低血圧や無力性膀胱などの自律神経障害と糖尿病性EDとの有意な関連が認められている[1]．

糖尿病性神経障害や筋萎縮の予防には血糖コントロールが第一であるが，継続的な下半身の屈伸運動やストレッチ体操も効果的である．

2．血管/内皮細胞/白膜障害

血管/内皮細胞障害は糖尿病性EDの大きな要因である．ドップラー検査による陰茎動脈血流の低下や陰茎組織の動脈硬化病変により，糖尿病性EDにおける血管障害が確認されている．血管内皮障害は糖尿病ED患者から採取された陰茎海綿体平滑筋組織のAch弛緩反応の低下や組織所見，糖尿病動物の実験結果から指摘されている．

勃起反応は，陰茎から流出する貫通静脈が陰茎白膜内と白膜直下の海綿体洞との間で駆血される結果，陰茎動脈の拡張により急増した動脈血液が海綿体洞に充満し，陰茎内圧を上昇させて生じる．白膜の伸展性が加齢や糖尿病によって低下すると，静脈血が陰茎外に漏洩して完全勃起が得られない．静脈漏洩性EDは加齢性EDと糖尿病性EDの原因の一つである．

糖尿病による血管/内皮細胞障害の予防には血糖コントロールに加え，血圧や脂質の正常化，肥満の解消，禁煙・節酒，運動などが求められる．

3．内分泌/代謝障害

アンドロゲンは性欲の維持や亢進に必要なホルモンだが，勃起神経のmodulatorとして働き，勃起に関係する筋の成長に関係している．2型糖尿病のEDでは血中テストステロン値やLH-RH反応は正常なことが多いが，ときに低テストステロン血症がみられ，男性更年期障害の鑑別が問題となる．

NOは血管や海綿体洞の内皮細胞にあるNO産生酵素（iNOS）により産生され，分泌されて勃起の維持に重要な役割を担っている．すなわち，血管や海綿体洞のずり応力によるiNOSの持続的刺激によるNOの継続的産生と放出が勃起の持続に必要不可欠である，という事実が最近報告された[3]．このNO産生と放出には高血糖，sorbitol代謝，脂質，アンドロゲンなどが関係し，放出後のNO作用においても酸化ストレスや終末糖化産物などの影響を受け，糖尿病性EDの主要因とみなされている（図1）．

表1 薬剤による性機能障害

	勃起障害	射精障害	性欲低下	女性化乳房
降圧利尿剤				
サイアザイド	＋＋＋	－	＋＋	－
フロセミド	＋	－	＋	－
スピロノラクトン	＋＋	＋	＋	＋＋＋
メチルドパ	＋＋＋＋	＋	＋＋＋＋	＋
塩酸クロニジン	＋＋＋	＋＋＋	－	＋
レセルピン	＋＋＋	＋	＋＋＋＋	＋
酢酸グアナベンズ	＋＋＋	＋＋	＋＋	＋
塩酸ヒドララジン	＋	－	－	＋
α₁遮断薬（プラゾシン）	＋	－	－	－
β遮断薬	＋	－	－	－
Ca拮抗薬	－	－	－	＋
ACE阻害薬（カプトプリル）	－	－	－	＋
ARB（バルサルタン）	－	－	－	－
抗うつ薬				
アミトリプチン	＋＋＋	＋＋	＋＋	＋
イミプラミン	＋	＋＋	＋＋	＋
向精神薬				
ベンゾジアゼピン	＋＋＋	＋＋	＋＋	＋
クロルプロマジン	＋	＋＋	＋	＋
シメチジン	－	＋＋	＋	＋
スルピリド	＋＋＋	＋	＋＋＋	＋＋
ステロイド	－	＋＋	＋＋	－

－：性障害の報告なし，＋：性障害の報告あり，＋＋：性障害が稀にあり，＋＋＋：性障害がしばしばあり，＋＋＋＋：性障害が大変多い

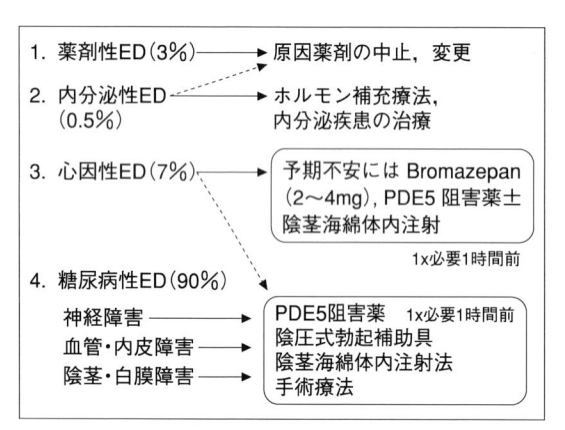

図2 糖尿病におけるEDの原因と治療選択

1. 薬剤性ED（3％）→ 原因薬剤の中止，変更
2. 内分泌性ED（0.5％）→ ホルモン補充法，内分泌疾患の治療
3. 心因性ED（7％）→ 予期不安にはBromazepan（2～4mg），PDE5阻害薬±陰茎海綿体内注射　1x必要1時間前
4. 糖尿病性ED（90％）
　神経障害
　血管・内皮障害 → PDE5阻害薬　1x必要1時間前
　陰茎・白膜障害　　陰圧式勃起補助具
　　　　　　　　　　陰茎海綿体内注射法
　　　　　　　　　　手術療法

糖尿病患者のED治療では，薬剤性ED，内分泌性ED，心因性EDを除外して，PDE5阻害薬の投与を検討する．

4．心理的要因

糖尿病の診断初期に多いが，"糖尿病＝ED"という思い込みから発症するEDは心因性EDであり，糖尿病性EDではない．しかし，糖尿病という病や合併症の不安から生じる心理的抑圧，将来への不安，うつ状態などは患者の精神活動や日常行動全般に影響し，性欲や性活動を低下させるので，糖尿病性EDの要因となる．また，男性更年期の徴候である抑うつは糖尿病EDの進展や放置につながるので注意が必要である．

糖尿病性EDの診断とその治療

EDを訴える糖尿病のすべてが糖尿病性EDではない．1割は薬剤性ED，心因性（機能性）EDであり，ごく稀に内分泌性ED（甲状腺機能障害が多い）がみられる．したがって，降圧利尿剤や向精神薬，ホルモン療法中の患者では薬剤性EDを鑑別する必要があり（表1），疑わしい薬剤は中止または変更して観察する．心因性EDの治療は心因の除去や心理療法が基本であるが，予期不安（一度の性交失敗から，また失敗しないかという不安）には精神安定薬のブロマゼパム2～4mgやPDE5阻害薬の投与や陰茎海綿体内注射療法[注1]が著効することもある（図2）．しかし，EDの背景に訴訟問題や精神病が潜んでいる場合は難治性であり，専門家に相談すべきであろう．

糖尿病性EDの治療

糖尿病性ED治療の第1選択はPDE5（phosphodiesterase type 5）阻害薬である．クエン酸シルデナフィル（25 mg，50 mg 1×必要1時間前に服用）の発売から9年が経過し，その有効性と安全性はすでに本邦でも報告されており，糖尿病でも6〜8割の有効率が示されている[4]．糖尿病性EDにおけるPDE5阻害薬の良い適応，シルデナフィルが無効だったときの注意点，他のPDE5阻害薬との比較について述べる．

1．糖尿病性EDにおけるPDE5阻害薬の良い適応

一般に，残存する勃起機能の良い例ほどPDE5阻害薬の効果は良い．筆者の経験では性欲があり，ED期間が短く，糖尿病性合併症が高度でない例ほど，25〜50 mgのシルデナフィルで十分な効果が得られる．パートナーとの関係が悪いときや心理的緊張の強いとき，疲労時にはPDE5阻害薬の効果はあまり期待できない．血糖コントロールとPDE5阻害薬の効果との関係について，欧米では否定的な報告が多いが，理論的には血糖コントロールの良い例がNOの産生も多く，より効果的と思われる．

2．シルデナフィルが無効だったときの注意点

236人のシルデナフィル無効例を解析したAtiemoらの報告では，無効例の8割は不適切な使用法が原因であり，その42％の患者はわずか12分の再教育で，シルデナフィルが有効になったという[5]．具体的な教育内容は，

1）服用して20〜30分後に適切な性的刺激を加えることが必要である．
2）パートナーと性行為のタイミングが合わないと薬の効果を十分発揮できない．
3）使用初めの1〜2回は不安と緊張から失敗しても諦めずに，5回以上試してみる．
4）食後すぐ服用すると，最高血中濃度が半減し，最高血中濃度到達時間が延長するので，食後2時間あけてから服用する．

日本でのシルデナフィル認可量は50 mgまでだが，糖尿病では100 mgまで増量して有効な例がある．シルデナフィル100 mgで無効な糖尿病性EDでも，バルデナフィル10〜20 mgで有効な例があるので試す価値はある．それでも無効な例やPDE5不適応例では，吸引法[注2]や陰茎海綿体注射法，手術療法があるので，ED専門の泌尿器科医を紹介する．

3．新しいPDE5阻害薬について

バルデナフィル（5 mg，10 mg 1×必要1時間前に服用）はシルデナフィルと化学構造式が類似し，PDE5型に対する選択的阻害作用は強いが，最高血中濃度達成時間や半減期，有効時間などはシルデナフィルと大差ない[9]（表2）．バルデナフィルの特徴は食後に服用しても空腹時と効果が変わらない点である．ただし，カロリーの60％以上が脂肪で占める高脂肪食では，シルデナフィルと同様に薬効が遅延/低下する．勃起発現時間は性的刺激の開始時間や残存勃起機能の影響が大きい．

バルデナフィルの生物学的利用率は15％と低く，薬の吸収部位である小腸粘膜で解毒酵素CYP3A4の阻害を受けやすいという欠点がある．したがって，グレープフルーツジュースとの併用は原則禁止で，肝臓にてCYP3A4による代謝を受ける多くの薬剤との併用にも注意が必要である．また，ニトロ製剤はもちろん，タムスロシンを含めた$α_1$遮断薬との併用は血圧低下の危険があるため，要注意である．

ED診療は自由診療であり，決められた薬価はないが，バルデナフィルの国内販売価格はシルデナフィルより1錠が100円ほど安い．また，最近，糖尿病や脊髄損傷を対象に20 mg錠が国内で使用が認可された．

タダラフィルの化学構造式は上記2剤とは異なり，その特徴は半減期が14時間と長く，1回の服用で丸2日間有効という利点と，薬効が消退しにくいという欠点とがある．したがって，連日の性行為を希望する患者に適した薬で，本邦でも承認され使用可能である．

（注1）陰茎海綿体注射法
　PGE_1 10〜20 μgを陰茎海綿体に注射し，勃起を人工的に誘発する方法で，自己注射は国内法では認められていない．
（注2）吸引法
　陰茎を円筒容器のなかに入れて密閉し，なかの空気を吸引して陰圧にして勃起させ，陰茎根部をゴムで圧迫して勃起状態を維持して性交する方法．手技の習得とパートナーの承諾が必要である．

表2 PDE 5阻害薬の特性比較

		Sildenafil	Vardenafil	Tadalafil
IC 50 (nM)	PDE 5	3.5～8.5	0.1～0.7	0.9～6.7
	PDE 6-rod（光覚）	37	3.5	1260
	PDE 6-cone（色覚）	34	0.6	1300
	PDE 11	2730	162	37
Tmax（時間）		1 (0.5～1.5)	0.8 (0.7～0.9)	3 (0.5～12)
T 1/2（時間）		3～4	4～5	14
効果発現（分）		20～30	15～30	16～30
生物学的利用率（％）		40	15	20
食事の影響		++	±	－
禁忌*		肝硬変	肝・腎不全 α_1遮断薬 Grape fruit juice	α_1遮断薬#

*NO製剤や性行為禁止患者は禁忌で共通，TadalafilのTmaxとT 1/2は日本人データ
#タムスロシンを除く

男性更年期における糖尿病の抑うつ

糖尿病におけるうつ病の合併頻度は2～3倍の頻度で多いといわれる．その理由として，間脳―下垂体―副腎系の関与，内臓肥満やインスリン抵抗性によるアディポサイトカインの関与などが想定されている．さらに，更年期では初老期うつ病や仮面うつ病の併発も考えられ，更年期糖尿病患者での抑うつはED同様の一般的な病態と思われる．

糖尿病性合併症が進行した例やインスリン治療者では病気による身体活動の制限，経済的心理的負担の増大もあり，社会的活動の低下から将来への不安が増大し，患者のQOLは一層低下して，抑うつ状態は進展しやすい．その結果，糖尿病治療の基本である食事・運動療法の厳守は困難となり，血糖コントロールは悪化，ますます抑うつ傾向を高めるという悪循環が生まれ，更年期では加齢によって，この悪循環が一段と加速されることになる．

この抑うつ状態の予防や治療には担当医の役割が大変大きく，早期発見，早期治療が大切であるが，神経科やコ・メディカルや家庭環境などのチーム医療が必要となろう．

おわりに

日本の医師の多くはEDにあまり関心を示さず，ED治療に消極的である．PDE 5阻害薬を危険な薬，怪しい薬という偏見を抱く医療関係者は少なくない．医学的，社会的にEDが病気として認知されておらず，犯罪や非行などの反社会的なイメージのためかも知れない．しかし，EDのため結婚を躊躇したり，抑うつや自信の欠如でQOLを低下させている患者も多い．糖尿病性EDは合併症であり，病気である．日本のED患者数が1000万を超える今日，多くの医師がEDを感冒や不眠症同様のありふれた疾患として捉え，治療していただきたい．PDE 5阻害薬ほど安全で有効な薬はないのであるから．

文献

1）高橋良当，井上幸子，平田幸正：糖尿病性インポテンス症例の臨床像．糖尿病 28：53-60, 1985

2）Tejada IS, Goldstein I, Adadzoi K, et al：Impaired neurogenic and endothlium-dependent relaxation of penile smooth muscle from diabetic men with impotence. N Eng J Med 320：1025-1030, 1989

3）Hurt KJ, Musicki B, Palese MA, et al：Akt-dependent phosphorylation of endothelial nitric-oxide synthase mediates paenile erection. PNAS 99：4061-4066, 2002

4）嵩下英寿，山下夏野，丸山幸子，他：日本におけるバイアグラ錠の安全性および有効性の調査．臨牀と研究 79：175-181, 2002

5）Atiemo HO, Szostak MJ, Sklar GN：Salvage of sildenafil failures referred from primary care physicians. J Urol 170：2356-2358, 2003

■ 男性更年期に注意したい疾患と病態―生活習慣病　　　　　　（循環器疾患）

循環器と男性更年期

西　征二*
にし　せいじ

- 男性更年期障害は，循環器（心臓・血管系）にいろいろな影響を及ぼす．
- 血圧の異常（動揺性高血圧・起立性血圧調節障害）は身体症状としてみられる．
- 虚血性心疾患（狭心症・心筋梗塞）の危険因子の一つとして男性更年期障害（特に，心理的因子・うつ病・パニック症候群）に対処する．
- 不整脈・脳血管障害・メタボリック症候群は，男性更年期のQOLを損なう．
- 慢性期の循環器疾患の管理・安定は，男性更年期の心身の改善にも有用である．

Key Words　血圧の異常，心血管イベント，慢性期循環器疾患，循環器心身症，循環器疾患治療薬

男性更年期障害の成因として，①加齢（更年期は，年齢的には40歳代後半から50歳代）に伴う血中男性ホルモン濃度の緩徐な低下，②脳内化学物質のバランス変化，③精神的・社会的・身体的なストレスの関与が考えられている．男性更年期障害は，循環器（心臓・血管系）に対していろいろな影響を及ぼす．

□ 男性更年期障害にみられる循環器症状

身体的な症状として，血圧の変動・胸痛・動悸・脈の乱れ・内臓脂肪型肥満などがみられる．心理的な症状として，抑うつ気分障害・不安・パニック・疲労感などを身体症状に伴うことが多い．

1．高血圧症

男性更年期障害では，血圧異常（高血圧・血圧変動）を併発することが多く，特に持続性高血圧は心臓・血管系合併症のもっとも重要な危険因子となる．高血圧診療においては，降圧効果，臓器（脳・心・腎・血管）保護作用，安全性を考慮した降圧薬の選択[1]とともに，患者の生活の質（Quality of life；QOL）の改善が大切である．QOLのなかで特に更年期障害は，患者にとってはプライバシーの要因が関与しているので高血圧診療上の困難な課題の一つである．高血圧症の多い年齢層（50～70歳）は，年齢的に男性更年期障害の世代（40歳代後半から50歳代）にオーバーラップしている．一方，男性の遊離型テストステロン値は，40歳代以降より年齢とともに低下している．低テストステロン値の占める割合は，50歳代男性で，約20％を占め，60歳代で約50％，70歳代で約60％，80歳代で約85％と年齢とともに増加している．このように，男性更年期障害では，女性のような閉経期前後でのホルモンバランスの急激な変化はみられない．男性更年期障害に併発する高血圧の診療は，更年期を離脱する時期（60歳代以降の熟年期・老年期）以降も継続されるのがほとんどで，更年期のみに発症し，更年期以降は正常血圧に自然寛解・治癒するような高血圧は稀と思われる．更年期障害に併発した高血圧の男性患者では，社会的立場上あるいは家庭内での役割で，いろいろなストレス（職場内葛藤・経済的なトラブル・家庭内の不和・親の介護・健康上の問題点など）に直面することが多い．さらに，高血圧患者では，正常血圧者よりうつ病の併発が3倍多く，このようなうつ病を併発した男性更年期の高血圧診療も大切である．選択される降圧薬は，Ca拮抗薬，レニン・アンジオテンシン・アルドステロン系（RAS）薬剤のアンジオテンシンⅡ受容体拮抗薬（ARB）・アンジオテンシン変換酵素阻害薬（ACE-Ⅰ）・抗アルドステロン薬，β遮断薬，降圧利尿薬などがある．

2．虚血性心疾患[2]

虚血性心疾患の患者には，病前性格としてA型性格が多く，病後にうつ状態に陥りやすい．特に男性更年期には，年齢的にリストラの対象となり

* 西内科・循環器科

やすい時期なのでリストラ後に経済的不安による、うつ病の併発率も高い．更年期の虚血性心疾患に併発したうつ病の治療は、虚血性心疾患に対する薬物療法とともに抗うつ薬の併用療法が効果的である．慢性期の虚血性心疾患に対しては、抗狭心症薬として，Ca拮抗薬，β遮断薬，持続性硝酸薬とともに最近ではRAS薬剤（ARB・ACE-Iなど）が処方される．

3．不整脈

更年期における頻発性期外収縮（上室性・心室性）、発作性頻拍症（上室性・心室性），心房粗細動（発作性・頻脈性），高度房室ブロックの不整脈患者については、基礎心疾患の精査と不整脈に対する電気生理学的検査・治療が優先的に施行され、抗不整脈薬による薬物療法が併用される．

4．脳血管障害

脳卒中（脳梗塞・脳出血・クモ膜下出血）も更年期によくみられる生活習慣病の一つである．なかでも脳梗塞は近年増加しており、脳梗塞対策は重要である．脳梗塞の危険因子としては、高血圧・糖尿病・高脂血症・心房細動・喫煙・肥満などがある．これらの危険因子が複合している場合は、すべての危険因子に同時に対処するトータルマネージメントが必要であり、脳梗塞の一次・二次予防に役立つ．脳梗塞の危険因子のなかで、加齢・性差（男性）・家族歴（遺伝的素因）などは是正できない危険因子である．しかし、他の是正可能な危険因子に対しては、より厳格な管理・治療の強化が脳梗塞の予防に有効である．このことは、同時に心筋梗塞の予防にもなり、さらには脳・心臓以外のすべての血管病（腎・末梢動脈など）を予防することにもなる．

5．メタボリック症候群[3]

更年期における本症候群の頻度は、近年増加傾向にあり、生活習慣病の一つとして注目されている．本症候群は、内臓脂肪型肥満（腹囲≧85cm）を基礎として、①脂質代謝異常（中性脂肪≧150 mg/dl・HDLコレステロール＜40 mg/dl）、②耐糖能異常（空腹時血糖≧110 mg/dl）、③高血圧（収縮期血圧130 mmHg and/or 拡張期血圧≧85 mmHg）のなかで二つ以上を併発している病態である．本症候群は、動脈硬化の危険因子を複数有しており血管内皮機能障害・血管拡張不全による心臓・血管系合併症の早期発症が危惧されている．

6．心筋症

男性更年期に併発した肥大型心筋症（特に家族性）、Brugada型不整脈のなかには、心臓突然死（非冠動脈疾患による）のリスクもあり特に注意を要する．

7．低血圧症

男性更年期の低血圧症で、本態性低血圧は起立性低血圧に注意を要するが、特に生命予後に関してリスクは高くない．しかし、器質性心疾患を有する2次性低血圧症の場合には、血圧値のみでなく、その基礎心疾患（陳旧性心筋梗塞・肺性心・慢性心不全・拡張型心筋症など）の心機能評価を十分に行うことが不可欠である．

8．循環器心身症

更年期において心臓神経症・食行動異常（ストレス性高度肥満など）・神経性循環無力症・過換気症候群・パニック症候群なども循環器症状を呈することがあるが、多彩な自・他覚症状に比して一般的に生命予後は良好である．

□ 男性更年期における循環器疾患の対策と治療効果

1．高血圧症診療

生活習慣病のなかでもっとも頻度の高い高血圧症の診療では、降圧薬の選択・動脈硬化性危険因子の管理・新規の心臓血管病発症に対する治療などが大切である[4]．

2．慢性期の循環器疾患

更年期における慢性期の循環器疾患（安定狭心症・陳旧性心筋梗塞・慢性期脳血管障害・慢性心房細動など）に対しては、心臓血管病の二次予防としてそれらの危険因子を厳格に管理・治療することが重要となる．

3．生活習慣病の管理

男性更年期の診療においては、その特徴的な成因を十分考慮したうえでの基礎疾患の治療、特に生活習慣病の管理が重要である[5]．これによって得られる心血管系合併症の一次・二次予防効果とともに、①高血圧症では、降圧治療に対するコンプライアンスが高まる、②虚血性心疾患では、患者のQOL（生きがい・生活意欲など）の向上と治療意欲も高まる、③脳血管障害では、病後の抑うつ気分解消と心身のリハビリテーションへの意志強化がみられる、④気分障害（抑うつ・不安・社会不適応・パニックなど）・心身症では、リラクゼー

ション効果に伴い，感情・思考・意志の高揚とともに身体症状の軽快も得られ相乗的に改善される．

文 献

1）西 征二：高血圧患者における ED 治療―実地医家における医療現場から―．血圧 10：82-85, 2003
2）西 征二：循環器疾患に合併する勃起障害（Erectile Dysfunction, ED）の診療．臨牀と研究 81：151-157, 2004
3）松澤祐次：メタボリックシンドロームの管理．高脂血症治療ガイド（日本動脈硬化学会，編）．南山堂，東京，22, 2004
4）西 征二：生活習慣病に合併する勃起障害（Erectile Dysfunction, ED）の診療．臨牀と研究 82：183-190, 2005
5）西 征二：かかりつけ医による勃起障害（Erectile Dysfunction, ED）の診療．臨牀と研究 83：463-468, 2006

■ 男性更年期に注意したい疾患と病態―生活習慣病　　　（循環器疾患）

動脈硬化の危険因子とその対策

城戸　牧子*
きど　まきこ

- 動脈硬化性疾患は生活習慣病であり，その発症，進展を促進する危険因子として，糖尿病，高血圧，高コレステロール血症，喫煙，加齢，などがある．
- 動脈硬化性疾患には冠動脈疾患，脳血管疾患，大動脈疾患，腎動脈疾患などがある．
- 動脈硬化は加齢とともに増加し，男性性機能障害の一因でもある．
- 動脈硬化の危険因子をコントロールすることが発症・進展予防にとって肝要である．

Key Words　動脈硬化，危険因子，冠動脈疾患，脳血管障害，高血圧

多くの先進国において動脈硬化性疾患（冠動脈疾患，脳血管疾患，大動脈疾患，腎動脈疾患，末梢動脈疾患）は罹患，死亡，身体障害において主要な原因の一つである．世界保健機構（WHO）は，10年後には発展途上国においても主な死亡原因になると推定している．治療法が進歩しているにもかかわらず罹患・死亡者数が減らないのは，生活習慣病の蔓延と世界人口が高齢化していることを示している[1]．男性は，心血管病の罹患率が女性よりも1.2〜4.5倍高いことが報告されており[2]，確立された心血管リスクファクターの一つである．

動脈硬化の発症にはさまざまな要因が関与し，それらが交絡しながら進展していくと考えられている．内皮細胞が傷害により傷害部位に血小板が凝集・粘着し，単球が内皮下へ移動し，マクロファージが泡沫細胞を形成し，平滑筋細胞の遊走・増殖などの複雑な過程を経て動脈硬化巣が形成される．動脈硬化の発症および進展の過程において炎症性サイトカインや活性酸素が炎症を促進することが示されている．危険因子がその炎症の過程を促進すると考えられる．これらの過程を経て，発症するまで何十年という時間を要する．

動脈硬化性疾患のリスクファクターの多くは生活習慣に起因し，若年期から危険因子をコントロールすることが発症予防のために最優先されるべきであると考えられる．本稿では代表的な危険因子について述べ，かつ動脈硬化は血管性勃起障害の

もっとも重要な原因の一つであり[3]，男性性機能障害についても言及する．

□ 高血圧

久山町疫学研究によると，140〜159/90〜99 mmHgの軽症高血圧群ではそれより血圧の低い群に比し脳梗塞の発症が有意に高く，血圧上昇に伴いその発症率も高くなる[4]．同様に，心筋梗塞，心不全，脳血管障害，腎疾患の頻度も上昇し，動脈硬化性疾患において高血圧は独立した危険因子といえる．高血圧患者においては有意にED（erectile dysfunction）の発症頻度が増加していることが知られている．また，アンギオテンシン変換酵素阻害薬を除くすべての降圧剤，利尿剤（スピロノラクトン，サイアザイドなど）などは薬剤性のEDの原因障害になると考えられ，降圧剤を服用する高血圧患者のEDの一部に関与していると考えられる．

□ 高コレステロール血症

フラミンガム・スタディにより総コレステロールのレベルと冠動脈疾患の頻度が相関することが初めて明らかになって以来，本邦の厚生省調査研究班の『原発性高脂血症』のほか多数の疫学調査が報告されてきた．日本動脈硬化学会による動脈硬化性疾患診療ガイドライン2007年版においては，治療はLDLコレステロールの値に基づき，かつ危険因子の数により管理目標値は異なる．Feldmanらは[5]血清HDLコレステロールの値とEDの危険性は負の相関を示すと報告している．

*東京大学医学部　内科学研究科

□ 喫　煙

　MRFIT研究の12年の追跡調査では，高血圧と高コレステロールを有する喫煙者は，三つの危険因子のいずれもないものと比べると冠動脈疾患の発症率は約20倍高かった．喫煙は動脈硬化性疾患の独立した危険因子である[6]．喫煙とEDとの関連についてはいくつかの報告がある．EDを訴えて受診した患者の58.4%が喫煙者で，過去に喫煙習慣のあったものまで含めると81%に達したが，これは一般人口の割合に比較して有意に高かった[7]．

□ 加　齢

　血管は加齢とともに動脈硬化を生ずる．メカニズムとして，加齢による炎症の増加，血管内皮機能傷害，テロメア長の短縮が動脈硬化進展に関与していることが示されている[1]．加齢に伴い血清テストステロンが低下し，特に総テストステロンよりも遊離テストステロンが性機能に影響を与えることが報告されている[8]．また，アンドロゲンのみならず加齢に伴う成長ホルモン，DHEA，メラトニンの減少も原因として関与している[9]．加齢に伴いEDが増加することが各国で報告されている．佐藤らは20～90歳の3940人を対象としEDの発症頻度を検討した[10]．22～44歳<2.5%，45～59歳で10%，60～64歳で23%，65～69歳で30%，70歳以上で>44%であった．加齢に伴うED発症の原因として，動脈硬化，降圧剤内服，糖尿病，悪性新生物とそれらに用いられる薬剤と手術などによる影響であるとされている．

□ 糖尿病

　フラミンガム・ハートスタディによると冠動脈疾患は，糖尿病罹患者の55%において認められる．糖尿病罹患者における冠動脈疾患の罹患リスク（年齢補正）は，男性で2倍，女性で3倍[11]であり，独立した冠動脈危険因子である．糖尿病においては高血糖による終末糖化産物（advanced glycation end-products：AGE）の形成，血管内皮機能障害，活性酸素の増加などが動脈硬化の進展に関与するという報告がある．また，内臓肥満蓄積を基盤とするインスリン抵抗性±耐糖能異常，動脈硬化惹起性リポ蛋白異常，血圧高値はメタボリックシンドロームといわれ，危険因子の蓄積にて動脈硬化性疾患の罹患率が増加する．糖尿病でのEDの合併率は50%以上と報告されている．動脈硬化による虚血，血管内皮障害，糖尿病性自律神経障害などが複合的に関与している．

文　献

1) Najjar SS, Scuteri A, Lakatta EG：Arterial Aging. Is it an immutable cardiovascular risk factor? Hypertension 46：454-462, 2005

2) Kalin MF, Zumoff B：Sex hormones and coronary disease：a review of the clnical studies. Steroids 280：605-613, 1990

3) Krane R：Impotence. N Engl J Med 321：1648-1659, 1989

4) 谷崎弓裕，他：久山町の地域住民におけるJNCVIの血圧分類とタイプ別脳梗塞発症率の関係―稀有辰レベルの時代的変化を考慮に入れた検討．第21回日本高血圧学会総会プログラム抄録集．p 22, 1998

5) Feldman HA, et al：Impotence and its medical and psychosocial correlates：Results of the Massachusetts male aging study. J Urol 151：54-61, 1994

6) Multiple Risk Factor Intervention Trial Research Group. JAMA 263：1795-1801, 1999

7) Condra M, et al：Prevalence and significance of tobacco smoking in impotence. Urology 27：495-499, 1986

8) Schiavi RC, et al：The relationship between pituitary-gonadal function and sexual behavior in healthy aging men. Psychosom Med 53：363-374, 1991

9) Lunenfeld B：Aging male. The Aging Male 1：1-7, 1998

10) 佐藤嘉一，他：加齢と性機能．Impotence 10：273-280, 1995

11) Kannel WB, McGee DL：Diabetes and cardiovascular risk factors：the Framingham study. Circulation 59：8-13, 1979

■ 男性更年期に注意したい疾患と病態—生活習慣病　　　　（循環器疾患）

血管年齢を若く保つための生活習慣の改善

高橋　学* 石橋　俊*

- 禁煙と適正な食事・運動が動脈硬化を抑制する．
- 禁煙は心筋梗塞の一次予防・二次予防ともに有効である．
- 脂質の制限と適正な脂肪酸摂取バランスが動脈硬化を抑制する．
- 運動療法は虚血性心疾患の一次予防には有効であるが，二次予防に関しては総死亡・心臓死は有意に減少させるが，非致死性心筋梗塞再発予防については有効性が示されていない．
- 適量のアルコール摂取は冠動脈疾患を抑制する．

Key Words　動脈硬化，冠動脈疾患，喫煙，食事，運動，飲酒

冠動脈疾患や脳卒中などの動脈硬化性疾患は悪性腫瘍とともに日本人の主要な死因である．加齢が動脈硬化進展の主要な要因であり，冠動脈疾患に関して男性は45歳以降，女性は55歳以降死亡率や発症率が上昇してくる．こういった点から，動脈硬化性疾患は更年期に注意すべき疾患といえる．一方，高血圧・高脂血症・糖尿病も動脈硬化の危険因子である．これら病態は，食習慣，運動習慣，休養，喫煙，飲酒などの生活習慣が，その発症・進行に関与し生活習慣病と呼ばれる．これら生活習慣の改善を図ることにより，血管老化すなわち動脈硬化を予防し，動脈硬化性疾患を予防できることが報告されている．

本稿では，動脈硬化進展予防のための個々の生活習慣の改善について概説する．

□ 喫　煙

喫煙が冠動脈疾患や脳卒中の危険因子であることが，多くの疫学的研究により示されている．循環器疾患に関する大規模疫学調査であるFramingham study, Albany Studyなど五つの主要疫学調査を統合したPooling Projectでは1日20本の喫煙による虚血性心疾患の相対危険度は2.5倍と報告されている．MERFIT[1]では喫煙本数多いほど虚血性心疾患のリスクが高まることが明らかにされている（図1）．日本人約1万人を14年間追跡したNIPPON DATA 80[2]においては，喫煙男性の虚血性心疾患の危険度は1日20本以下で1.6倍，21本以上で4.3倍であった．脳卒中に関しては，1日20本以下で1.6倍，21本以上で2.2倍であった．

動脈硬化性疾患のリスクの増加は喫煙者のみな

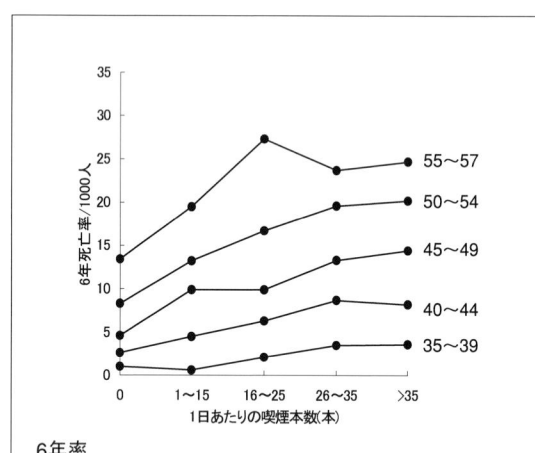

6年率

年齢	なし	1〜15	16〜25	26〜35	>35	>35/なし
35〜39	1.0	0.6	2.1	3.5	3.6	3.6
40〜44	2.6	4.5	6.3	8.7	8.2	3.2
45〜49	4.6	9.9	9.9	13.3	14.4	3.1
50〜54	8.3	13.2	16.7	19.6	20.0	2.4
55〜57	13.4	19.5	27.3	23.7	24.7	1.8

図1　6年間の年齢階層別の1日あたりの喫煙本数と虚血性心疾患による死亡率　（文献[1]より引用）

* 自治医科大学内科学講座　内分泌代謝学部門

表1 虚血性心疾患の一次予防ガイドライン

	目標	特記事項
栄養	糖質エネルギー比を50%以上に 脂肪エネルギー比を20〜25%に 脂肪酸摂取バランスに注意 食物繊維を十分に摂取 食塩摂取10 g/日未満に 抗酸化物質を摂取 ホモシステインを減らす ミネラルを不足なく摂取	飽和脂肪酸：一価不飽和脂肪酸：多価不飽和 　脂肪酸=3：4：3 n-6/n-3比を3〜4に 20〜25 g/日 高血圧合併時は7 g/日未満に ビタミンE，ビタミンC，カロテノイド ポリフェノール 葉酸，ビタミンB_2，ビタミンB_6，ビタミンB_{12} カルシウム，カリウム，マグネシウム，セレン

らず，受動喫煙者においても明らかにされている．メタアナリシスによれば受動喫煙者の非喫煙者に対する冠動脈疾患の相対リスクは追跡研究で1.21，症例対照研究では1.51であった[3]．

また禁煙は冠動脈疾患の二次予防に有効であることが示されている．心筋梗塞発症後の患者2579人を平均2.4年間追跡したOACIS[4]において，心筋梗塞後禁煙することにより長期死亡率が約61%減少することが報告されている．佐藤らは急性心筋梗塞の喫煙男性90例（平均年齢50歳）を対象に平均3.1年間の前向き症例対照研究を行った．心筋梗塞後に60例が禁煙し，30例が禁煙を継続した．禁煙者の心筋梗塞再発率は喫煙者の1/3，心臓死は1/2であった[5]．

以上のことから，喫煙しないことが動脈硬化性疾患の予防・治療に重要である．

□ 食　事

動脈硬化進展予防に食事療法は重要であり，動脈硬化の危険因子である肥満，糖尿病，高脂血症，高血圧の発症予防，管理，そしてそれらに伴う動脈硬化性疾患に対しての食事療法の有用性については種々の疫学研究から明らかにされている．

食事療法の実際については虚血性心疾患の一次予防ガイドライン[6]が参考となる（表1）．肥満や瘦せは死亡率が高く，冠危険因子の発症を促進するため，適正な体重を維持する必要がある．糖質の摂取は摂取エネルギーの50%以上とし，日本では脂質摂取量の増加に伴い，高脂血症や糖尿病発症率の増加が認められるため，脂肪摂取は摂取エネルギーの20〜25%となるようにする．脂肪酸の摂取バランスにも留意が必要で，飽和脂肪酸の摂取量の増加は冠動脈疾患発症率が増加し，逆に飽和脂肪酸の摂取制限により冠動脈疾患予防になる．

一価不飽和脂肪酸の多い食事は冠動脈疾患の発症率を減少させ，動脈硬化の進展を抑制する．n-3系多価不飽和脂肪酸を適切摂取することにより，冠動脈疾患や脳梗塞の発症率を抑制できる．脂肪酸の摂取割合は，飽和脂肪酸：一価不飽和脂肪酸：多価不飽和脂肪酸が3：4：3に，またn-6/n-3比が3〜4となるようにする．ビタミンEなどの抗酸化作用をもつ物質に動脈硬化の発症・進展予防効果のあることが大規模臨床試験で確認されている．日本茶や赤ワインに含まれるポリフェノールの摂取量と冠動脈疾患死亡率あるいは発症率とは逆相関する．葉酸，ビタミンB_6とB_{12}の不足は高ホモシステイン血症を惹起するが，これらのビタミンの摂取はホモシステイン値の低下作用があり，冠動脈疾患の発症率を抑制する．

□ 運　動

Berlinらは1990年に身体活動と虚血性心疾患の一次予防に関する27の疫学研究のメタアナリシスを行い，質の高い研究において，身体不活動の人は高い身体活動の人に比して冠動脈疾患の相対リスクは1.8であると報告している[7]．またJACC研究[8]において，運動時間が長い人では脳梗塞死亡や虚血性心疾患死亡のリスクが低いことが示されている．

運動療法と虚血性心疾患の二次予防に関しては，総死亡・心臓死を有意に減少させ予後改善に有効であることが複数のメタアナリシスにより示されている．しかし非致死性心筋梗塞の再発率には有効性が示されていない．Taylorらの2004年の報告によると，48の疫学研究のメタアナリシスを行い，総死亡に対する運動療法のodds比が0.8，心臓死に対するodds比が0.74と二次予防効果があることを示したが，冠動脈バイパス術や経皮的冠

動脈形成術の施行率には運動療法は有意な改善を認めていなかった[9]．一方，Clark らは，2005 年に運動療法あるいは運動療法以外の生活習慣改善プログラムを含めた虚血性心疾患の二次予防に関する 63 の疫学研究のメタアナリシスにおいて，心筋梗塞の再発率が 1 年後に 17％減少したことを報告している[10]．しかしこの報告以外に非致死性心筋梗塞再発率の減少を示したメタアナリシスはなく，運動療法の非致死性心筋梗塞の再発予防に関しては現時点では効果がないとされる．今後の検討が必要である．

以上のように，運動療法は虚血性心疾患の一次予防に有効であるが，二次予防に関しては総死亡・心臓死は有意に減少させるが，非致死性心筋梗塞の再発予防に関して有効性は示されていない．実際の運動療法については，中等度強度の運動を 1 日 30 分，週 3〜4 日できれば毎日行うことが推奨されている．

◻ 飲　　酒

アルコール摂取は適量であれば心血管疾患発症率を低下させるが，多量摂取では総死亡率を増加させることが報告され，J 型または U 型曲線の関係といわれている．Marmot らの報告によると[11]，イギリス人中年男性の疫学追跡調査ではアルコール摂取量が 1 日 34 g 以下の適量飲酒者では，非飲酒者より総死亡率・心疾患による死亡率が低いこと示されている．適量のアルコール摂取は血中 HDL コレステロールを増加させ，LDL コレステロールを減少させること，フィブリノーゲン値を低下させ線溶活性を亢進させる，ストレスを軽減するなどが考えられている．またわが国の中年男性を対象とした JPHC 研究[12]では脳出血の相対危険度は飲酒量が増えるに従って増加し，脳梗塞は 1〜149 g/週のアルコール摂取で相対危険度は低下することが示されている．

適度の飲酒は心血管疾患リスク低下効果があると考えられ，実際のアルコールの 1 日摂取量の目安としては男性 30 g（日本酒 1 合相当），女性 15 g 以下相当量とすることが望ましい．

おわりに

動脈硬化性疾患は中年期以降に発症率が上昇してくるため，男性更年期に注意したい疾患といえる．この時期に改めて生活習慣を見直すことにより，血管老化を予防することが重要と思われる．

文　献

1) Kannel WB, Neaton JD, Wentworth D, et al : Overall and coronary heart disease mortality rates in relation to major risk factors in 325, 348 men screened for MRFIT. Am Heart J **112** : 825-836, 1986

2) Ueshima H, Choudhury SR, Okayama A, et al : Cigarette smoking as a risk factor for stroke death in Japan. NIPPON DATA 80. Stroke **35** : 1836-1841, 2004

3) He J, Vupputuri S, Allen K, et al : Passive smoking and the risk of coronary heart disease -- a meta-analysis of epidemiologic studies. N Eng J Med **340** : 920-926, 1999

4) Kinjo K, Sato H, Sakata Y, et al : Impact of smoking status on long-term mortality in patients with acute myocardial infarction. Circ J **69** : 7-12, 2005

5) Sato I, Nishida M, Okita K, et al : Beneficial effect of stopping smoking on future cardiac events in male smokers with previous myocardial infarction. Jpn Circ J **56** : 217-222, 1992

6) 北畠　顕, 他：循環器病の診断と治療に関するガイドライン：虚血性心疾患の一次予防ガイドライン．Jpn Cir J **65**(Suppl. V) : 999-1065, 2001

7) Berlin JA, Colditz GA : A meta-analysis of physical activity in the prevention of coronary heart disease. Am J Epidemiol **132** : 612-628, 1990

8) Noda H, Iso H, Toyoshima H, et al : Walking and sports participation and mortality from coronary heart disease and stroke. J Am Coll Cardiol **46** : 1761-1767, 2005

9) Taylor RS, Brown A, Ebrahim S, et al : Exercise-based rehabilitation for patients with coronary heart disease : systemic review and meta-analysis of randomized controlled trials. Am J Med **116** : 682-692, 2004

10) Clark AM, Hartling L, Vandermeer B, et al : Meta-analysis : secondary prevention programs for patients with coronary artery disease. Ann Intern Med **143** : 659-672, 2005

11) Marmot MG, Shipley MJ, Rose G, et al : Alcohol and mortality : a U-shaped curve. Lancet **317** : 580-583, 1981

12) Iso H, Baba S, Mannami T, et al : Alcohol consumption and risk of stroke among middle-aged men : the JPHC study cohort I. Stroke 35 : 1124-1129, 2004

■ 男性更年期に注意したい疾患と病態—生活習慣病　　　　　　　　（循環器疾患）

血管年齢を若く保つための治療

秋下　雅弘*
あきした　まさひろ

- 老化血管ではRASが亢進しており，RAS抑制薬による若返り効果が期待できる．
- スタチンはpleiotropic effectsにより血管年齢改善効果を発揮し得る．
- エストロゲンには内皮機能改善効果があるが，血栓症リスクの増加が問題である．
- ビスホスホネートは血管石灰化を抑制する可能性がある．

Key Words　内皮機能，血管弾性，血管石灰化，降圧薬，脂質低下薬

はじめに

血管老化は，狭義には間質成分の増加と石灰沈着に由来する壁肥厚と弾性低下により特徴づけられる．しかし実際には，さまざまな危険因子を背景にして粥状硬化を含む広い意味の動脈硬化が加齢に伴い進行することから，治療を考える場合にはこれら広義の血管老化を対象とした方が理解しやすい．このような血管老化は，粥腫，肥厚，プラーク，石灰化など器質的変化により表現される場合と，内皮機能障害，弾性低下，血行動態的狭窄など機能的変化の面から表現される場合がある．したがって，血管年齢を若く保つための治療も，そのいずれかをターゲットにし，あるいは有効性の評価項目としたものである．本稿でもそのような視点から血管年齢を捉え，有効性が期待される主な薬剤について述べる．

レニン・アンジオテンシン系（RAS）抑制薬および他の降圧薬

RAS抑制薬として現在臨床的に使用可能な薬剤は，アンジオテンシン変換酵素（ACE）阻害薬とアンジオテンシン受容体拮抗薬（ARB）であり，両者ともに降圧効果以上に血管年齢を若く保つ作用が期待できる．その一つの理論的根拠は，老化血管局所においてRAS構成要素の発現亢進がみられることである．RASの最終活性ペプチドであるアンジオテンシンIIおよびその合成に関わるアンジオテンシノーゲン，レニン，ACE，キマーゼ，さらにAT$_1$受容体，AT$_2$受容体の発現亢進がさまざまなタイプの老化血管において認められる．また，アンジオテンシンIIは血管に作用して細胞外基質の産生や再構築などいわゆる血管老化を引き起こすことから，RAS抑制薬により老化予防が期待できる．

コレステロール負荷や血管傷害を施行した動物実験において，数多くのACE阻害薬やARBが，内皮細胞保護，平滑筋細胞の遊走・増殖抑制，細胞外基質産生の抑制，炎症性サイトカインや接着分子の発現抑制といった機序を介して粥状硬化および傷害後の内膜肥厚を抑制することが報告されている．臨床研究では，ACE阻害薬とARBによる内皮機能および血管弾性の改善効果が示されている．例えば，脈波速度（Pulse Wave Velocity；PWV）およびAugmentation Indexにより動脈stiffnessを計測した研究[1]では，ACE阻害薬カプトプリルとARBバルサルタンは同等にそして相加的に血管弾性を改善した．このように多くの研究がRAS抑制薬による血管年齢改善効果を示唆する．しかし一方で，やはり老化により低下することが知られる血管新生に対しては，RASはむしろ促進的に，したがってRAS抑制薬は抑制的に作用することが報告されている[2]．

他の降圧薬についても，内皮依存性血管拡張反応や血管弾性の改善作用が報告されている．その機序の一つは降圧そのものによる効果であり，高血圧に伴う血管老化を予防する作用と考えられる．特に，PWVなどで評価した血管弾性は，血圧によりダイナミックに影響を受けるため，慢性的な血管老化とは分けて考える必要がある．もう一つは，

* 東京大学大学院医学系研究科　加齢医学

各降圧薬に特異的な作用として認められる効果であり，細胞レベルでのCa^{2+}調節の重要性，交感神経による血管機能調節などが理論的根拠となっている．

□ スタチン

脂質低下薬のうちHMG-CoA還元酵素阻害薬いわゆるスタチンは，脂質代謝を改善する以上に血管に対して多面的な作用を発揮することが知られ，作用機序の一つとしてRhoキナーゼ系の抑制やPI3キナーゼの活性化といった細胞内シグナルへの影響があげられる．

血管老化に関しては，臨床的に内皮機能障害や血管弾性の改善作用および老化の一つの表現である炎症を改善する作用が報告されている．高齢糖尿病患者にセリバスタチンを短期投与した検討[3]では，血清脂質が変化する前に血流依存性血管拡張反応が改善しており，スタチンの直接作用によると考えられる．また，高脂血症患者において，炎症マーカーである高感度CRPの血中濃度がさまざまなスタチンにより低下し，脂質改善作用とは独立した効果であることが示されている．酸化ストレスは老化の重要なキーワードであるが，フルバスタチンなど一部のスタチンは，脂質酸化の抑制など抗酸化作用を有することも報告されている．培養血管平滑筋細胞を用いた実験[4]では，さまざまなスタチンに血管石灰化の抑制効果がみられた．

□ 性ホルモン

女性では閉経を境にエストロゲン産生が急激に低下し，それに伴い血管老化が進行する．この現象に対してエストロゲンを主体とするホルモン補充療法（Hormone Replacement Therapy；HRT）が有効である可能性が示されている．閉経後女性に対するHRTは内皮依存性血管拡張反応を増大し[5]（図1），血管弾性も改善する．HRTは同時に，LDLコレステロール減少，HDLコレステロール増加といった脂質代謝改善作用や体脂肪への作用を介して血管老化を多面的に予防する可能性があるが，血栓症のリスクも増加するため，米国の大規模試験Women's Health InitiativeではHRTにより心筋梗塞および脳卒中の発症はむしろ増加してしまった．したがって，血管老化の予防目的でのHRTには，処方の工夫と慎重な適応判断が必要である．他にも，男性のアンドロゲン低下に対するテストステロン補充と男女でのDehydroepiandrosterone（DHEA）補充が血管老化を予防する可能性があり，内皮機能改善効果などが報告されている．

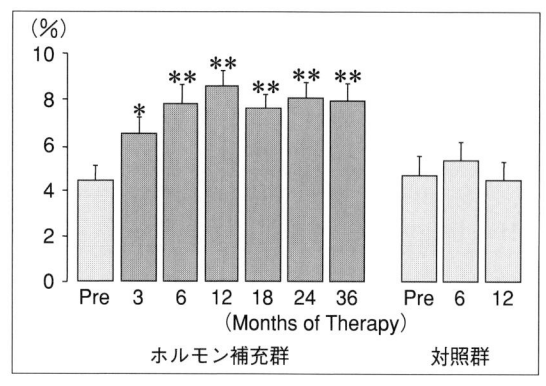

図1　エストロゲン補充療法による内皮依存性血管拡張反応の改善

骨粗鬆症を有する閉経後女性にホルモン補充療法を行い，経時的に上腕動脈血流依存性血管拡張を計測した．対照群（Ca剤のみ）では変化がなかったのに対し，ホルモン補充群では3ヵ月目から有意な上昇を示した．*, **p<0.05, 0.01 vs Pre

（文献[5]より引用）

□ ビスホスホネート

ビスホスホネートは骨吸収抑制を主作用とする骨粗鬆症治療薬であるが，老化血管の一つの特徴である石灰化を抑制する作用のある薬剤としてあげた．血管石灰化は粥状硬化の進行病変として内膜にみられるほか，加齢や糖尿病，腎不全末期では中膜の石灰化（メンケベルグ型硬化）を認める．上記の多くの薬剤も粥状硬化抑制や血管機能調節などを介して結果的に血管石灰化を抑制する可能性があるが，ビスホスホネートはもともと石灰化抑制剤として開発された薬剤であり，血管石灰化の過程に直接作用し得る．ビスホスホネートは，培養血管平滑筋細胞の石灰化のみならず，ビタミンD大量投与により誘導したラットの動脈石灰化を抑制した．臨床効果はまだ不明であるが，骨粗鬆症では逆に血管の石灰化が進行していること（骨血管相関）から，ビスホスホネートの臨床的有効性も期待される．

おわりに

血管老化を予防する可能性のある薬剤について薬剤別に述べた．これらの薬剤は，たとえ最終目標が血管老化に基づく心血管疾患の発症予防であっても，高血圧や高脂血症といった適応疾患は

表1 主な薬剤の血管老化防止効果

薬剤	対象疾患	臨床効果
RAS抑制薬	高血圧	内皮機能改善, 血管弾性改善
スタチン薬	高脂血症	内皮機能改善, 血管弾性改善, 炎症抑制
チアゾリジン誘導体	2型糖尿病	内皮機能改善
エストロゲン	閉経後女性	内皮機能改善
ビスホスホネート	骨粗鬆症	不明

RAS；レニン・アンジオテンシン系

はっきりしており（表1），加齢に伴う血管老化予防のみを目的として投与されることはない．実際，純粋な加齢変化としての血管老化を薬剤により抑制できるかどうかは不明である．他にも，抗酸化ビタミンなどに血管老化の予防効果が期待されるが，大規模試験では心血管イベントは抑制されず，適応は不明である．

文献

1) Mahmud A, Feely J：Reduction in arterial stiffness with angiotensin II antagonist is comparable with and additive to ACE inhibition. Am J Hypertens **15**：321-5, 2002

2) Sasaki K, Murohara T, Ikeda H, et al：Evidence for the importance of angiotensin II type 1 receptor in ischemia-induced angiogenesis. J Clin Invest **109**：603-11, 2002

3) Tsunekawa T, Hayashi T, Kano H, et al：Cerivastatin, a hydroxymethylglutaryl coenzyme a reductase inhibitor, improves endothelial function in elderly diabetic patients within 3 days. Circulation **104**：376-9, 2001

4) Son BK, Kozaki K, Iijima K, et al：Statins protect human aortic smooth muscle cells from inorganic phosphate-induced calcification by restoring Gas 6-Axl survival pathway. Circ Res **98**：1024-31, 2006

5) Hashimoto M, Miyao M, Akishita M, et al：Effects of long-term and reduced-dose hormone replacement therapy on endothelial function and intima-media thickness in postmenopausal women. Menopause **9**：58-64, 2002

■ 男性更年期に注意したい疾患と病態—睡眠障害

睡眠障害

白川修一郎* 水野 康** 駒田 陽子***

- 睡眠は複雑系の生命現象であり,睡眠障害は多岐にわたる疾患群である.
- 不眠は症状であり,覚醒障害と表裏の関係にあり,QOLを障害する.
- 男性更年期の長期不眠患者は多く,原因の事実による解明が適切な治療方針を定める.
- 男性更年期には閉塞型睡眠時無呼吸症候群が多発し,健康を障害する.
- 男性更年期の睡眠障害は広範囲の健康被害をもたらし,適切な治療を必要とする.

Key Words 睡眠障害,不眠,睡眠時無呼吸症候群,健康被害

睡眠障害国際分類[1]による診断分類は,表1に示すように大きく4カテゴリーに分けられ,分類項目は88項目に及ぶ.睡眠は複雑系の生命現象であり,睡眠障害は多岐にわたる疾患群である.このように睡眠障害には多くの疾患が存在するが,そのなかでも初老期,老年初期の更年期男性において好発する二つの睡眠障害に焦点をあて述べる.

□ 不 眠

不眠は病態や病因を限定可能な疾患ではなく,夜間に生じる睡眠の症状としてとらえることが望ましい.一般に,不眠の訴えは覚醒時の機能障害の訴えとともに存在する.日中の過眠を呈する代表的疾患であるナルコレプシーも,一部の患者には明瞭な夜間不眠が認められる.また,日中の過度の眠気を主訴とする閉塞型睡眠時無呼吸症候群も,一面からみれば夜間睡眠の高頻度の分断による不眠症状を持つ疾患である.

不眠のタイプには,寝つきが悪い(入眠困難),睡眠中にしばしば目が覚めてしまう(中途覚醒),まだ眠いのに朝早く目が覚めてしまい再入眠できない(早朝覚醒),十分な時間眠ったはずなのに熟眠した感じがない(熟眠不全)などがある.これらの不眠症状は,睡眠のメカニズムからは,入眠障害と睡眠維持の障害に分類されている.また不眠は症状の持続からも分類されており,数日間の一過性の不眠と1ヵ月以内の短期不眠および1ヵ月以上続く持続性の長期不眠に分けられる.そのタ

表1 睡眠障害国際分類による診断分類

1. 睡眠異常
    内在因性睡眠障害(13診断分類項目)
    外在因性睡眠障害(14診断分類項目)
    概日リズム睡眠障害(7診断分類項目)
2. 睡眠時随伴症
    覚醒障害(3診断分類項目)
    睡眠覚醒移行障害(4診断分類項目)
    通常レム睡眠に伴う随伴症(6診断分類項目)
    その他の睡眠時随伴症(11診断分類項目)
3. 内科/精神科的障害に伴う睡眠障害
    精神障害に伴うもの(5診断分類項目)
    神経疾患に伴うもの(7診断分類項目)
    他の内科的疾患に伴うもの(7診断分類項目)
4. 提案検討中の睡眠障害(11診断分類項目)

イプにより原因や治療法が異なる場合が多い.不眠の診断の流れを図1に示す.一過性の不眠や短期不眠は,通常診断が容易で,その原因として不安,ストレス,睡眠環境要因あるいは時差ボケや夜勤・徹夜などの生体リズムの変調など,はっきりした原因を見つけやすく,治療方針も立てやすいものが多い.短期不眠の場合には,超短時間・短時間作用型睡眠薬の投与が著効を示すことが多い.適正な時刻に服薬し,速やかに就床・就眠すること,高用量の服用やアルコールとの併用は避けること,最低必要量と最低期間に限ること,併用薬剤があれば相互作用を調べ指導するなどの適正な服薬指導を行うことが望ましい.翌日の日中

---

* 国立精神・神経センター精神保健研究所 老人精神保健部 ** 東北福祉大学子ども科学部 子ども教育学科 *** 財団法人
神経研究所附属代々木睡眠クリニック睡眠学センター

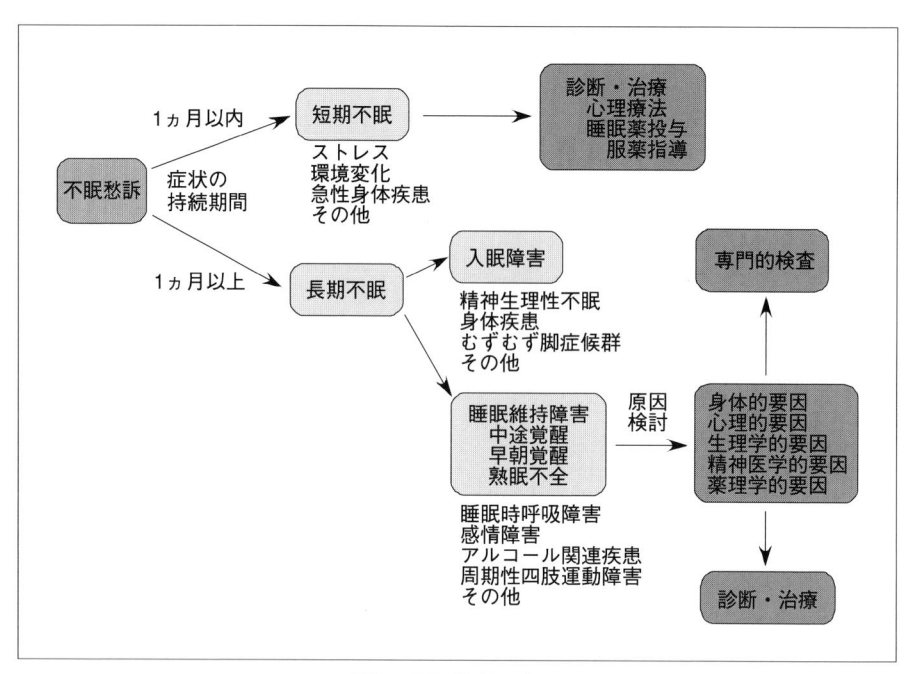

図1　不眠診断の流れ

もまだ眠気が残り，不全感のある場合には，服用量を減らすと改善されることもあり，睡眠薬服用中の事故を避けるうえでも心がけておくとよい．睡眠薬の服用に対して，不安や恐れを訴える患者も多いが，適切な睡眠薬を適切な服用法で，短期間服用することで生じる副作用はほとんど報告されていない．睡眠薬の服用に対する患者の不安や恐れは，主治医の説明不足から生じる場合が多い．問題となることが多い不眠は，1ヵ月以上続くような持続性の長期不眠である．図2に示すように，更年期男性の長期不眠の発症率は10〜15％と推定されており無視できない疾患である．不眠に対する対策は，その原因により異なってくる．不眠の原因を探る場合には，次の五つの点に注意する．

① 高血圧，アレルギー性疾患，心臓疾患，泌尿器疾患など睡眠を障害する身体的障害はないかどうか．痛みや痒みや身体的失調は睡眠を妨害するので，根幹的な身体疾患を治療すれば不眠は改善される．

② 日常の活動や生活スケジュールの変動はなかったか．家庭内外の騒音・振動や光，寝室の温度・湿度や不快な臭いなど不適切な睡眠環境に曝されていないか．不適切な生活スタイルや睡眠環境は，中高年者や高齢者の不眠の大

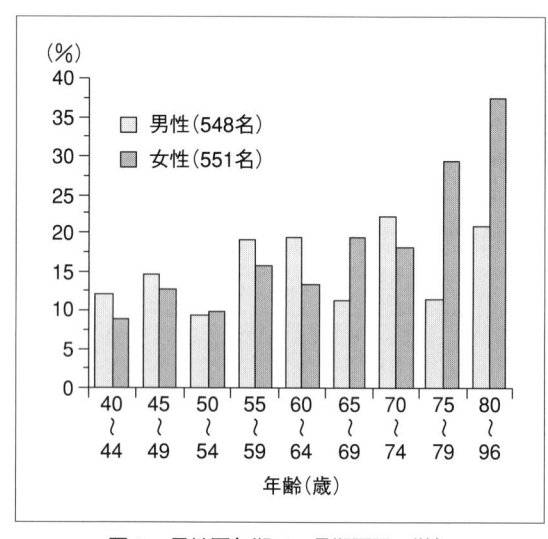

図2　男性更年期での長期不眠の増加

きな原因になっている．高齢者ほどではないが，運動量の不足，起床直後や日中の光受容量の不足による夜間メラトニン分泌の減少，不規則な生活による自律神経失調を主症状とする軽い時差ボケ様症状などは，睡眠維持障害を引き起こす大きな原因であり，夜型化の生活がこれらの不適切な生活習慣を引き起こ

表2　エプワース眠気スケール（Epworth Sleepiness Scale）

最近の日常生活のことを思い出させて，下記の状況の時にうとうとしてしまったり，眠ってしまうことがあるかを問う．質問のなかで，自分の最近の状況にそぐわない問いがあった場合には，もしその状況にあったら自分がどうなるかを考えさせ記入させる．
おのおのの場合について，0から3のうちもっともあてはまる番号を，選択させる．
8項目の選択番号を合計したものが眠気得点となる．5点以下が正常，11点以上が過度の眠気ありと判定される．

0．絶対にない　　1．時々ある　　2．よくある　　3．だいたいいつもある
1．座って本を読んでいるとき，居眠りをすることは？
2．テレビを見ているとき，居眠りをすることは？
3．人の大勢いる場所でじっと座っているとき（会議や映画館など），居眠りをすることは？
4．他人の運転する車に乗せてもらっていて，1時間くらい休憩なしでずっと乗っているとき，居眠りをすることは？
5．午後じっと横になって休んでいるとき，居眠りをすることは？
6．座って人とおしゃべりをしているとき，居眠りをすることは？
7．昼食後，静かに座っているとき，居眠りをすることは？
8．自分が車を運転していて，数分間信号待ちをしているとき，居眠りをすることは？

しやすいことが知られている．どこに問題があるかその原因を探り，問題点を改善することも大切である．

③心理的な問題やストレスあるいは不安は睡眠に大きく影響する．

④気分障害（うつ病）や不安障害，アルコールや薬物の乱用，痴呆などの精神的障害は不眠の原因になる．

⑤さまざまな薬物が不眠の原因となることが知られている．複数の疾患に罹患し，不眠愁訴がある場合には，服用している薬の副作用について検討することも大切である．服用薬を変えることで不眠が改善される例も多く報告されている．また，喫煙は入眠を障害し，アルコールはしばしば不眠の原因になる．アルコールには直接的に睡眠を導入する作用は少なく，睡眠が不足している場合には，鎮静作用により眠気が表出してくることが知られている．一方で，アルコールには中途覚醒を増大させたり，レム睡眠の出現を抑制する作用があり，さらに利尿作用によるお手洗い覚醒を誘発するので，睡眠薬の代用として寝酒を選択することは誤りである．

はっきりとした原因がみつからず，治療も効果を示さない場合には，むずむず脚症候群，周期性四肢運動障害なども疑われ，睡眠ポリグラフィなどの専門的な検査を必要とするので，検査設備を常備していない場合には睡眠障害専門医への紹介が望ましい．

□ 睡眠呼吸障害

睡眠呼吸障害には，閉塞型睡眠時無呼吸症候群，上気道抵抗症候群，中枢性睡眠時無呼吸症候群，中枢型肺胞低換気症候群があり，男性の更年期は閉塞性睡眠時無呼吸症候群の好発する時期で，本邦の40～60歳男性の発症率は4～5％と推定されている．男性では女性に比べ約8倍の発症率を示すと報告されている．

閉塞性睡眠時無呼吸症候群は，睡眠中に上部気道の閉塞による10秒以上持続する無呼吸が頻回に起こり，夜間睡眠の分断と動脈血酸素飽和度の低下を反復して起こす症候群である．熟眠不全感とともに日中の過度の眠気，覚醒時の倦怠感，特徴的ないびきやあえぎ，場合によっては夜間頻尿を主症状とする．身体的特徴として肥満や脂肪過多の短首，下顎後退あるいは小下顎，上気道の狭小化などが知られている．アデノイド・扁桃肥大などによる上部気道閉塞も小児ではみられる．モンゴロイドの下顎的特徴から，日本人は肥満がない場合でも閉塞型睡眠時無呼吸症候群を発症する例の多いことも報告されている．また，過度のアルコール摂取や筋弛緩作用の強い睡眠薬やその他の薬物も原因となることがある．睡眠中は筋緊張が低下し，横になると舌根が沈下し，上記の異常がある場合には，上部気道が閉塞し呼吸ができなくなることが，多くはその原因である．本症候群による日中の過度の眠気は，重大な交通事故の原因となり，このような症状を示す更年期男性の車の運転は危険を伴う．表2に日中の過度の眠気

(excessive daytime sleepiness) の主観的測定に睡眠臨床で多用されるエプワース眠気スケール (Epworth Sleepiness Scale) を示す．ナルコレプシーや特発性過眠症のような典型的な過眠は，11点以上を示し主観的にも日中に過度の眠気の存在することが多いが，軽度，中程度の閉塞性睡眠時無呼吸症候群の場合には8～10点近傍に分布することがしばしば認められ，主観的眠気のみでは覚醒障害を判定することは困難である．日中の過度の眠気の生理的測定には，臨床的に標準化された睡眠ポリグラフィ (polysomnography；PSG) による睡眠潜時反復検査 (multiple sleep latency test；MSLT)[2]を用いる．

夜間PSGで胸腹部の呼吸運動がみられるにもかかわらず鼻口部の呼吸換気が10秒以上停止あるいは低下する無呼吸/低呼吸の1時間あたりの回数である無呼吸/低呼吸指数 (apnea/hypopnea index；AHI) が5～15の場合を軽度，15～30を中等度，30以上を重度と分類する．

本症候群は，肥満している場合 (BMI 28以上) には，生活指導や運動療法により，体重を減少させることで改善する．重症患者では持続陽圧呼吸療法 (CPAP) が適用されることが多いが上部気道の外科的治療などが処方される場合もあり，上・下顎の異常では口腔外科による顎形成手術，アデノイド・扁桃腺肥大は耳鼻咽喉科での切除手術が行われている．軽度・中等度では，マウスピース様歯科装具での下顎前方固定が改善効果を示すことがある[3]．

睡眠呼吸障害では，睡眠薬の服用は症状を悪化させる．患者が熟眠不全や日中の眠気を訴えた場合に，日中あるいは起床時の強い眠気，睡眠中の頻回な呼吸停止，大きなイビキ，その他として睡眠中に咳き込んでしばしば目を覚ます，起床時の口渇や気分不良あるいは頭痛，肥満傾向などの特徴がみられる場合には閉塞型睡眠時無呼吸症候群が強く疑われ，単に不眠として睡眠薬を投与することは危険である．睡眠呼吸障害の最終的な診断には睡眠ポリグラフ検査が必要となり，適切な治療法の選択には内科，耳鼻咽喉科，神経精神科，歯科口腔外科の総合的な評価が望まれる．

おわりに

更年期後期よりレム睡眠機構の障害と精神的ストレスが発症原因と考えられている男性に多いレム睡眠行動障害，性差がみられず脳内ドーパミン異常が原因と考えられる感覚系・運動系障害のむずむず脚症候群と周期性四肢運動障害，不規則な勤務や海外出張などがサーカディアンリズム異常を引き起こすことで生じる概日リズム睡眠障害，長時間勤務による睡眠不足症候群など，更年期男性で発症する睡眠障害は多いが紙面の都合で割愛するので他書[4]を参照されたい．

睡眠障害は，多大の健康被害を更年期男性にもたらす[5]．閉塞型睡眠時無呼吸症候群は典型的なもので，高血圧症，肺高血圧症，肺性心，不整脈，虚血性心疾患あるいは突然死の原因となる．さらに，低酸素脳症，脳血管障害，交通事故，労働災害，認知障害，記憶・学習障害，注意維持困難症，意欲・性欲の減退，抑うつ状態，QOLの低下などをきたす．アルツハイマー型痴呆，脳血管性痴呆，癌の重大なリスクファクターとなることも報告されている[5]．更年期男性において，睡眠障害を単に眠れない程度に認識することは，その後の健康に重大な影響を及ぼす可能性が高く，十分で適正な医療的措置が必要である．

文献

1) Diagnostic Classification Steering Comitee, Thorpy MJ, Chairman, International classification of sleep disorders：Diagnostic and coding manual. Rochester, Minnesota. American Sleep Disorders Association, 1990

2) American Sleep Disorders Association：Clinical use of the multiple sleep latency test. Sleep 15：268-276, 1992

3) 井上雄一，山城義広：睡眠時呼吸障害Update—エビデンス・課題・展望．日本評論社，東京，2002

4) Kryger MH, Roth T, Dement WC eds：Principles and practice of sleep medicine. fourth edition, Elsevier Saunders., Philadelphia, 2005

5) 白川修一郎，田中秀樹，水野康，駒田陽子，渡辺正孝：アルツハイマー病の予防に係わる睡眠の役割と改善技術．Cognition and Dementia 2(2)：116-122，2003

■ 男性更年期に注意したい疾患と病態―睡眠障害

EDと睡眠

髙波眞佐治*

● 睡眠の1周期は約90分間で，約20分前後のレム睡眠と睡眠深度により4段階に分類されるノンレム睡眠に分けられる
● 睡眠の1周期のうち20〜30分間，レム睡眠期にほぼ一致してNPTが起こる．
● NPTは年代とともに減少する．
● OSASがEDの原因となっている可能性が高い．

Key Words ED, レム睡眠, NPT, 睡眠障害, OSAS, CPAP

夜間睡眠時勃起現象
(nocturnal penile tumescence；NPT)

NPTは，1940年代にHalversonやOhlmeyerらにより報告されていたが，1953年にAserinskyとKleitmanによってレム (rapid eye movement；REM) 睡眠が発見されるに至り，レム睡眠期に一致してNPTがみられることが明らかとなった．以来，このNPTがEDの診断に応用されるようになり，KaracanらやFisherらによって広く世界に紹介された．この診断法は，レム睡眠期のNPTの程度と持続時間によって，EDの原因が器質性か機能性かを鑑別する方法である．このNPTを診断に利用する理由は，睡眠中の勃起は精神的影響を受けず，被験者自身が勃起をコントロールすることが不可能で客観的であるからである．

睡眠の1周期は約90分間で，約20分前後のレム睡眠と睡眠深度により4段階に分類されるノンレム睡眠に分けられ，レム睡眠は身体の休息，ノンレム睡眠は脳の休息に役立つといわれている．睡眠の1周期のうち20〜30分間，レム睡眠期にほぼ一致して（一部はノンレム睡眠期にオーバーラップしている）NPTが起こる．図1は，実際に脳波とNPTを測定したもので，レム睡眠期に一致して陰茎周径が増大していることがわかる[1]．NPTは20代以降加齢とともに減少し，ノンレム睡眠期への移行が増加する傾向となる．また，低テストステロン状態では，NPTの持続時間や程度が低下するとの報告もある．

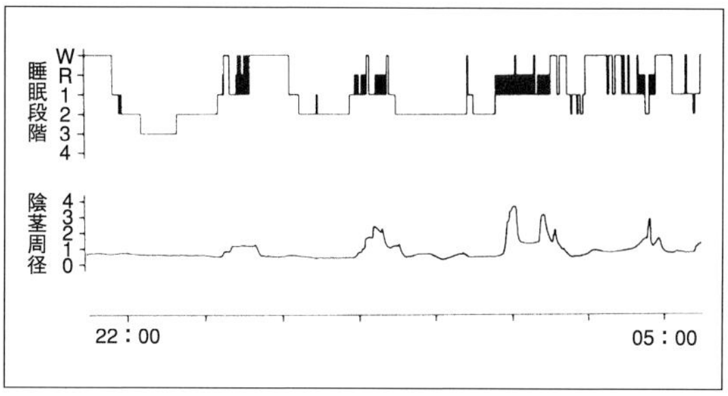

図1 各睡眠段階とNPT

レム睡眠期は，浅睡眠で脳は比較的活発に活動しており，夢を見ていることが多く一般に眼筋以外の横紋筋が弛緩し，平滑筋は正常に活動している．自律神経系の機能が不規則に変化して不整脈や無呼吸などの出現頻度が増加する．なぜ陰茎動脈だけが拡張するのかは不明だが，通常は血流の少ない陰茎に，睡眠中に定期的に血流を増加させて勃起を起こさせることによって，種族保存に必要な勃起機能が衰えないように訓練していると推測される．現在のところ，NPTは視床下部の外側視索前野（性的勃起は内側視索前野）から室傍核への神経興奮がoxytocin neuronを介して脊髄を下降して引き起こされると考えられている．

NPTの測定

厳密にNPTを測定するためには，終夜睡眠ポリグラフィを施行して，脳波，眼球運動，陰茎周径，筋電図，心電図，呼吸波を同時に記録して分析する必要があるが，測定機器や人的労力が多大な

* 東邦大学医療センター佐倉病院　泌尿器科

図2　ジェクスメータ®（ジェクス株式会社製）

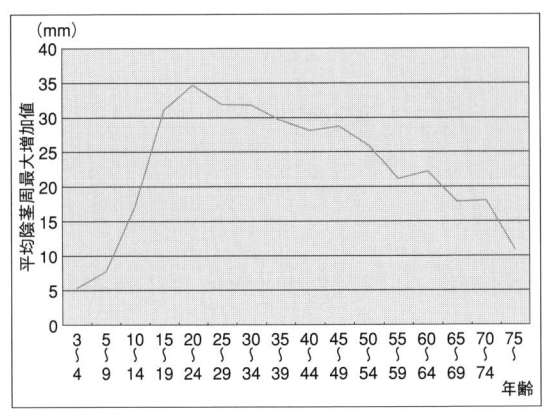

図3　日本人健康男子の年代別平均NPT陰茎周最大増加値　（堀田ら1994より改変）

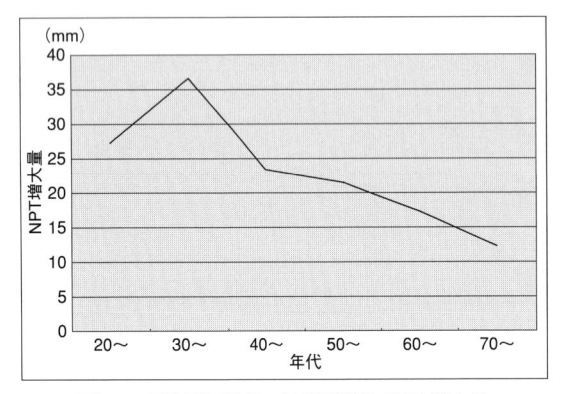

図4　当院ED患者の年代別平均NPT増大量

めに，陰茎周径と硬度とそれらの持続時間のみを正確に測定するRigiScan Plus®という測定器が開発されている．しかし，これも高価で，一部の施設で使用可能であるが一般的ではない．この簡易法として，周径の増大のみを測定するErectiometer®，エレックテストリングやジェクスメータ®，陰茎硬度を半定量測定するSnap-gauge® bandがある．このなかでわが国でもっとも多く使用されているものがジェクスメータ®（ジェクス株式会社製）である（図2）．これは，綿織テープでできており，シリコンゴム製の狭いスリットを通してテープの環をつくり，これを陰茎に装着する．一定の抵抗（200〜250g）以上の硬度における陰茎周径の増大量を測定するものである．2cm以上ずれれば性交可能な勃起が起こっていたとみなされる．さらにもっとも安価で簡便な方法として，スタンプテストがあげられる．この方法は，陰茎に巻き付けた4枚つなぎの切手のミシン目の切離の有無で，NPTの有無を確認するもので，程度や回数は測定できないが，全国どこでも誰にでも測定可能である．

□ 加齢に伴うNPTの変化

　加齢に伴うNPTの報告は，1976年のKaracanら[2]の報告が最初で，3歳から79歳までの健康男子125例に対し，全睡眠時間，レム睡眠時間やノンレム睡眠時間に占めるNPTの発現している時間の合計の割合，NPTの回数など27項目について加齢に伴う変化を検討し，それらは加齢に伴い減少すると報告している．しかし，Karacanらは，現在われわれが診療の場で診断に用いているNPTの増大値をこの報告では検討していなかった．1994年，堀田ら[3]は日本人のNPTの年齢別正常値を求めるために，3歳から84歳までの健康男子189例を対象に，NPT時間（1晩のNPTの時間の合計），NPTの回数，1回のNPTの持続時間，弛緩時の陰茎周値，陰茎周最大増加値，陰茎周最大増加率の6項目について検討し，NPTの回数と弛緩時の陰茎周値以外は，10歳代後半をピークに年齢とともに減少し，陰茎周最大増加値（図3）と増加率は50歳代後半からその減少傾向が強まったと報告している．

　われわれの施設でも，健康男性ではないが，性機能外来をEDを訴えて受診した患者のうちNPTを，ジェクスメータ®で測定し得た165名の患者（20〜70歳代）に対し，NPT増大量（3回施行の最大値）の平均値を年代別に比較してみたところ，図4のごとく，年代とともに減少していた．2cm以上の増大を正常とすると，60歳代以上では，平均NPTが不完全勃起であったことになる．

□ 睡眠障害とED

　1997年にGuilleminaultら[4]は，閉塞型睡眠時無呼吸症候群（obstructive sleep apnea-hypopnea syndrome：OSAS）の徴候としてEDがあることを指摘し，1981年Schmitら[5]はEDにOSASが多いと報告し，その関連性が注目されるようになった．1995年Karacanら[6]は持続陽圧呼吸療法

(CPAP) でOSASに合併するEDの1/3が改善し，OSASがEDの原因である可能性を示唆した．

2002年のSeftelら[7]の報告によると，泌尿器科を通院中の睡眠障害を訴える285名の男性〔91%が50歳代（16〜82歳）でbody mass indexが27.3（16.8〜52.5）〕の181名（63%）がEDを訴え，その76%が器質性EDで，8.2%が心因性または器質性EDとの合併であった．35%がsnoring, 14%がwaketime sleepinessまたはfatigueを訴え，26.8%がhigh riskのOSAS, 13.6%がhigh riskのinsomnia, restless leg syndromeとnarcolepsyがそれぞれ2%であった．そして，EDを訴える患者（p＜0.014）と最終的に器質的EDと診断された患者（p＜0.029）がsnoringと相関があったと報告している．

2006年，名嘉村ら[8]は，OSASの無呼吸が重症なほどEDの合併率が高くなり，CPAP実施後3ヵ月目で49%にEDが改善したと報告している．OSASは肥満，高血圧，糖尿病を合併することが多く，これらによる動脈硬化が陰茎の血流障害を招いたり，血管内皮の障害によりNO産生が不十分となりEDを引き起こすと説明している．

以上の報告から，各種睡眠障害そのものがEDの原因となることよりも，OSASによる低酸素血症と睡眠分断で生じる認知能の低下，眠気，集中力の低下，NO産生障害がEDの発症機序であると考えられる．

文 献

1) 高波真佐治，松橋 求，牧 昭夫，他：男性インポテンスに関する研究．13報終夜睡眠ポリグラフィによるインポテンスの鑑別診断に関する研究．日泌尿会誌 74：1219-1227, 1983

2) Karacan I, Salis PJ, Thornby JI, et al：The ontogeny of nocturnal penile tumescence. Waking and Sleeping 1：27-44, 1976

3) 堀田浩貴，熊本悦明：健康男子における夜間睡眠時勃起現象（nocturnal penile tumescence：NPT）の検討―加齢性変化の検討―．日泌尿会誌 85：1502-1510, 1994

4) Guilleminault C, Eldridge FL, Tilkian A, et al：Sleep apnea syndrome due to upper airway obstruction：a review of 25 cases. Arch Intern Med 137：296-300, 1977

5) Schmit HS and Wise HA：Significance of impaired penile tumescence and associated polysomnographic abnormalities in the impotent patients. J Urok 126：348-352, 1981

6) Karacan I and Karantas M：Erectile dysfunction in sleep apnea and response to CPAP. J Sex Marital Ther 21：239-247, 1995

7) Seftel AD, Strohl KP, Loye TL, et al：Erectile dysfunction and symptoms of sleep disorders. Sleep 25(6)：643-647, 2002

8) 名嘉村博，當山和代，松本 強，他：閉塞型睡眠時無呼吸症候群（OSAS）と泌尿器疾患―夜間頻尿，勃起障害（ED）―．精神治療学 21(7)：697-701, 2006

■ 男性更年期に注意したい疾患と病態

精神・神経症状

宮田真美子* 天保 英明** 新井 平伊*

- 男性更年期は男性ホルモンの低下や年齢特有のストレッサーにより精神神経疾患を発症しやすい．
- 更年期うつ病には自己不全感が存在し，慢性化，遷延化する傾向がある．
- 更年期ならではのストレス因から適応障害を発症しやすい．
- 初老期痴呆では高次皮質機能障害が初期から認められる．
- テストステロンの低下による症状は PADAM（partial androgen deficiency in aging male）と呼ばれる．

Key Words 更年期うつ病，適応障害，初老期痴呆，晩発性てんかん，テストステロン，アンドロゲン，成長ホルモン，PADAM

はじめに

更年期は高血圧症や糖尿病といった成人病を中心に，さまざまな身体疾患の好発年齢にあたる．また加齢による身体的変化のほか，更年期の男性が置かれている環境にも特徴がある．社会的には責任ある役職にあり，家庭のなかでは経済的問題や思春期から青年期にいる子どもとの問題を抱えていることが多い．こういったストレッサーは更年期に好発する精神疾患を考えるとき重要となる．本稿では精神科の領域で好発する，男性更年期の疾患について概説する．

更年期にみられやすい疾患

1．更年期うつ病

更年期の男性が抑うつ気分，意欲低下，思考制止，不眠などの症状を呈しうつ状態となる原因として，以下の三つがあげられる

① 更年期に発症した大うつ病に，男性性機能低下や自律神経失調症状が伴っている場合
② 主に加齢によって生じた男性ホルモンの低下を含む生理的バランスの崩れに伴って自律神経失調症状やうつ状態などが発症した場合
③ 加齢，糖尿病，高血圧，動脈硬化，脳梗塞，前立腺手術など，さまざまな原因で更年期に発症した男性性機能異常の結果，二次性・続発性に心気・うつ状態などが発症した場合

以上のなかで，①②が大多数を占めており，男性性腺機能の低下に従い，うつ状態・うつ病の発症頻度が高まることを熊野が指摘している[1]．

表1に男性の更年期障害としてのうつ状態とうつ病の相違点についてまとめた．臨床学的には一般のうつ病に比べ男性更年期障害としてのうつ状態では慢性化，遷延化し無気力感が出現する傾向があり，その誘因として自己愛の傷つきや自己不全感が存在する特徴がある．

2．適応障害

適応障害は生活の変化やストレスの多い生活上の出来事の結果に対して順応が生ずる時期に発生する，抑うつ症状のことである．適応障害はストレスの発生から1～3ヵ月以内に発症し，環境の変化に順応するまでの期間にあたる6ヵ月を超えない経過に特徴がある．個人の素質やストレスへの脆弱性，生活史は発症の危険性と症状の形成に大きな役割を果たしている．

中高年に起こり得るストレス因として，社会では経営者や管理職という責任ある立場にあること，家庭では経済的負担やお互い更年期にある妻や思春期や青年期にさしかかる子どもとの家族間関係の複雑さ，親の介護などの問題が起こり得る．また身体疾患の発症による生活の変化やがんの告知，疼痛治療が必要となった際，適応障害が起こり得る．わが国のがん患者のうち8～35％の有病率であったと報告され，がん患者が呈する精神症状の

* 順天堂大学医学部　精神医学　　** ハートフル川崎病院

表1 男性の更年期障害としてのうつ状態とうつ病の相違点

	更年期状態としての うつ状態	うつ病
誘　　因	自己愛の傷つき	喪失体験・不明のことが多い
顕著な症状	自己不全感・無気力	抑うつ感・エネルギーの低下
治　　療	自己愛の傷つきを癒す 精神療法的アプローチ	薬物療法・休養が主体 精神療法は効果が少ない
経　　過	慢性化・長期化	比較的短期・反復性
予　　後	基本的に健康な人の反応 比較的良好	しばしば不良

(宮田真美子, 他：精神・神経症状. 男性更年期障害. Modern Physician 24(3)：353-355, 2004 より引用)

なかでもっとも頻度の高いものである[2]．

3．初老期痴呆

初老期に発症する痴呆にはアルツハイマー病のほかピック病（前頭側頭葉型痴呆），クロイツフェルト・ヤコブ病などが代表的であるが，もっとも多いのはアルツハイマー病であり，病因として染色体異常，遺伝，アミロイド蛋白生成，神経原線維変化形成，神経伝達物質異常などが考えられている．リスクファクターとして，近親者のアルツハイマー病，頭部外傷の既往があること，低い教育歴や不活発な社会参加といった社会的特徴があげられている．

初老期発症アルツハイマー病では晩発性のものよりも急速に荒廃する経過をとり，症状の特徴として，高次皮質機能の障害（失語，失書，失読，失行）が痴呆の初期から認められる．その一方で人格は比較的保たれており，症状をとりつくろう言動をする臨床上の特徴がみられる[3]．

4．晩発性てんかん

更年期に発症するてんかんのほとんどは，器質性あるいは代謝性の原因による症候性てんかん（続発性てんかん）である．器質性の原因には脳腫瘍，脳炎や髄膜炎，脳梗塞や脳出血といった脳血管障害，頭部外傷，脳腫瘍などがあり，代謝性の原因として尿毒症などのほか，アルコールや睡眠薬の離脱時，一酸化炭素や水銀などの中毒により生じる．しかし，精査により原因が判明するのは約40%である[4]．

男性更年期の内分泌学的特徴

ここで男性更年期の身体的変化に大きく影響する内分泌学的変化について述べる．男性ホルモンは三つの系統に大別できる．

1．テストステロン

男性では中高年以降テストステロンは漸減し血中テストステロン値の低下は60歳以下では7%，60歳以上で20%と報告されている．テストステロン低下の自覚症状としては健康感の障害や性欲減退，勃起障害（ED）などを認めることがあり，女性のmenopauseに対比させてandropauseの名称で呼ばれている．男性のテストステロン値は比較的個人差が大きく，また女性の閉経に相当する明確な生物学的事象を欠くため，近年それほど劇的ではないテストステロンの低下をより正確に反映した呼び方としてPADAM (partial androgen deficiency in aging male) という新しい呼称も提唱され，一部では男性更年期の意味で使われている．

2．アンドロゲン

副腎性アンドロゲンのdehydroepiandrosterone (DHEA) やDHEA-sulfate (DHEA-S) も加齢とともに漸減し，これをadrenopauseと呼ぶ．アンドロゲンの減少は有用な老化指標としてのみならず，種々の有益な生理作用から老化制御の観点からも注目されている．

3．成長ホルモン

成長ホルモン (GH)/IGF-I系も加齢とともに低下することが知られており，老化プロセスにおける身体的変化の一因としてsomatopauseという概念が提唱されている．

男性ホルモンに関連する症状

テストステロン，アンドロゲン，成長ホルモンという3系統のホルモン低下により生じる症状と

して，テストステロンやエストロゲンの低下から生じる抑うつ感，健康感の消失，筋肉量の減少，耐動性の低下，脂質プロフィールの変化，骨密度の減少がみられる．次に副腎性アンドロゲンDHEAやDHEA-Sの低下では健康感の消失，骨密度の減少，皮脂分泌の低下が起こるとともに，痴呆性疾患の患者ではDHEA-S値が低下していることから，認知機能との関連も予想されている．成長ホルモン（GH）/IGF-I系の低下から骨密度の減少，筋肉量の減少，内臓脂肪の蓄積が生じる．

これらの男性ホルモン低下を直接的な原因とした症状の他に，中年期におけるさまざまなストレスから生じる心因反応としての症状があげられる．この原因となる中年期の特徴的なストレスは，社会においては中間管理職や責任ある地位にあり，一方，家庭のなかでは子どもの進学や夫婦間の不和といった問題を抱えている環境から生じるストレスがある．また肉体的衰えを実感し老年期に向かう移行期に悩むストレスもかかる．さらに加齢とともに高次大脳皮質機能が低下し，ストレスに対処する能力が低下している側面もある．こういったストレスへの不適応から精神神経・内分泌・免疫ネットワークの障害が生じ，脳内モノアミン系神経活動の変調や自律神経系の変調を引き起こし，易疲労感や憂うつ感，ほてりやめまいといった検査では器質的な異常として検出されない症状を呈してくると考えられている．こういった男性ホルモン欠如による症状が狭義の男性更年期障害であると定義する一派もある．

近年，男性ホルモン欠如による症状と心理的要因による症状との二つに分けて考えられている．熊本らは前者をA群と呼び，ホルモン補充療法が有効であるとされる[4]．一方，B群には社会心理的ストレスによる症状と理解され，単なるホルモン補充療法の効果が少ないと考えられる．

男性更年期の主な症状はPADAMの臨床症状に含まれる．PADAMの自覚症状のなかで精神・心理関連症状として落胆，抑うつ，いらだち，不安，神経過敏，生気消失，疲労感など，身体関連症状として関節や筋肉の症状，発汗，ほてり，睡眠障害，記憶・集中力低下，肉体的消耗感など，性機能関連症状として性欲低下，勃起障害，射精感消失などがある．

□ 治　療

男性の更年期に発症する各疾患に対する治療をあげる．

うつ病の治療には抗うつ薬を中心に抗不安薬や睡眠薬を併用する薬物療法が行われる．精神療法では自己愛の傷つきに対し支持的精神療法を行う．

適応障害ではうつ病同様の薬物療法を行う．可能であれば，適応できない環境を離れての休養，順応しやすいよう環境を調整することも有効である．

初老期痴呆の治療薬としてわが国で使用されているのはdonepesilのみであるが，徘徊や易怒性など痴呆の行動心理学的症候（BPSD；bihavioral and psychological symptoms of dementia）に対して抗精神病薬での治療を行うことが多い．

特発性てんかんに対して抗てんかん薬での治療を行い，原因の精査加療が必要となる．

前述したホルモン分泌の低下を直接的原因とする更年期障害の治療として，ホルモン補充療法の可能性も検討されているが，個人差が大きく著明な効果が望めないため，ガイドラインの作成には至っていない．

文　献

1）熊野宏昭：心身医学からみた男性更年期―とくにうつ病・うつ状態との関連から．医学のあゆみ 205（6）：392-395, 2003
2）岡本　仁：がん患者にみられる精神症状．現代のエスプリ・サイコオンコロジー 426：18-28, 2003
3）日本老年精神医学会監修：アルツハイマー型痴呆の診断・治療マニュアル．13-39, 2001
4）熊本悦明：男子更年期．医学のあゆみ 195（6）：429, 2000

■ 男性更年期に注意したい疾患と病態

自律神経失調症

端詰 勝敬*
はしづめ まさひろ

- 自律神経失調症は多愁訴で種々の異なった系統臓器の機能障害を訴えることが多く,不安定で消長しやすい.
- 狭義の自律神経失調症は少なく経過のなかで精神疾患と診断されることが多い.
- ICD-10のなかで自律神経失調症の概念にもっとも近い疾患は身体表現性自律神経機能不全である.
- 自律神経失調症候群を呈する疾患の一つとして男性更年期障害があげられる.
- 対処法は病型を把握し,その病型にあわせた治療法を選択する.

Key Words 自律神経失調症,不定愁訴,うつ病,不安障害,身体表現性自律神経機能不全

はじめに

男性更年期障害は近年になって注目されはじめた疾患概念であるが,自律神経失調症は40年程前から議論されている概念であり,歴史的な差は大きい.しかし,全身にわたる不安定で多彩な症状をもつという点,心身両面からの評価や対応が必要である点など両者の共通点は多い.

ここでは,自律神経失調症について概説したうえで男性更年期障害との関連についても述べることとする.

□ 自律神経失調症とは

本邦で自律神経失調症という概念が発展していった過程において阿部や筒井らの業績が果たした役割は大きく,彼らは1952年からのビタミンB₁や脚気に関する研究を進めるなかで脚気ではないが脚気様の症状を呈する一群が存在することを見出し,さらに自律神経系との関連が深いことから1961年に「自律神経失調症候群」という概念を提唱した.その後,必ずしも自律神経系の異常を示さない例に対して「不定愁訴症候群」という概念も提唱し,今日では自律神経失調症と不定愁訴という用語はほぼ同義的に使用されることが多くなっている.しかし,自律神経失調症や不定愁訴という病名は,患者の訴える症状からつけられる暫定的な臨床診断名であって独立した疾患単位として認められているわけではない点に注意しなければならない.

1.自律神経失調症の症状

自律神経系は交感神経と副交感神経が全身をくまなく網羅し,身体全体のバランスを調整していることから,ひとたび自律神経系が失調状態に陥ってしまうと症状はおのずと多彩となり,いかなる身体症状が出ても不思議ではない.川上[1]は自律神経失調症にみられやすい症状として全身倦怠感,熱感,のぼせ,冷え性,発汗などの全身症状,頭重・頭痛,不眠,めまい,肩こり,背・腰部痛,四肢のしびれ,知覚異常などの神経・筋症状,動悸,息切れ,頻脈,徐脈,血圧・脈拍の動揺,レイノー症状などの循環器症状,食欲不振,口渇,悪心・嘔吐,食道狭窄症,便秘・下痢などの消化器症状,呼吸困難,呼吸促進などの呼吸器症状,蕁麻疹,多汗などの皮膚症状,多尿,勃起障害などの泌尿・生殖器症状などをあげている.このような症状の特徴に関して,関東心身症診断基準研究会により1983年に作成された診断基準によると,多愁訴で種々の異なった系統臓器の機能障害を訴えることが多く,不安定で消長しやすく,しばしば症候移動を呈するとされている.さらに,自律神経機能検査で異常を認め,性格の歪みは乏しく,心理ストレスによって症状の変動ないし増悪をきたしやすいことが特徴としてあげられている.

2.自律神経機能検査

不定愁訴を呈する患者に対して自律神経機能検

* 東邦大学医療センター大森病院 心療内科

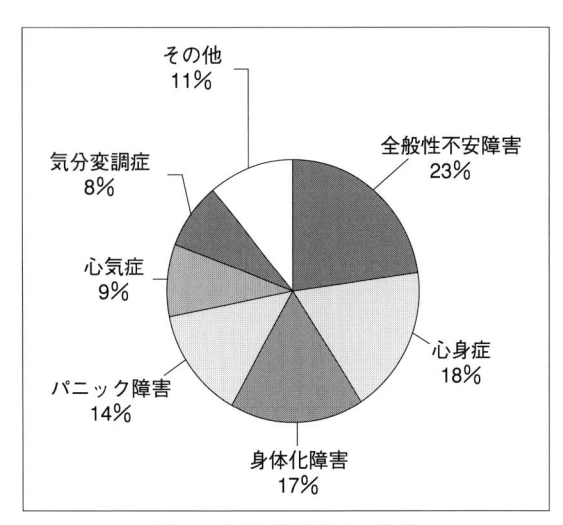

図1 自律神経失調症の診断

表1 身体表現性自律神経機能不全の診断ガイドライン
（a）動悸，発汗，紅潮のような持続的で苦痛を伴う自律神経亢進症状
（b）特定の器官あるいは系統に関連づけられる付加的な主観的症状
（c）訴えのある器官あるいは系統の重篤な（しかししばしば特定不能の）障害の可能性に関するとらわれと苦悩で，医師が説明と保証を繰り返しても反応しないもの
（d）訴えのある系統あるいは器官の構造あるいは機能に明らかな障害の証拠がないこと

査を施行すると70％に自律神経失調が認められ，他の30％には機能異常は認められない．自律神経機能検査には種々のものが存在するがAschner試験，Schellong起立試験，皮膚紋画症，立位心電図，Microvibration，指尖容積脈波，などが従来行われてきたが，近年では心電図R-R間隔，心拍変動が多用されている．しかし，いずれの検査法も一長一短があり，簡便かつ侵襲が少なく，しかも安価な検査法はいまだ確立されていない．

□ 今日での自律神経失調症のとらえ方

自律神経失調症という概念が登場した当初は，神経症やうつ病などの精神疾患は除外されるべきものであった．しかし，自律神経失調症の検討がなされていくなかで，狭義の自律神経失調症は少なく，当初自律神経失調症と診断されていたもののほとんどは全般性不安障害，いわゆる心身症，身体化障害，パニック障害，心気症，気分変調性障害などに診断可能であることがわかってきた（図1）[2]．いわゆる自律神経失調症は初期の暫定診断としては有用であるが，経過観察により異なった病名が確定するともいわれている[2]．このように自律神経失調症や不定愁訴という病態は多彩で不安定な愁訴をもつという症候上の特徴を有する症候群であるという認識が現在では一般的となっており，自律神経機能異常を基盤とした本態性または狭義の自律神経失調症などの身体病レベル，全般性不安障害や身体表現性障害などの神経症レベル，気分障害などのうつ病レベル，統合失調症などの精神病レベルに分類がなされるに至った[3]．

また，国際疾病分類として現在用いられているICD-10[4]のなかで自律神経失調症の概念にもっとも近似していると考えられている疾患は身体表現性自律神経機能不全である．これは精神および行動の障害のなかで身体表現性障害というカテゴリーの細分類に位置づけられている．表1に診断ガイドラインを示した．この疾患の症状には二つの型があり，第一の型は動悸，発汗，紅潮，振戦などの他覚的な自律神経亢進徴候に基づく愁訴によって特徴づけられ，もう一つの型は一過性の鈍痛や疼痛，灼熱感，重たい感じ，締めつけられる感じ，膨れ上がっているあるいは拡張しているという感覚などの，より特異体質的な主観的症状で特徴づけられる．また，どちらの型においても症状は関与する器官あるいは系統の身体的障害を示すものではない．ICD-10における身体表現性自律神経機能不全では症状の原因となるような自律神経機能異常の有無については触れておらず，背景となるような心理的ストレスや現実的問題も認められる場合もあればない場合もあるとされている．

□ 自律神経失調症と男性更年期障害

自律神経失調症と同様に男性更年期障害も多彩な身体症状を呈する．男性更年期障害にみられやすいとされる関節や筋肉症状，発汗，ほてり，全身倦怠感などといった身体症状[5]はまさに自律神経失調症の好発症状であり，身体症状のみでは両者の鑑別は困難である．一方，抑うつ状態や不安，緊張などといった病的な精神状態に関しても両者に認められることは多い．ただ，自律神経失調症の際にはうつ病の存在がなければ性欲低下，勃起障害，射精感の消失などの性機能関連症状[5]が目立つことは比較的少ない．最終的には自律神経失

調症であれば自律機能検査，男性更年期障害では40代半ば〜60代半ばという年齢と血中テストステロンが決め手となるであろう．

しかし，自律神経失調症の概念が客観的所見に乏しく多彩で不安定な症状を呈する患者に対する初期の暫定的な診断名であるとすれば，両者はお互いに鑑別されあうべきものではなく，自律神経失調症候群を呈する疾患の一つとして男性更年期障害をとらえる方が望ましい．したがって，中年男性において多数の自律神経失調症状があり初期には自律神経失調症と診断されたとしても経過のなかで他の精神疾患が否定され，症状が老化に伴うアンドロゲン低下に起因するものと判断される場合は積極的に男性更年期障害と診断がなされるべきである．

■ 自律神経失調症の治療

自律神経失調症とは不定愁訴を呈する患者群の総称であるためその対処法はまず病型を把握し，その病型にあわせた治療法を選択することである（図2）[3]．多くは身体表現性障害，不安障害，うつ病などに分類されるが，診断は必ずしも容易ではなく，評価に時間のかかるケースも多い．そのため，初期段階で良好な医師─患者関係を確立し，適切な情報収集を行える環境を構築することがもっとも重要である．抗うつ薬については，近年になってSSRIが副作用が少なく臨床効果が高いことから臨床的に頻用されており，パニック障害などの不安障害にもその効果が確かめられている．身体表現性障害は一般的に薬物療法の効果が得難く，原因の究明よりも患者が症状と向き合いながら現実的な社会適応を目指せるよう生活指導していくことが重要である．

おわりに

自律神経失調症の概念や対処法などについて概説し，男性更年期障害との関連についても触れた．自律神経失調症自体が不安定ではあるがプライマリーケアを受診する患者の2割から3割は不定愁訴を呈するとされており，とらえ方に歴史的な変遷はあるものの，その概念が臨床的に重要であることに変わりはないことを強調したい．

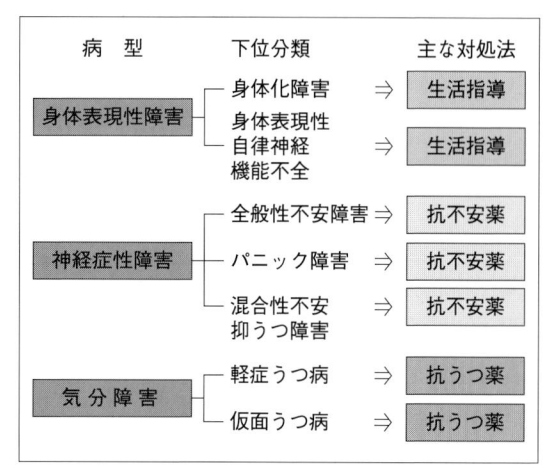

図2 いわゆる自律神経失調症の分類と対処法
（文献[3]より一部改変）

病型	下位分類	主な対処法
身体表現性障害	身体化障害	生活指導
	身体表現性自律神経機能不全	生活指導
神経症性障害	全般性不安障害	抗不安薬
	パニック障害	抗不安薬
	混合性不安抑うつ障害	抗不安薬
気分障害	軽症うつ病	抗うつ薬
	仮面うつ病	抗うつ薬

文献

1）川上　澄：病態面からみた自律神経失調症．心身医学 29(1)：25-33, 1989

2）中野弘一：自律神経失調症の診断に関する検討．心身医学 29(1)：35-42, 1989

3）筒井末春：いわゆる自律神経失調症の概念と臨床．自律神経 36(1)：1-9, 1999

4）WHO：The ICD-10 classification of mental and behavioral disorders-Clinical descriptions and diagnostic guidelines.（融　道男，中根允文，小宮山実，監訳：ICD-10精神および行動の障害─臨床記述と診断ガイドライン─）．医学書院，1993

5）伊藤直樹：男性更年期の概念．医学のあゆみ 205(6)：380-384, 2003

■ 男性更年期に心がけたいライフスタイル

食　事

津田　謹輔*
つだ　きんすけ

- 健常男性では，50歳代から血中テストステロン値，DHEA値は低下する．
- 50～60歳代になるとアンドロゲン低下により，筋肉や骨といったいわゆる除脂肪体重の減少がみられ，基礎代謝が低下する．
- 50～60歳代では1日の必要な摂取エネルギー量は低下する．
- 50～60歳代は糖尿病など生活習慣病が増加する．食事は生活習慣の中心であり，糖尿病学会，動脈硬化学会，がんセンターなどが，それぞれの疾患に対する食事の注意点を提唱している．
- 食事は「楽しみとしての食事」と同時に，「疾患予防・健康増進に役立つ食事」になることが望ましい．

Key Words　アンドロゲン，基礎代謝，除脂肪体重，生活習慣病

筆者に与えられた課題は，男性更年期に心がけたいライフスタイル～食事～という難しいものである．「男性更年期」についての議論がまだ始まったばかりであり，それに関わる適切な食事についてはまったく研究されていない状況である．

□ 男性更年期とは

一般に，更年期とは，女性の一生のなかで閉経前後の数年間を指し，成熟期（生殖期）から老年期（生殖不能期）への移行期をさす[1]．女性の場合，閉経に伴う女性ホルモン低下は比較的急激であり，閉経を境に骨粗鬆症，脂質代謝異常，さらには動脈硬化のリスクが増加することはよく知られている．一方，男性は女性と異なり，加齢によるテストステロンの減少は緩やかで，閉経に相当するような明確な生物学的変化に乏しい．しかし近年，男性ホルモン低下と，それに伴う種々の精神的，身体的機能の関連が，男性更年期として注目されている．

□ 加齢と血中アンドロゲン

健常人を対象に，加齢の血中テストステロン値に及ぼす影響をみたのが図1である[2]．血中テストステロン値は，10歳以下では低値，11～20歳で上昇傾向を示し，20歳代でピークとなる．以後50歳代まではやや減少するが，比較的よく保たれている．そして60歳，70歳代になると多くの人が低値を示す．テストステロンは男子の2次性徴発現以外に，筋肉の発達，骨密度の維持増強に作用する．またテストステロンはHDLコレステロールを下げる．したがってテストステロンの低下は，筋肉量の減少や筋力低下，骨塩量の低下をもたらす．

一方，副腎アンドロゲンには，DHEA（Dehydroepiandrosterone）とそのsulfate型であるDHEA-Sがある．血漿DHEA-Sは，10歳以下では低値で，以後急増し，20歳前後でピークとなり後は漸減する（図2）[2]．DHEA（-S）の減少が，糖尿病，肥満，動脈硬化，あるいは発がんと関連している可能性が示唆されている．

このようにアンドロゲンの低下により，50～60歳代になると，筋肉や骨といったいわゆる除脂肪体重の減少がみられ，基礎代謝が低下すると想定される．そのため隠れ肥満も多くなる．更年期は生活習慣病の発症リスクが高くなる年齢層である．生活習慣病の代表的疾患である糖尿病を例にとると，厚生労働省の糖尿病実態調査によれば，糖尿病の推定人数は男性では，50歳代から著明に増加している（図3）．

□ 更年期の食事

1．摂取エネルギー量

前述したように，更年期になると基礎代謝量が低下し，同時に日常の身体活動量が低下すると考えられる．したがって1日栄養所要量は低下する．厚生労働省策定「日本人の食事摂取基準（2005

* 京都大学大学院　人間・環境学研究科

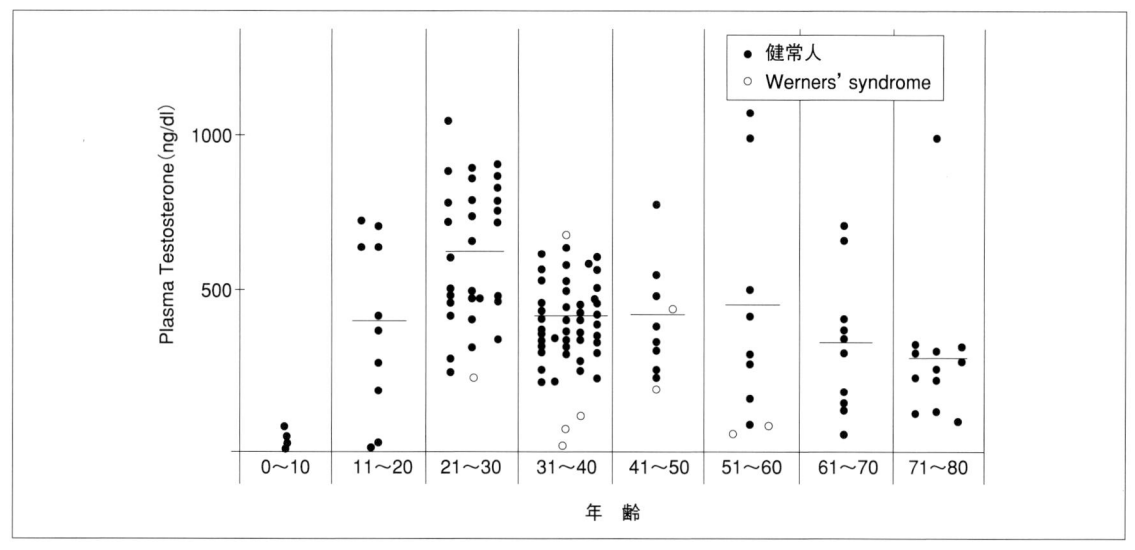

図1 加齢と血中テストステロン
(森 徹,井村裕夫:血漿テストステロン.老化指標データブック(太田邦夫,監修).朝倉書店,東京,p172,1988 より引用)

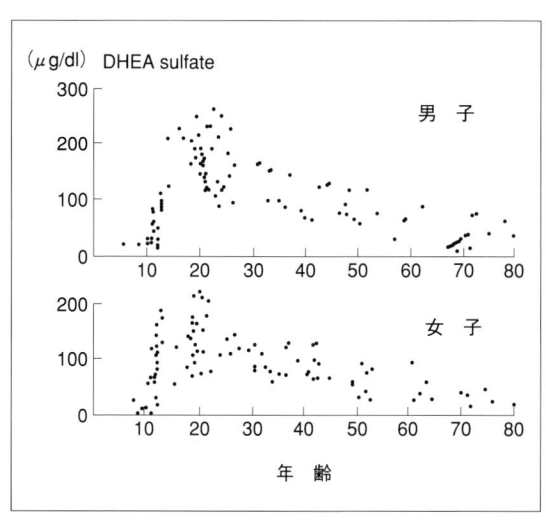

図2 加齢と血中DHEA sulfate
(森 徹,井村裕夫:血漿テストステロン.老化指標データブック(太田邦夫,監修).朝倉書店,東京, p198,1988より引用)

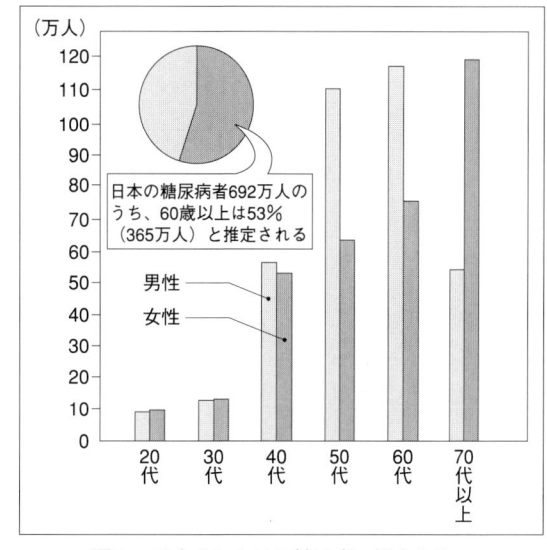

図3 日本人における糖尿病の推定人数 厚生省糖尿病実態調査(平成10年)

年版)」に記載されている体重あたりの基礎代謝基準値は,50歳を超えると低下する(表1).生活活動強度Ⅱ(やや低い)の場合,1日の必要エネルギー量はおおよそ1700〜2000 kcalとなっている.生活活動強度Ⅱというのは,やや運動不足といえる現在の一般的日本人の生活である(表2).

興味あることに,摂取エネルギー量をある程度制限すると,多くの動物で寿命が延長する事実が観察されている[7].そして,このエネルギー制限は,中年以降に行っても寿命は延長するといわれている.それでは,ヒトでは一体どの程度エネルギー制限をすれば寿命を延長できるのか.これに対してはまだ十分のデータがない.ちなみにラットでは,体重を飽食群の60%になるよう餌を制限すると寿命が延長している.

表1 基礎代謝量

年齢(歳)	男性 基礎代謝基準値(kcal/kg体重/日)	男性 基準体重(kg)	男性 基礎代謝量(kcal/日)	女性 基礎代謝基準値(kcal/kg体重/日)	女性 基準体重(kg)	女性 基礎代謝量(kcal/日)
1～2	61.0	11.9	730	59.7	11.0	660
3～5	54.8	16.7	920	52.2	16.0	840
6～7	44.3	23.0	1020	41.9	21.6	910
8～9	40.8	28.0	1140	38.3	27.2	1040
10～11	37.4	35.5	1330	34.8	35.7	1240
12～14	31.0	50.0	1550	29.6	45.6	1350
15～17	27.0	58.3	1570	25.3	50.0	1270
18～29	24.0	63.5	1520	23.6	50.0	1180
30～49	22.3	68.0	1520	21.7	52.7	1140
50～69	21.5	64.0	1380	20.7	53.2	1110
70以上	21.5	57.2	1230	20.7	49.7	1030

(文献[3]より)

表2 エネルギーの食事摂取基準：推定エネルギー必要量　(kcal/日)

性別 身体活動レベル	男性 I	男性 II	男性 III	女性 I	女性 II	女性 III
0～5（月）母乳栄養児	—	600	—	—	550	—
人工乳栄養児	—	650	—	—	600	—
6～11（月）	—	700	—	—	650	—
1～2（歳）	—	1050	—	—	950	—
3～5（歳）	—	1400	—	—	1250	—
6～7（歳）	—	1650	—	—	1450	—
8～9（歳）	—	1950	2200	—	1800	2000
10～11（歳）	—	2300	2550	—	2150	2400
12～14（歳）	2350	2650	2950	2050	2300	2600
15～17（歳）	2350	2750	3150	1900	2200	2550
18～29（歳）	2300	2650	3050	1750	2050	2350
30～49（歳）	2250	2650	3050	1700	2000	2300
50～69（歳）	2050	2400	2750	1650	1950	2200
70以上（歳）	1600	1850	2100	1350	1550	1750
妊婦　初期（付加量）				+50	+50	+50
中期（付加量）				+250	+250	+250
末期（付加量）				+500	+500	+500
授乳婦（付加量）				+450	+450	+450

I　成人では，推定エネルギー必要量＝基礎代謝量(kcal/日)×身体活動レベルとして算定した．18～69歳では，身体活動レベルはそれぞれI＝1.50，II＝1.75，III＝2.00としたが，70歳以上では，それぞれI＝1.30，II＝1.50，III＝1.70とした．50～69歳と70歳以上で推定エネルギー必要量に乖離があるようにみえるのはこの理由によるところが大きい．

(文献[3]より)

2．動脈硬化やがん予防の食事

更年期になると糖尿病をはじめさまざまな生活習慣病の発症が増加する．動脈硬化のリスクには，糖尿病，高血圧，高脂血症，喫煙などがある．禁煙は動脈硬化，がん予防にきわめて重要である．糖尿病学会，高血圧学会，動脈硬化学会は，それぞれ食事についてもガイドラインを提唱してる．なかでも糖尿病における食事療法のガイドラインは，他の食事療法の基本になっていると考えられるので表3に引用した．

表3　糖尿病食事療法ガイドライン「食事療法」（一部抜粋）

●血糖値，血圧，血清脂質のコントロール，体重の推移，年齢，性別，合併症の有無，エネルギー消費（身体活動）や従来の食事摂取量などを考慮して，医師が摂取エネルギー量を決定する［グレードA，コンセンサス］．

> 摂取エネルギー量算定の目安
> 　摂取エネルギー量＝標準体重×身体活動量
> 　標準体重 (kg)＝[身長 (m)]²×22
> 　身体活動量（kcal/kg 標準体重）
> 　　＝25～30　軽労作（デスクワークが主な人，主婦など）
> 　　　30～35　普通の労作（立ち仕事が多い職業）
> 　　　35～　　重い労作（力仕事の多い職業）
> 肥満などがあれば少ないほうにとるなど，現在の病態も考慮する．

●指示エネルギー量の50～60％を糖質とし，蛋白質は標準体重1kgあたり1.0～1.2g，残りを脂質で摂取する［グレードB，コンセンサス］．
飽和脂肪や多価不飽和脂肪は，それぞれ摂取エネルギー量の10％以内に収める［グレードB，コンセンサス］．

表4　がん予防12箇条（国立がんセンター）

1	バランスのとれた栄養をとる　―色どりの豊かな食卓にして―	7	塩辛いものは少なめに，あまり熱いものは冷ましてから　―胃や食道をいたわって―
2	毎日，変化のある食生活を　―ワンパターンではありませんか？―	8	焦げた部分は避ける　―突然変異を引き起こします―
3	食べすぎを避け，脂肪は控めに　―おいしい物も適量に―	9	かびの生えたものに注意　―食べる前にチェックして―
4	お酒はほどほどに　―健康的に楽しみましょう―	10	日光にあたりすぎない　―太陽はいたずら者です―
5	たばこは吸わないように　―特に，新しく吸いはじめない―	11	適度にスポーツをする　―いい汗，流しましょう―
6	食べものから適量のビタミンと繊維質のものを多くとる　―緑黄色野菜をたっぷりと―	12	体を清潔に　―さわやかな気分で―

一方，がんについては国立がんセンター提唱のがん予防12箇条を示した（表4）．

最近では，がんや動脈硬化に酸化ストレスの関与が示唆されており，ビタミンC，Eやポリフェノールを多く含む野菜や果物など抗酸化作用をもつ食品が注目されてる．

まとめ

更年期には，それ以後の人生を健康で充実したものにするため，それまでの食生活を見直す時期といえる．

食事は人生最大の楽しみの一つである．食事が「楽しみとしての食事」と同時に，「疾患予防・健康増進に役立つ食事」であれば，なおさらよいと思われる．

文　献

1）医学大辞典（第18版）．南山堂，2000
2）森　徹，井村裕夫：血漿テストステロン．老化指標データブック（太田邦夫，監修）．朝倉書店，東京，p172，p198，1988
3）第一出版編集部，編：厚生労働省策定　日本人の食事摂取基準（2005年版）．第一出版，東京，2005
4）科学的根拠に基づく糖尿病診療ガイドライン．糖尿病 45(Suppl 1)，2002
5）実施医家のための高血圧治療ガイドライン．日本高血圧学会，学会出版センター，2001
6）動脈硬化性疾患診療ガイドライン2002年版．日本動脈硬化学会，2002
7）今井眞一郎：グルコース代謝調節と老化寿命の分子メカニズム．細胞工学 21(7)：709-713，2002

■ 男性更年期に心がけたいライフスタイル

運　動

津下　一代*
つした　かずよ

- 運動不足病である肥満，糖尿病では血中テストステロン値が低下している．
- 身体活動量の低下はEDのリスクファクターである．
- 有酸素運動には，抗うつ効果が認められる．
- 定期的な運動習慣の確立とともに日常での身体活動を増加させることが大切である．
- 週150分以上のウォーキング（10 MET時/週）などが効果的である．

Key Words　男性更年期障害，テストステロン，身体活動量，運動，生活習慣病

はじめに

中高年男性において疲労感，抑うつ感，性欲の減退などの更年期様の症状が見られることが注目されており，加齢とともに遊離テストステロン値が低下することがその原因であると考えられている．その症状や程度には個人差が大きく，高血圧，糖尿病，心疾患，肥満などの生活習慣病の合併や，喫煙や身体活動などのライフスタイルの影響も少なくないと報告されているが，因果関係について十分解明されたとはいえない．

本稿では，EDまたは性腺機能低下と身体活動との関連について，現在までに集積されたエビデンスを紹介し，予防または改善のために心がけたいライフスタイルを提案したい．なお，身体活動とは，意識的に実施される運動だけでなく，労働や通勤などの日常活動を含んでいる．

テストステロン値と運動

運動が男性性腺機能に及ぼす影響については，運動強度，持続時間，個人の体力やそれまでのトレーニング状況によって多様であることが知られている．たとえば比較的短時間の運動はテストステロン値を一過性に増加させるが，この機序として分泌亢進だけでなく，クリアランスの低下や血液濃縮の影響も受けていると考えられる．また長期にわたって持久的トレーニングをしているマラソンランナーでは安静時のテストステロンが低下しているが，運動による反応は保たれているという[1]．

BMI 30以上の肥満者では末梢性にテストステロンが減少，40以上の高度肥満者では視床下部機能の抑制も加わりさらにテストステロンが低下することが報告されている[2]．したがって身体活動量減少や摂取エネルギー過剰などのライフスタイルは，間接的にもテストステロン値に影響をもたらすことになる．糖尿病，高血圧，心疾患など運動不足による生活習慣病においてもテストステロン値が有意に低下していると報告されている．

EDと身体活動

50歳以上の医療従事者を対象に実施された断面調査（米国）によると，非活動的な生活習慣や肥満は男性機能障害の独立した危険因子である（図1）[3]．この研究では，余暇時間の運動や通勤方法，階段の使用，歩行速度などを調査し，運動強度と時間，頻度から身体活動量を算出して5群にわけて比較している（表1）．非活動的なグループ（0～2.7 MET時/週：ほとんど安静な生活）と比較してそれより活動的なグループではEDの危険率が低下しており，たとえば10 MET時/週の身体活動量（例：分速100 mの速歩を週に150分間，または分速160 mのジョギング週に60分間）のグループでは危険度は0.8に低下する．またテレビを見る時間が週に10時間を超えると，EDの頻度は有意に上昇している（表2）．

ブラジル，イタリア，日本，マレーシアの4ヵ国を比較した調査では40～70歳の男性における中等度以上のEDの頻度は日本が34％と他国よりも高

*あいち健康の森健康科学総合センター

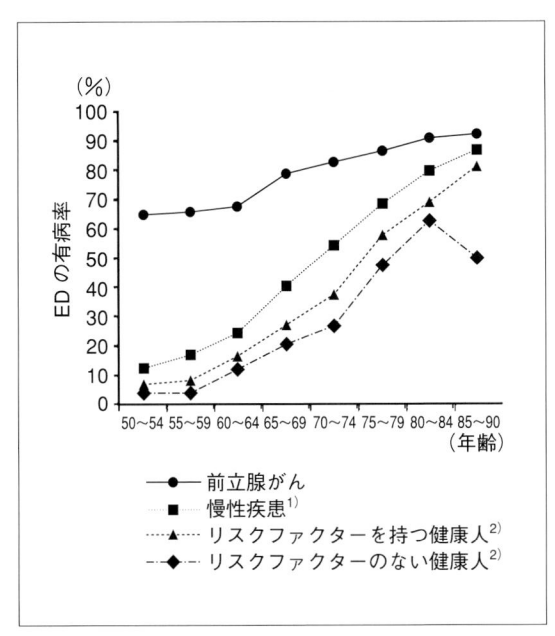

図1 EDの有病率：疾病およびライフスタイルの影響
1) 慢性疾患：がん，高血圧，糖尿病，脳血管疾患
2) リスクファクター：抗うつ剤使用，1日2回以上の飲酒，BMI≧25，運動＜21.5 METS/週，テレビ：週に8.5時間以上　　　　　（文献3)より改変）

表1　身体活動とED
身体活動量が多いほど，EDの頻度が低下している．

身体活動量	年齢調整相対危険率(95%CI)
0～2.7 MET 時間/週	1.0
2.7～7.6 MET 時間/週	0.9 (0.8～0.9)*
7.7～16.5 MET 時間/週	0.8 (0.8～0.8)*
16.6～32.6 MET 時間/週	0.7 (0.7～0.8)*
＞32.6 MET 時間/週	0.7 (0.6～0.7)*

*$p<0.05$

表2　テレビを見る時間とED
テレビを週10時間以上見るグループではEDの危険度が有意に増大している．

テレビを見る時間	年齢調整相対危険率(95%CI)
0～1 時間/週	1.0
1.1～5 時間/週	1.1 (1.0～1.1)
5.1～10 時間/週	1.1 (1.0～1.1)
10.1～20 時間/週	1.1 (1.1～1.2)*
＞20 時間/週	1.1 (1.2～1.3)*

*$p<0.05$　　　　　（文献3)より改変）

い割合（マレーシア22％，イタリア17％，ブラジル15％）であると報告しているが，加齢，糖尿病，心疾患，喫煙，うつによりリスクが高まり，身体活動や教育程度が高いほどリスクが低いという結果を示している[4]．労働および余暇時間の身体活動量および頻度から3群に分けると，平均未満群を1としたときのオッズ比は，平均群0.70，平均以上群では0.55となり，平均以上の身体活動量がある人では有意にEDの有病率が低くなっている．

□ 運動の抗うつ効果

うつ病と診断された患者を無作為に有酸素運動群（1時間のジョギングまたは速歩きを週3回，6～9週にわたって実施），コントロール群（激しい動作を伴わない作業療法を実施）に分けて，環境療法および集団精神療法と併用したところ，有酸素運動群では身体運動能力の有意な向上と抑うつ得点の低下を認めている[5]．特に身体運動能力が15％以上向上したものでは抑うつ状態の改善も著しかった．1年後の追跡調査において，患者がもっとも重要な治療法としたものは，トレーニング群では有酸素運動がもっとも効果的であったとしたのに対し，コントロール群では精神療法をあげている．

男性更年期障害にみられる抑うつ症状に対しても運動による効果が期待される．

□ 生活習慣病予防と運動

運動による糖尿病や高血圧，虚血性心疾患の予防効果について，これまで多くの疫学調査結果が報告されている[6]．余暇時間の身体活動量と糖尿病発症率については，特に肥満・高血圧の既往歴・糖尿病の家族歴のある場合，身体活動量が少ないほど糖尿病発症率が高くなることが示されている．運動によりインスリン感受性が改善し，糖の細胞内への取り込みが亢進するためと考えられている．また，糖尿病予備軍（IGT）を対象に週150分以上の運動などの生活習慣介入を行うと，糖尿病の発症が約60％抑制されると報告されている．

血圧については日常生活活動レベルの高いものでは10 mmHg程度血圧が低いか，あるいは高血圧の頻度が低いという報告が多数みられる．

このように男性更年期障害の主要なリスクファクターである糖尿病，高血圧症に対して運動による予防効果は大きいものと考えられる．

表3　4択式の生活習慣ストレスチェック—症例の初診時の回答（抜粋）

質問項目	回答（○をつけた選択肢）
全身のだるさを感じた	たびたびあった
自分は生き生きしていると感じることがあった	あまりなかった
性欲があった	まったくなかった
憂うつな気分になることがあった	ときどきあった
些細なことでイライラすることがあった	ときどきあった
昼間眠くて仕方がないことがあった	ときどきあった
日常生活	大部分坐位ですごす
定期的な運動	運動しなければと思うが実行できない

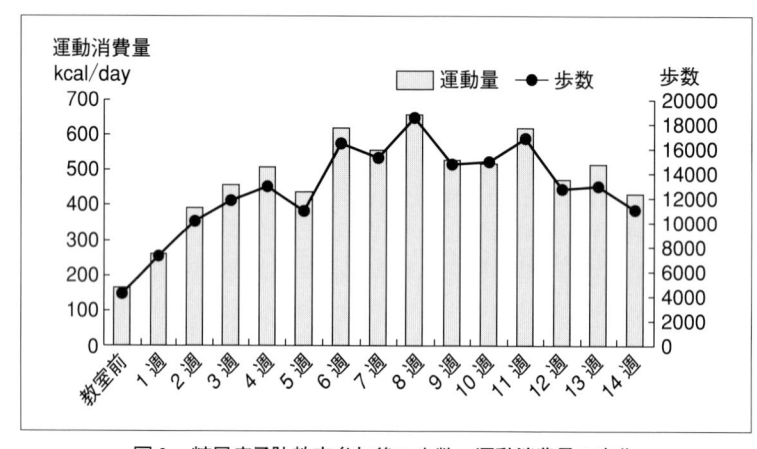

図2　糖尿病予防教室参加後の歩数・運動消費量の変化

心がけたい"運動"

男性更年期障害を乗り切るために，日常生活に軽い運動を取り入れることを推奨したい．男性更年期障害のリスクファクターである生活習慣病の予防に効果的な運動としては，15分以上の有酸素運動を定期的に行い，1週間あたり150分以上確保することが望ましい．しかし，「しなければならない」という強制的，画一的なものではなく，本人が取り組みやすい具体的な目標を立てることが有効である．また，患者自身や医療従事者が客観的に評価できる指標を取り入れると達成感も得られやすい．「毎日の通勤時間に往復30分のウォーキング」「平均歩数を2000歩増やす」「週150分の意識的な運動」「健康増進施設（ジム・プール）へ週2回通う」などがその例である．

ウォーキングは，無理のない運動強度で行える全身運動であり，いつでもどこでも行え，かつ安全であるなどの点で第一の選択肢となり得る．さらに筋力の低下を防ぎ基礎代謝を高める目的で低強度の筋力トレーニングを加えたり，筋の柔軟性・関節可動域の向上，けがや障害を予防する目的でストレッチングを加えたりするとよい．筋肉がストレッチされる（ほぐれる）感覚はメンタルな面でも好作用を及ぼす．

症例呈示

54歳，男性，設計士

職場の定期健康診断において，血糖，肝機能の異常を指摘され，当センター糖尿病予防教室を紹介されて来所した．

昨年より仕事上の責任が重くなり，帰宅が遅くなりがちであった．通勤は車を使用し，定期的な運動習慣はなく，仕事もデスクワークばかりである．毎日10時過ぎに帰宅し，缶ビールを2本飲みながら食事をしてすぐに就寝するという生活であった．体重は1年間に3kg増加している．初診時の4択式の生活習慣・ストレスチェック（抜粋）で

は，表3のようであり，男性更年期障害の可能性が考えられた．

初診時検査データは，体重78.0kg，BMI 28.3，体脂肪率27.4%と肥満傾向を認め，空腹時血糖は182mg/dl，HbA₁c 7.7%と糖尿病状態であった．

長時間労働しているものの仕事の効率は必ずしもよくないと患者自身も感じており，薬物治療の前に生活習慣を見直すことで合意した．まず，仕事を調整して週に2回は早く帰宅すること，通勤は車をやめて30分間歩行することを第一の目標とした．早く帰った2日間と休日をあわせた週3～4回は1時間くらいのウォーキングをすることを第二の目標とした．この結果，1日の歩数は4000歩程度から12000歩程度に飛躍的に増加した（図2）．また食事はビール350mlまでとし，野菜をたっぷり食べることを目標とした．

3ヵ月間で体重が3.2kg減少するとともに，空腹時血糖80mg/dl，HbA₁c 6.0%に改善している．また，自覚的にも抑うつ的な気分が軽減し，グループワークなどで運動の良さを積極的に発言するようになった．そのなかで，週3回夫婦でウォーキングするようになってコミュニケーションがよくとれるようになり，イライラ感が減ったことも述べられている．

この症例は，日常の身体活動を意識的に増やすことによって男性更年期障害症状の軽減をみることができた．運動の様式については自分自身の生活に取り入れやすい方法を考え，患者本人が具体的な目標をたてられるよう促したこと，メモリーつき歩数計（ライフコーダ）を使用しながらその状況を評価し支援したことが継続への動機づけとなったと考えられる．運動によるリフレッシュ効果や血糖コントロール改善などの要因も相まって症状の軽減をもたらすことができた．教室終了後1年以上になるが，ときどき当センターの運動施設に元気な顔を見せてくれている．

文　献

1) Hackey AC, Szczepanowska E, Viru AM : Basal testicular testosterone production in endurance-trained men is suppressed. Eur J Appl Physiol 89(2) : 198-201, 2003

2) Giagulli VA, Kaufman JM, Vermeulen A : Pathogenesis of the decreased androgen levels in obese men. J Clin Endocrinol Metab 79(4) : 997-1000, 1994

3) Bacon CG, Mitteleman MA, Kawachi I, et al : Sexual function in men older than 50 years of age : results from the health professionals follow-up study. Ann Intern Med 139 : 161-168, 2003

4) Nicolosi A, Moreira ED Jr, Shirai M, et al : Epidemiology of erectile dysfunction in four countries : cross-national study of the prevalence and correlates of erectile dysfunction. Urology 61(1) : 201-206, 2003

5) Morgan WP : Physical activity and mental health. Taylor and Fransis. 1997

6) 津下一代：「運動不足」の健康への害．Modern Physician 20(12) : 1451-1455, 2000

■ 男性更年期に心がけたいライフスタイル

喫 煙

川根 博司*
かわね ひろし

- 喫煙が原因となって世界中で毎年490万人の命が奪われている．
- 喫煙は単一で予防できる病気と早死にの主要な原因である．
- 代表的な喫煙関連疾患は，癌（Cancer），慢性閉塞性肺疾患（COPD），冠動脈疾患（CAD），脳血管疾患（CVD）の4Cである．
- 禁煙するのは早ければ早いほどよいが，遅すぎるということもない．
- 現在行われている禁煙治療は，行動療法と薬物療法を組み合わせた方法が主流である．

Key Words 喫煙，禁煙，ニコチン依存，生活習慣

はじめに

世界保健機関（WHO）によると，全世界で年間490万人（2002年）がタバコに起因する病気で死亡しており，日本のタバコによる死者は11万4000人（2000年）にのぼると推定されている．また，生涯喫煙者の半数はタバコが原因で亡くなり，その半分すなわち喫煙者の1/4は中年期（35～69歳）に死亡すると報告されている．わが国を含む先進国において，喫煙は単一で予防できる病気と早死の最大の原因であるといえる．

本稿では，わが国の喫煙状況に触れ，喫煙の害および禁煙の利益について略説するとともに，現在行われている禁煙治療を簡単に紹介する．

□ わが国における喫煙の現状

2003年に日本たばこ産業が実施した全国調査によれば，男性の喫煙率は48.3%，女性は13.6%であった．成人に占める喫煙者の割合は30.3%となり，8年連続で過去最低を更新したという．男性において喫煙率がもっとも高いのは30歳代の59.9%であったが，喫煙率の減少幅が大きかったのは50歳代であり，前年比2.3ポイント減の50.3%だった．最近，健康意識の高まりもあって，中高年の喫煙率が低下傾向にあるとはいうものの，いまだに50歳代の男性の半数がタバコを吸っていることが明らかになった．

□ 喫煙が健康に及ぼす影響

喫煙はタバコの煙が直接触れる呼吸器系だけで

表1 喫煙と疾患

癌	肺癌，喉頭癌，口腔・咽頭癌 食道癌，胃癌，肝臓癌，膵臓癌 腎盂癌，尿管癌，膀胱癌，子宮頸癌
呼吸器系	慢性閉塞性肺疾患（慢性気管支炎，肺気腫） 自然気胸，気管支喘息，睡眠呼吸障害
循環器系	冠動脈疾患（虚血性心疾患） 大動脈瘤，バージャー病 脳血栓，くも膜下出血
消化器系	胃・十二指腸潰瘍，慢性胃炎 歯周病，口内炎，白斑症 クローン病，肝硬変
中枢神経/ 感覚器系	脳萎縮，アルツハイマー病 白内障，難聴
その他	糖尿病，骨粗鬆症，腰痛 勃起障害，不妊症

なく，血液に入った有害成分が全身のいろいろな器官——頭のてっぺんから足の先まで——に悪影響を及ぼしている．紙面の都合上，喫煙と疾患について表1にまとめて示したが，別稿[1]も参照していただきたい．わが国では，国民に喫煙の健康影響に関する知識がなさすぎることが問題であり，医師をはじめ保健医療従事者は一般大衆に正確な情報を提供するとともに，わかりやすい言葉で説明する必要がある．筆者は，代表的な喫煙関連疾患を4C（死!?）と称して，種々の癌（Cancer），慢性閉塞性肺疾患（COPD），冠動脈疾患（CAD），脳血管疾患（CVD）をあげるようにしている．喫

* 日本赤十字広島看護大学

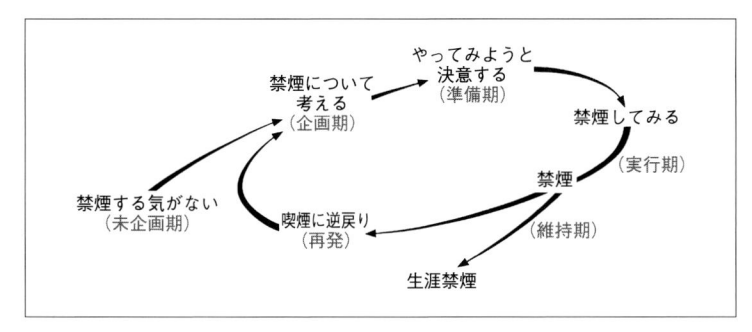

図1　禁煙のプロセス
（文献[4]より引用，一部改変）

煙は「緩慢なる自殺」といわれるが，タバコを1本吸うと11分ほど寿命が短くなり，喫煙者は非喫煙者に比べて5〜8年も早死にすると報告されている．

禁煙の効果

禁煙はすべての年齢において，たとえ60歳を超えていても，喫煙関連疾患のリスクを減らすもっとも効果的な方法である[2]．タバコをやめるのは早ければ早いほどよいが，遅すぎるということもない．米国公衆衛生局長官報告書「禁煙による健康改善効果」（1990年）は，──① 禁煙は，すべての年齢の男女に，喫煙関連疾患の有無にかかわらず，大きくかつ即時的な健康上の利益をもたらす．② 禁煙すると，喫煙し続けた場合よりも長生きをする．例えば，50歳までに禁煙すると以降15年間に死亡するリスクは半減する．③ 禁煙によって，癌，心臓病，脳卒中，COPDなどのリスクは減少する──と結論づけている．

禁煙治療

喫煙はニコチン依存という薬物依存の一型としてとらえられている．2003年10月21日に東京地裁は「たばこ病訴訟」の原告の請求を棄却するとともに，裁判長が「ニコチンの依存性は，アルコールや禁制品の薬物に比べて低く，喫煙者の意思や努力で禁煙できる」と述べたそうだ．ニコチンにはアルコール，麻薬，覚醒剤と同じくらい強い依存性があるということは医学的常識であり，時代錯誤の内容といわざるを得ない．多くの喫煙者がタバコをやめたいと思っているのにやめられない大きな理由は，意志が弱いというよりも，ニコチン依存のためなのである[3]．

そこで，現在行われる禁煙治療は，喫煙習慣という心理的依存とニコチンに対する薬理学的依存の両方を克服するために，行動療法と薬物療法を組み合わせた方法が主流となっている[4]．知識提供のみの指導で簡単にライフスタイルを変更できる人は少数であり，タバコの害を教えるだけでは喫煙者の行動変容には結びつかないことが多い．禁煙指導に際しても，行動科学的アプローチが必要となり，喫煙から禁煙への行動変容過程（図1）に合わせた指導を行うほうが効率的である．禁煙の補助療法に用いられる薬剤には，ニコチン製剤と非ニコチン製剤とがあるが，わが国も含めて世界中で広く行われているのはニコチン置換（代替）療法である．禁煙治療あるいは禁煙支援の有効性については多くのエビデンスがあり，費用対効果が優れていることも証明されている．

おわりに

いわゆる生活習慣病に対しては，健康的な生活習慣またはライフスタイルの確立こそが最大の予防策である．喫煙，運動不足，過剰飲酒，ストレスへの対処不良，睡眠不足などの不健康なライフスタイルのうち，喫煙は危険因子の最たるものであろう．"Life is like a cigarette. If you smoke, it gets shortened.（人生はタバコのようなもの．吸うと縮まる）"という英語のユーモアを自作した（NHKラジオ英会話レッツスピーク2003年8月号掲載）が，ジョークというより人生の警句としたい．特に男性更年期の喫煙者に対しては，診察のたびにタバコをやめるようアドバイスをして，禁煙を強く促す必要がある．

文　献

1）川根博司：「喫煙」の健康への害．Modern Physician 20(12)：1439-1441, 2000

2）Burns DM：Cigarette smoking among the elderly：disease consequences and the benefits of cessation. Am J Health Promot 14：357-361, 2000

3）川根博司：喫煙習慣をもたらす要因．呼吸器科 3：457-462, 2003

4）川根博司：禁煙治療とその科学的アプローチ．現代医療 34：2193-2197, 2002

■ 男性更年期に心がけたいライフスタイル

飲　酒

川村　忠夫*

- 多彩なストレスを受ける更年期には，愁訴と現実逃避からアルコール過飲に走りがちである．
- 過量のアルコールは，加齢変化を伴う各臓器に多大な障害を惹起する．
- 適正なアルコール量とは1日約20gである．
- 更年期といういわば人生の"ふしめ"には，酒やたばこなどの生活習慣を再チェックし有意義な老後を迎えたい．

Key Words　更年期，男性更年期障害，アルコール，エタノール代謝，酒類消費量

はじめに

　男性更年期障害の存否に関してはいまだに論争が絶えないが，ここでは一応その存在を認めたうえで，発症しやすい中年期から初老期の日常生活習慣における飲酒上の問題点を述べたい．

　男性更年期障害の多彩な愁訴は，①精神神経症状としてうつ状態，イライラ，不安感，不眠，頭痛，疲労感，など，②心循環器系症状として動悸，のぼせ，冷え，ほてり，多汗，など，③性機能症状としてerectile dysfunction（ED），前立腺症状，などがあり，そのうえ更年期障害を惹起する40～60歳代男性は，職場や家庭で社会的，経済的重圧を受けざるを得ない年代である．したがってそれらを回避するために彼らはしばしば過剰な飲酒に走りやすいといえる．

　こうした現実逃避願望を背景にして，日本酒換算で毎日4合（エチルアルコール量として114 m*l*）以上を飲む大量飲酒者やアルコールによる臓器障害を有する問題飲酒者は，ときに身体的問題に止まらず社会的適応障害を引き起こすことになる．アルコールには功罪両面があり「百薬の長」といわれるように適正な飲酒は更年期障害克服の最良の妙薬ともいえるのである．

疫　学

　各種アルコール換算の目安と危険域を表1に示すが，1日に摂取する適正なアルコール量とは一般に純アルコールで約20 gである．危険域を超える習慣的飲酒者は企業従業員の10～15％といわれる

表1　アルコール換算の目安と危険域

	純アルコール量	危険域
清酒1合	22 g	3合
ビール中瓶1本	20 g	3本
焼酎1合（35度）	50 g	1.5合
ウイスキーダブル1杯（60 m*l*）	20 g	3杯
ワイングラス1杯	12 g	5杯

が，筆者が一都市開発事業所について久里浜式アルコール症スクリーニングテスト（KAST）を使用して調査したところ，問題飲酒群が31.3％も認められ驚かされた．また急性アルコール中毒は一気飲みなどを行う若年者に多く年齢とともに漸減するが，50歳代で再び増加する事実（東京消防庁調べ）は，更年期世代の悩み解消手段としての不可欠な飲酒を示しているのだろうか．

　国税庁が発表したわが国における酒類販売（消費）量は，図1に示すように経年的減少傾向が明らかであり，健康への志向と教育が行き届きつつあるためか近年その傾向は著しい．具体的数量でこの5年間（2000年→2004年）を比較してみると（単位は万キロリットル），酒類総数量952.0→904.1，ビール518.5→361.6，清酒97.7→74.6，焼酎73.4→98.3，ウイスキー14.5→10.0，ワイン28.2→23.4，発泡酒157.4→221.3と，ビール，清酒，ウイスキーの減少，焼酎および発泡酒

* 東急病院

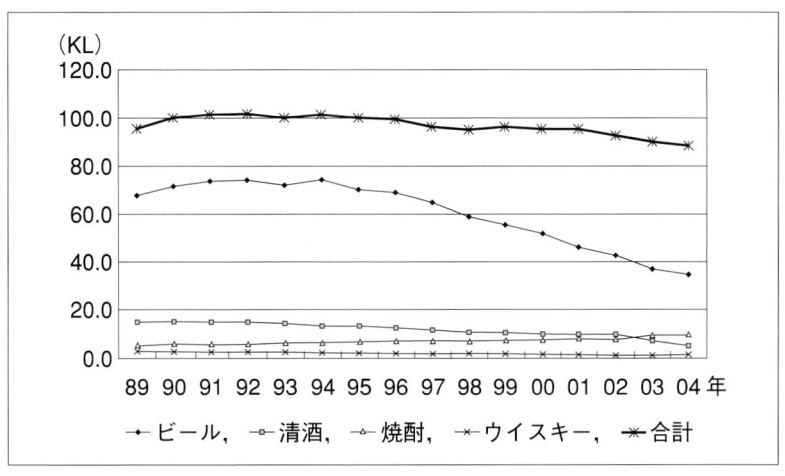

図1 わが国酒類総消費量の経年的推移
（平成17年3月．国税庁）

の増加が目立つ．

■ 更年期におけるアルコールの
　　　各臓器への影響と飲酒の心がけ

1．肝臓と膵臓

摂取されたアルコールの2～10％は呼気，汗，尿中に放出されるが，大部分は十二指腸と空腸で吸収された後，肝臓で次の3経路によって代謝される（図2）．① 肝細胞内に存在するADH（Alcohol Dehydrogenase）系，② MEOS（Microsomal Ethanol Oxidizing System），③ Catalase反応系，であるが，アルコールの80％はADH系，20％がMEOS系によって補酵素NADの存在下でアセトアルデヒドに変化する．さらにALDH（Aldehyde Dehydrogenase）により酢酸に分解されるが，コーカサス系白人と異なり分解活性の強いALDH-2-1の欠如ないし活性低下者が多い日本人は，飲酒後に高アセトアルデヒド血症である顔面紅潮，悪心，動悸などの酩酊状態に陥りやすい．

約70％の血流を供給し硬化性変化が生じ難い門脈系の支配下にある肝臓は，予備能力も大きく加齢に基づく機能低下は比較的少ない．とはいえ肝細胞数，肝細胞内ミトコンドリア，肝血流量の減少は徐々に進行し，代謝，解毒，排泄機能の低下は否めない．したがって多剤服用の頻度も高い更年期における過酒は，他薬剤との相互作用や脂肪肝，肝線維症，アルコール性肝炎などがより発生しやすく，慢性化，重篤化する可能性も高い．過飲がさらに持続され，生体側に細胞性免疫異常や

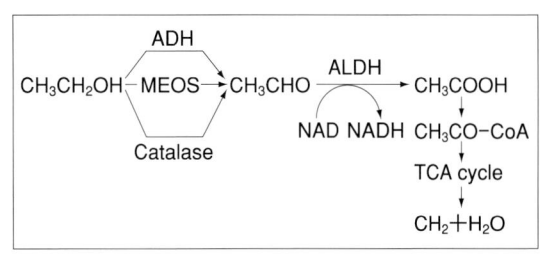

図2 肝臓におけるエタノールの代謝経路

間葉系異常が存在すると肝臓障害は不可逆性の肝硬変へと進展する．

膵液や膵重炭酸イオンの分泌量は40歳前後がピークでその後は減少するといわれ，膵機能も加齢とともに低下する．つまり40歳過ぎの多飲は，アルコールによる，① 膵管圧上昇後の膵液の流出障害，② 膵外分泌の持続的刺激，③ 膵腺房細胞への直接的障害作用，によって膵炎などの機能障害はより惹起されやすいといえる．

2．胃　　腸

筆者らがかつて明らかにしたように，アルコールは胃粘膜血流量や粘液を主とした防御因子系の減弱を引き起こすが，加齢に伴って消化管に生ずる病態として，① 食道裂孔ヘルニアと二次的食道炎，Barett潰瘍，② 幽門腺と胃底腺境界のclosed typeからopen typeへの移行，③ 発癌のpotentialityを有した胃粘膜上皮化生，④ 胃排出能の遅延，⑤ 憩室および憩室炎，などがみられる．また更年期世代を取り巻く複雑な生活環境に

よるストレスや多量喫煙および上記した加齢的消化管粘膜変化に加えて，非ステロイド性消炎剤などの胃粘膜障害起因性薬剤，日常生活上の食塩やコーヒーなどの嗜好品とともに摂取するアルコールは，中年期以降特に過量にならないよう注意しなければならない．

3．心血管系

1日20～30g以下の適正飲酒は，血中HDLコレステロールを増加させ動脈硬化防止作用があり，虚血性心疾患の発生率を軽減させる．一方，大量飲酒は，血圧を上昇させ糖尿病，肥満，高尿酸血症など心脳血管系疾患の発生リスクを増悪する．また慢性過飲者の心疾患死亡率は一般人の6～7倍に及び，それはアルコールの慢性的曝露による冠血管硬化やれん縮に起因するといわれる．なお右心不全型を示すアルコール性心筋症は，10年以上長期過飲者の1～2%に発生する．

4．精神神経系

アルコールは他臓器の6～7倍の速さで脳へ拡散するため，その影響は大きい．急性アルコール中毒は運動失調，言語障害などの泥酔状態を呈し，それが長期に及ぶとアルコール依存症に陥り，ウェルニケ・コルサコフ脳症，小脳変性症，末梢神経炎，精神障害などが現れる．

更年期障害は視床下部下の自律神経系，内分泌系の呼吸，循環，性機能の低下である．過飲は脳内ドーパミン低下を助長するため，いっそう増悪するこれらの症状やうつ状態を緩和しようとして繰り返し多量のアルコールを摂取する結果，ますます悪循環に陥ることになる．

まとめ

女性の更年期menopauseに対して"andropause"ともいわれる男性更年期には，肉体的脆弱化は否めず，加えて社会的，家庭的過重圧から，現実と理想の狭間を切実に味わう年代である．そうした苦悩を回避するためにしばしば過量のアルコール摂取に走りがちであるが，豊かで有意義な老後を迎えるために自己のライフスタイルをチェックし反省する絶好のターニングポイントが更年期であると考えたい．

したがって更年期における自分の有害な生活習慣や嗜好品を見直し，お酒とも上手に付き合っていきたいものである．

文献

1) 川村忠夫：「過酒」の健康への害. Modern Physician 20(12)：1447-1450, 2000

2) 川村忠夫, 亀田治男：老人の診療—消化器疾患. 南山堂, 東京, 1988

3) 近藤謙二：アルコールの胃粘膜障害に関する実験的・臨床的研究. 慈恵医大誌 106：163-179, 1991

4) Hori Y, Toyoshima H, Kondo T, et al：Gender and age differences in lifestyle factors related to hypertension in middle-aged civil service employees. J Epidemiol 13(1)：38-47, 2002

5) 萱場一則, 石川鎮清, 梶井英治：加齢と血栓症の疫学. The Jichi Medical School Cohort Study. Thromb Cir 8(3)：197-203, 2000

■ 男性更年期に心がけたいライフスタイル

仕　　事

酒井　一博*
　　　さかい　かずひろ

- 男性更年期に相当する40〜60歳代は，産業社会にあって働き盛りの世代であるが，同時に働き過ぎの世代でもある．
- 男性更年期における仕事は，ストレスが表裏となっている．
- 男性更年期の年齢になると，体力・気力の低下が起こりやすい．
- 男性更年期にあっては，休養をしっかりとることが重要である．
- 仕事漬け生活から脱却してオールタナティブ（仕事以外の生き甲斐）をもつことによって有効なストレス対策になる．
- ワーク・ライフ・バランスの成功例づくりをすすめることが望まれる．

Key Words 　男性更年期世代，過重労働，情報技術（IT），ストレス対策，休養，ワーク・ライフ・バランス

　この半世紀くらいの間に，人類が経験してこなかったような変化が起こっている．たとえば，有史以来，ひとの本質・本性は基本的に変わっていないといえるだろう．大きく変化してきたのはひとを取り巻く環境である．この変わらぬひとと，日々変貌をとげる環境とのミスマッチによってひとの側にストレスが生じているのである．第2は寿命である．戦前は人生50年といわれた．現在は80歳の時代である．戦争の影響があったとはいえ，わずか半世紀で，寿命が30年も延びることは奇跡である．第3は，睡眠時間が急速に短くなっていることである．NHKの生活時間調査[1]をみても，日本人の平均睡眠時間はわずかの間に30分くらい短縮されている．

　まだまだあるだろうが，これらの急な変化をどうみるか．男性更年期障害の発症に直接関与しているとはいえないとしても，更年期を乗り越えるためのライフスタイルをつくっていくうえでは，重要な背景要因として捉えておく必要はある．

□ 男性更年期における働き方と体力

1．過重労働—働き過ぎの世代—

　「ああ，忙しい」「忙しい」はいまや日常挨拶の代名詞になっている．そんな多忙な人にとっても，悠々自適に日がな一日を過ごす人にとっても，1日は平等に24時間である．すべての人が，この24時間のなかで活動（成人であれば，労働）と，睡眠を繰り返す．この労働と睡眠のバランスを保つことが，健康であり続ける前提である．

　しかし，残業が恒常的に長い人や，厳しい条件の夜勤に就労している人は，睡眠の量や質[2]が不足してしまい，過重労働に追い込まれている．男性更年期に相当する40〜60歳代は，産業社会にあって働き盛りの世代である．しかし，多くの日本人にとって働き盛りは，働き過ぎと同義語である．

2．責任ある仕事遂行

　40〜60歳代は何がゆえに働き盛りか．それはこの世代が管理・監督，なかには経営トップとして産業社会を背負っているからである．忙しいだけでなく，同時に責任を持ちながらの仕事であることが，男性更年期における共通した特徴である．ストレスが表裏となった仕事遂行である．

3．体力・気力低下

　男性更年期の年齢ともなると，心身に種々の変化があらわれるようになる．一口でいえば，体力・気力の低下が起こる．ただし，この変化は年齢に合わせて一律に低下するわけではなく，個人差が拡大することが特徴である．人によっては，過重労働やストレスに対抗しきれずに疲労困憊状態に陥ることや，メンタルの健康状態が悪くなる例も多々ある．

*財団法人労働科学研究所

◻ 社会的な背景要因

1．少子高齢社会

　人口減少の時代に突入した．この少子高齢社会にどう対応していくのか．更年期世代にとっては，将来展望が見えにくいなかで，不安をかかえたまま，歳を重ねていかざるを得ない．この現実を見きわめて戦略性の高い取り組みが必要になっているが，解決はそうたやすくない．

2．高度情報技術（IT）とストレス・過労

　コンピュータに象徴される情報技術（IT）は，人類が生み出した最高峰の技術の一つである．問題はこのITの利用の仕方にかかっている．利用の志が低いと，ITを利用するどころか，ITに翻弄されてしまうことになる[3]．そんな状況になっていないかどうかを点検する必要がある．ITが長期間にわたってひととのより良い関係を続けていくためにも，ひとに調和する利用技術の開発が必要である．ひとは休息をとることによって次の元気と活力を得ている．最近，過労やストレスの訴えがあちこちから聞こえてくる．原因は多様であるが，多くの場合，情報技術（IT）の深化との関わりを基盤に，長時間過密労働化，24時間労働化，「感情労働」化が一気に進んだためである．

　Hochschild ARは，「ふつうの仕事はパーソナルコンピューター（PC）がやってくれる．だから価値のある労働力を売るためには，意に反した"笑顔""気遣い"が強制される」と，警告を発している[4]．男性更年期の人たちにとってはことのほか厳しいことである．パソコンのもつ利便性の裏側で，人の心にまで浸食し，大きなストレスを生み出していることに，本質のある点が何よりも重要である．

3．雇用形態の多様化

　働き方の多様化の時代である．
　さまざまな雇用形態のひとたちが同居するようになって，現場の結束力がどうなっているのか気になるところである．働く人たちが結束し，組織をつくってこそ「職場」である．互いに教えあい，支え合う職場の同僚性が重要である．しかし，派遣や請負の労働者と，現場でどういう関係がつくられているのだろうか．よそものの扱いにならない手だてが適切に講じられているだろうか．
　男性更年期の世代，つまり働き盛りの世代は，関係が薄くなった職場の接着剤役として調整に奔走することも少なくない．

◻ 男性更年期に心がけたいライフスタイル

　日本の産業現場では，大企業にかぎらず中小企業においても，安全で健康的に働くために，また効率よく，快適に働くための自前の改善がたくさん講じられてきた．厳しい職場環境であってもそれを克服しようとする職場の好事例（グッド・プラクティス）をたくさん積み重ねてきた．これらのグッド・プラクティスを職場の再構築とともに重視することが，何よりも重要である．男性更年期に心がけたいライフスタイルのヒントもここに濃縮されている．

1．休養優先生活

　一にも二にも，休養をしっかりとることが重要である．休養には，文字通り心身を休める休養と，からだを積極的に動かしていくアクティブな休養がある．睡眠時間を削ってまで頑張るようなライフスタイルから，仕事も休養も同時実現するようなライフスタイルへ転換することが望ましい．同時に，全身を動かす，汗をかく，大声をだす．この三つのことを実践できるようなアクティブな休養をとれれば，ストレス対抗の即効薬になる．

2．もう一つの生活スタイル

　ストレス対策が重要である．ストレスは個人によって受け止め方が異なるので，誰にもあてはまるストレス対策を講じることは難しいかもしれない．それでも仕事からの節目を意図してつくり，仕事漬け生活から脱却してオールタナティブ（仕事以外の生き甲斐）をもつことだけでも有効なストレス対策になる[5]．

3．ワーク・ライフ・バランス[6]

　男は仕事，女は家庭という役割分業の時代はとうに過ぎ去った．男も女も仕事，そして男も女も協力して家事・育児にあたる時代である．そのためにワーク・ライフ・バランスの成功例づくりをすすめたい．このワーク・ライフ・バランスは，すべての世代において必要であるが，とりわけ働き盛りの世代で強化されることが望まれる．そのことによって男性更年期世代の心身のバランスを保つのに有効であるだけでなく，次世代というか，若い世代に及ぼす影響も大きい．日本が経済発展と働き手の健康・生活向上の両立に向けて歩みだすことを期待したい．

文 献

1）NHK放送文化研究所，編集：日本人の生活時間・2005—NHK国民生活時間調査．日本放送出版協会，東京，2006

2）日本学術会議/精神医学・生理学・呼吸器学・環境保健学・行動科学研連：睡眠学—眠りの科学・医歯薬学・社会学（高橋清久，編集）．じほう，東京，2003

3）酒井一博：労働態様の変容と過労・ストレス．月刊自治研 49(571)：18-25，2007

4）Hochschild AR, The Managed Heart: Commercialization of Human Feeling, University of California Press, 1983（A. R. ホックシールド；石川 准，室伏亜希，訳：管理される心—感情が商品になるとき．世界思想社，京都，2000）

5）酒井一博：交代制・裁量労働制のもつリスク評価と低減対策．産業衛生学雑誌 44（臨時増刊号）：168-169，2002

6）労働政策研究・研修機構：働き方の多様化とセーフティネット—能力開発とワークライフバランスに着目して—．労働政策研究報告書 No.75．2007

■ 男性更年期障害と心の問題

更年期の夫を妻はどう支えるか

中野　博子[*]

- 更年期障害へのこころの問題には，中年期のライフサイクルの視点が必要である．
- 中年期は転換の時期で，80%以上が中年期危機を体験するとされる．
- 中年期には，以前の生活を再構築した新たな適応が必要となる．
- 中年期に発生する適応障害，心身症，精神疾患の背景には，変化を受け入れられずに病的な防衛が用いられる場合がある．
- 夫が更年期の問題に苦しむ時，症状を受け入れ，夫婦関係を再構築するためには妻の協力が必要である．

Key Words　ライフサイクル（life cycle），転換点としての中年期，中年期危機（mid-life crisis），夫婦関係，妻の役割

　男性の更年期の問題はまだ社会的な認知が低いために，症状の出現は患者にとって受け入れ難い事態である．一人ひとりの患者にとって支えになるのは，患者の周囲で支えてくれる人，特にパートナーの存在であろう．パートナーが患者を支えるうえで重要と思われる心理的問題，特に中年期のライフサイクルとの関連について検討する．

□ 更年期の男性のこころの特徴

　ここで扱う更年期は，ライフサイクルの視点からは，ほぼ中年期に重なっている．中年期は成人期の男性の心理的発達について詳しく研究したレビンソンによれば，大体40歳から60〜65歳と考えられる[1,2]．従来は中年期は人生のなかでもっとも生産的・創造的な活動を行う時期と考えられてきた．しかし近年，心理的にさまざまな変化の生ずる時期であることが指摘されるようになってきた[3]．身体面の衰えから自分がもう若くはないことを認識したり，社会での仕事上の能力や地位の限界が見えてきたり，子どもが青年期を迎えてそれまでの子育てでの親の役割を終え，子どもとの関係が新たなものに変化するなど，それまでの役割を変化せざるを得ないのが中年期である．レビンソンはこの意味において中年期の約80%，つまり大半の人が危機を経験すると指摘している．

　より内面に目をむけると，ユング（1946）が中年期を「人生の正午」と比喩的に述べたことが知られる．彼は，中年期が対外的なものに向けられていた価値観がより内面的なものへと変化する時期であるとしている．またそれ以前の課題を達成し適応していた人が，中年以降に精神の危機に陥ることが少なからずあると指摘した．また，過去310人の天才の中年期をライフサイクルの視点から研究したジャキュウス（1965）は，中年期から創造の質が明らかに変化しているとしてこの時期を中年期危機（Mid-life crisis）と呼んだ[5,6]．以上のように，中年期は根本的な価値観の変化が生ずる時期である．この変化の根元には，人生の前半では気にもしなかった「死」の存在がより身近になる影響があるといわれている．価値観の変換の必要性から中年期は，自分についての概念，アイデンティティを以前のまま維持することが困難になる．そして新たな状態に適応した自分を作り直すことが必要となるのである．

　中年期に危機的な状況が存在するという一般的認識が比較的最近（特に1970年代）に入って認められるようになってきたのは，中年期に人生の大きな転回点があることが気付かれるようになってきたことと関係している．

□ 男性更年期にみられる心理的問題

　中年期の年齢を迎える時期に起こってくるさまざまな変化に対応して，それまでに一度築き上げてきた自分を改めて問い直すのが中年期の課題で

[*] 人間総合科学大学大学院　人間総合科学研究科

あることを述べてきた．この時期に発生する適応障害，心身症，精神疾患の背景には，課題の達成の過程での失敗や挫折によって引き起こされるものが多く見られることが指摘されている[6]．特に身体的変化を否認し，自分をいつまでも若く魅力的な存在と思い続ける自己愛の病理の強い場合，自分のイメージと変化していく現実とのギャップを受け入れられないために，深刻な抑うつ的状態に陥る心気的傾向の出現，仕事への没頭しすぎによる「燃え尽き」，自殺などの行動に至る場合があるとされる．これらは衰えていく変化を認めようとしない病的な防衛と考えられる．精神的問題を抱えた患者の分析により，中年期の危機を乗り越えることは現実を否認することではなく，この年代に起こる変化を受け入れ新たな適応を獲得していくことが必要であることが明らかになってきた．

◼ 妻として更年期の夫をどう支えるか

最後に以上の観点を前提に更年期男性に対するパートナーとしての妻の役割について考えたい．更年期を迎えて夫が身体的あるいは精神的問題を訴えた場合にこの問題を乗り越えるには，否定的なイメージも含めて現実を受け入れ，適応していくことが必要と述べてきた．

中年期以前の若いカップルは，仕事や子育てなどの役割に忙しく，自分がパートナーに投影したイメージがパートナーとの関係を支えていることが指摘される[7]．中年期を迎えると，仕事，子育て上の役割の変化や身体的衰えの現実に直面し，パートナーの実像に気付くようになる．このことが中年期の夫婦関係に危機をもたらすと考えられる．妻にとって夫が更年期障害を体験することは，現実の衰えていきつつある弱い夫を認識することでもある．この夫婦の間で今後の発展のために必要なのは，たとえ身体的疾患や精神的問題を夫が示したとしても，否認せずに現実の夫の変化を受け入れて適応すること，目の前の夫の苦しみを夫婦で共有することを通じて新たな適応の道を2人で探すことであろう．

河合[8]は，中年期の夫婦の危機は夫婦関係の問題ばかりではなく，子どもや親戚の問題などがきっかけとなる場合を指摘している．そして問題に力を合わせて取り組む過程のなかで夫婦の関係に改変が行われるとしている．問題に直面することでそれまでの夫婦関係は解消し，もう一度パートナーをひとりの人間として見直したうえで2人で生き抜くことを確認し，新たに関係を結びなおすという作業を通じて中年の危機が克服されるのである．

ただし，具合の悪いこと，衰えていくことを受け入れるということは，強いことを良しとした価値観から距離をおくことであり，根本的な価値観を変換する困難さ，苦しみを妻，夫の両者に与えるだろう．若い時には持つことのなかった価値観を受け入れることはきわめて困難なことだが，身体的に下降線を迎える更年期の世代には必要な作業ではないだろうか．

更年期における夫の体調不良や心理的不調を克服することは，かつての状態に戻ることではなく，変化を通じて新たな適応を模索すること，これに伴い配偶者相互がそれまでとは異なった新しい関係を再構成することが必要であることを示した．妻は，夫にかつての状態への回復を求めるのではなく，自身も含めてカップル間で現実の相手をしっかりと受け止めたうえで，新たな2人の生活を構成することと考えられる．

文 献

1) 遠藤利彦：中年から老年へ(無籐 隆，久保ゆかり，遠藤利彦，編)．現代心理学入門2．発達心理学．岩波書店，東京，1995

2) Levinson, DJ：The seasons of man's life. New York, Alfred A. Knopf. 1978（南 博，訳：ライフサイクルの心理学．講談社，東京，1992）

3) 中野弘一：中年期新版心身医学(末松弘行，編)．朝倉書店，東京，1994

4) ユング：人生の転換期(鎌田輝男，訳)．現代思想7(5)：42-55，1979

5) 岡本祐子：人生半ばを越える心理(無籐 隆，麻生 武，内田伸子，他編)．老いることの意味—中年・老年期．金子書房，東京，1995

6) 佐藤哲哉，茂野良一，滝沢謙二，他：中年期の発達課題と精神障害—ライフサイクルの観点から—第一回．精神医学28(7)：732-742，1986

7) 橋本雅雄：成人・中年期の精神療法(小此木啓吾，岩崎徹也，橋本雅雄，他編)．発達とライフサイクルの観点，精神分析セミナーV．岩崎学術出版社，東京，1985

8) 河合隼雄：働きざかりの心理学．PHP研究所，東京，1981

■ 男性更年期障害と心の問題

更年期の女性パートナーへの接し方

森村　美奈* 石河　修**
もりむら　みな　　いしこ　おさむ

- 日本女性は，平均して40年近くを更年期以降として過ごす．
- 更年期の女性ホルモンの低下は，生活習慣病や骨代謝異常の引き金となる．
- エストロゲンの低下による，萎縮性腟炎や抑うつ症状が，性機能障害を起こし得る．
- 更年期女性は，パートナーに理解といたわりを求めている．
- 更年期の症状には，パートナーや治療者が，訴えを十分に傾聴し，共感することが必要と考える．

Key Words　更年期障害，低エストロゲン，生活習慣病，骨粗鬆症，性機能障害，うつ状態

はじめに

2005年には日本女性の平均寿命は85.52歳となり，世界一の座を保持している．同年の日本男性の78.56歳と比して約7歳長い平均寿命である[1]．ところで，女性はそのライフサイクルにおいて，女性ホルモンが重要な役割を果たしている．妊娠出産を担う女性は健常母体を作るために，複雑にホルモンコントロールされており，そして排卵機能・受胎機能の衰えとともに閉経を迎える．興味深いことに，この閉経の時期は歴史的にも地域的にも，50歳前後とほぼ変わらない数値を示している．つまり，平均寿命が40歳代であった明治時代以前の日本女性に比し，現代の女性は40歳代後半から寿命までの40年近くを更年期以降の人生として過ごすことになる．そのため，この時期を心身ともに健康に過ごすための医療とともに，互いに支えあうパートナーとの関係にも留意が必要になってくる．

□ 更年期女性の心身の変化

更年期は加齢による卵巣機能の低下が始まる時期からその機能が停止し老年期を向かえるまでの時期を示すが，いわゆる更年期症状の程度はさまざまで，まったく苦痛を感じない人もいれば，多様な愁訴を訴える人もいる（図1）．また，更年期には不定愁訴以外にも，性・生殖器の老化，生活習慣病，骨粗鬆症，うつ状態そして性機能障害などの問題に対し医療者の介入が必要となる場合がある．

1．更年期障害

女性ホルモンの低下は，のぼせや発汗を中心に，頭痛・肩こりやめまいなどの身体症状や不眠やいらいらなどの精神症状などを引き起こす．また，心身状態や生活環境の変化に伴い抑うつ状態になる人も少なくない．特にこの時期のうつ症状は，空の巣症候群と呼ばれる．これは，子どもが就職や結婚によって親から自立する（巣立ちする）ことで，母親としての役割が突然に少なくなり，その空虚感が引き金になると考えられている．また，子どもを介さない夫との関係において，会話の減少や感情のすれ違いが，女性の心理状態に影響を与える．

2．性・生殖器の変化

卵胞の減少・排卵機能の低下に伴い，卵巣からのホルモン分泌量の低下とともに卵巣や子宮も萎縮しその役割を終える．また，エストロゲンの低下は，腟粘膜の成熟を抑制し，グリコーゲンを低下させ，それらによって，腟粘膜は萎縮し，伸展性が乏しくなる．さらに腟や頸管からの粘膜分泌液が減少し，萎縮性腟炎（いわゆる老人性腟炎）が起こりやすくなる．腟内の乳酸桿菌の減少に伴い酸度が下がり，自浄作用が低下し腟内細菌が繁殖しやすくなり，細菌性腟炎に罹患しやすくなる．

3．卵巣機能の低下と生活習慣病

卵巣機能の低下により，女性の体を守っていた女性ホルモンの城壁が崩れ，生活習慣病に罹患しやすくなる．日本女性における年齢階級別の高血

---

*大阪市立大学大学院医学研究科　卒後医学教育学/総合診療センター　　**同　女性病態医学

●更年期
女性の加齢に伴う生殖期から非生殖期への移行期である．この時期は閉経周辺期と，その前後の変動的な時期を組み込んだものである
（具体的には，閉経前後約5年間ずつくらいとされる）

●更年期障害
・身体的因子（卵巣機能の欠落）
・心理的因子（性格気質）
・社会因子（ストレス・環境）
の三因子が複雑に絡み合って症状が形成される

（国際閉経学会, 1976）

図1

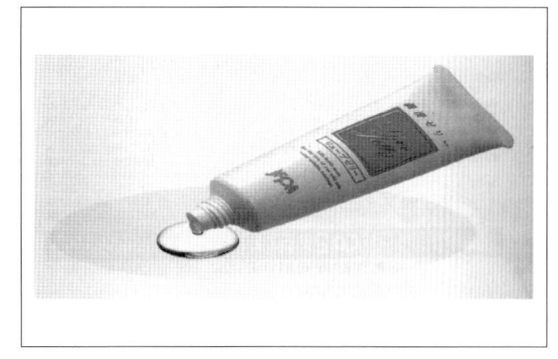

図2　腟用潤滑ゼリーの一例
（発売元：日本家族計画協会）

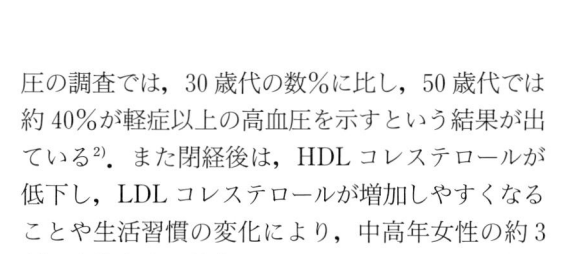

圧の調査では，30歳代の数%に比し，50歳代では約40%が軽症以上の高血圧を示すという結果が出ている[2]．また閉経後は，HDLコレステロールが低下し，LDLコレステロールが増加しやすくなることや生活習慣の変化により，中高年女性の約3割が高脂血症の状態になるといわれている[3,4,5]．

4．卵巣機能低下と骨粗鬆症

女性ホルモンが低下すると破骨細胞の活性上昇などが始まるため，閉経以降は骨粗鬆症の発症も増加してくる．

5．骨盤内の筋や靭帯の弛緩による症状

更年期以降は尿失禁を訴える女性が増加する．特に骨盤底筋群のゆるみが原因となる腹圧性尿失禁が更年期以降に増加する[6]．また子宮脱などは腹圧で脱出するため，羞恥心や不快感が性生活の妨げになることもある．

6．女性の喪失感

月経の消失は女性としての喪失感をも招くことがある．以前当科で婦人科手術に関する性の問題のアンケート調査の結果，性的興味を示す回答は卵巣機能の有無よりも，月経の有無に関係していることが示唆された[7]．子宮摘出による無月経は，本来卵巣機能を左右するものではないにもかかわらず，卵巣機能低下による自然閉経と同様の心理的影響を与えると考えられる．

7．更年期のセクシュアリティー

更年期の心身の変化は，女性の性機能にも影響を与える．健康への不安や抑うつ気分の出現によって，性的欲求が低下することもあるが，腟粘膜は萎縮し荒れやすくなるため，性器性交の際に不快感や疼痛・出血などを引き起こし，さらに性行動に苦痛を感じるようになる．また，加齢が進むと環境が整うまでの時間が長くなるため[8]，性器性交に至るまでに十分なスキンシップが望まれる[9]．しかし，十分な腟内環境を生み出せない場合は，腟用潤滑ゼリー（図2）などの活用が有効である．

□　更年期障害を乗り越えるために

子どもの独立と重なる更年期は，パートナーと改めて向き合う時期でもあり，その頃の女性の心境は複雑である．夫や子どものために必死で生きてきた女性には，環境の変化に戸惑いや不安を覚えるものや，期待や開放感に胸を膨らませるものまでさまざまである．荒木らの調査では，この時期の女性が夫に"感謝といたわり"を求めている一方で，夫との日常的な会話を望みながらも，夫以外の気の置けない人たちとの語らいを好む傾向がみられた[10]．当科での症例では，更年期障害の治療が夫との性生活の回復につながった症例を経験した．しかし一方で，更年期症状の改善が，社交性の回復には寄与したものの，夫への関心には向かなかった症例も印象的であった．

□　更年期障害に対しパートナーのできること

前述のように，更年期女性はパートナーに優しさや理解を求める一方で，ある程度の距離を望み，自分自身を取り戻すために葛藤する様子がうかがえる．このような複雑な心境にパートナーはいかに立ち向かえばよいのだろうか．更年期医療において，訴えの傾聴を主としたカウンセリングが有効であることから考えて，まず，パートナーが十分に訴えを聞き，共感することが症状の改善とともにより良いパートナーシップを生むと考える（表1）．また，更年期の女性がパートナーに"怠けて

表1　更年期障害の治療

女性ホルモン補充療法	のぼせ・ほてり・いらいらなどの，更年期症状の改善．腟内環境の改善．骨粗鬆症や生活習慣病の発症の抑制．抑うつ症状の軽減効果も期待される[12]．
カウンセリング	精神症状や心理状態を傾聴しカウンセリングを行うことが有効だが，パートナーに対する不満が誘引となっている場合が少なくないため治療に苦慮する．
抗不安剤・抗うつ剤	近年，副作用を軽減し抗うつ効果を高めた選択的セロトニン再取り込み阻害剤（SSRI）や選択的セロトニン・ノルアドレナリン再取り込み阻害剤（SNRI）が使用されるようになり，更年期のうつ症状に効果が期待される[13]．
漢方療法	当帰芍薬散・半夏厚朴湯・加味逍遙散・温経湯などが用いられる．
行動療法	性機能の回復などに対し，系統的脱感作療法として段階的に練習を行う．
心理・精神療法	専門医が行うもの以外にも，比較的簡易なシュルツによる自律訓練法など，心身のリラクセーションに有効な治療がある．
その他の代替・補完療法	アロマセラピー・ヨーガ・健康補助食品などの効果の報告もある．

いる・がんばれ"と言われ，症状が悪化するケースがある．うつ状態の人はがんばっても思うようにならないことで悩んでいるため，"がんばれ"と言うことは逆効果になる．パートナーは更年期症状のつらさを理解し，ゆっくり加療できる環境を整えてあげることが必要である．

まとめ

更年期を迎える女性パートナーは心身ともに深刻な分岐点を迎えている．そしてこの時期のパートナーとの関係において重要なのはやはり互いのいたわりと愛情である．しかし，必ずしも女性のQuality of Lifeがパートナーのそれと一致しないことは，医療の域を越えた問題といえる[11]．パートナーとともに暮らす人々の医療は，単に個人の健康だけでなく，カップルとしていかに豊かな人生をおくれるかについても配慮したい．

文献

1) 日本人の平均余命　平成14年簡易生命表：厚生労働省統計表データベースシステム
2) 第5次循環器疾患基礎調査結果：厚生労働省統計表データベースシステム
3) 後山尚久：性差を考慮した高脂血症治療．Medical ASAHI 2, 2003
4) 都島基夫：婦人高脂血症（閉経前・閉経後）に対する適正使用．治療薬3(1)：41-51, 1998
5) 辻恵美子：高脂血症の新たなストラテジー．女性の治療．治療82(5)：1618-1622, 2000
6) 石河　修：尿失禁治療のストラテジー．先端医学社，東京，pp 182-188, 2003
7) 森村美奈，平井光三，金岡　靖，石河　修：婦人科手術セクシュアリティー．日本性科学会誌21：81-88, 2003
8) 松本清一，野末源一，亀谷　謙，他：セックスカウンセリング入門（日本性科学会・日本セックスカウンセラー・セラピスト協会，監修）．金原出版，東京，pp. 230-231, 1995
9) 荒木乳根子，他：カラダと気持ち．ミドル・シニア版（日本性科学学会セクシュアリティー研究会，編）．三五館，東京，pp 144-160, pp 195-205, 2002
10) 荒木乳根子，他：カラダと気持ち．ミドル・シニア版（日本性科学学会セクシュアリティー研究会，編）三五館，東京，pp 144-160, pp 50-72, 2002
11) 森村美奈，石河　治：女性のライフサイクルにまつわる不定愁訴．性成熟期　性生活．ストレスと臨床16：32-37, 2003
12) 大蔵健義：更年期女性の健康増進のためのホルモン補充療法ガイドライン．6) 記憶・認知機能・脳血流・うつ・アルツハイマー病．メディカルビュー社，東京，pp 142-154, 2001
13) 後山尚久，東尾聡子，池田　篤，植木　實：更年期のうつ病におけるSSRI（パロキセチン）の精神・身体症状改善効果．臨床婦人科産科57(3)：333-338, 2003

■ 男性更年期障害と心の問題

男性更年期にみられる心身のストレス

筒井 末春*

● 男性更年期にはさまざまな心身のストレスが介在する．
● 男性更年期障害と鑑別すべきものにうつ病があげられる．
● 男性更年期障害に対して心身医学的取り組みが臨床上重要である．
● 男性更年期にみられるうつ病の治療薬として SSRI，SNRI が位置づけされる．

Key Words　ストレス，中年期，うつ病，SSRI，SNRI

男性更年期のとらえ方

　更年期という区分は主に女性について用いられる用語であるが，近年男性にも更年期障害の存在が指摘されている．年齢区分からすると女性は閉経という現象がみられることから，その前後を更年期と呼ぶのが一般的である．これに対して男性では社会的慣習から区分される中年期（45～64歳）に女性の更年期に相当する時期が含まれるといえよう．

　この時期は身体的にも心理的にも社会的にも人生のターニングポイントとして位置づけされてよく，体力は徐々に減退し，心理的・社会的にみると喪失の時期ともいえ，その一方では自己実現へ向けての人生の完成期に徐々に近づく時期でもある．

　心理学領域で Levinson[1] は中年期を人生の危機としてとらえ，今まで築きあげてきた人生を問いつめ再構築をはかる時期としている．

　中年期の特徴として中年期は人生の折り返し点であり，それまでの上昇気運から下降へ向かうこと，老いや死がやや身近かになることから，自己のあり方に疑問をもち，ふとした誘惑にもかられる時である．この惑いを乗り越える過程は心身のバランスを乱す危機でもあるが，その過程を通して心が成熟し老年期に向かう準備が整うともいえよう．

　中年期の心理特性から男性更年期をみれば，そこにはさまざまな発達課題を抱えているといえる．そこでキャリア発達から中年期の危機の共通要素

表1　PADAM にみられる主な症状

1．精神症状 　抑うつ，落胆，いらだち，神経過敏，易疲労感，不眠など
2．身体症状 　発汗，ほてり，筋力低下，骨・関節症状など
3．性機能関連症状 　性欲低下，勃起障害，射精感の減退など

をあげると以下の点があげられる[2]．

　①これまで築き上げてきたキャリアを再吟味し，失望や落胆を乗り越え再構築する．
　②自分のなかに存在する対立を統合する．
　③次の世代を育てるという世代性への欲求を充足する．
　④変化する家族との関係を考慮し，家族と自己と仕事との調和を獲得する方向性を見出す．

　これに対して医学の領域では女性の閉経（menopause）に対比させ andropause あるいは男性更年期（male climacteric）という名称や最近ではテストステロンのゆるやかな低下を重視し PADAM（partial androgen deficiency in aging male）という新しい名称も提唱されている．

　この定義はテストステロン低下で示される生化学的異常とそれに基づく症状，所見からなる症候群とされていて，主な症状（表1）は，精神症状，身体症状および性機能関連症状から成り立っている．

　これをみる限りうつ病によくみられる症状が列

* 人間総合科学大学

記されていて，かつ重要なテストステロンの評価においても信頼性を含め完全なコンセンサスが得られないこともあり，またテストステロン値には個人差も大きく，今後検討すべき問題点が含まれているといえよう．

□ **中年期のストレス**

中年期には高血圧，高脂血症，糖尿病，肥満などの生活習慣病が認められることが多いことはよく知られている．

ストレスによる反応は個人差が多いことはもちろんであるが，上述した項目と並んでストレスも動脈硬化危険因子の一つとして知られている．

この時期は心理・社会的側面でさまざまなライフイベントが押し寄せ，ストレスが増大して心身のひずみを生じやすい．

具体的には職場において昇格，降格，転勤，出向，転職，退職，リストラ，倒産など，家庭においては進学や就職をひかえた子どもの問題，なかには進学も就職もしないまま引きこもりを続ける親子関係での葛藤，教育費の負担やローンの返済，住宅問題，親の病気や死別や介護の問題，配偶者との関係性の変化などのライフイベントが重なり，そのなかでキャリア危機の課題をクリアするうえでは，個人の人生観や価値観の変更を要することも必要で，それがクリアできないとうつ病や不安障害をはじめとする諸症状が表出しても不思議ではない．

この時期は個人の社会的役割と環境ストレスが引き金となって，うつ病を発症しやすい時期に該当するといってよい．

一方，身体的機能は加齢とともに徐々に低下し，そこに心理・社会的ストレスが加わるわけであり，そのコーピングが不的確である場合（たとえば飲酒量や喫煙数の増加や運動量の減少など）には，ますます生活習慣病を助長，悪化させることになりかねない．

□ **男性更年期障害とうつ病**

男性更年期においては性的能力が低下する時期でもあるが，この時期はさまざまな心理・社会的ストレスに遭遇しやすい．

丸田ら[3]は男性更年期を性機能からとらえ，男性性機能の加齢による低下は50歳頃から明らかになるとし，同時に抑うつ状態についても調査を行い，男性の性機能は抑うつ状態に影響を受け，しかも50〜60歳代の性機能に対する影響が顕著であり，この年代の性機能の低下は加齢によるもの以外に仮面うつ病の1症状である可能性を指摘している．

石津ら[4]も男性更年期にみられる心理社会的問題として性機能障害，特に勃起障害に焦点をあて性役割を論じ，心身医学的対応（抗うつ薬やシルデナフィルや陰圧式勃起補助具の利用）がメンタルヘルスの向上につながることを報告している．

このように男性更年期には性機能低下とともにうつ病が発症しやすく，その引き金に中年期にまつわるストレスが働いている場合がしばしばみられ，心療内科ではそれに対応することも少なくない．

男性更年期障害を取り扱う際，鑑別すべき重要な障害としてうつ病があげられる．この時期には心理・社会的ストレスが引き金となってうつ病が発症することが少なくないことはすでに記述した通りである．

うつ病でも性機能障害が生じやすく，精神症状（抑うつ，いらだち，意欲の減退，集中力の低下，興味の減退，悲哀感，厭世感など）以外に身体症状として倦怠感，食欲減退，睡眠障害，頭痛，めまい，肩こり，胃部不快感，発汗，ほてり，冷え，腰痛，関節痛なども自覚されるため，精神科以外の各科（泌尿器科，内科，耳鼻科，整形外科，婦人科など）を受診しやすい．仮面うつ病ではこれらのうち睡眠障害，食欲不振，各種疼痛を主訴とするものが多い．うつ病においては気分の不快が2週間以上持続するのが重要で，症状に日内変動（起床時から午前中にかけて症状を強く自覚し，夕方から夜になると比較的おちつく）がみられることも参考となる．

うつ病であれば休養と薬物療法を行うことが原則で，検査で異常がないとして放置したり，元気を出せと言って叱咤激励するのは禁物である．体を休めて薬物が有効に働くことで，症状を軽快しもと通り健康を取り戻すことが可能となる．

現在，国際的によく使用されている抗うつ薬はSSRI[5]（selective serotonine re-uptake inhibitor）として知られているもので，本邦では3種類のSSRIが上市されている．

いずれも初回投与は少量から開始して，1週後から増量し至適量を継続する．また症状が改善しても直ちに中止せず，最少維持量を継続するとよい．

SSRIでみられる副作用は消化器症状としての悪心があり，投与初期に出現しやすい．少量から投与すると悪心が出現しにくいが，元来胃弱傾向の人には投与初期に制吐剤を併用するとよい．

その他SNRI（serotonine noradrenaline reuptake inhibitor）として知られているミルナシプランも新しい抗うつ薬として登場しているが，排尿困難を副作用としてきたすことがあり注意を要する．

むすび

男性更年期障害を取り扱う際には発症の背景として心身のストレスにも注目する必要がある．そのうえで個々の病態を的確にとらえてもっとも合理的な治療を行うことが望ましい．

文　献

1) Levinson DJ：The midlife transition. Psychiatry 40：92-112, 1977
2) 大庭さよ，島　悟：職業上の危機，精神療法 27(2)：14-22, 2001
3) 丸田　浩，熊本悦明，青木正治，他：性機能からみた男子更年期．ホルモンと臨床 38：(増刊) 161-110, 1990
4) 石津　宏，與古田孝夫，比嘉盛吉：中高年男子の性機能低下への心身医学的対応．心身医学 38：212-220, 1998
5) 筒井末春：実地臨床に役立つうつ病治療の新しい展開—SSRIsを中心に．ライフサイエンス，東京，1999

症例1　hCG療法が著効を示した1例

辻村　晃　大阪大学大学院医学系研究科器官制御外科学（泌尿器科）

〈53歳〉

主訴：全身倦怠感，集中力低下

家族歴・既往歴：特記すべきことなし

現病歴：1年ほど前より上記症状が出現し，仕事に集中できなくなった．会社の健康診断では異常がなかったが，なんとなくやる気が出ず，仕事を休みがちになった．会社では単に仕事をさぼっているという印象を持たれていると感じてきた．次第に全身倦怠感が強くなり，3ヵ月前より休職した．精神的にはうつ状態となり，心療内科を受診，抗うつ剤などを処方された．以後，日常生活にはさほど支障はないものの，社会復帰できるほどではなく，今回，男性更年期障害に関する新聞記事を見て，夫婦で当科を受診した．

身体的所見：身長：165 cm，体重：65 kg，BMI：23.9 kg/m²，精巣容量：両側 14 ml，握力：右 29 kg，左 31 kg，直腸診における前立腺所見：弾性硬，表面平滑で軽度腫大，圧痛や硬結は認めなかった．

内分泌学的所見およびPSA値：LH：1.7 mIU/l，FSH：7.7 mIU/l，総テストステロン：0.8 ng/ml，フリーテストステロン：2.3 pg/ml，生物活性型テストステロン：0.438 ng/ml，エストラジオール：27 pg/ml，プロラクチン：47 ng/ml，PSA：0.78 ng/ml．

症状スコア：AMS総スコア：63（精神心理的因子スコア：20，身体的因子スコア：27，性機能関連因子スコア：16），SDS（うつ）スコア：38，IIEF 5（勃起）スコア：13．

治療経過：hCGテストで良好な反応を示したこととゴナドトロピンが上昇していないことから，原則としてhCG 3000単位を隔週，筋注する形でのhCG療法を行うこととした．通院は2週間に1度の頻度であったが，治療開始直後から，著明な体調の改善を訴えた．体に活力が戻った感じ，やる気，集中力の回復を訴えた．また，治療前にはあまり訴えなかった性機能に関しても，治療開始直後より性欲と勃起力の回復を自覚したとのことであった．患者のQOLは著しく改善し，夫婦ともども治療効果に大変満足している様子であった．

hCGを数回筋注した頃より，「筋注後10日目あたりから，体調を崩すことが多い」との訴えがあり，症状と男性ホルモンレベルとの相関性を感じさせたが，通院に時間がかかることもあり，2週に1度以上の頻度での来院は困難とのことであった．

治療3ヵ月後の内分泌学的所見およびPSA値：（2週後の筋注前の採血）：LH：3.6 mIU/l，FSH：8.8 mIU/l，総テストステロン：1.6 ng/ml，フリーテストステロン：4.7 pg/ml，生物活性型テストステロン：0.875 ng/ml，エストラジオール：17 pg/ml，プロラクチン：46 ng/ml，PSA：0.72 ng/ml．

いずれの男性ホルモン値も上昇しており，PSAを含め副作用は認めなかった．

治療3ヵ月後の症状スコア：AMS総スコア：30（精神心理的因子スコア：9，身体的因子スコア：12，性機能関連因子スコア：9），SDS（うつ）スコア：28，IIEF 5（勃起）スコア：19．

患者本人の訴えのごとく，上記のように症状スコアはきわめて改善をみた．

その後の経過：内分泌学的な改善とともに症状スコアが著明に改善していることを治療開始3ヵ月目に確認した後，患者と相談し，hCG療法を継続することとした．患者の体調は維持され，治療開始半年目から職場に復帰した．さらに半年（治療開始後1年）間，治療を継続した後，治療を中止した．hCG療法中止後のリバウンドを心配し，中止後，さらに3ヵ月目，6ヵ月目に採血と症状スコアによる体調の把握を行った．男性ホルモンは若干低下を認めたが，いったん改善した体調は維持されており，hCG療法の再開は不要であった．

症例2　テストステロン補充療法終了後に症状再燃しなかった2症例

松田　公志　関西医科大学泌尿器科

【症例1】

〈50歳代後半の男性．自営業で既婚，子どもがいる〉

2004年4月頃から，全身倦怠，不眠，舌がぴりぴりするなどの不調を自覚し，近医で診療を受けるも，異常は指摘されなかった．3ヵ月で10kgの体重減少があり，食欲不振，耳鳴，性欲低下，勃起力低下を伴っていた．心療内科や精神科は受診していない．

2004年8月，男性更年期障害を疑って当科受診した．総テストステロンは4.31 ng/ml（正常），フリーテストステロンは7.6 pg/mlと低値であった．AMSスコアは，合計41点（中等症），精神症状11点（中等症），身体症状17点（中等症），性機能症状13点（重症）であった．血清PSA 0.48 ng/ml．

2004年10月からエナルモンデポー® 250 mg 3週に1回筋注を開始したが，1回目注射後より有効性を自覚した．3回目注射終了後に治療有効と判定，AMSスコア合計29点（軽症）と改善した．その後さらに男性ホルモン補充療法を継続，6ヵ月後AMSスコア合計25点（軽症）であった．この間，患者には，治療期間中に更年期障害による全身症状であることをよく説明し，何事も思いつめないこと，規則的な生活習慣と程よい運動，仕事は従来より控えめにするように指導した．

2005年4月でARTを終了したが，2005年7月受診時には，特に困るような症状なく，仕事も無理をせずにこなしていた．

治療期間中に血清PSAに大きな変動なく，治療終了後3ヵ月目のフリーテストステロンは6.9 pg/mlとやはり低値であった．

この症例では，生活と気持ちの持ち方の改善によって，比較的短期間のうちに低いテストステロン状態になれることができたために，治療終了後に症状が再燃しなかったものと考えている．

【症例2】

〈50歳代前半の男性．事務職で既婚，子どもがいる〉

2001年9月から，動悸，倦怠感，過換気症候群に対して心療内科でMinor tranquilizer，SSRIを投与されていたが，TV番組で更年期障害のことを知り，心療内科医の紹介で当科を受診した．

受診時，総テストステロン1.1 ng/ml，フリーテストステロン3.3 pg/m，LH 0.6 mIU/Lといずれも異常低値であり，下垂体疾患を疑ってMRIを施行したが正常所見であった．血清プロラクチン14.3 ng/ml，PSA 0.9 ng/mlと正常で，ドグマチール®服用はなかった．

2002年10月からエナルモンデポー® 250 mg 3週に1回筋注を開始したところ，3回投与で症状の明らかに改善をみ，抗うつ薬減量，中止した．

2003年3月でテストステロン補充療法を中止，1ヵ月後にフリーテストステロン7.3 pg/mlと改善，さらに3ヵ月後，7.1 pg/mlと，治療前に比べて明らかに上昇していた．2003年11月，症状の再燃を見ないため，受診終了した．

この症例で治療終了後にテストステロンが上昇した機序については，治療前の測定が1点だけのこともあり，定かではない．治療期間中に仕事や生活のストレスから開放された可能性もあると考えている．

このように，症例によってはテストステロン補充療法を終了できる患者も多数存在する．治療期間中に，仕事や生活の調整，考え方の調整が大切と思われる．何より，体調不良が更年期障害によるものであるという診断が，その後の気持ちの持ち方に良い影響を及ぼしていると考えられる．

症例3　パートナーとのcommunicationにより改善した症例

安田　弥子　堀江　重郎　帝京大学医学部泌尿器科

〈45歳，男性，既婚〉

主　訴：やる気のなさ，集中力低下，抑うつ気分，極度の疲労感，性欲の低下．

治療と経過：Mental healthよりすでに2年以上にわたりSSRIなどの投薬も受けているも症状が改善しないため妻とともに受診した．大手企業のサラリーマンであるが，初診時，休職して7ヵ月目であった．初診時，遊離型テストステロン7.0 pg/ml，コルチゾール20 mg/dlであり，ストレスによるテストステロン低下が疑われた．テストステロン補充療法をすすめるも，副作用に関する不安があり，拒否したため，妻の協力を得て，定期的に妻とのcommunicationをもてる薬物を内服してもらうことにより，約3ヵ月でテストステロン値の上昇およびコルチゾール値の低下および症状の改善が見られた．始診後，約6ヵ月で復職．復職に際しては，職場と連絡して，配置移動を考慮してもらった．現在も1ヵ月に1回の通院を続けているが，症状の悪化はなく，テストステロン値も正常である．

症例4　男性ホルモン補充療法が奏効したED症例

石井　延久　東邦大学医療センター大森病院リプロダクションセンター

〈67歳，男性〉

主　訴：勃起障害

家族歴：妻57歳，子ども：♀33歳，♀24歳

既往歴：7年前から過敏性大腸炎で心療内科通院中

現病歴：3年前から勃起力の低下に気付く．最近になり朝起床時性交の際に勃起ができなくなった．他の機会では勃起は弱いが，射精は可能である．心療内科から当外来に紹介される．自ら神経質であると認めている．結婚は33歳（見合い結婚）．

現　症
陰　茎：長さ7 cm，周径7 cm
精　巣：右12 ml，左15 ml
前立腺：小鶏卵大，弾性硬，中央溝は触知する
神経反射：正常

検査所見
血液，生化学所見：異常なし
前立腺特異抗原（PSA）：1.570 ng/ml

内分泌検査：
Total T 4.15 ng/ml（基準値2.70〜10.07），Free T 8.8 pg/ml（基準値60〜69歳：22.0〜46.0）
LH 31 mIU/ml（基準値30 mIU/ml）
FSH 14.4 mIU/ml（基準値13.6 mIU/ml）
Prolactin 9.9 ng/ml（基準値14.4 ng/ml）
簡易心理テストCMI：III（II〜IV以上神経症傾向），MAS：29（18以上不安傾向），SRQ-D：5（10以上うつ傾向）
勃起機能検査（エレクトメーター2回とも27 mm増加：正常）

治療経過
陰圧式勃起補助具持参のためこの使用を指導し，使用可能なことを確認した．Total Tは正常範囲であったが，bio Tであるfree Tが低値のため，精巣内分泌機能低下を疑い，エナルモンデポー®125 mgを2週に1回を3回まで試験的に行った．その結果は自覚的に体調がすこぶる改善した．それに伴い性欲，性交時の勃起，早朝勃起，射精，

オーガズムも改善したため，性交可能になった．現在でもARTは継続している．今日までPSAの上昇はみられていない．また，前立腺肥大の進行もなく快適な生活を過ごしている．

考 案

本症例の勃起機能はほぼ保たれている．Total Tは正常範囲であるが，free Tは60歳代としては8.8 pg/ml と著明な低い値を示した．また，FSHが高値であるが，LH，プロラクチンは正常範囲であった．そこで，われわれはARTの目的で3回エナルモンデポー® 125 mgを注射したところ1回目から活力向上を自覚したため，現在まで継続している．問題点としては前立腺肥大が軽度あったことから8年間のART施行中に排尿障害や夜間排尿の変化は定期的にチェックしていたが，特に触診上肥大の進行はみられず，排尿状態も悪化していない．一方，free Tは現在の測定値にあてはめると，正常範囲に入る可能性はある．しかし，この症例はテストステロンのワンショットで身体の活力向上を自覚しており，PADAMと診断できる．また，EDは機能性であり，喫煙はしていないことや血中コレステロールも正常であることから陰茎小動脈の動脈硬化は障害になっていないと判断した．問題点としてはARTをこのまま継続するのか，あるいは止めるきっかけをどうするか検討中である．

症例5　男性更年期と内分泌疾患について

中澤　龍斗　聖マリアンナ医科大学泌尿器科
なかざわ　りゅうと

〈男性，50歳〉

主　訴：性欲減退，抑うつ感，発汗低下．

現病歴：平成14年7月15日より発熱，性欲減退，抑うつ感，発汗低下が出現し，他院にて精査を行ったが，確定診断は得られず．翌年1月25日当院泌尿器科受診．外来にてLH，FSH，テストステロン低値で，LH-RH負荷試験も低反応のため，代謝内分泌内科入院となった．

入院時身体所見：身長170 cm，体重75 kg，BMI 25.9，血圧110/74 mmHg．意識清明，体毛；腋毛脱落（＋），恥毛（－），四肢（－）．神経学的所見異常所見なし．

入院時検査所見：血液生化学検査；特記すべき異常なし．内分泌検査（ホルモン基礎準値）；テス

表1　GRH，CRH，LH-RH，TRH同時負荷試験

	15分前	負荷前	15分	30分	60分	90分	120分
GH (ng/dl)	0.06	0.05	0.19	0.55	0.94	0.76	0.63
ACTH (pg/ml)	13	14	61	49	32	26	19
CZ (μ/dl)	0.1	0.1	4.5	5.3	4.8	3.7	2.6
LH (mIU/ml)	0.2	0.3	0.4	0.4	0.4	0.4	0.5
FSH (mIU/ml)	0.3	0.4	0.5	0.7	0.8	0.8	0.8
TSH (μU/ml)	9.44	8.8	13.9	18.0	20.3	22.0	24.3
PRL (ng/ml)	3.3	3.2	5.0	5.2	4.3	3.7	3.7

表2　インスリン低血糖試験

	負荷前	15分	30分	60分	90分
血糖 (mg/dl)	89	68	38	125	51
CZ (μ/dl)	1.2	1.1	1.2	1.7	1.6
GH (ng/dl)	0.09	0.11	0.11	0.06	0.09
ACTH (pg/ml)	12	11	14	14	14

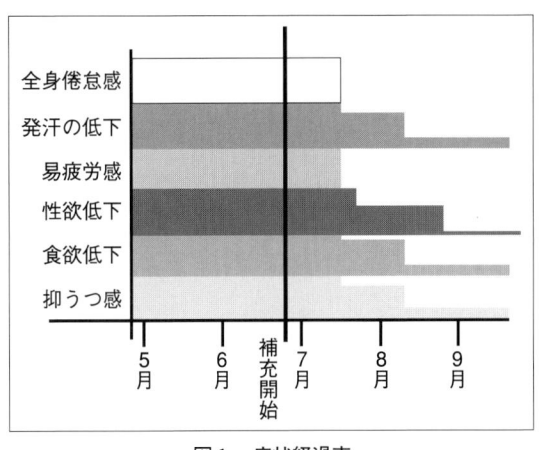

図1　症状経過表

表3 男性更年期症状の内訳

症状群の割合（症例数）	精神・心理症状 51%（125）	身体症状 36%（88）	性機能関連症状 13%（30）
平均年齢（範囲）	53.7±0.9（29〜78）	58.4±1.2（33〜77）	55.8±2.1（30〜79）
症状内訳（症例数）	無気力・意欲低下 30%（38）	発汗・ほてり 32%（28）	ED 83%（25）
	倦怠感・易疲労感 28%（35）	冷え 12%（11）	性欲低下 17%（5）
	気分の落ち込み 25%（31）	耳鳴り 11%（10）	
	不眠 11%（13）	頭痛 10%（9）	
	いらいら 3%（4）	しびれ 9%（8）	
	集中力低下 3%（4）	動悸 7%（6）	
		めまい 7%（6）	
		寝汗 6%（5）	
		肩凝り 6%（5）	

（三樹会，佐藤らによる，2002）

表4 副腎不全（Addison病）の臨床症状

臨床症状	出現率（%）	臨床症状	出現率（%）
皮膚色素沈着	89.7	血圧 高	26.8
粘膜色素沈着	83.9	低	1.4
易疲労感	81.7	耐寒性低下	26.4
脱力感	77.6	塩食欲	23.5
食欲低下	64.8	低血糖症状	20.3
月経異常	60.0	頭痛	18.2
体重減少	56.1	精神症状	15.9
皮膚乾燥	42.4	便秘	15.2
腋毛脱落	38.6	低体温	14.5
体重増加不良	37.5	下痢	13.4
悪心・嘔吐	33.8	腹痛	11.8
性欲低下	30.0	多飲	8.5
早期閉経	29.6	運動異常	6.5
起立低血圧症状	27.6		

（急性副腎クリーゼの実態調査．出村らによる，1987〜1991）

トステロン<0.05 ng/ml（2.70〜10.7），遊離テストステロン<0.4 pg/ml（5.1〜19.0），ACTH 6 pg/ml（7〜56），コルチゾール 1.2 μg/dl（4.0〜23.3），DHEA-S 11 μg/ml（53〜342），LH<0.2 mIU/ml（0.2〜20.0），FSH 0.2 mIU/ml（0.8〜22.9），プロラクチン 3.5 ng/ml（1.5〜9.7），GH 0.07 ng/ml（1.46以下），ADH 0.36 pg/ml（0.3〜4.2），TSH 7.97 μIU/m（0.43〜3.78），FT$_3$ 2.4 pg/ml（2.1〜4.1），FT$_4$ 0.4 pg/ml（1.0〜1.7），アルドステロン 7.3 ng/dl（2〜13）．GRH, CRH, LH-RH, TRH 同時負荷試験（4重負荷試験）；GH，ACTH，ゴナドトロピン低反応（表1）．インスリン低血糖負荷試験；ACTH，GH低反応（表2）．75 gOGTT負荷試験；境界型．頭部MRI：下垂体萎縮（＋）．

入院後経過：部分的下垂体機能低下症状と診断，ヒドロコルチゾン 15 mg/日の補充を開始した．治療後，自覚症状は消失した．また退院後，泌尿器科外来にてテストステロン 125 mg 補充を開始．性欲減退に関して，さらに著明な改善であった（図1）．

考 察 男性更年期症状と下垂体機能低下症（副腎不全）の臨床症状について

前述した症例では男性更年期症状を主訴に来院され，内分泌疾患（下垂体）を指摘された症例であった．この1例から考慮されるのは，近年話題となっている更年期症状を主訴に泌尿器科を受診されるケースにおいても，他の内分泌疾患が背景に存在する可能性があるということである．表3，表4のように男性更年期症状と下垂体前葉機能不全（特に臨床的に前面に出現する副腎不全症状）との間にはオーバーラップする所見が多い．

初診時，詳細に臨床症状を確認し，テストステロン値のみでなく，それより上位のゴナドトロピンの測定を行う必要がある．そして症例によっては，内分泌負荷試験負荷試験を検討する．その結果より内分泌療法，すなわち補充すべきホルモンを決定することとなる．

臨床症状に対し，減少しているホルモンの補充療法を施行しても，改善されない症例には内分泌的精査を追加し，他の内分泌疾患が隠されていないか検索していくことが望まれる．

おわりに

男性更年期という比較的新しい概念に対し，適切な補充療法を施行していくためには正確な臨床症状の分析，内分泌精査を男性ホルモンの減少のみにとらわれることなく，視床下部，下垂体などの上位から分泌されるホルモンについても焦点をあてつつ原因検索を進める姿勢が大切である．

症例6 アンドロゲン補充療法が奏効し，併せて前立腺生検を必要としたLOH症候群の1例

丸茂　健　畠　憲一　東京歯科大学市川総合病院泌尿器科

加齢に伴って徐々に発生する性腺機能低下は泌尿器科領域では，勃起障害を主訴として受診することが多い．これらの症例の生活の質（quality of life：QOL）を改善するためには勃起障害を解決するのみでは不十分なこともある．

症例
〈73歳，男性，市議会議員〉
主　訴：勃起障害
既往歴：生来健康
現病歴：4～5年前より徐々に勃起の維持が困難となり，最近では射精に至るまで勃起を維持することは5回の性交のうち1回程度となり，当科を受診．
現　症：体格，栄養中等．体毛，正常男性型．外性器，両側精巣は大きさ，硬度とも異常なし．前立腺に肥大または硬結を触知せず．
検査所見：血液一般，血液化学に異常を認めず．血清総テストステロン 2.1 ng/ml，血清遊離テストステロン 3.8 pg/ml．国際勃起機能スコア（IIEF）の EF 領域 12, OF 領域 5, SD 領域 5, IS 領域 3, OS 領域 4 であった．
治療経過：クエン酸シルデナフィル 50 mg 錠の投与によって治療を開始したところ，IIEF は EF 領域 23, OF 領域 7, SD 領域 7, IS 領域 7, OS 領域 6 へと増加し，勃起機能の改善を認めたが，若いときに比較して活気が失われたことを訴えるようになった．このため血清 PSA が 1.8 ng/ml と正常であることを確認して，エナルモンデポー® 250 mg を3週間ごと，筋肉内注射によるアンドロゲン補充療法を開始したところ，以前に感じた憂うつ感の消失と，議会における発言の増加，討論における闘争心の顕著な高揚を報告するようになった．治療開始3年後に血清 PSA が 2.7 ng/ml と，過去1年間に上昇の値は 1.0 ng/ml 未満に留まったが，アンドロゲン補充を休止して前立腺生検を施行したところ，癌を認めなかった．その後は血清 PSA が 2.2 ng/ml 前後を推移し，アンドロゲン補充療法は4年以上を経過している．

考察
加齢に伴う性腺機能低下症が原因と考えられる勃起障害の多くにクエン酸シルデナフィルが有効であり，勃起機能の改善に伴って2次的な変化と思われるが性欲，うつ状態の改善が観察されることを経験する．しかし，本症例のようにアンドロゲン補充療法を併用することにより，さらに社会的に好ましい効果が得られることもある．しかし，一方では治療は効果が認められる限り終生行われるという性格を持つ．第6回日本 Men's Health 医学会（2006年11月）の招請講演でベルギーの Claude Schulman 教授がアンドロゲン補充療法の利点とリスクについて講演され，フロアから治療期間を問う質問に「Forever！」と回答されていた．それゆえ，効果の観察と副作用の監視を長期にわたって行う責任を負わなければならない．国際アンドロロジー学会とヨーロッパ泌尿器科学会を中心に作成されたガイドライン[1]によると，45歳以上の男性においては前立腺の触診とPSAの測定が必須で，初めの12ヵ月は3ヵ月ごとに，以後は1年ごとに監視を行い，異常を認めた場合には，前立腺生検を行うと提言されている．2007年，本邦においても「加齢男性性腺機能低下症候群（LOH症候群）診療の手引き」が日本泌尿器科学会・日本 Men's Health 医学会より出版された．あわせて参考にするとよい．

文献
1) Nieschlag E, et al：Investigation, treatment and monitoring of late-onset hypogonadism in males. Aging Male 8：56-58, 2005

症例7　ED（勃起障害 erectile dysfunction）と男性性，父性性の性役割低下をきたした男性更年期障害の1例

石津　宏　琉球大学名誉教授

〈58歳，男性，企業体管理職〉

主　訴：ED（勃起障害），意欲低下，血圧変動，睡眠障害など

症例の概要と臨床経過：遺伝・家族歴に特に問題はない．某企業体に勤続30年の技術系管理職．6歳年下の妻との間に2男1女がいるが，それぞれ成人して現在は妻と2人暮らし．3年前から高い時には160/100前後の高血圧を指摘され，降圧剤を服用し，現在は140/80前後となっている．血糖値は85.0 mg/dlで正常範囲．中性脂肪が260 mg/dl，血清総コレステロール値310 mgと高く，高脂血症がある．

2年前から，徐々に勃起力が低下し，勃起してもすぐ萎縮するなど勃起持続力も低下し，1年前からは挿入も困難な場合がしばしばあるようになった．国際勃起機能スコア（IIEF-5；International Index of Erectile Function）は25点満点中15点と低い（21点以下はEDを疑う）．泌尿器科的には，EDをきたす器質的病変はなく，血清遊離テストステロン値は16.5 pg/mlである．

最近，疲れやすく，疲労が蓄積するようになり，仕事への意欲が低下し，億劫さがある．若い頃から勤勉に仕事し意欲的に働いてきたのに，とりわけEDの出現以来，何事にも自信が薄れ，張りがない状態となっている．頭痛，肩こり，胃のもたれ，食欲不振などがあり，寝付きも良くないし，早朝に覚醒して睡眠不足感がある．仕事の能率が低下し，部下からのつきあげもあり，気分不良となり，めまいが起こり，血圧が165/110まで上がるなど，このところ動揺性高血圧の状態である．

心理テスト所見はCMIテスト（Cornell Medical Index）（阿部式）では「心身症型の自律神経失調」と判定され，SDS（Zungのうつ自己評価尺度，self-rating depression scale）が56点と高い［48点以上はうつ状態］．伊藤の「男性性 manhood」性役割測定尺度（Ito Sex Scale；ISRS）によると，22点満点中11点と低く，心理的に男らしさや，男性としての自信が低下している．

最近，自分の仕事はこれで良かったのかなど考え，社会的にも技術管理職としてのリーダーシップにかげりが目立ち，心理・社会的に「父性性 fatherhood」が低下している．古谷野の生活満足度インデックス（Life Satisfaction Index-K；LSI-K）は9点満点中5点と低く，人生の生きがい感が低下している．

心身医学的治療・対応と予後：「EDとうつ状態を伴う男性更年期障害」と診断し，動揺性高血圧，高脂血症に対する身体医学的治療をしっかり行うとともに，SSRI（選択的セロトニン再取り込み阻害剤）の抗うつ薬 fluvoxamine 50 mg/日でうつ状態の治療を行った．睡眠障害や身体的愁訴，自律神経失調症状などは，うつ症状の改善（SDS 45点）とともに改善された．患者の希望により，ED治療のため sildenafil（viagra®）25 mgの使用を開始したところ，まもなく勃起は改善し，国際勃起機能スコア（IIEF-5）も23点となり，男性としての自信も回復した．ここ1年間，満足にできなかった性交ができるようになり，体力への自信と仕事への意欲も取り戻し，男性性得点（ISRS）は20点となった．メンタルヘルスはレベルアップし，リーダーシップを取り戻し，生活満足度指数LSI-Kは9点に回復し，心理社会的な"父性性 manhood"は高まり，改善をみた．生きがい感を取り戻してQOLは充実している．

症例 8　血液透析症例での ED 治療の実際とその治療時のポイント（慢性腎炎の場合，糖尿病性腎症の場合）

安本　亮二　腎・泌尿器科安本クリニック

　性機能障害（ED：erectile dysfunction）とは従来腟にペニスを挿入できない状態といわれていたが，最近では満足すべき性交が行い得ない状態を ED と定義されるようになった．ゆえに，ED と考えられる症例数は年々増加している．今回，血液透析患者に見られる ED について実際の症例をあげながら治療などのポイントを説明する．

血液透析症例の ED 治療の実際

1．慢性腎炎

〈38 歳，既婚．慢性腎炎で血液透析を受け 5 年目〉

　透析導入前は勃起機能に問題はなかったが，最近 ED を主訴に受診．簡易型国際勃起スコア（IIEF 5：International Index of Erectile Function）では 12 点．血液検査では LH や FSH 値は正常範囲であったが，プロラクチン値はやや高値，テストステロンや遊離テストステロンなどの男性ホルモン検査は低値であった．挙児希望もあり，シルデナフィル（バイアグラ®）による勃起機能検査と治療を開始した．バイアグラ® は 25 mg にて勃起反応をみたが本人は満足せず，50 mg にて十分な勃起を認めた．血液透析症例でも最近ではバイアグラ® の投薬がなされ，勃起機能の改善がはかられている．多くの場合，有効に反応ししかも重篤な副作用もなく使用されているが，血液透析患者では循環器治療薬としてバイアグラ® との併用禁忌である NO 剤が投与されていることも多いため，十分投薬薬剤を調べておく必要がある．

　一方，腎不全の基礎疾患が糖尿病の場合，バイアグラ® の治療効果は低い．

2．糖尿病性腎症

〈45 歳，糖尿病性腎症のため血液透析歴 8 年目の既婚者〉

　最近，勃起の程度が弱くなり，また持続時間も短くなってきたため受診．IIEF 5 は 7 点．血液検査では LH や FSH 値はやや高値で，プロラクチン値はやや高値，テストステロンや遊離テストステロンなどの男性ホルモン検査は低値で，糖尿病性混合型 ED 以外に二次性精巣機能障害が示唆された．勃起機能検査としては，バイアグラ® 25 mg，50 mg を内服したが十分な勃起が起こらなかったため，プロスタグランジン E_1（PGE_1）による勃起機能検査を行った．PGE_1 による勃起は十分で腟内挿入可能であったが，持続時間は 30 分程度であった．同時にドップラー超音波検査にて海綿体動脈の血流速度や波形を測定したところ，動脈性 ED と考えられた．そのため，月 2 回の定期的な PGE 1 による陰茎海綿体トレーニングを行った．3 ヵ月後，バイアグラ® 50 mg での反応も満足すべき状態に改善した．今後は，月 1 回の PGE_1 による陰茎海綿体トレーニングとバイアグラ® 50 mg の併用治療で経過をみている．糖尿病などの血管内皮障害が考えられる場合，このような治療法が推奨されるが，現在，PGE_1 による陰茎海綿体自己注射は保険で認められず自費扱いであるし，各施設での倫理委員会の承認が必要である．

　腎不全でも高プロラクチン血症となることもよく知られているが，特に 30〜40 代には脳下垂体腫瘍の発生することも念頭におかねばならない．また，注意しておかなければならない ED の原因として，薬物の影響がある．その代表的な薬物としては降圧薬やうつ病治療薬，抗潰瘍薬，自律神経薬などがある．新しく薬を服用してからこのような ED 症状がみられた場合には，それを疑ってみる必要もある．

症例9　10年来の会陰部激痛からの開放

池内　隆夫　元　昭和大学藤が丘病院　泌尿器科
いけうち　たかお　現　総生会麻生病院

〈47歳，男性，会社員〉

主症状：会陰部の激痛

現病歴：36歳時に急性尿道炎に罹患して近医で治療を受け症状の改善をみた．しかし，半年後には尿道刺激症状とともに飲酒や冷えや疲れで会陰部の疼痛が出現し始めた．再三近医で治療したが，その後さらに症状が増悪して長期間坐位時や自動車運転時には会陰部に耐え難い激痛が走り，時に鼠径部や大腿部の疼痛や不快感，膀胱刺激症状が起こる．今では1日中，会陰部痛のことが常に頭から離れず仕事に集中できないうえに，性欲の低下も加わり家庭生活にも大きな支障をきたしている．

治療歴：症状が増悪してから現在までの約10年間に有名な総合病院や大学病院を計7施設受診した．いずれも慢性前立腺炎の診断であったが，詳細な納得できる説明がないために医師に対する不満や不信感が特に強い．各施設でその都度に前立腺薬（セルニチンポーレンエキス），抗菌薬，抗炎症薬，鎮痛薬，漢方薬（八味地黄丸や猪苓湯），抗精神病薬などの治療を受けてきたが，現在も症状はまったく改善していないと言う．当院受診直前には抗菌薬（レボフロキサシン），鎮痛薬（ロキソプロフェンナトリウム内服とジクロフェナクナトリウム坐剤），抗精神病薬（ベンズアミド系・スルピリド）が処方されていた．

診断根拠：前立腺は触診で正常大であるが，強い圧痛を認める．尿所見はまったく正常であり，Meares & Stameyの4検体分割採取法でも白血球数は10/hpf以下で，病原微生物の感染は否定される．それゆえ診断名は前立腺炎症候群であり，病型はDrach分類の前立腺痛，NIH分類のCategory ⅢB型に相当する．

原因病態：一般的な泌尿器科的検査では画像診断も含めて大きな異常はない．しかし，前立腺炎症候群の原因病態として推測される所見を列挙すると，①精神的要因の関与を強く疑って施行した心理検査（CMI・YG・TPI）では疾患性要因に起因した心身症と思われる異常を認めた．②瘀血の診断基準ではスコアが35点（重度瘀血病態）あり，前立腺部の超音波検査でサントリーニ静脈叢の異常拡張像を認めるので，東洋医学的概念の瘀血病態，西洋医学的概念の骨盤腔内静脈うっ滞症候群と診断した．③肛門部に痔核などの病変はないが，肛門輪の圧痛と狭小化が確認されたので骨盤底筋緊張症と診断した．

治療法：まず心身症に対する心身医学的治療として受診時ごとに簡便型精神療法を根気よく行って患者との良好な人間関係の構築に努めた．内服療法は抗菌薬と抗精神病薬を中止して漢方薬を基本とし，骨盤腔内静脈うっ滞に対して駆瘀血剤である桂枝茯苓丸を常用量で継続投与した．また，鎮痛薬の併用は症状の改善に合わせて漸次減量を試みた．さらに，骨盤底筋緊張症に対しては下腹部の経穴部に低周波針通電療法を2週間ごとに施行し，加えて自宅で医師が印した経穴部に温灸を毎日1回行うように指導した．

予後：受診時ごとの簡便型精神療法により目付きや顔付き，喧嘩ごしの言動や態度は軟化し，桂枝茯苓丸の投与から3ヵ月位で会陰部痛の改善傾向が見られ，6ヵ月後（低周波針通電療法を10回施行）には症状改善率が70％位になった．9ヵ月後には90％の改善を認め，瘀血スコアは18点（非瘀血病態）に低下し前立腺部の超音波像も正常となった．治療後1年を経過した現在は鎮痛薬の服用がほとんど必要なく，桂枝茯苓丸の投与量も2/3量でコントロールが可能であり，飲酒・冷え・疲れ・長期坐位などで会陰部の軽度疼痛や不快感が出現した時のみに常用量を内服している．

患者背景：発症初期は不十分な治療により単なる尿道炎から前立腺に炎症が波及して慢性非細菌性前立腺炎を誘発した可能性が強い．それが長期間の治療経過に伴い前立腺痛の病型に変化してきたと考えられる．ところが，多施設に及ぶ治療中

のある時期から難治性の疾患性要因と心理社会的ストレスを主要因とする男性更年期障害を併発したために症状が助長し増悪してきたものと思われる．

考察

本症例は前立腺炎症候群（病型：前立腺痛）と診断される．そこで男性更年期障害との関連性および治療指針について述べる．

1．心身症

身体疾患のなかで，その発症や経過に心理社会的要因が密接に関与し，器質的ないし機能的障害が認められる病態と定義されるが，神経障害に伴う身体症状は除外する．

心理社会的側面としては，① 発症前後や増悪時にストレスがあり，それに適切な対応がなされていない．② 決まった曜日，時間，状況で身体的症状が出現する．③ 現実のストレス状況から離れると症状が軽快する．④ 職場や家庭など二次的に生じた因子の出現で治療効果が上がらない．⑤ これまでの治療経過から医療に対する不信感が感じられ，治療に積極的に参加しない，などがあげられている．そこで，前立腺炎症候群における心身症群の患者には受容・支持・保証を基本姿勢とした簡便型精神療法を根気よく行い，懇切丁寧に病状や治療法を説明することで良好な患者との人間関係の構築を図ることが特に重要である．

2．骨盤腔内静脈うっ滞症候群

二足歩行の宿命的欠点である骨盤部の筋・骨格系の異常が起こると，骨盤腔内の静脈血の循環障害を誘発する．そのため骨盤底筋の緊張増大→尿道括約筋の過緊張→尿道内圧の異常上昇が起こり前立腺管内に尿が逆流して前立腺炎が発症すると推測される．この病態は正しくは東洋医学的概念でいう瘀血に相当する．治療法は西洋医学的手法では十分な改善効果が得られないため本邦では東洋医学的治療として駆瘀血剤による漢方療法が施行されている．筆者の成績では駆瘀血剤のうちでも特に桂枝茯苓丸の有用性が臨床的にも確認されている．

3．骨盤底筋緊張症

病態の主因は骨盤底筋群から末梢に及ぶ広範囲の自律神経失調（アドレナリン作動性過緊張）であり，これに骨盤内静脈うっ滞や精神的要因などが重なり合い発症するとの見解が有力である．治療法は本邦では低周波針通電療法が好んで選択されている．筆者の成績では長期間行えば臨床的有用性が高い治療法であるが，自覚症状の軽減持続期間は6.8日間であった．そこで，2週間ごと施行のギャップを埋めるために毎日自宅で温灸を追加して施行するよう指導した．

まとめ

前立腺炎症候群において男性更年期障害と特に関連が深い病態に，精神的要因が強い病態，尿流異常を認める病態，骨盤腔内静脈うっ滞を認める病態，自律神経失調を主因とする病態，性機能障害を訴える病態などがある．これら関連病態の原因を確実に鑑別診断したうえで各病態にもっとも適応した専門的治療法を選択すれば治療成績はかなり良好なので，長年にわたり人知れず苦悩してきた患者にとっては大きな福音になると思われる．

症例10　糖尿病合併のペロニー病患者に対する静脈移植術例

永尾　光一[1]　加藤　聡彦[2]　三浦　一陽[3]　石井　延久[1]　白井　將文[4]
ながお　こういち　かとう　としひこ　みうら　かずきよ　いしい　のぶひさ　しらい　まさふみ

[1] 東邦大学医療センター大森病院リプロダクションセンター　[2] 済生会横浜市南部病院泌尿器科　[3] 東邦大学医療センター大橋病院リプロダクションセンター　[4] 財団法人博慈会記念総合病院泌尿器科

〈55歳，男性〉

10年前より糖尿病にて内服治療を行っていた．5年前より陰茎背側に硬結が出現した．勃起時には疼痛と上方彎曲（問診で約90度）があり性交は困難となった．近医にて前立腺癌の腫瘍マーカーを測定したが異常はなかった．当院リプロダクションセンターを受診し，触診で陰茎左側に3×1.5 cmの硬結を触知し，硬結の大きさは固定（増悪傾向

はなかった）していた．尿検査では，尿糖＋以外は認めなかった．採血では，血糖185，HbA$_{1c}$ 7.0と高値であった．その他，FSH 15 mIU/m*l*，LH 8 mIU/m*l*，PRL 9.8 ng/d*l*，testosterone 285 ng/d*l* であった．勃起時疼痛があったため治療の第1選択として内服治療を行った．内服はトラニラスト（リザベン®）300 mg とニコチン酸トコフェロール（ユベラニコチネート®）300 mg で，6ヵ月間投与した．内服治療後，勃起時疼痛は消失し，上方彎曲（問診で約80度）も軽度改善した．この時点で内服治療の限界と判断し，手術目的でプロスタグランジン E$_1$ 20 μg の陰茎海綿体注射による勃起誘発を行い，写真撮影や計測を行った．勃起誘発時の陰茎硬度は，挿入可能な硬度であったが持続は不十分であった．陰茎長は，健側（右側）14 cm，硬結のある側（左側）10 cm であった．写真撮影による彎曲角度は，85度の上方彎曲であった．手術方法の選択は，plication 法と硬結の切除および静脈移植の長所と欠点を患者に説明し，結局，陰茎短縮を気にするため硬結の切除および静脈移植とした．糖尿病があるため入院し術前術後はインスリンによる血糖コントロールを行った．麻酔は，腰椎麻酔と硬膜外麻酔の併用で行った．手術は，はじめ仰臥位で膝を屈曲し股関節を外転外旋した状態で大腿内側の遠位と近位にそれぞれ横切開を加え大伏在静脈を採取した（図1）．皮膚切開は環状切開とし陰茎基部をネラトンカテーテルで駆血し Buck's fascia と Colles' fascia を縦切開し硬結部を露出する．神経血管束を慎重に剝離し硬結部を切除した（図1）．次に採取した静脈を縦切開し血管内膜が海綿体内腔になるように吸収糸（5-0 PDS）で縫合した（図1）．駆血を解除し出血のないことを確認し，補強のため Buck's fascia と Colles' fascia を静脈移植部周囲の白膜に縫

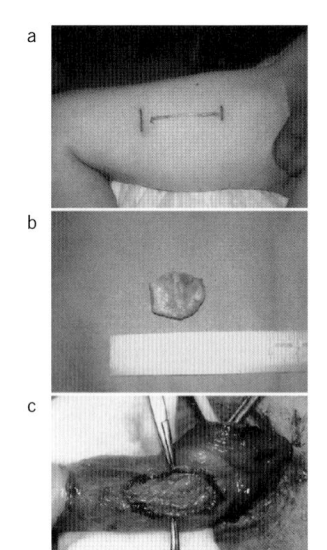

図1 ペロニー病手術
　a：静脈採取，b：摘除した硬結部，c：静脈移植

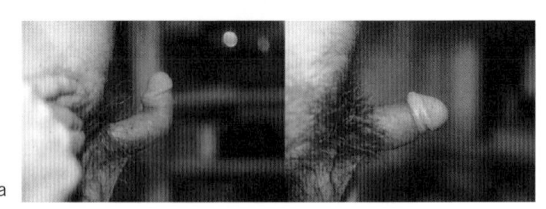

図2 ペロニー病手術
　a：術前，b：術後

い付け創閉鎖した．尿道カテーテルを挿入しタイオーバー固定し手術を終了した．術後3週まで陰茎の弾性包帯固定，2ヵ月まで夜間のみ弾性包帯固定を行い，性交は術後2ヵ月後に許可した．陰茎痛が消失した3ヵ月目より性交を行って腟内挿入可能となった．しかし，勃起が持続せず射精はできなかった．この勃起の持続障害は術前からのものであったが，ジルデナフィル50 mg を処方し持続も可能となり腟内射精できるようになった（図2）．

症例11　男性更年期障害による勃起障害に対するPDE5阻害薬とテストステロン補充療法の併用

永尾　光一　東邦大学医療センター大森病院
　ながお　こういち　リプロダクションセンター

〈59歳，男性〉

症　状：勃起障害

5年前より勃起が弱くなり，挿入しても維持ができなくなり，挿入も困難なことがあった．

初診時，勃起機能アンケートでは，最近3ヵ月で性交の試み6回で，挿入できたのが1回，射精まで勃起が維持できたのが0回，自慰や早朝時の最大勃起角度は80度と軽度低下（90度以上が正常）が認められた．妻は55歳で性行為には協力的であり性交痛もなかった．

既往歴には，8年前から高血圧があり降圧薬を内服していた．その他，糖尿病などはなかった．

検査所見：心理テストのCMIやSRQDで異常を認めず，神経症傾向やうつ傾向はなかった．

尿検査・一般血液検査では異常はなく，内分泌検査ではFSH 9 mIU/ml，LH 8 mIU/ml，プロラクチン6.8 ng/dl，総テストステロン198 ng/dlと総テストステロンが軽度低下していた．

治　療：PDE5阻害薬のクエン酸シルデナフィル50 mgを4錠処方して，性交の1時間前に内服してもらった．処方に際して，狭心症治療薬などの禁忌薬を使用していないことを確認し，十分な性的刺激（陰茎への直接刺激など）が必要であること，飲酒や脂肪分の多い食事の後は効果が十分でないことなどを説明した．クエン酸シルデナフィル50 mgを4回使用して，勃起の軽度改善は認め，挿入回数は2回と前よりは改善したが，十分ではなかった．再度，クエン酸シルデナフィル50 mgを処方したが，状況はあまり変化しなかった．そこで，テストステロン補充療法の追加治療を行うことを決め，前立腺特異抗原PSAの採血を行い，後日，前立腺の直腸診を行った．PSAの結果は，1.6 ng/mlと正常値で，前立腺の直腸診で硬結は認めなかった．血液一般検査でも，異常は認めなかった．クエン酸シルデナフィルの使用を続けながら，追加治療としてテストステロン補充療法を行った．エナント酸テストステロン125 mgの筋肉注射を2週間に1回行い，性欲，意欲の改善が見られ，クエン酸シルデナフィルを4回使用して，挿入できたのが4回，射精まで勃起が維持できたのが3回と改善した．勃起の維持ができなかったときは少量の飲酒をしていた．

予　後：治療開始から3年が経過するが，PSA値の上昇や直腸診での異常を認めていない．血液一般検査でも赤血球増加は認められなかった．テストステロン補充療法は，通院が大変なため，現在，エナント酸テストステロン250 mgの筋肉注射を1ヵ月に1回行っている．クエン酸シルデナフィルとテストステロン補充療法の併用を引き続き行う予定である．

まとめ

男性更年期障害は，男性更年期症状があり，さらに血中テストステロンの低下の認められるものをいう．当センターでは，男性更年期障害のなかで主に性機能症状を中心としてテストステロン補充療法を行っている．いうまでもなくテストステロンの低下した患者でも勃起障害を主訴とする場合の治療の第1選択はPDE5阻害薬であるが，効果が不十分な場合は，追加治療としてテストステロン補充療法が有用なケースが認められた．

症例12　ARTにて，TT，FTが正常範囲内に上昇した7例

髙波眞佐治　東邦大学医療センター佐倉病院
たかなみまさはる　泌尿器科

　男性更年期症状を訴えて当科を受診した16例中，低テストステロンであり，LOH（late onset hypogonadism）と診断されたのは7例であった．この7例にPSA（prostatic specific antigen）が正常範囲内であることを確認の後，ART（androgen replacement therapy）としてエナント酸テストステロン125 mgを2週に1回筋注し，全例total testosterone（TT），free testosterone（FT）ともに正常範囲内に上昇した．この7例を紹介する．

【症例1】53歳
　軽作業や10分程の歩行で，下着とシャツを交換するほどの多量の発汗がある．性交は可能であったが，1年前妻が性交痛を訴えるようになり中止した．2年前よりdepressionで，レキソタン®，レンドルミン®，ドグマチール®，ハルシオン®を内服中．AMS（aging male symptom）scoreは70点，TTは1.43 ng/ml，FTは6.6 pg/mlであった．ART開始9回目以後，妙な発汗が消失したと返答．AMS scoreは60点に減少，TTは2.58 ng/ml，FTは10.5 pg/mlに上昇した．再発時来院を勧め，終診となる．

【症例2】45歳
　2004年10月より呼吸苦，不安，抑うつで当院精神科通院中．パキシル®，ドグマチール®，リーマス®，マイスリー®，レンドルミン®の内服で症状軽快してきたが，LOH症状が合致するため受診．性交は年に2～3回だが問題なし．AMS scoreは45点，SDS（self-rating depression scale）は45点，TTは1.1 ng/ml，FTは4.3 pg/mlであった．ART開始2回目以後より毎朝勃起あり，物事に対する意欲が増加し性欲も少々増加し女性に目がいくようになった．ART開始3回目以後より，後回しにしていたことを早く実行するようになった．ART開始5回目以後，1ヵ月間に3回性交し，10分で射精．TTは4.04 ng/ml，FTは11.2 pg/mlに上昇した．ART 10回で中断以降，性欲はあるが妻からの誘いがなく性交していない．

【症例3】64歳
　リストラで退職後の2年半前よりうつ傾向で，6ヵ月で回復したが，妻の更年期とも重なり，勃起力低下し性交不可．LOH症状が合致するため受診．AMS scoreは51点，SDSは44点，TTは2.02 ng/ml，FTは6.9 pg/mlであった．ART開始3回目以後より体が軽くなり，性欲と意欲が増加した．5回目以後性交試み，何年かぶりに挿入可だが射精前に勃起低下．8回目以後，PDE 5 I（phosphodiesterase type 5 inhibitor）を内服して性交，勃起80～90％，20分で射精し妻も満足．AMS scoreは29点に減少，TTは4.82 ng/ml，FTは11.3 pg/mlに上昇した．10回で終了し，その1ヵ月後来院した．性欲低下はなくPDE 5 Iの内服で性交可能とのことであった．

【症例4】51歳
　以前よりの胸部重圧感のため，2003年と2004年に心臓カテーテル施行したが異常なく，2004年12月より当院心療内科通院中．パキシル®，メイラックス®，ドグマチール®，コンスタン®内服中．LOHを知り受診．性交は2004年10月が最後で挿入可だが射精前に勃起低下．AMS scoreは42点，SDSは35点，TTは1.34 ng/ml，FTは4.7 pg/mlであった．ART開始し，TTは2.73 ng/ml，FTは7.5 pg/mlに上昇したが性欲がわかず，その他の変化もなく，8回で終了．心療内科を優先して終診となった．

【症例5】58歳
　7年前，娘が自殺後，めまい，うつ，不眠．4～5年前より肩こり，両手足のしびれが出現．3年前よりドグマチール®を内服．2年前より性欲低

下．性交は年1〜2回だが可能．AMS scoreは67点，SDSは47点，TTは2.8 ng/ml，FTは4.6 pg/mlであった．ART開始4回目以後より肩こり，腰痛は不変だが，性欲増加し週1回性交．早朝勃起で目覚める．8回目以後性欲出ず妻の要求もなくART中止．

【症例6】65歳

10年来，妻との性交なし．以後，masturbationをしていたが，2005年3月より勃起力低下．2005年4月より勃起せず，LOHの本を見て来院．AMS scoreは71点，SDSは43点，TTは1.73 ng/ml，FTは6.6 pg/mlであった．ART開始5回目以後より漸く女性に興味がわいてきた．週4〜5回早朝勃起あり硬度80%．ART開始8回目以後うつはほとんどなくなったが性交試みていない．AMS scoreは30点，SDSは36点に減少，TTは3.89 ng/ml，FTは11.8 pg/mlに上昇した．しかしその後も性交を試みず，10回でいったんART終了して経過観察となった．

【症例7】67歳

無気力，易疲労性，手足の冷え，倦怠感，いらいら感，眼のくしゃくしゃ感，肩・腰のこり，夜間尿，不眠が3年前よりあり，本を見て当科受診．AMS scoreは63点，SDSは40点，TTは1.69 ng/ml，FTは3.3 pg/mlであった．

ART開始2回目以後より気持ちが明るくなり肩こりが和らいだ．AMS scoreは53点，SDSは38点に減少，TTは3.63 ng/ml，FTは8.1 pg/mlに上昇した．5回目以後より睡眠時覚醒が5回から2回に減少し睡眠の質が改善し，うつ症状も軽減．現在ARTのため通院中．

症例13　個別の動機づけにより禁煙に成功した症例

川根　博司　日本赤十字広島看護大学
かわね　ひろし

〈57歳，男性，会社員〉

約10年前から検診で肺囊胞を指摘されていた．今回もやはり検診で異常を指摘されたため筆者の外来を受診してきた．咳，痰，息切れなどの自覚症状はない．喫煙歴は20本/日×39年．身体所見は特に異常なく，胸部X線写真にて右上肺野に多発性ブラを認めた．過去に胸部CTなどの精密検査を受けたことはあるが，事後指導できちんと禁煙指導がなされていなかった．呼気中CO濃度を測定したところ31 ppm（基準値8 ppm以下）であり，肺機能検査では%肺活量128%，1秒率68%と軽度の閉塞性障害を呈していた．そこで，自覚症状がなくてもCO濃度が高いのでいわば酸欠状態（一酸化炭素中毒）にあること，閉塞性障害は肺気腫に進展する兆候であること，気腫性囊胞があると肺癌を合併しやすいなど，患者自身の問題点を説明した．また，そのような喫煙の害だけでなく，禁煙によって得られる健康上および経済的利益についても，個別の具体的な例をあげて話した．患者が翌日からでも禁煙したいという決心をしたので，行動療法として，禁煙時に起こり得るニコチン離脱症状やストレスへの対処法を教えるとともに，初めからニコチン置換療法を併用することにした．2週間後の再診時に自己申告では禁煙できており，呼気中CO濃度も3 ppmと低く，禁煙が客観的に確認された．6ヵ月ほどフォローアップしたが，禁煙を継続していたので，半年後の再診を予約した．そして，初診から約1年後の再診時にも禁煙（呼気中CO濃度4 ppm）を維持しており，禁煙に成功したと判断した．禁煙達成を祝福すると，患者が趣味のため前から欲しかった独奏用アコーディオンを，自分へのご褒美として先日購入したと嬉しそうに語ってくれた．

1．大切な動機づけ

禁煙を成功させるためには，禁煙の決意ができるような強い動機づけ（モチベーション）を，個々の患者に応じて行うことが大切である．また，禁煙指導の際にアドバイスやパンフレットを渡すだ

けよりも，この症例のように呼気中のCO濃度を測定するとよい．呼気中CO濃度は血中カルボキシヘモグロビン（COHb）濃度とよく相関しており，被験者の喫煙状況を知るための生化学的マーカーとしてきわめて有用である．呼気中CO濃度の検査は簡単に実施でき，その場で測定値を患者に見せることによって，患者が喫煙の害を自分の問題としてとらえるのに役立つ[1]．今まで肺嚢胞を指摘されていながら，何ら自覚症状がないので禁煙に踏み切れないでいた患者も，呼気中CO濃度が31 ppmと非常に高いのを見て驚いて，禁煙の決意を促されたのである．さらに，禁煙することによって呼気中CO濃度が正常に戻るのを自分の目で確かめれば，禁煙を継続する大きな励みにもなって，その行動が強化されることになる．

2．ニコチン置換療法の有用性

ニコチン製剤にはガム，パッチ，鼻腔スプレー，インヘラーなどいくつかの剤形があるが，現在わが国ではニコチンガムとニコチンパッチしか承認されていない．ニコチンガムは2001年9月から一般用医薬品として薬局・薬店で販売されるようになったが，ニコチンパッチはいまだ医師の処方箋が必要な医療用医薬品である．ニコチン置換療法は禁煙意欲の強い喫煙者に対して有効性が証明されており，禁煙の成功率を約2倍に高めることが報告されている[2]．

文 献

1）川根博司：呼気中CO濃度測定を利用した禁煙指導．日本医師会雑誌 116：361-364，1996
2）川根博司：ニコチン置換（代替）療法．分子呼吸器病 3：389-391，1999

症例 14　心療内科での治療が奏効した男性更年期障害の1例

川村　忠夫　東急病院
かわむら　ただお

〈53歳，男性，一部上場企業の役員〉

元来の性格は，せっかちで強い競争心をもつ一方，細心で優しく人付き合いがよい．

既往歴：特になく健康体であるが，半年前のドックでは軽度の高コレステロール血症および境界型糖尿病を指摘されている．

愁　訴：平成17年5月，患者は妻とともに来院し，2～3ヵ月前から続く頭痛，両側下腿の痛みと熱感，不眠，食欲不振などを訴えた．また妻は，夫がいつもイライラして怒りっぽくなり，自宅での飲酒量，喫煙量が増えたこと，夫婦間の会話がめっきり減りテレビを見ながら寝込むことが多い，好きなゴルフも行きたがらない，などと述べた．さらに後日聴取した部下社員によれば，かつててきぱきと出していた指示は減り仕事は部下任せ，終業後に社員をひき連れて飲み歩いた勢いはなく，真っすぐ帰宅してしまう変貌に驚いていた．

初診所見・検査所見：診察時に患者本人は，上記愁訴の他に体力低下と大好きだったゴルフの飛距離低下，スコア悪化を繰り返し訴えており，体のどこかにがんが必ずあるに違いないと断定し，すでにN医科大学でPETを受け異常なしと診断されているが，納得していない．血圧140/84 mmHg，脈拍78/分整　胸腹部，四肢その他に理学的，神経学的異常所見は認めなかった．

患者がいろいろな検査を希望し納得性を高めるためにも，血液，尿の一般的，生化学的検査，甲状腺機能検査，血中テストステロン，頭部MRI（A），腹部超音波検査を行ったが，テストステロン値が184 ng/dl（正常250～1100 ng/dl　RIA固相法）を除きいずれも正常であった．

診　断：したがって加齢的精巣機能低下に基づくいわゆる男性更年期障害を基盤とするうつ状態と診断した．

治療・予後：そこで当院心療内科で日常生活や心の持ち方，考え方などの指導を夫婦で受けて貰うとともに，トフラニール® 75 mg/3×，ドグマチール® 600 mg/3×，パキシル® 20 mg/1×が処

方された．2週間ごとに心療内科を受診し，同年8月には「ゴルフが楽しめます」との笑顔での報告があり，家庭や会社でももとの彼の姿にほぼ立ち返ったと言われた．

まとめ

発症時のきっかけを詳細に問いただしてみると，平成17年3月に大変可愛がっていた一人娘が結婚し，海外へ転居してしまったという二重の寂しさを受けていた．男性更年期障害は女性の場合と異なり緩徐に発症する年齢的変化とはいえ，このような何らかの誘発因子が存在することが多い．本症はしばしばうつ状態を主症状とし，共通する基礎性格もあり両者が合併することも少なくないが，うつ病との鑑別が困難である．血中テストステロン値は一つの決め手ではあるが，個人差や時間的変動もあるため同じ条件下に採血した以前の数値比較に意義がある．ただしスピノロラクトン，シメチジンなどの薬剤服用，視床下部－下垂体系疾病の除外まで行うのが本来であろう．

血中テストステロンの低下に起因すると判断されれば補充療法もよいが，テストステロンの少なくない副作用を考えると，深刻な症例を除き積極的使用は勧められない．本例も心療内科医の適確な投薬と指導とともに，妻と2人きりの生活環境に適合するに従って比較的早期に身体的，精神神経的愁訴の消失をみている．男性更年期症状の持続期間は女性より一般に短く，多くは無治療でも1年以内に緩解し，うつ病と違って再発しない傾向が強いと思われる．

症例15　更年期男性の心理療法過程―時間をかけて自分達の生き方を夫婦で模索するまで―

中野　博子　人間総合科学大学大学院
なかの　ひろこ　人間総合科学研究科

1．はじめに

ここに提示するのは，身体症状をきっかけに全身倦怠感が長期化し，身体精査の結果も異常がないことより心理療法を依頼された症例である．身体的症状が遷延化した更年期男性とのカウンセリング過程を提示し，更年期男性の心理的問題と治癒の契機を検討する．

2．事例の概要

〈41歳（心理療法開始時），男性，会社員〉

主　訴：全身倦怠感

家　族：妻と2人暮らし（実父，実母は死亡．同胞は結婚した妹1人）

生育歴：父親が中学生のときに病死．成績も良く希望大学に進学し，卒業後は研究者を志し院への進学を希望していたが家族の負担を考え断念して就職．

現病歴：38歳のとき，体調を崩しだるさが継続したため近医受診したが原因は不明だった．全身倦怠感が増悪したために，39歳のとき大学病院心療内科初診し，身体精査するも異常なし．2年間外来に通院したが症状持続のため，41歳時入院し再度精査したが身体の異常は認められなかった．筆者が心理療法を依頼されX年より約5年にわたり，外来受診と並行してカウンセリングを行った．

心理的治療の経過：5年の心理療法の過程を3期に分けて報告する．

◆**面接前期**：面接開始X年～X+2年（41～43歳）

面接場面では聞かれるままに経過についての事実は述べるが，本人の気持ちが伝わってこない印象であった．面接者は定期的な心理療法の際に本人とのラポールをつけることに専念した．身体的には全身倦怠感が継続していた．

◆**面接中期**：X+2年～X+4年（43～45歳）

上司が自分を正当に評価していない，部下は仕事ができないなど，穏やかではあるが会社への不満が話されるようになった．一方，有職の妻との生活は慌しくすれ違いで過ごしていることが語られた．定期的に通院し倦怠感を訴えながら勤務は続けていたが，勤務先の出張所の閉鎖に伴い転勤

となる．また大学の同窓生が大学教授になったことを知り，研究を続けたいという諦めてきた夢が再燃する．勤務を続けながら関連のテーマを持つ大学を探し連絡を取ることに奔走し，地方の大学まで相談に出向きパワフルに数ヵ月を過ごすが研究の実現は不可能であることを知り落胆する．

◆面接後期：X＋4年～X＋5年（45～46歳）
　職場が変わり，通勤に時間がかかることから疲労感を訴える．人並み以上の出世を望む気持ちは語られなくなり，仕事に対する不満を述べずにハードな仕事を淡々とこなす．上司や未熟な部下を支える日常にも不満を感じなくなる．一方で亡父母の法事を大切にし，妹家族への気遣いをしたり，父母の残した自宅や庭の樹木のメンテナンスに心を配り，妻とは互いの忙しさを労わりながらの華やかさはないが穏やかな生活を大切にして暮らすようになる．身体の倦怠感は皆無というわけではないが，訴えは減少し精神的に落ち着いた暮らしができるようになった．2週に1度だった面接を，4週に1度と次第に間隔をあけるようにしていたが，面接者が転勤となったのを機に面接を終結とした．

　その後のこと：心理療法終了後3年の月日を経て，身体症状の管理のために受診を継続しながら，精神的には落ち着き妻と2人元気に過ごしているとの便りをもらった．便りのなかには自分の部下だった若手の社員を思いやる気持ちも書かれており，以前よりもゆとりを持って穏やかな生活を送っていることが伺えた．

3．まとめ

　中年期に差しかかる時期に体調を崩したのをきっかけに，全身倦怠感が長期に持続した男性との面接過程を提示した．知的能力が高く，研究者への夢をずっと捨てきれずにいた．自分よりも能力の低いと思う人に対して見下したところがあり，これも一つの原因となって職場での対人関係が悪化し，不適応につながったと思われる．身体的訴えが主であったカウンセリング前期においては，感情の表出は抑えられ症状のみが前面に出ていたが，カウンセリングが進行するに従い，自分の気持ちを話すようになった．そこで「本来の自分は違う（もっと人より上にいる）はず」という気持ちが認識され再度上昇を試みようとしたが，結果的に夢は現実不可能と知り落胆した．現実と向き合った後の面接後期には，無理のない生活を妻とともに楽しむことが可能となるに従って症状や訴えは落ちついていった．

　以下に5年間の心理療法の経過に添って，更年期の問題と直面した患者の気持ちの変化の過程を検討する．

　面接の前期は，症状の経過の事実だけを話し，これに伴うと思われる心理的な背景がまったく伝わってこないことが印象的であった．この時点では患者の気持ちは身体の不調，倦怠感の回復に集中しており，身体化という防衛によって問題への直面を回避することで気持ちの平衡を保っていたと考えられる．身体化の背景には，サラリーマンとして中堅の地位に就くようになり，個人としての能力を発揮さえすれば認められた新人から，部下や上司の間に立って調整などの役割の求められる中堅的存在への変化があった．そのなかで，期待される役割に適応できなくなっていった．そしてたまたま体調を崩したことをきっかけに更年期の長期の身体化が継続するようになったのではないかと考えられる．また，面接では最後まであえて扱わなかったが，患者の父が患者と同年代で病死していることは本人の症状の発症に大きく影響していることが伺われた．

　面接中期になると，心理療法場面では前期には語られなかった本人の気持ちが初めて語られるようになった．語られたのは本来持っている患者の能力を会社が認めてくれないことへの不満などである．これまで意識せずにいた気持ちが意識されることで，患者は，大学卒業以来封じ込めてきた研究継続の夢を20年ぶりに認識するようになった．そしてこの気持ちを押さえ切れずに荒唐無稽にすら思える研究生活への復帰という夢に向かったと思われる．結果的には夢の実現は困難なことを確認する結果となった．しかし本人の夢であった可能性を探り，現実検討されたうえで諦めるプロセスを踏むことができたことで本人の気持ちは満たされたように思われる．

　面接後期には本人は，現実的に得られる安定した穏やかな生活や人間関係，特に今まですれ違いがちだった妻との生活を大切にするようになった．その結果，それまでの駆り立てられるような落ち着かない気持ちがほとんど見られなくなった．共働きの妻との生活を大切に守っていく方向を2人

が確認することで初めて穏やかな生活が誕生していったように思われる．

患者はライフサイクル上の中年期に入り，社会から期待される役割が変化していくなかでその変化に乗り切れずに不適応感を持ったこと，そして深層では自分の父が同年代で亡くなっていることへの不安が身体的不調の原因と伺われた．男性更年期には発達段階によって自分の生活に合わせて生き方を変えていく必要のあることはかなり以前から指摘されている[1]．心理的な問題を持った患者に対しては，身体症状の背景にある本人の生育歴も含めてのライフサイクルを踏まえ本人の心理的な問題に対応していくこと，無理な介入は避け患者のペースで納得のいく生活を再構成するのを援助することが症状緩和に役立つと考えられた．

文　献

1) 中野博子：働き盛り—成人期—のストレス・コーピング．人間総合科学会誌 3(1)：11-14, 2007

症例 16　不眠解消のため飲酒量が増え受診した男性更年期うつ病の1例

筒井　末春　人間総合科学大学

〈54歳，男性会社員〉

主　訴：不眠

起始および経過：管理職として勤務しているなかで，対外交渉がたびかさなり，ここ3ヵ月位は健康習慣が乱れて，睡眠不足（1日平均4～5時間）が続き，アルコール摂取量の増加がみられ，最近では不眠の解消のため寝酒の量も増えてきたという．

4ヵ月前より近医で不眠のため睡眠薬を処方され服用するものの，あまり効果がみられず次第に仕事への意欲が減退し，活動量の低下や日常生活での興味への減退もみられ，睡眠障害として早朝覚醒が毎朝生じるようになり，家族と同伴で受診するに至った．

現在，仕事はハードであっても，どうにか出勤しているとはいうものの，気力の低下や抑うつ感も認められた．

食欲は低下し，仕方なく食べ物を口にしてはいるものの，味がせず以前おいしく食べられていたものが，今では砂をかんでいるような感じがするとのことである．

性欲もこのところ低下し，倦怠感や疲労感も自覚されている．便通は正常でほぼ規則的である．

睡眠薬を服用して床に就いても，じきに目覚めてしまうため，寝酒をして睡眠を確保しているものの，中途覚醒も出没し，早朝覚醒時の気分が不快ですっきりしない状態であるという．心身のリラクセーションをはかろうとしても，仕事のことが気になってしまい，ストレスがたまっている印象を受けた．

症状の日内変動もみられ，本人は几帳面で真面目な性格である．

既往歴：健康診断で2年前から高尿酸血症を指摘され，内服薬を処方されている．

面接：面接を通じて得られた過去6ヵ月間のストレッサーとして，うつ病の発症に関与していると推定されるものをまとめると以下のごとくなる．

　①　仕事の発注の低下に伴うプレッシャー
　②　息子の交通事故
　③　父親の介護
　④　身体疾患の増悪（高尿酸血症）

これらのうちの，①は職業上のストレッサーであり，②～④は仕事以外の家族や自分にまつわるストレッサーである．

これら4項目の心身のストレスが重複するなかで，うつ病エピソードが発症したものと考えられる．男性更年期を取り扱う際は，身体面のみでなく psychosocial な側面も含めてアプローチすることが重要となる．

治療および経過：本例を男性更年期にみられるうつ病と診断し，本人はじめ家族了解のもと心身の休養のため一時会社を休業することとし，その

うえで薬物療法として抗うつ薬として知られるSSRIであるフルボキサミンを選択し，治療を開始した．

当初フルボキサミン50 mg/日からスタートし，1週間投与後，副作用としての悪心の出現がないことを確認のもと，以後漸増し100 mg/日を維持量とした．不眠に対しては当初ゾルピデム（10 mg）とトラゾドン（25 mg）を併用し，寝酒を禁じた．

2週間後には睡眠薬は減量し，4週後にはゾルピデムは中止でき，睡眠障害は改善された．

その後もトラゾドン（25 mg）とフルボキサミン（100 mg/日）を継続し，3ヵ月後には気力の回復および意欲の改善もみられ，会社への復帰に向けてほぼ健康時の体力も維持できている．

フルボキサミンはその後も50 mg/日に減量でき継続中である．

症例17　薬剤性高プロラクチン血症

小林　皇　塚本　泰司　札幌医科大学医学部泌尿器科
こばやし　こう　つかもと　たいじ

〈55歳, 男性〉

主　訴：抑うつ感

家族歴：特記すべきことなし．

既往歴：2000年頃よりうつ病にて近医精神神経科よりスルピリド，塩酸パロキセチン水和物，クエン酸タンドスピロン，アモキサピン，クアゼパム，酒石酸ゾルピデム，フルニトラゼパムの処方を受けている．

現病歴：5年前よりうつ病で内服治療中であったが，抑うつ感，いらだち，不眠，性欲減退などの症状の改善はなかった．テレビで男性更年期についての番組をみて，自分の症状と一致すると感じ男性更年期について精査を希望し当科外来を受診した．

初診時現症：身長162 cm，体重58 kg，直腸内触診にて小鶏卵大の前立腺を触知した．腹部，陰茎，陰嚢は異常を認めなかった．

初診時検査所見：総テストステロン3.31 ng/ml，遊離テストステロン7.3 pg/ml，LH 5.44 mIU/ml，FSH 9.32 mIU/ml，プロラクチン72.92 ng/ml．

質問紙所見：AMS rating scale 総合得点62点（精神・心理症状19点，身体症状22点，性機能症状21点）．

経　過：遊離テストステロンの低下を認めたが，プロラクチンの上昇も認めた．薬剤性高プロラクチン血症の原因として代表的薬剤であるスルピリドを内服中であったため，その影響を疑い精神神経科主治医に相談した．その結果，治療薬の変更が可能であったためスルピリドの内服を中止した．スルピリドを中止して1ヵ月後の血液検査で総テストステロン6.10 ng/ml，遊離テストステロン12.5 pg/ml，LH 5.78 mIU/ml，FSH 9.64 mIU/ml，プロラクチン8.01 ng/mlと内分泌学的所見の改善を認めた．自覚的に性機能症状の改善も認めたため，精神神経科にてうつ病の治療を継続し経過観察とした．その後，症状の増悪を認めず男性ホルモン補充療法は導入しないで経過している．

考　察：本症例は，マスメディアより情報を得て男性更年期外来の受診を希望した典型例である．既往にうつ病があり，すでに精神神経科にて専門的治療を施行されていた．しかし，そのなかにスルピリドが含まれていたため薬剤性高プロラクチン血症が発症していた．それに伴う男性ホルモンの低下とそれに付随する症状があったと思われる．男性更年期外来に受診する多くの患者は，うつ病などの精神科疾患で治療歴を有している．治療薬のなかには副作用として，本症例のように薬剤性高プロラクチン血症を引き起こす可能性があり初診時に内服薬の確認をしっかりと行う必要がある．また，仮に薬剤性高プロラクチン血症が疑われたとしても原因治療薬をすぐに中止するのではなく，精神神経科主治医と現在の症状を十分に検討して薬剤の中止・変更が可能かどうか決定する必要がある．もし，中止できないのであれば男性ホルモン補充も検討していく．このように，男性更年期

の治療に関しては，他科との連携が必要な場合があり，広い視野からのアプローチが大事となってくる．

症例18　EDを主訴としない男性更年期障害の1例

白井將文* 　猪股　出* 　永尾光一**
　しらい まさふみ　　いのまた いずる　　ながお こういち

*財団法人博慈会記念総合病院　泌尿器科
**東邦大学医療センター大森病院　リプロダクションセンター

男性更年期障害では性欲の減退や勃起障害（erectile dysfunction：ED）が主訴のことが多いが，今回われわれは性欲の減退はあるもののEDを伴わない男性更年期障害症例を経験したので報告する．

N.Y.，58歳，会社員
主　訴：睡眠障害
現病歴：2000年頃から入眠障害が出現し，近くの精神科医を受診し就寝時睡眠薬ハルシオン®0.25 mgの投与を受けていたが，中途覚醒が見られ，その頃より決断力の不足にも気付くようになった．また，性欲の減退や朝の勃起の頻度も減少してきたが，性交しようと思えば勃起は正常に見られ，性交や射精も可能であった．ただ，射精時のオーガズムは若い頃より悪くなり，精液量の減少も認められるようになったが自分では年齢のせいだろうと特に気にしていなかった．その後昨年になって突然汗をかいたり，疲れやすくなってきた．ちょうどその頃NHKのテレビで男性更年期障害の放送があり，その時述べられていた症状が自分の症状とまったく同じであったことから自分も男性更年期障害ではないかと思い当科を受診した．
既往歴：特記すべきことはない．
結婚歴：26歳で恋愛結婚し子どもを2人もうけたが離婚し，8年前に56歳の今の妻と恋愛で再婚した．
現　症：両側精巣は20 mlあり，陰茎の大きさや陰毛の発生状態などには特に異常はない．また，前立腺も触診上異常は認めなかった．
諸検査成績：尿検査，血液一般検査，生化学的検査には異常は認められなかった．ホルモン測定値は血中FSH 7.7 mIU/ml（正常範囲1.8～9.8），LH 3.6 mIU/ml（0.7～6.5），prolactin 4.0 ng/ml（1.5～9.7），testosterone 2.6 ng/ml（2.01～7.50），free testosterone 5.5 pg/ml（50～59歳の正常範囲は6.9～18.4），estradiol 18 pg/ml（20～60）とFSH，LHは正常範囲を示したがfree testosteroneが減少していた．
前立腺特異抗原（PSA）は0.6 ng/ml（0.0～4.0）と正常範囲を示した．
心理テストではTaylorのmanifest anxiety scale（MAS）の得点は14点で不安傾向は認めなかった．またCornell Medical Index（CMI）はII領域でノイローゼ傾向は見られず，東邦大学式self-rating questionnaire for depression（SRQ-D）は6点でうつ傾向は認められなかった．
男性更年期障害質問票はMorleyら（伊藤，塚本の日本語訳[1]）とHeinemannら（伊藤，塚本の日本語訳[1]）の質問票を使用した．Morleyらの質問票は10の設問からなり，これら設問に「はい」と「いいえ」で解答するようになっている．そして設問1の"性欲（セックスをしたいという気持ち）の低下がありますか"，あるいは設問7の"勃起力は弱くなりましたか"が「はい」の場合，それ以外の8問のうち3問が「はい」の場合を更年期障害ありと判定する．本質問表は男性更年期障害の有無のスクリーニングに適している．また，Heinemannらの質問票は設問が17問からなり，それぞれの訴えの程度により5段階に点数化し（"なし"が1点から，"非常に重い"の5点まで5段階に配点されている），合計が17～25点は更年期障害なし，27～36点が軽度，37～49点が中等度，50点以上が重度の更年期障害と判定する．このように本質問票は男性更年期障害の重症度判定に適している．
まずMorleyらの質問票では設問7の勃起力の減退は認めないが設問1の性欲の減退があるのと，

その他の 8 設問のうち 3 問が「はい」で更年期障害ありと判定でき，また Heinemann らの質問票の点数は設問 2 の "関節や筋肉の痛み" は中等度，設問 3 の "ひどい発汗" は重い，さらに設問 4 の "睡眠の悩み" は非常に重いと答えており，また，設問 16 の早朝勃起の回数減少も重い，設問 17 の性欲の低下も中程度認め，総合点では 41 点と中程度の更年期障害と診断された．

診 断：bioavailable testosterone の測定は行っていないが，free testosterone 値や症状ならびに男性更年期障害質問票の結果より男性更年期障害と診断した．

治 療：男性ホルモン（エナルモンデポー® 125 mg を 2 週ごとに筋肉注射で投与）補充療法を施行した．

治療経過：男性ホルモンを 3 回投与した時点で入眠障害は続いているが，中途覚醒がなくなった．この他疲れを感じなくなり，性欲も出てきて，気力も充実し，急な発汗もみられなくなった．男性ホルモンを 5 回投与した時点で入眠障害もだいぶ改善し睡眠薬を服用しなくても眠れることもあるようになった．そこで Morley らと Heinemann らの質問票で再度チェックしたところ，Morley らの質問票では 8 問中 2 問（設問 4 "身長が低くなりましたか" と設問 9 の "夕食後うたた寝をすることがありますか" の 2 問）が「はい」で，判定は更年期障害はないという結果であった．また，Heinemann らの質問票でも著明に改善し，設問 2 の "関節や筋肉の痛み" と設問 5 の "よく眠くなる，しばしば疲れを感ずる" と設問 12 の "人生の山を通りすぎたと感ずる" が軽度認められたのみで，総合点は 20 点と更年期障害はないという結果であった．しかし急にホルモン投与を中止せず，投与間隔を月 1 回として経過をみることにしたが，症状の悪化は見られないので治療開始後 5 ヵ月目でホルモン補充療法を中止し経過観察中である．

まとめ

今回経験した症例は性機能障害はむしろ軽度で睡眠障害を主訴に急な発汗のような自律神経症状や疲れやすいなど女性の更年期にみられるような症状を訴えて来院した．来院の動機は NHK のテレビ放送で男性にも更年期障害があることを知り，しかも自分の症状がテレビで紹介された男性更年期障害の症状にあてはまるので，自分も男性更年期障害ではないかと思い当科を受診した．

このようにわが国では男性にも更年期障害があることを知らない男性がほとんどであるので，今後われわれが男性にも更年期障害があることをもっと知ってもらうよう努力しなければならないと考えている．

文 献

1）伊藤直樹，塚本泰司：男性更年期の概念．医学のあゆみ 205：380-384, 2003

症例 19　ED を主訴とした男性更年期障害の 1 例

白井將文*　猪股 出*　永尾光一**
しらい まさふみ　いのまた いずる　なが お こういち

*財団法人博慈会記念総合病院 泌尿器科　**東邦大学医療センター大森病院 リプロダクションセンター

勃起障害（ED）を主訴に来院した患者で，問診の際 ED 以外に突然の顔面の紅潮や動悸，頸部から顔面にかけて冷汗を伴うこともわかったので男性更年期障害を疑い検査を進めた結果，男性ホルモンの低下を伴う男性更年期障害と判明した．本症例に対し PDE 5 阻害薬と男性ホルモン補充療法を併用したところ症状の急速な改善もみたので報告する．

〈M. I. 51 歳，会社員〉

主 訴：ED

現病歴：仕事が忙しいことや，すでに子どもが 2 人おり，避妊目的のコンドームを装着しての性交も面倒であることから，しだいに性交のチャンスが少なくなっていった．2005 年暮れに妻が子宮癌で根治手術を受け妊娠の心配がなくなったので 2006 年秋口より性交を試みたが最初は勃起し挿入は可能であるが途中で萎縮してしまうようになった．何とか射精は可能でオーガズムもある．また，マ

スターベーションでも完全な勃起は認められず，射精は可能であるが精液量の減少が見られた．また，突然顔面が紅潮したり，動悸や頸部から顔面にかけて冷汗を伴ったりすることがしばしば起こるようになった．妻は根治手術後うつ傾向がみられ，手の震えなど更年期障害と思われるような症状が見られ，この妻の憂うつそうな状態を見たり，大病した妻へのいたわりの心などが自分の性機能を抑えていると思い込んでいたが，妻は性交を嫌がる様子はないし，性交痛なども訴えないことから自分に ED の原因があるのではないかと思うようになり当院リプロダクション外来に 2006 年 11 月受診した．

既往歴：胃潰瘍の既往があるが現在は完治している．

結婚歴：27 歳で恋愛結婚し子どもを 2 人もうけた．今回まで性生活上，特に問題はなかった．現在妻は 54 歳で性生活に特に不満は訴えていない．

現　症：両側精巣は 20 ml で陰茎や陰毛の発生状況などにも異常は認められない．

諸検査成績：尿検査，血液一般検査では異常を認めないが，生化学的検査で中性脂肪だけが 484 mg/dl（正常範囲 30-149 mg/dl）と高値を示したが他の検査値に異常は認めなかった．ホルモン測定では prolactin 7.0 ng/ml（正常範囲 1.5～9.7 ng/ml），FSH 3.6 mIU/ml（1.8～9.8），LH 2.1 mIU/ml（0.7～6.5），estradiol 12 pg/ml（20～60），total testosterone 2.51 ng/ml（2.01～7.5），free testosterone 6.1 pg/ml（50～59 歳では 6.9～18.4[1])で free testosterone が低値を示していた．また，前立腺特異抗原（PSA）は 3.92 ng/ml（4.0 以下）と正常範囲ではあるが正常上限であるので他のマーカーである γ-セミノプロテインも側定してみたが 2.43 ng/ml（4.0 以下）と低く念のために行った超音波検査でも前立腺癌を疑うような所見は得られず前立腺結石が認められた．また，uroflowmetry でも peak flow が 20 ml/sec 以上あり，残尿も認められなかった．問診票では国際勃起機能指数 5（IIEF 5）が 11 点で中程度（IIEF 5 の得点による重症度分類では 25 点満点で 8～11 点は中等度 ED）の ED と判定された．また，簡易心理テストで Cornell Medical Index（CMI）がⅢ領域でノイローゼ傾向があり，東邦大学式 self-rating questionnaire for depression（SRQ-D）は 11 点とややうつ傾向を認めた．さらに男性更年期障害の有無については Morley らの問診票（伊藤らの日本語訳[2]）を使用し（10 の設問のうち，設問 1 の性欲と設問 7 の勃起力に関する質問肢のいずれかが「はい」の場合，あるいはこれら 2 問を除いた 8 問中 3 問が「はい」の場合を男性更年期障害ありと判定する）設問 7 が「はい」で，さらに他の 8 問中 6 問が「はい」であることから本症例は男性更年期障害があると判定された．また，男性更年期障害の程度判定のために Heinemann らの問診票（伊藤らの日本語訳[2]）を使用した．その結果 17 設問のうち設問 6 の「いらいらする」と設問 17 の「性欲の低下」は「軽度」であったが，設問 1「総合的に調子が思わしくない」，設問 2「関節や筋肉の痛み」，設問 3「ひどい発汗」，設問 5「よく眠くなる」，設問 7「神経質になった」，設問 8「不安感」，設問 11「憂うつな気分」，設問 12「"人生の山を通りすぎた"と感じる」，設問 13「力尽きた，どん底にいる感じ」，設問 14「ひげの伸びが遅くなった」と設問 16「早朝勃起（朝立ち）の回数が減少」が「中等度」で設問 4「睡眠の悩み」および設問 15「性的能力の衰え」が「重度」という解答であり，総合点は 53 点（50 点以上は重度の更年期障害と判定）で重度の男性更年期障害と判定した．

診　断：free testosterone 値や症状ならびに男性更年期障害問診票の結果より男性更年期障害と診断した．

治　療：2006 年アメリカから成人男性のテストステロン低下症例に対するエビデンスに基づくテストステロン療法のガイドライン[3]が発表され，それによると ED に対してはテストステロンが低値でもまず ED の原因を評価し，ED に対する確立した治療法（phosphodiesterase type 5（PDE 5）阻害薬のような）を検討した後，ホルモン療法を行うかどうかを検討するよう勧めている．そこで今回は日本性機能学会の「ED 診療の手順[4]」にしたがって器質的障害の有無のテストとして PDE 5 阻害薬の使用禁忌症例でないことを再確認後，本薬の使用上の注意事項を十分説明したうえで PDE 5 阻害薬負荷試験（商品名：バイアグラ® 50 mg 錠を使用）を行った．その結果十分な勃起が得られ性交，射精も可能であったことから，勃起に関与する神経系や陰茎海綿体組織を含む血管系には器

質的な異常はないことが確認できたのでPDE5阻害薬療法に移行することにした．しかし，自験例ではED以外に男性更年期障害の症状もみられるのでPDE5阻害薬と併せてテストステロン補充療法（エナント酸テストステロン；商品名：エナルモンデポー® 125 mgを2週ごとに筋注）を行った．なお先に検査のところで述べたように前立腺癌がないことは確認済みである．

治療経過：PDE5阻害薬および男性ホルモンを1回投与後は勃起が改善したのみで他の症状に目立った改善はなかった．しかし，男性ホルモンを2回投与した頃よりPDE5阻害薬の使用なしでも何とか性交が可能となり妻の表情も明るくなり，妻との関係も改善し，本人も気分的に楽になり，何となく気力も充実してきた．そこで3回目の男性ホルモン注射の直前（治療開始後6週目）にHeinemannらの質問票に記入してもらい，改善の程度をチェックしてみた．その結果，設問1「総合的に調子が思わしくない」，設問3「ひどい発汗」，設問6「いらいらする」，設問8「不安感」，設問10「筋力の低下」，設問12「"人生の山は通りすぎた"と感ずる」，設問13「力尽きた，どん底にいると感じる」，設問14「ひげの伸びが遅くなった」，設問17「性欲の低下」のいずれも「なし」と著明に改善した．しかし，設問2「関節や筋肉の痛み」，設問4「睡眠の悩み」，設問5「よく眠くなる，しばしば疲れを感ずる」，設問9「身体の疲労や行動力の減退」，設問11「憂うつ気分」，設問16「早朝勃起（朝立ち）の回数の減少」がまだ「軽度」残っており，設問15の「性的能力の衰え」は「中等度」に残っていることがわかったが総合点では26点（17～26点は男性更年期障害は「なし」と判定する）で，男性更年期障害はないという評価であった．

まとめ

本症例は子どもがすでに2人おり，これ以上妊娠すると困るが，コンドームを使用して性交するのも面倒で，妻が更年期を過ぎて妊娠の心配がなくなったら性生活を楽しもうと思っていた．また，仕事が忙しかったこともあって性交の回数がしだいに減少していった．そのうちに妻が子宮癌で根治手術を受けたりして性交のチャンスがなかったが，妻の手術後1年経過した頃妊娠の心配もないので久し振りに性交を試みたところ挿入はできたが勃起は持続せず満足な性交ができなくなっていた．その原因として妻は術後ホルモンの関係か体調不良が続いており，憂うつそうで，つい大病した妻のことをいたわる気持ちが強く，これが自分の性機能にブレーキをかけているためと思い込んでいた．しかし，妻は性交を嫌がる様子はなく，性交痛も訴えることもないので，EDの原因が自分にあるのではないかと考えるようになりわれわれの外来に受診した．諸検査の結果free testosteroneの低下やED以外の男性更年期障害の症状も揃っていることから男性更年期障害と診断しEDに対するPDE5阻害薬の投与と男性ホルモン補充療法を試みたところ，2回男性ホルモンを投与したのみで，短期間に更年期障害症状が著明に改善した．EDはまだ完治していないが性交が可能となり，妻の精神的不安定な状態も改善し，妻との関係も良好になりつつあり，夫婦にとって性生活がいかに重要であるかを示した貴重な症例である．

文献

1）岩本晃明，柳瀬敏彦，高　栄哲，他：日本人男子の総テストステロン，遊離テストステロンの基準値の設定．日泌尿会誌95：751-760，2004

2）伊藤直樹，久末伸一，塚本泰司，他：判定のための問診法．Modern Physician 24：275-278，2004

3）Bhasin S, Cunningham GR, Hayes FJ, et al : Clinical practice guideline. Testosterone therapy in adult men with androgen deficiency syndromes : An endocrine society clinical practice guideline. J Clin Endocrinol Metab 91：1995-2010, 2006

4）日本性機能学会学術委員会：ED診療の手順．日性会誌17(増刊号1)：2-42，2002

症例20　極端なダイエットが原因と思われる症例

佐々木春明　昭和大学藤が丘病院泌尿器科

〈38歳〉

主　訴：気力低下，体力低下，いらいら，集中力低下のため仕事ができない．

発症と経過：日頃からスポーツジムで筋力と体力を鍛えていた．極端な体重増加あり，減量を目的に急激にダイエット（2ヵ月で20 kgの減量）を施行した後から主訴が出現した．

いらいらするため心療内科を受診するも軽度のうつ状態と診断され，抗うつ薬を処方されたが改善せず，内科を受診するも異常なしと診断される．いらいらのため，家庭でも妻と口論が絶えなくなっていた．妻が男性更年期障害の情報を得て当院を受診した．

遊離テストステロンは5.7 pg/mlと低値であり，ホルモン補充療法を開始した．同時にダイエットを中断して適正な体重を保つように指示した．SDSスコアは正常範囲であったため抗うつ薬を徐々に減量した．

ホルモン補充療法開始当初は，注射後は効果を自覚したが，次回の注射前になると効果は消失していたが，3～4回目のHRTから，効果が持続するようになり，家庭も円満になり，家族旅行にも出かけられるようになった．経過中の性機能は，家庭の円満とともに改善したため，勃起障害治療薬は使用していない．6ヵ月後の遊離テストステロンは13.1 pg/mlとなり，治療終了した．

この症例では，極端なダイエットが低テストステロン症の原因と思われた．男性更年期障害の症状により，家庭および仕事に支障をきたすようになったが，ホルモン補充療法で症状が改善し，家庭も円満になり，仕事にも復帰できた症例である．性機能が比較的保たれていたのは年齢が若かったためと考えられる．

症例21　ホルモン補充療法と勃起障害治療薬を併用した症例

佐々木春明　昭和大学藤が丘病院泌尿器科

〈54歳〉

主　訴：腰痛，不眠，だるさ，肩から上のボーとする感じ，動悸（特に通勤時のバスのなかで急に起こる），便秘，集中力の低下のため仕事ができない．

発症と経過：2ヵ月前に突然発症．当院受診前にそれぞれの症状にあわせて整形外科，内科，泌尿器科を受診したが，いずれも検査に異常なしと言われた．精神神経科でうつ病と診断され，抗不安薬と睡眠薬を処方されたが，症状は改善しなかった．

性格は几帳面であり，仕事以外には興味がなっ た．当科受診時，律儀に抗不安薬を服用していた．

血液検査で男性ホルモン値が低値であったため，男性ホルモンの補充療法を行ったところ，症状は軽快していった．また，抗不安薬を弱いものに変更し，必要時のみの頓用とし持参するようにしてから，通勤のバスのなかでの動悸も消失した．さらに，治療開始4ヵ月目には，発症以来中断していたアルコールの摂取も可能となり，車の運転も徐々に遠くに出かけることも可能となった．しかし，本人の訴えはなかったが，EDのみが最後まで改善しなかったため，バイアグラ®を処方したところ，勃起機能は改善し，現在では内服薬なしで勃起が

可能となっている．

この症例では，男性更年期障害のホルモン補充療法により症状は改善したが，性機能関連症状のみ改善しなかったため，バイアグラ®を投与して自信の回復とともに勃起機能も改善した．

症例22　加味逍遥散および男性ホルモン補充療法が著効した男性更年期障害の1例

天野　俊康　長野赤十字病院第二泌尿器科

〈62歳，男性〉

1．当科受診に至るまでの経緯

3年前に定年退職した．会社に勤務中は営業一筋で，実績もあり，管理職として社内の信頼も厚く，バリバリの仕事人間であった．家庭内では特に悩みなどはなく，問題はなかった．

退職後は，特にこれといってすることもなく，家庭で過ごしていたが，長年の仕事中心の生活が一変し，何もすることがないためにかえってストレスが溜まっているとの自覚があった．その頃から徐々に耳鳴り，肩こり，頭痛，顔のほてり，四肢の冷汗などの身体症状や不安感といった精神症状も自覚するようになってきた．性機能に関しては，まったく性欲もなく，身体的症状や精神的症状が強くまったくそれどころではなく，考える余地さえないという状況であった．

耳鳴りのために耳鼻科を受診するも特に異常なく，頭痛が続くため脳神経外科でCTやMRIなどの検査を受けるも異常なし．何か重篤な疾患が潜んでいるのではないかと内科受診し，種々の検査を受けるもやはり特に異常なしという結果であった．さらに肩こり，頭痛が続き神経内科を受診し筋弛緩剤の投与を受けた．また不眠，不安感が強く，精神科の受診もしており，抗不安剤，抗うつ剤，入眠剤の内服も続けていた．しかしながら，これらの治療にもかかわらず，症状の改善は認められなかった．

そのような状況で，たまたまテレビ番組で男性更年期障害のことが話題となり，症状が酷似しており，自分も男性更年期障害ではないかと思い，当科で扱っていることを知り，他県在住でありながら，約4時間かけて娘さんとともに当科受診となった．

2．当科受診後の治療経過

AMSスコア62，簡易更年期指数では59と更年期障害を強く疑い，IIEF5は4と低く，実虚問診票では55で中間証と判断された．精神症状を伴う中間証であり，更年期障害の疑いがあるとして，ホルモンを含めた採血を行い，男性更年期障害としての治療を開始することを希望されたため，まず加味逍遥散による内服を行い，4週間後に再来していただくこととした．

加味逍遥散の内服2週間後より，耳鳴り，肩こり，頭痛，冷えが改善され，4週間後に再来した時点では簡易更年期指数は39と正常化し，漢方治療は著効と考えられた．

初診時に行われた総テストステロン値は3.73 ng/mlと正常範囲であったが，遊離型テストステロン値は7.9 pg/mlとやや低下しており，また患者自身もさらなる症状の改善を希望したため，エナルモン®注射によるホルモン補充療法を追加した．

エナルモン®注射による男性ホルモン補充にて，比較的速やかに不安感も消失した．さらに3ヵ月後には，ほぼ自覚症状は消失した．その時点での簡易更年期指数は17と正常化し，総テストステロンは4.28 ng/ml，遊離型テストステロン10.0 pg/mlと正常値を示した．病状が安定してきたため，近医にてエナルモン®注射による男性ホルモン療法および加味逍遥散による治療を継続した．当科受診10ヵ月後には症状もなく，治療を中断し，さらにその2ヵ月後も症状の再発はなく，男性更年期障害は治癒したものと考えられた．

症例 23　ARTが著効を示した例

小谷　俊一　中部労災病院泌尿器科

〈52歳，男性，会社経営〉

主訴：左耳鳴，不眠，いらいら感

現病歴：2ヵ月前，従兄弟の結婚の仲人を頼まれた時より，上記症状が出現した．耳鼻科耳鳴外来受診して器質的異常認めず，心療内科にてうつ状態との診断で，塩酸ミルナシプラン25 mg，プロマゼパム5 mg，ゾピクロン7.5 mg，ハロペリドール0.75 mg，プレバシド15 mg，メシル酸ジヒドロエルゴトキシン4 mg，フルニトラゼパム2 mg，釣藤散エキス7.5 gを処方されている．インターネットで男性更年期のことを知り，心療内科より当科紹介受診．

質問票：AMSスコア：56点（身体的因子23点，心理的因子17点，性機能因子16点）．MINI構造化面接A1＆A2が「はい」でA1～A3の質問のうち，5項目が「はい」で，大うつ病の判定．SDS 43点，IIEF 15は勃起因子17点，性交満足感7点，オルガズム因子8点，性欲因子6点，全般満足度5点．

身体所見：身長171 cm，体重92 kg，BMI 31.4，ウエスト周囲径115 cm，血圧130/80 mmHg，精巣容積両側20 ml．陰茎正常，体毛正常，前立腺は直腸診上は小さく異常なし．

検査所見：一般生化学，血算異常なし．PSA 0.8 ng/ml，LH　2.70 mIU/ml，FSH　2.90 mIU/ml，フリーテストステロン7.8 pg/ml．

診断・治療経過：うつ傾向ではあるが，すでに心療内科で治療中でその効果もいまひとつな点と，フリーテストステロン7.8 pg/mlとARTの適応であることより，LOH症候群と診断．4週間に1回のペースでエナント酸テストステロン250 mg注射を開始した．注射2回終了のころより，耳鳴の著明な改善といらいら感の改善を認めた．現在までにエナント酸テストステロン250 mg注射を10回終了した．12本まで一応予定している．

本症例の考察：うつ状態は質問票でも確かであったがLOH症候群が絡んだ症例で，心療内科の薬物とARTの併用が症状の著明な改善をもたらしたものと推測される．この症例はすでに心療内科に通院していたので問題なかったが，質問票でうつ状態を認め，まだ精神神経科や心療内科を受診していない例は必ず紹介が必要である．

症例 24　泌尿器科で抱えこんではいけない例

小谷　俊一　中部労災病院泌尿器科

〈47歳，男性，会社員（開発関係）〉

主訴：のぼせ感，全身倦怠感，体の節々が痛い

合併症：喘息，高脂血症

現病歴：3年前に職場で配置転換となり，開発の仕事へ転課．この職場の空調が暑く，個別には温度変更が不可能で，このころより上記症状出現．インターネットで男性更年期を知り，当科初診．

質問票：AMSスコア：22点（身体的因子9点，心理的因子8点，性機能因子5点）．MINI構造化面接A1が「はい」でA1～A3の質問のうち，3項目が「はい」で，気分変調性疾患の判定．SDS 36点，IIEF 15は勃起因子29点，性交満足感8点，オルガズム因子10点，性欲因子5点，全般満足度6点．

身体所見：身長163 cm，体重71 kg，BMI 26.7，

ウエスト周囲径 90 cm，血圧 127/80 mmHg，精巣容積両側 20 ml．陰茎正常，体毛正常，前立腺は直腸診上は小さく異常なし．

検査所見：一般生化学で AST 46，ALT 71 とやや高くさらに総コレステロール 248 mg/dl，中性脂肪 309 mg/dl と高脂血症．血算異常なし．PSA 0.6 ng/ml，LH 2.40 mIU/ml，FSH 6.30 mIU/ml，フリーテストステロン 13.9 pg/ml．

診断・治療経過：フリーテストステロン 13.9 pg/ml と正常であり，職場環境の変化による気分変調性障害と診断．ARTの適応はなく，産業医に職場環境の改善を依頼した．その後の経過については再診がなく不明である．

本症例の考察：ホルモン検査が正常な男性更年期症状を訴える症例は非常に多い．この場合は無理に泌尿器科で抱え込まず，しかるべき診療科へ紹介すべきである．

文中の LOH 症候群は加齢男性性腺機能低下症候群（late-onset hypogonadism）の略である．

症例 25　男性更年期症状を呈した二次性ゴナドトロピン性性腺機能低下症の1例

宮川　康　辻村　晃　高田　晋吾　奥山　明彦
大阪大学大学院医学系研究科器官制御外科学（泌尿器科）

　二次性低ゴナドトロピン性性腺機能低下症は男性ホルモン低下による二次性徴遅延，性機能障害，不妊症などに対する治療が受診契機となることが一般的であるが，Late-onset hypogonadism（LOH）症候群の症状，いわゆる男性更年期症状を主訴にすることは稀である．われわれは男性更年期外来を受診した二次性ゴナドトロピン性性腺機能低下症の1例を経験したので紹介する．

〈36歳〉
　主訴：記憶力，集中力の低下．
　既往歴：30歳時に斜台部脊索腫に対して手術および陽子線照射療法を施行されている．35歳頃より記憶力や集中力の低下を特に自覚するようになった．同時に体毛の減少や筋力の低下も感じていた．インターネットでみた男性更年期の症状と類似していたため平成18年6月当科男性更年期外来を受診した．
　初診時現症：身長 178 cm，体重 95 kg，Body Mass Index 30.0，腹囲 94 cm，血圧 108/80 mHg，陰毛・外性器発達 Tanner 分類 PH 4 G 5（精巣容量右：24 ml，左 26 ml），軽度両側外転神経麻痺（複視）を認めるが，胸腹部理学的所見は異常なく，直腸診にて前立腺腫大もなかった．

　初診時検査所見：末梢血 WBC 5180/mm³，RBC 426×10⁴/mm³，Hb 13.0 g/dl，Ht 37.6%，Plt 19.7×10⁴ mm³と軽度の貧血を認めた．生化学 T-Chol 303 mg/dl，TG 902 mg/dl と高脂血症を認める他は異常なかった．ホルモン値 PRL 8.2 ng/ml（1.0〜15.0），TT 0.16 ng/ml（2.7〜10.7），free T 0.9 pg/ml，E2＜10 pg/ml（20〜60），LH 0.9 IU/l（1.8〜5.2），FSH 3.1 IU/l（2.9〜8.2），ACTH 27 pg/ml（0〜50），TSH 0.4 mU/ml（0.4〜3.7），FT4 1.0 ng/dl（0.8〜1.4），FT3 2.7 pg/ml（2.4〜4.6），コルチゾル 20.0 mg/dl（4.5〜24.5）と低ゴナドトロピン性性腺機能低下症を認めた．なお PSA は 0.05 ng/ml 未満と異常なく，染色体も正常核型であった．

　患者にはすでに2人の子どもがあり，これ以上の挙児希望もなかったため，エナント酸テストステロン 125 mg を2週に1回の割合で筋注2ヵ月間投与したところ，主訴である記憶力，集中力の低下の症状の明らかな改善は自覚し得ないが，当初 63 あった AMS スコアが 55 と若干の改善をみた．現在，上記治療を継続中である．
　頭蓋底腫瘍への陽子線治療の下垂体障害により，治療から5年後には甲状腺機能低下症および性腺機能低下症が30%の症例に，副腎機能低下症は

20%の症例に発症し，それぞれ10年後には，さらに進行することが報告されている（Pai HH, et al：Int J Radiation Oncology, 2001）．本症例は手術後には特に症状がなく，おそらく陽子線による晩期下垂体障害による性腺機能低下症と思われた．

このような症例では性腺機能障害以外の内分泌異常の潜在に留意する必要性と，男性更年期症状を脳外科医などの他科医師に啓蒙していく必要性を感じた．

症例26　慢性腎不全患者に対するテストステロン補充療法施行例

鞍作　克之　大阪市立大学大学院医学研究科泌尿器病態学
くらつくり　かつゆき

〈33歳，男性〉

現病歴：CGNによる慢性腎不全のため7年前より腹膜透析開始．半年前より，著明な発汗，全身倦怠感，性欲低下の症状認め当科受診．

理学的所見：腹部，性器に異常所見など認めなかった．

質問票：Morley's ADAM questionnaire と AMSスコアを用いた質問票では更年期障害の診断であった．内分泌検査では総テストステロン2.7 ng/mlと低下認め，LH/FSHは高値であった．副甲状腺ホルモン，貧血のコントロールは良好であった．

診断と治療：以上より血液透析患者における男性更年期障害と診断し，エナント酸テストステロン125 mgを2週ごとに筋肉注射し，テストステロン補充療法を開始した．

経過：開始後2ヵ月で，症状は改善し，AMSスコアも改善を認めた．またテストステロン補充療法による有害事象も認めなかった．その後補充療法を継続していたが，生体腎移植術を受け治療を中断した．

予後：生体腎移植後，男性更年期障害の症状は自然軽快した．

症例27　メタボリックシンドロームを合併した男性更年期障害の1例

石井　和史　公文　裕巳　岡山大学大学院医歯薬学総合研究科泌尿器病態学
いしい　かずし　くもん　ひろみ

〈58歳，男性〉

生来健康であり，検診でも異常を指摘されたことはなかった．運送会社を経営し，毎日朝4時から夕方まで，ほとんど休みなく勤務し，非常に精力的であった．しかし，半年前より全身倦怠感，仕事に対する意欲の低下，性欲の低下などが出現した．経過をみるも，症状はさらに悪化し，また勃起障害も新たに出現した．他院にてクエン酸シルデナフィルを処方され，服用するも無効であったため，当科外来を受診した．既往歴に特記すべきことなく，嗜好・生活歴として，喫煙1日40〜50本を30年間，アルコール摂取量は1日焼酎3合であった．

検査結果：

現症では，身長174 cm，体重82 kg，BMI 27.0，血圧164/81．陰茎，両側精巣の大きさに異常なく，前立腺は小鶏卵大，弾性硬であった．検査所見として，血液検査一般は異常を認めなかった．血液生化学では総コレステロール278 mg/dl（基準値130〜220），中性脂肪708 mg/dl（基準値40〜150），空腹時血糖287 mg/dl（基準値70〜110），HbA$_{1c}$ 7.6%（基準値 4.3〜5.8）と

それぞれ高値を認めた．その他異常なし．血液内分泌検査では総テストステロン189 ng/dl（基準値262～870），遊離テストステロン8.3 pg/mlと低値を示した．PSA 0.8 ng/ml（基準値0～4）と正常であった．

質問票では，Aging Male's Symptoms（AMS）rating scaleでは精神心理症状16点，身体症状26点，性機能症状20点といずれも重度であり，総合得点でも62点と重度を示した．IIEF 5は25点中1点で高度の勃起障害を認めた．Self-rating Depression Scale（SDS）では35点であり，うつ傾向は認めなかった．

治療経過：

遊離テストステロン値が低値であり自覚症状とも合わせて，男性更年期障害と診断し，エナント酸テストステロン125 mgを2週間ごとの投与を開始した．3回投与終了後から，仕事に対する気力の回復，全身倦怠感の改善，性欲の亢進などの効果を認めたため，アンドロゲン補充療法を継続することにした．

また，血液生化学検査で血糖値の上昇などを認めたことから，内科を受診し，糖尿病，高コレステロール血症，高脂血症，高血圧を指摘された．メタボリックシンドロームと診断され，食事，飲酒，喫煙などの生活習慣に対する指導，それぞれ疾患に対する薬物療法を開始された．その後，より体が軽くなり，楽になったなど，自覚症状はさらなる改善を認め，治療開始3ヵ月後の評価にて，AMSは精神心理症状5，身体症状11，性機能症状15，総合得点31と大幅な改善を示した．しかし，IIEF 5は6点であり，勃起障害は残存した．そこで，クエン酸シルデナフィル50 mgを追加投与したところ，良好な勃起が得られるようになった．6ヵ月を経過した現在，アンドロゲン補充の間隔を4週間に延長したが，経過良好である．

考察：

近年，男性更年期に代表される低テストステロン状態とメタボリックシンドロームの関係が注目されている．すなわち，血中テストステロン値の低下はメタボリックシンドロームのリスクファクターの一つであり，またメタボリックシンドロームの発症によるさまざまな身体変化がさらに低テストステロン状態を低下させるといった，悪循環を形成する一つの因子であると考えられている[1]．実際，メタボリックシンドロームにおいて，低テストステロン値が高頻度に認められるとの報告がある[2]．生活習慣の変化，肥満の増加などで今後，メタボリックシンドロームが増加することが予想されることから，今後は男性更年期障害においてもメタボリックシンドロームを念頭においたスクリーニング検査が必要であると考える．

両者を合併した場合の治療としては，アンドロゲン補充療法のみではなく，メタボリックシンドロームに対する，食事療法や運動療法，薬物療法にて両者の悪循環を断ち切ることが重要である．本症例でも，両者の治療を行うことによって，精神心理症状，身体症状の著明な症状の改善をみた．ただ，もともとの主訴の一つであった，勃起障害は最後まで残存した．PDE 5阻害剤は，前医では無効であったが，この時点で使用したところ，有効であり，仕事面，性機能を含めた私生活面の両者において，非常に満足のいく結果が得られている．

文献

1）河　源，松田公志：メタボリックシンドロームとテストステロンおよび男性更年期障害．最新医学 61：1439-1445，2006

2）Corona G, Mannucci E, Schulman C, et al：Psychobiologic correlates of the metabolic syndrome and associated sexual dysfunction. European Urology 50：595-604, 2006

症例28　EDを伴う男性更年期障害に対する治療

永井　敦　川崎医科大学泌尿器科

〈56歳，男性〉

既往歴：50歳から境界型糖尿病および肝機能障害．54歳時，胆石症にて胆嚢摘除術

現病歴：1年前から全身倦怠感，発汗，不眠が出現し，近医の心療内科を受診した．睡眠薬や精神安定剤を処方され，不眠は改善した．しかし，仕事に対する意欲の欠如も同時期より出現しており，心療内科通院にても改善しなかった．うつ病は否定されている．5年前より勃起が弱くなり，妻の更年期障害もあったため性行為からは遠ざかっていた．妻に男性更年期障害を疑われ2005年6月6日受診．

血液生化学検査：RBC 489万/μl，WBC 8000/μl，Hb 16.2 g/dl，Ht 47.4%，血小板 23.3万/μl，TP 7.6 g/dl，T. Bil 0.58 mg/dl，AST 48 IU/l，ALT 103 IU/l，γ-GT 56 IU/l，Na 143 mEq/l，K 4.0 mEq/l，Cl 105 mEq/l，BUN 15.0 mg/dl，Cr 1.30 mg/dl，UA 6.3 mg/dl，T. CHO 248 mg/dl，TG 345 mg/dl，HDL-C 47 mg/dl，FBS 148 mg/dl，HbA$_{1c}$ 6.5%，Testosterone 400.8 ng/dl，free testosterone 8.2 pg/ml，LH 7.8 mIU/ml，FSH 24.4 mIU/ml，Estradiol 23.7 pg/ml，PSA 0.879 ng/ml．

質問票：IIEF5 2点，AMS質問票49点，MorleyのADAM質問票7点．

治療歴：総テストステロン値は正常であったが，遊離型テストステロン値の低下を認めたため，軽度の肝機能・腎機能障害を認めるも，ホルモン補充療法を試みることとした．テストステロンデポ剤125 mgを1ヵ月に1回筋肉注射を開始した．1ヵ月後，倦怠感の消失，3ヵ月後，発汗の消失を認めた．血液生化学検査：RBC 495万/μl，WBC 7500/μl，Hb 16.9 g/dl，Ht 47.8%，血小板 24.2万/μl，AST 41 IU/l，ALT 69 IU/l，γ-GT 43 IU/l，Testosterone 476.8 ng/dl，free testosterone 8.7 pg/ml．6ヵ月後，仕事の意欲も充実し，発汗，不眠，全身倦怠感も消失した．性欲も出現し，勃起障害治療を望んだため，phosphodiesterase 5阻害剤を処方し，性交が可能となった．6ヵ月時点での質問票はIIEF5 17点，AMS質問票24点，MorleyのADAM質問票2点であった．

結果：遊離型テストステロン値が低下していた症例に対し，ホルモン補充療法を行った症例について報告した．特に副作用もなく，身体的，肉体的症状の消失を認め，質問票にても有意な改善を認め，勃起障害についてもphosphodiesterase 5阻害剤の併用で改善した．

わが国における男性更年期症例を扱っている主な施設の実態

　近年，男性更年期障害に関心が高まり男性更年期障害を扱う施設も増加してきており，インターネットなどで簡単に検索が可能になっています．本書で紹介した専門施設は本書を執筆いただいた先生方の施設が中心になっていますが，なかには施設の紹介を希望されない先生もおり，また，紙面の関係もあって結局紹介できたのは22施設になりました．しかし，北は北海道から南は沖縄まで一応全国をカバーすることができましたし，今回紹介した施設はそれぞれの地域での中心的な専門施設ですので，そこに連絡いただけばきっと相談にのってくれ，お役に立つと思います．

Case 1. 札幌医科大学医学部附属病院	210
Case 2. 三樹会病院	212
Case 3. 帝京大学医学部附属病院	214
Case 4. 博慈会記念総合病院	215
Case 5. 東邦大学医療センター大森病院	217
Case 6. 東京歯科大学市川総合病院	221
Case 7. 昭和大学藤が丘病院	223
Case 8. 聖マリアンナ医科大学病院	225
Case 9. 長野赤十字病院	227
Case 10. 中部労災病院	229
Case 11. 京都府立医科大学附属病院	232
Case 12. 大阪大学医学部附属病院	234
Case 13. 大阪市立大学医学部附属病院	236
Case 14. 関西医科大学附属枚方病院	239
Case 15. 神戸大学医学部附属病院	242
Case 16. 岡山大学病院	244
Case 17. 川崎医科大学附属病院	246
Case 18. 広島大学病院	248
Case 19. 高松赤十字病院	250
Case 20. 原三信病院	252
Case 21. 西内科・循環器科	254
Case 22. 琉球大学医学部附属病院	256

わが国における男性更年期症例を扱っている主な施設の実態

Case 1

札幌医科大学医学部附属病院

小林　皇　塚本泰司

マスメディアにより男性更年期が取り上げられ，その認知度が増している．その結果，泌尿器科外来に男性更年期障害について精査を希望する患者が増えてきている．札幌医科大学泌尿器科外来にも，もちろん同様な訴えを主訴に受診する患者は増している．当科外来では男性更年期患者に対して専門外来を開設しており，患者の診断・治療にあたっている．われわれの治療方法などについて紹介する．

現　状

初診時は診断に重点をおき，すぐには治療を開始しない．血液検査などの結果がそろい，診断がしっかりついてから専門外来で治療を開始している．診断につながる診察の注意点，治療の現状を紹介する．

1．診　察

質問紙による症状の確認と一般的な問診・身体所見の診察質問紙による症状の確認を行う．

[質問紙] 主に Heinemann らによる Aging Males' Symptoms（AMS）rating scale の札幌医科大学医学部泌尿器科による日本語訳試案を用いている[1,2]．

[問　診] 注意をしている点としては精神神経科への受診・通院歴の確認がある．男性更年期の精神・心理症状のひとつとして抑うつがある．男性更年期外来を受診した者のなかにはうつ病の診断をすでに受けている，またはうつ病を疑われて精神神経科にて治療を受けた者が多い．精神科治療薬のなかには，高プロラクチン血症を引き起こし，男性ホルモンに影響が出る可能性をもつ薬剤がある．うつ症状が強い患者には，男性ホルモン値の軽度低下あるいは低下がない場合もある．そのため，その後の男性ホルモン補充療法を導入しても症状が改善しない可能性もある．今後の治療における精神神経科との連携なども考慮してしっかり確認しておく必要がある．

[身体所見] 直腸診は前立腺癌の除外，前立腺肥大症の確認のために重要となる．これらの疾患は男性ホルモン補充の際に禁忌となる．精巣容積など性腺機能低下症についての一般的な診察も忘れずに行っている．

[血液検査] 男性ホルモンでは血中総テストステロンと遊離テストステロンの低下を確認している．テストステロンの変化と関連して，ゴナドトロピン（LH，FSH）やプロラクチンの値も確認している．先にも述べたが，精神神経科で治療中の疾患がある場合は薬剤性の高プロラクチン血症とそれに伴うテストステロンの低下を除外する必要がある．また，男性ホルモン補充を行う前には PSA を確認し，前立腺癌の可能性を除外する．男性ホルモン補充前の PSA 測定は治療後の PSA の変動をフォローするうえでも必須である．血液検査では一般採血（CBC・生化学）も行う．全身倦怠感も男性更年期症状のひとつであるので，一般的な内科学的疾患の鑑別も一通り初診時に行う必要がある．男性更年期外来受診希望者で，初診時に行った一般採血が診断に結びついた白血病発症者を経験したことがある．男性更年期であるか否かを鑑別するのみではなく，他の疾患を発症していないかどうか見極めることも初診時の大事なポイントである．

2．治　療

専門外来では，初診時の血液検査の結果，症状の程度を考慮して男性ホルモン補充療法を導入するかを検討する．

[男性ホルモン値] 男性ホルモン補充療法の導入にあたり，もっとも考慮するものは血中の遊離テストステロンの値である．当科では，日本人の 20 歳代男性における血中遊離テストステロンの mean－2 SD である 8.5 pg/ml を正常下限値として男性ホルモン補充療法導入の適否判定に用いている．また，8.5 pg/ml 以上でも，20 歳代の平均値（16.8 pg/ml）の 70％値である 11.8 pg/ml 未満まではボーダーラインとして，症状の程度を考慮して治療の必要性について検討している[1,2,3]．注意すべきことは，これらの値はあくまでもひとつの目安であり実際の男性ホルモン補充療法の導入には，その risk と benefit を考慮し，症状の程度も考えて総合的に判断する必要がある．

[男性ホルモン補充療法] 治療では，testosterone enanthate 125 mg（2〜3 週ごとの筋注）あるいは，human chorionic gonadotoropin（hCG）3000〜5000 単位（1〜2 週ごとの筋注）を用いる[4]．testosterone enanthate の筋注は，パッチ，ジェル製剤が使用できないわが国ではもっとも広く使用される方法である．注意点は，投与 4〜7 日後に血中テストステロン濃度がピークに達するので，正常値を超えて非生理的濃度に達しないように投与 4〜7 日後に採血して，血中濃度を一度は確認することである．hCG は男性ホルモン製剤ではないが，血中 LH

札幌医科大学医学部附属病院（泌尿器科）　〒060-8543 札幌市中央区南 1 条西 16 丁目〈Tel：011-611-2111〉

が正常な症例でhCG testで反応性が良好であれば血中テストステロンの変動が比較的少ない利点がある．しかし，1～2週ごとの投与のため頻回に通院する必要があるのが患者にとって不都合な点である．

問題点

そもそも，この症候群は国際加齢男性学会（The International Society for the Study of the Aging Male：ISSAM）などにより"加齢に関連する臨床的，生化学的症候群であり，典型的な症状と血中テストステロン値の低下により特徴づけられる"と定義されている[5,6]．また，米国内分泌学会による，アンドロゲン補充療法のガイドラインでも"診断は持続する症状と明らかに血中テストステロンが低下していること"とされている[7]．すなわち血中テストステロンが低下しており，それに起因する症状が存在することが大前提となっている．しかし，実際に男性更年期外来に受診する患者の半数以上は，男性ホルモンが正常範囲にある．では，これら男性ホルモンが正常であった男性更年期外来受診者を"異常ないもの"として，何もせずに経過観察としてよいか，というとそうともいえない．患者は，何らかの症状を有して外来に受診しているわけである．泌尿器科で男性ホルモン補充療法の必要がなければ，精神科，内科，整形外科などと連携をとりながら今ある症状の原因を見出し，対処する必要がある．

今後の展望

男性ホルモン補充療法の治療効果に関しては，十分な医学的根拠が現時点でそろっているわけではない．しかし，対象症例が少ない検討ではあるが，血中テストステロン低下症例のさまざまな症状に対する有効性を示唆する報告が散見されている[4]．多数例を対象とした長期のrandomized control studyで十分な医学的根拠を確立することは今後の重要な課題のひとつである．その際の問題点としては以下のものが考えられる．

1．何をもって有効とするか？

治療効果をどう判断するかは，施設によってまちまちである．患者が良いといえば有効であるのか，質問紙の変化で見るべきなのか？　その質問紙をとってみても，AMSの変化をそのまま治療の効果判定として良いのか，それは素点で判定するのか，それとも重症度で判定するのか？　AMSとはまったく別に生活の質に着目して改善したかを判定に使う考えもあるが，それを評価する質問紙は何を使用すべきか？　このように，効果判定を考えても問題をあげれば枚挙にいとまがない．

2．期間はどのくらい必要なのか？

治療期間に関しても，医学的根拠が存在しない現状でどれくらいの治療期間が必要かを判断するのは難しいであろう．ISSAMではホルモン補充療法について「通常一生行われるものであり，経過観察も生涯の義務」であると推奨しているが[5]，現在治療中の患者が全員そのような見解のもとに治療を継続しているとはいえない．

いまだに，未解決な問題が多く存在するなかで治療が開始されている症候群であることを常に念頭において，これらの問題を早急に解決し安全で有効な治療を患者に提供できるようにすることが今後のわれわれの課題である．

文　献

1）伊藤直樹：男性更年期障害の診断．臨泌 61：35-39, 2007

2）伊藤直樹，小林　皇，久末伸一：臨床所見から見たLOHの診断．泌外 19：1283-1287, 2006

3）岩本晃明，柳瀬敏彦，高　栄哲，他：日本人成人男子の総テストステロン，遊離テストステロンの基準値の設定．日泌尿会誌 95：751-760, 2004

4）伊藤直樹：男性更年期障害—Late-onset hypogonadism（LOH）—．臨泌 60：783-794, 2006

5）Morales A, Lunenfeld B：International Society for the Study of the Aging Male：Investigation, treatment and monitoring of late-onset hypogonadism in males. Official recommendations of ISSAM. Aging Male 5：74-86, 2002

6）Lunenfeld B, Saad F, Hosel CE：ISA, ISSAM and EAU recommendations for the investigation, treatment and monitoring of late-onset hypogonadism in males：scientific background and rationale. Aging Males 8：59-74, 2005

7）Bhasin S, Cunningham GR, Hayes FJ, et al：Testosterone Therapy in adult men with androgen deficiency syndromes：An Endocrine Society clinical practice guideline. J Clin Endocrinol Metab 91：1995-2010, 2006

わが国における男性更年期症例を扱っている主な施設の実態

Case 2

三樹会病院

佐藤嘉一　丹田　均

はじめに

男性更年期障害が数年前より社会的にも注目を集めている．この背景として，高齢化が進み，中高齢者の健康の維持を目的に late onset hypogonadism（LOH）の概念が再認識されたことがある．つまり中高齢男性の健康の維持に対し，女性と同様に更年期障害の概念を基礎としたホルモン補充療法の有用性が示唆されたことによる．このように男性更年期障害の臨床および治療は LOH の概念を基準に進められてきた．そして日本泌尿器科学会・aging male 研究会が「LOH 症候群診療の手引き（ガイドライン）」を作成している．しかしながら依然として，実際の LOH 症候群の診断・治療には多くの問題点が存在するものと思われる．これまでの当院における男性更年期外来受診患者の検査結果，関連した研究，および文献的検討も含め，実際の LOH 症候群の診断・治療の問題点および課題を検討してみたい．

男性更年期外来の現状

LOH 症候群は血中テストステロン値の低下とそれに起因する臨床症状を有することで定義される[1]．「LOH 症候群診療の手引き（ガイドライン）」では，血中テストステロン値の低下の基準として同ガイドラインにより RIA 法による遊離テストステロン値が 8.5 pg/ml 未満が低値とされ，8.5〜11.8 pg/ml が境界域と定義された．

当院の男性更年期外来は午後に開始されており，テストステロン値は午後採血の結果であるが，このガイドラインの定義をあてはめると，約3割が低テストステロン値を示している．われわれが検討した現在疾患を有さず健康と考えられる男性ボランティアの午後採血の遊離テストステロン値では，更年期外来患者とほぼ同様の分布を示し，低テストステロン値は同様の約3割を占めていた．午後採血にて低テストステロン値を示した症例も，日内変動の関連より，午前の採血を行うと正常値を示す症例も存在するものと思われる．ガイドラインの低テストステロン値の基準を適応すると，有意な割合の更年期外来受診患者が該当するものの，この割合は一般健康成人でも同様の割合であり，更年期外来受診患者が特に内分泌学的に特異的な群ではないと思われる．

患者の主訴および年齢分布

LOH 症候群の症状の評価のためには，aging males' symptom rating scale（AMS scale）が用いられているが，LOH 症候群に対する，質問紙の特異性の問題があると思われる[2]．これまで報告してきたごとく，現在男性更年期外来を受診する患者は，実際には LOH の精神症状と主訴を同じくするうつ領域の症例が多い[3,4]．大うつ病をスクリーニングできる MINI 質問紙を用いて大うつ病をスクリーニングしたところ，42% が大うつ病に該当した．うつ患者では有意に AMS scale が高値を示し，うつと LOH の鑑別はできない[4]．AMS scale とテストステロン値の相関を検討してみると，当院の男性更年期受診患者では，有意な相関は認められなかった．これまでの報告においても，AMS scale とテストステロン値の相関が認められないとの報告が多い[5]．Ichioka らは，検診受診患者において AMS scale の検討を行ったが，加齢に伴う直線的得点の増加は性機能関連の質問以外では認められていない[6]．これらのデーターは，AMS scale は，不定愁訴を表すスケールであるものの，加齢に伴い低下するテストステロン値との相関は明らかではないことを，間接的に示しているものと思われる．AMS scale は，LOH のスクリーニング用の質問紙としては，有用性は確立されていないと考えるべきであろう[2]．

男性更年期外来における診断および治療方針

これまで報告のごとく，20〜30 歳代の受診患者も含め 80 歳代まで幅広い年代の患者が受診している[3]．50 歳代がもっとも多く全受診患者の約4割を占めている．LOH 症候群の概念からすると若い年代が受診している．そして約半数がうつ領域の症例と考えられる．AMS scale では，うつとの鑑別ができないため，これらの精神科領域の患者を別の方法でスクリーニングすることが重要である．低テストステロン値および LOH の症状に合致するからといって，すぐには LOH 症候群との診断は行わずに，うつの鑑別診断を行い，治療を適切に行う必要がある．なぜならうつ症例は初期治療が重要であること，またこれらの症例は対応によっては自殺の危険性も有した患者であるからである．しかしながら男性更年期外来を行っている医師は現状では泌尿器科医が多いものと思われ，

必ずしも精神科医や心療内科医などの専門医とは限らない．しかしながら非専門医であっても男性更年期外来においては，少なくともうつ領域の疾患の可能性を常に念頭に置き，疑われた場合には専門医へ紹介や基本的治療を行える知識が必要と思われる．

またうつ症状以外の不定愁訴を有する患者への対応も課題である．代表的症状として，①ほてり・冷えなどの血管運動神経障害，②寝汗，③肩こり・手足のしびれ，④well-beingの低下（なんとなく調子が悪い）などがある．これらの不定愁訴も多様な原因を有しているものと思われる．当院と関連病院にて健康男性のボランティアを募集し，不定愁訴の頻度を検討したが，現在疾患を有していない健康成人男性においても，高頻度で不定愁訴は存在していた．また不定愁訴の有無により，テストステロン値に有意差はなかった．これらのことからも，うつ症状以外のこれらの不定愁訴がテストステロン値の低下のみで生ずるものとは考えにくく，その要因を効率的にスクリーニングしていくことは，今後の重要な課題であると思われる．

今後の治療対象

現在LOHとメタボリックシンドロームとの関連も注目を集めている．同様に加齢に伴うテストステロン低下が，筋肉量低下や脂肪量の増加，骨粗鬆症などと影響している可能性が報告されている[1]．これらの変化は，メタボリックシンドロームとして，循環器・脳血管障害のリスクへ結びつく可能性や，筋肉・骨密度の問題は，骨折や寝たきり状態に直接的に関連してくる．高齢化社会を迎えた現在，これらの問題は非常にその重要度を増している．しかしながらこのようないわば身体的問題を主訴とした患者は，現在のところほとんど男性更年期外来を受診していない[3]．これらの生理的変化は，症状を自覚することが少なく，更年期外来への受診には結びついていない．メタボリックシンドロームと結びつく生理的変化や筋・骨などの問題と，テストステロンを含めた内分泌環境との関連のさらなる検討は臨床的重要性をさらに増していくものと思われる．このような生理的問題は，その改善の方法として，食事・運動などの生活習慣の改善，薬物療法がまず行われるべきものであろう．これら治療法との併用や補助的利用の形でホルモン補充療法が用いられ臨床的効果に結びついていくことが期待される．また体形の維持や美容や精神的なwell-being，積極性などの効果を求めて，ホルモン補充療法が行われる可能性もあるものと考えている．長期的使用によるホルモン補充療法の副作用の問題も今後の大きな課題である．

まとめ

このように現在のところ男性更年期外来受診症例はLOHの概念にあてはまる症例は少ない．男性更年期障害の臨床においては，うつ領域の疾患や多様な身体的不定愁訴に適切に対応していく必要がある．本来的な目的からは，ずれがあるもののうつ領域疾患のプライマリーケアを行う男性更年期外来は臨床的に意義あるものと考えている．そして男性ホルモンの幅広い生理作用がメタボリックシンドロームの予防や抗加齢作用へ応用されていくことは，LOH症候群の治療の本来的なテーマである．超高齢化社会を迎えつつある現在，男性ホルモン補充の有効かつ安全な利用が可能ならばその意義は大きいものと思われる．

文献

1) Nieschlag E, Swerdloff R, Behre HM, et al : Investigation, treatment and monitoring of late-onset hypogonadism in males. Aging Male 8 : 56-58, 2005

2) Black AM, Day AG, Morales A : The reliability of clinical and biochemical assessment in symptomatic late-onset hypogonadism : can a case be made for a 3-month therapeutic trial? BJU Int 94 : 1066-1070, 2004

3) 佐藤嘉一，加藤修爾，大西茂樹，他 男性更年期外来受診患者の自覚症状および内分泌所見の分析．日泌尿会誌 95 : 8-16, 2004

4) Yoshida N, Kumano H, Kuboki T : Does the aging males' symptoms scale assess major depressive disorder? : A pilot study. Maturitus 53 : 171-175, 2005

5) Miwa Y, Kaneda T, Yokoyama O : Correlation between the Aging Males'Symptoms Scale and sex steroids, gonadotropins, dehydroepiandrosterone sulfate, and growth hormone levels in ambulatory men. J Sex Med 3 : 723-726, 2006

6) Ichioka K, Nishiyama H, Yoshimura K, et al : Aging Males' Symptoms scale in Japanese men attending a multiphasic health screening clinic. Urology 67 : 589-593, 2006

Case 3

帝京大学医学部附属病院

安田弥子　堀江重郎

当科男性更年期外来の現状

　2002年11月に堀江重朗教授の下，開設された当科の男性更年期外来は，約5年を迎え，その受診者数は社会の高齢化および複雑化とともに増加する一方である．本年，日本泌尿器科学会と日本 Aging male 医学会より「加齢性腺機能低下症（LOH）の手引き」が出されたことにより，LOH に対する概念が明らかなってきたとはいえ，実際の臨床の場では，LOH の症状が「うつ病」や「慢性疲労症候群」などと類似すること，これらの疾患において，テストステロンの低下が見られることが多いことより，LOH の診断および治療に関しては，さらなる臨床研究が必要である．

診　断

　当科の男性更年期外来では，Aging Male's Symptom rating scale（AMS score），熊本式調査票（Aging Male Questionnare/AMQ）により，LOH の症状を評価するとともに，次のような各種の質問表を用いることにより，患者の個人情報をなるべく多く集め，その症状を把握することに努めている．

① 身長，体重（BMI の測定），喫煙歴，既往歴（高血圧，糖尿病，高脂血症）
② IIEF-5：ED の程度の評価
③ Mini-International Neuropsychiatric Interview：「大うつ病」の有無の判定
④ SF-36 v 2：全般的健康に関する患者の意識の把握
⑤ International Prostate Symptom Score（IPSS）：LUTS の程度を評価し，ホルモン治療の適応かどうかを判断する．

　血清テストステロン測定に関しては，日本における RIA 法による血清遊離テストステロンは，実際の血清遊離型テストステロンの一部のみを測定している可能性が高い．当科では ELISA による唾液テストロンが血清中の活性型および遊離型テストステロンをよく反映することを証明し，これを RIA 法による血清遊離テストステロンに加えて診断および治療効果の判定に利用している．唾液テストステロンは，採取が簡便（約1 ml）で，家庭でも可能なこと，3～4日は室温で安定なため普通郵便で郵送してもらい，当科で測定できることより，外来診療時間が午後になり，テストステロン分泌の日内変動を考慮した場合，血清テストステロンの測定が不適切と考えられる場合に有用である．さらに，採血自体がストレスとなりテストステロン値に影響を与えることを考慮して，唾液採取を採血の前に行うことを原則としている．

　テストステロン値には，日内変動があり測定には注意が必要であるとともに，個人差が大きいため，測定値をどう判断するかに苦慮することも多々あるのが実状である．さらに，テストステロンの低下は，加齢だけでなく，ストレスなどの社会的，環境的要因や，生活習慣なども複雑に絡み合っている．LOH の発症が増加してくる40～50代は，いわゆる middle age crisis といわれ，過大なストレスを受ける時期であること，当科における LOH 外来を受診する患者の約40％が大うつ病を合併していたことより，LOH の治療に関しては，患者を取り巻く環境，社会背景が患者の身体および精神状態に及ぼす影響を考慮し，包括的・全人格的治療が必要であると考える．

治　療

　血清遊離テストステロンが 8.5 pg/ml 以下では，ホルモン補充療法を考慮するが，ホルモン不応性や，ホルモン適応外の症例に対しては，まずうつ病の合併や不安障害がないかどうかの診断が必要であり，それらに対しては，SSRI を中心とした薬物療法が有効であることが多い．また，パートナーの理解・協力がある場合に症状の改善が見られることが多いことより，パートナーを含めての生活習慣の改善に関するカウンセリングや，パートナーとの communication を改善する薬物療法も効果がある．休職中の患者の場合，半年以上休職すると，休職自体がかえってストレスとなり，病状が悪化することが多いため，職場との連絡を密にし，復職に際して職場環境を変えるなどの情報交換を行っている．

わが国における男性更年期症例を扱っている主な施設の実態

Case 4

博慈会記念総合病院

白井將文

はじめに

今日のように加齢に伴う疾患の研究やその治療および予防に対して関心が高くなかった昭和40年（1965年）に「広く老人病の研究と調査および予防対策，研究調査資料の刊行ならびに科学的で低廉なる適性医療を普及し国民の保健衛生に寄与する」のを目的に財団法人博慈会老人病研究所が設立され，それが母体となって発展し今日の博慈会記念総合病院（診療科が24科からなる総合病院で厚生労働省から臨床研修病院の指定を受け研修医を受け入れている．また，東京都の二次救急指定病院であるとともに災害時の「災害拠点病院」にも指定されている）と老人病研究所附属病院，この他腎疾患を専門に扱う博慈会腎クリニック，博慈会産院ソレイユと看護師の養成機関の博慈会高等看護学院からなるメディカルセンターを形成し，東京都足立区の中核病院としての役割を果たしている．また，財団法人博慈会老人病研究所は毎年研究テーマを全国から公募し優れた研究に助成金を交付しており，それら研究成果は研究所から定期的に発刊される財団法人博慈会老人病研究所紀要に報告されている．

リプロダクション外来

泌尿器科外来は総合病院外来棟の新築（平成17年竣工）の際，すでに新しくなっていた老人病研究所附属病院（平成14年新館が竣工）外来に間借りしていたが，総合病院外来棟完成後もスペース（泌尿器科は膀胱鏡検査や排尿機能検査のための室がどうしても必要）の関係から老人病研究所附属病院外来で診療を続けている．さて，男性不妊症を中心としたリプロダクション外来（男性性機能障害や思春期の性の悩み相談，性器奇形の相談もここで行っている）は毎週木曜日午後2時〜4時30分まで予約で診療している．白井將文（病院顧問）と猪股　出（泌尿器科部長）が毎週担当し，月2回東邦大学医療センター大森病院リプロダクションセンターの永尾光一准教授が一緒に診療してくれており，午前中は尿道下裂，停留精巣などの奇形に対する手術や，陰茎彎曲症，陰茎血管手術，prosthesis移植手術，精索静脈瘤の手術，精巣生検などを担当してくれている．診療は予約制で，前もって予約（電話：03-3899-1311に電話し泌尿器科外来を呼び出し「リプロ外来の予約」と申し出て予約）が必要である．リプロダクション外来では前述のように特に男性更年期障害に限定して診療しているわけではないが最近自分は男性更年期障害ではないかという問い合わせが多くなっている．

昨年末までにリプロダクション外来を訪れた男性性機能障害患者（男性不妊症などを除く）433例について簡単に紹介すると（図1）のごとく，年齢分布は17〜78歳で，もっとも多いのは30〜39歳の28.4％で，次いで40〜49歳18.2％，50〜59歳18.0％，60〜69歳16.2％，20〜29歳11.6％，70〜78歳7.4％，17〜29歳0.2％の順になっているが，40代から60代が52.4％を占めていた．これら男性性機能障害のうち勃起障害（ED）が89.6％を占め，射精障害は8.8％，EDに射精障害を合併するものが1.1％，オーガズム障害が0.5％であった（図2）．また，われわれの施設では他の医療機関からの検査依頼が多く，EDに対して何らかの治療を行った症例は77.9％で，他の22.1％は検査のみを行った症例である．これらED症例の要因は多岐にわたっているが糖尿病や心血管系疾患，骨盤内臓器がんに対する根治手術，骨盤骨

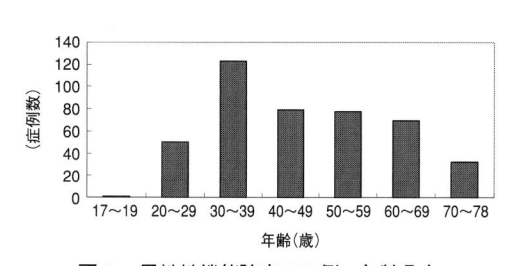

図1　男性性機能障害433例の年齢分布
（年齢分布：17〜78歳）

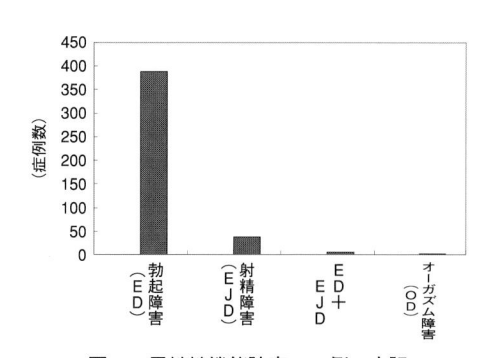

図2　男性性機能障害433例の内訳

財団法人博慈会記念総合病院（泌尿器科・リプロダクション外来）　〒123-0864　東京都足立区鹿浜5-11-1〈Tel：03-3899-1311〉

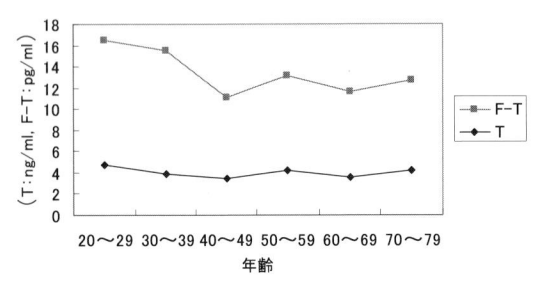

図3　ED症例の年齢による男性ホルモンの変化

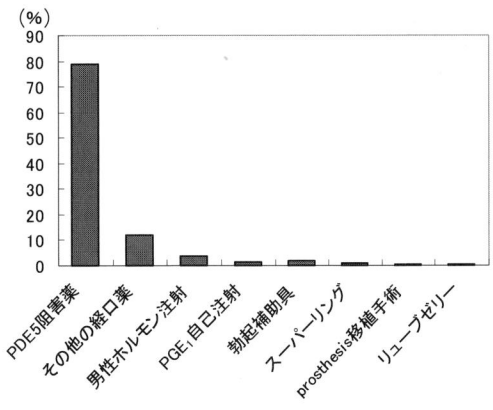

図4　EDの治療を受けた306例の治療内訳

折,尿道断裂のような外傷など器質的要因が全体の54.1%を占めたが更年期障害はいまだそのうちの2.1%にしかすぎない.これは男性更年期障害では性機能症状以外の身体症状や精神・心理症状の方がより深刻で精神神経科あるいは心療内科などを受診している症例も多いためではないかと考えられる.

われわれの施設ではEDの診療は日本性機能学会の「ED診療ガイドライン[1]」に従って行っており,すべての症例に待ち時間を利用してIIEF 5や簡易心理テストとしてCMI, TaylorのManifest anxiety scale,東邦大学うつ症状チェックシートSRQ-Dなどに記入してもらっている.さらに更年期障害が疑われる症例にはMorleyやHeinemannの問診票にも記入してもらっている.問診や身体的チェック,ホルモン測定(当科では診療時間の関係より午後の採血になるので,正確なホルモン値が必要な場合はあらためて午前中に採血するようにしている)を含む採血の後,PDE 5阻害薬の使用が可能な症例にはPDE 5阻害薬負荷テストを行い十分な効果があればそのままPDE 5阻害薬療法に移行する.PDE 5阻害薬に無効の症例や使用できない症例にはNPT検査を行い,さらにPGE₁負荷テストなどを行うようにしている.ホルモン測定,特に総テストステロンや遊離テストステロンの基準値が変更[2]されてからまだ症例数は多くないが(21〜76歳の100例),ED症例の遊離テストステロン値は年齢とともに減少し,特に40歳代より有意差をもって減少してくる(図3).このように40〜50歳代で遊離テストステロン値が低く更年期症状を認める症例にはテストステロンデポ剤(エナルモンデポー® 125 mgを2〜3週ごとに筋注し,3ヵ月を一つの期間として効果を評価している)の注射を行ってきたが,昨年アメリカから成人男性のテストステロン低下症例に対するエビデンスに基づくテストステロン療法のガイドライン[3]が発表されて以来,われわれもテストステロン値の低下を伴うEDに対しては,このガイドラインの勧告に従って,EDに対して効果が確認されているPDE 5阻害薬の投与を中心に行っている.しかし,テストステロン療法がED以外の症状に対してきわめて有効な症例にはPSAなどに注意しながらテストステロン療法を続けている.さて,これらED症例の治療法の内訳を見てみるとPDE 5阻害薬投与が78.8%ともっとも多く(やや有効も含めると92.5%に効果が認められ,重大な副作用も見られていない),その他の薬物療法が12.1%,男性ホルモン療法3.9%,勃起補助具2.0%,PGE₁自己注射1.3%などとなっている(図4).

以上が当リプロダクション外来の現状であるが,なにしろ週1回のしかも午後だけの予約診療であるので多くの患者の診療ができないのが悩みであるが,1人1人十分な時間をかけてじっくり悩みを聞き,それぞれにあったオーダーメードの診療ができていると思っている.

文　献

1) 日本性機能学会ED診療ガイドライン作成委員会:ED診療ガイドライン.ブラックウェルパブリッシング,東京,2008

2) 岩本晃明,柳瀬敏彦,高　栄哲,他:日本人男子の総テストステロン,遊離テストステロンの基準値の設定.日泌尿会誌 95:751-760, 2004

3) Bhasin S, Cunningham GR, Hayes FJ, et al: Clinical practice guideline. Testosterone therapy in adult men with androgen deficiency syndromes: An endocrine society clinical practice guideline. J Clin Endocrinol Metab 91: 1995-2010, 2006

Case 5

東邦大学医療センター大森病院

永尾光一

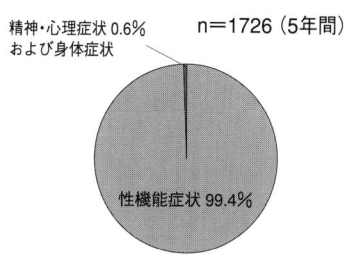

図1 当科における更年期症状の割合

はじめに

男性更年期症状には，精神・心理症状，身体症状，性機能症状などに分けられる．当センターでは圧倒的に性機能症状を主訴とするもの頻度が高く，うつ状態などの精神・心理や身体症状を主訴とするものは稀である（図1）．

男性更年期障害の診断

男性更年期障害の診断は，明らかな臨床症状と血中テストステロンの低下があることが必要である．

1．臨床症状

精神・心理症状（抑うつ，いらだち，不安，神経過敏，無気力，精神的疲労感），身体症状（体調不良，腰・背部痛，関節痛，筋力低下，発汗・ほてり，睡眠障害，ひげの伸びが遅い，肉体的疲労感），性機能症状（性欲低下，勃起障害，射精障害，オーガズム障害）などに分けられる．質問紙には，MorleyのADAM質問紙とHeinemannのAging Males Symptoms（AMS）rating scaleなどがある．しかし，当センターでは，性機能症状の患者が圧倒的に多く，うつ状態などの精神・心理症状や身体症状は稀なため，通常の心理テスト（CMI，SRQD）を行い診療の参考としている．

2．血中テストステロンの低下

本邦の岩本らFT（フリーテストステロン）検討会の正常値[1]を参照し，総テストステロン201 ng/dl未満を低下とし，総テストステロン201 ng/dl〜250 ng/dl未満では，フリーテストステロン20歳代8.5 pg/mL未満，30歳代7.6 pg/mL未満，40歳代7.7 pg/mL未満，50歳代6.9 pg/mL未満，60歳代5.4 pg/mL未満，70歳代4.5 pg/mL未満を便宜上低下としている．また，総テストステロン250 ng/dl以上は正常としている．しかし，テストステロンの低下が明らかであってもテストステロン補充療法は第1選択の治療であることは稀である．

男性更年期症状に対する治療のストラテジー

治療の選択は，主訴に対してもっとも有効で，患者に受け入れやすい治療法が第1選択とわれわれは考えている．主訴は大きく分けて精神・心理症状，身体症状，性機能症状からなる．その他，検査所見が入手できていれば骨密度の低下や体脂肪率の増加が受診動機になる場合がある．当科における更年期症状の割合は，性機能症状が圧倒的に多いのが特徴である（図1）．

1．精神・心理症状に対する治療のストラテジー

抑うつ，いらだち，不安，神経過敏，無気力，精神的疲労感などの症状に対する治療の第1選択は，生活習慣・人間関係を改善しSSRIなど抗うつ薬・抗不安薬を使用する．以上の治療が無効な場合に治療の第2選択としてテストステロン測定し低下なら補充療法を検討する．もちろんテストステロン低下がなければ精神科や心療内科の専門医に紹介している．

2．身体症状に対する治療のストラテジー

身体症状には，体調不良，腰・背部痛，関節痛，筋力低下，発汗・ほてり，睡眠障害，ひげの伸びが遅い，肉体的疲労感などがあり，各症状に対して治療の第1選択が異なる．体調不良に対しては内科的検査・治療，腰・背部痛や関節痛に対しては整形外科的検査・治療，筋力低下に対しては神経内科的検査・治療，または主訴にならない場合もある発汗・ほてりに対しては，甲状腺ホルモン・テストステロン測定を行い，低下なら補充療法を検討する．睡眠障害に対しては生活習慣の改善と睡眠薬が併用される．ひげの伸びが遅いこと自体は主訴になることは多くない．肉体的疲労感に対しては，生活習慣の改善や内科的検査・治療が行われる．以上の治療が無効な場合に治療の第2選択として，テストステロン測定し低下なら補充療法を検討する．もちろんテストステロン低下がない場合は，整形外科や神経内科の専門医に紹介する．

3．性機能症状に対する治療のストラテジー

性機能症状には，性欲低下，勃起障害，射精障害，

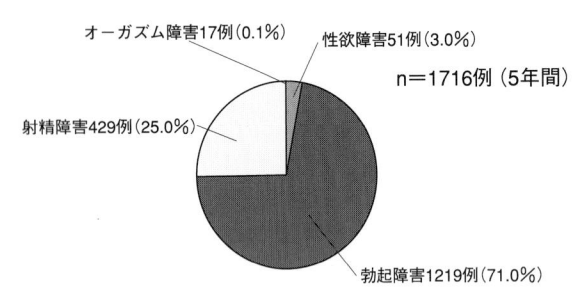

図2 性機能症状のある患者（メインの症状）
n＝1716例（5年間）
オーガズム障害17例(0.1%)
性欲障害51例(3.0%)
射精障害429例(25.0%)
勃起障害1219例(71.0%)

オーガズム障害などがあり，各症状に対して治療の第1選択が異なる．当センターにおける5年間の性機能症状のある患者（メインの症状）は，勃起障害，射精障害，性欲障害，オーガズム障害の順になっている（図2）．勃起障害に対しては，カウンセリングとPDE5阻害薬（クエン酸シルデナフィル，塩酸バルデナフィルなど）を第1選択とする．早漏に対しては，カウンセリングやストップアンドスタート法などの行動療法にSSRI（塩酸パロキセチン）などの薬物療法を併用する．逆行性射精・射精量の減少に対しては三環系抗うつ薬（アモキサピン，塩酸イミプラミン）をまず使用する．膣内射精障害・遅漏に対しては，手による陰茎刺激の併用（射精直前に再挿入），禁欲期間の延長，性的集中（自分自身の性的感覚に集中）を行う．性欲低下・オーガズム障害・射精なしに対してはテストステロン・プロラクチンを測定して，テストステロン低下なら補充療法，プロラクチン高値ならドーパミン作動薬（テルグリド，メシル酸ブロモクリピチン）を服用させる．以上の治療が無効な場合に治療の第2選択として，勃起障害，逆行性射精・射精量の減少，膣内射精障害，遅漏などに対してテストステロン・プロラクチンを測定し，テストステロン低下なら補充療法，プロラクチン高値ならドーパミン作動薬の投与を行う．Shabsigh Rらは，クエン酸シルデナフィル無効例に対するテストステロンの追加投与を行い勃起機能の改善を報告している[2]．

われわれの患者の症状（主訴）に対するテストステロン補充療法はテストステロンの低下症例のみを対象として治療のタイミングは，性欲低下6例，射精なし6例，性腺発育不全9例，寝汗・気力低下1例に対しテストステロン補充療法を治療の第1選択とし，勃起障害16例，逆行性射精2例，膣内射精障害2例に対しては追加治療としてテストステロン補充療法を行って比較的良好な結果を得ている．

性機能症状を主訴に最近5年間に当センターを訪れた症例1716例に対する治療法は，シルデナフィル治療1085例（63.2%）ともっとも多かった．また，テストステロン低下症例は114例（6.6%）でテストステロン補充療法を行ったのが74例（4.3%）で，低下例の64.9%であった．

PDE5阻害薬やテストステロン補充療法の無効症例には次の治療法として陰圧式勃起補助具（バキュームデバイス）やプロスタグランジンE_1の陰茎海綿体注射がある．陰圧式勃起補助具は陰茎にプラスチックの筒をかぶせ筒のなかを陰圧にして勃起させ陰茎の基部に締め付けバンドを着け勃起を維持させる方法で器質的勃起障害でも有効率約80%もあり厚生労働省で医療器具として承認されたものが4種類ある．また，いったん勃起はするが勃起の維持ができない患者には締め付けバンドのES（エレクションサポート）リングがある．陰茎海綿体注射は陰茎に血管拡張剤のプロスタグランジンE_1を注射すると10分程度で勃起するが血管障害の強い患者では無効となり，現在自己注射法は厚生労働省に承認されていない．その他の治療法は，陰茎彎曲に対する陰茎形成術，血管障害に対する血行再建術，陰茎海綿体内に器具を挿入する陰茎プロステーシス移植術などがある．

4．検査所見（骨密度の低下，体脂肪率の増加）に対する治療のストラテジー

骨密度の低下や体脂肪率の増加などの検査結果を主訴に患者さんが病院を訪れることは現状ではないが，検査所見が入手できれば受診動機になる可能性がある．

治療の第1選択は，骨密度低下に対しては，ビスフォスフォネート系骨吸収抑制剤などの内服である．しかし，女性では骨粗鬆症による骨折率増加があり，男性でも前立腺癌のホルモン療法後の骨粗鬆症による骨折率増加の報告がある．体脂肪率の増加に対する治療の第1選択は，食事・運動療法である．以上の治療が無効な場合に治療の第2選択として，テストステロンを測定し低下なら補充療法を行う可能性がある．

当センターに骨密度の低下や体脂肪率の増加を主訴に訪れる症例はなかった．

男性更年期障害に対するテストステロン補充療法

1．テストステロン補充療法の注意事項

1）血中テストステロンの低下と明らかな症状があること，つまり男性更年期障害と診断された患者が適応である．

2）使用可能なテストステロン製剤の利点と欠点を理解する．

テストステロン製剤には，経口薬，注射剤，経皮的薬剤があり，長所と短所がある．本邦で使用可能な経口薬は吸収効率が悪く効果が不安定で肝障害を起こしやすい

ためほとんど使用されていない．Testosterone undecanoate（Andriol™）は欧州で発売され，吸収率がよく肝機能障害も起こしにくいので有用であるが，米国では前立腺疾患への影響が懸念され承認されなかった．経皮的薬剤は本邦では承認されていない．本邦では注射剤のエナント酸テストステロンがもっとも使用されている．

3）肝機能検査を治療前と治療中3ヵ月ごと（1年間）その後は1年に一度の検査を行い肝機能への副作用をチェックする必要がある．

4）41歳以上は前立腺直腸診と血中PSAを調べ前立腺癌がないことをチェックする必要がある．

5）前立腺癌・乳癌は絶対禁忌，高度排尿障害の前立腺肥大症は禁忌，中等度は部分的禁忌である．テストステロン投与により，ジヒドロテストステロンやエストラジオールが上昇し前立腺癌，乳癌，前立腺肥大症を増悪させることがあり，前立腺癌・乳癌，高度排尿障害の前立腺肥大症では禁忌となっている．

6）赤血球増多症，睡眠時無呼吸症候群

テストステロン補充療法中に赤血球増多症をきたすことがあり一般血液検査でチェックする必要がある．睡眠時無呼吸症候群の副作用が報告されているため，いびきや肥満などに注意する．

2．当センターにおけるテストステロン補充療法の実際

東邦大学医療センター大森病院リプロダクションセンターでのテストステロン補充療法は，注射剤のエナント酸テストステロンを使用している．対象は，1999～2000年の間に当センターでテストステロン補充療法を行った患者のうち1年以上（平均治療期間83.8ヵ月：約7.0年）治療継続を行った患者27例で，年齢26～82歳（平均51.9），原因疾患は，間脳下垂体疾患8例，クラインフェルター症候群3例，加齢9例，その他7例と男性更年期障害のみではなかった．投与方法は，初回投与前と1クール終了時に体重測定，血中テストステロン，LH，FSH，肝機能採血，41歳以上は前立腺触診・血中PSA採血を行い，エナント酸テストステロン125 mgを2週に1回（症例によっては250 mg 4週に1回）を筋肉注射し3回投与後に症状の改善あれば10回までを1クール（250 mgでは5回1クール）として行った．

質問紙による自覚症状の改善（図3）は，回収率78%で軽度改善以上は，性欲81%，性交時勃起62%，マスターベーション時勃起76%，早朝勃起71%，射精67%，オーガズム71%，体調81%と高い改善率を示したが，対象が1年以上治療継続した患者のため良い結果になっているものと考えられる．

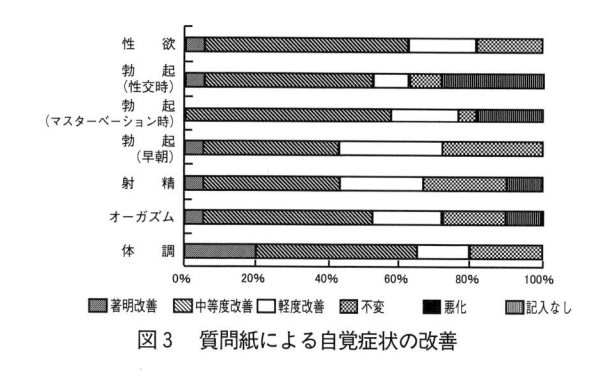

図3 質問紙による自覚症状の改善

3．テストステロン補充療法の長期安全性の検討

当センターで1年以上（平均治療期間83.8ヵ月：約7.0年）治療継続を行った患者27例のうち，副作用を示した患者は8例で，GOT・GPTの中等度上昇1例（脂肪肝）・軽度上昇3例，PSA軽度上昇（4以上5未満）2例，肥満2例で，副作用で一時治療を中止し改善後に治療再開したのが3例，そのまま治療を継続しているのが5例と長期に治療を継続してもいずれも最終的には治療を中止することなく，また重篤な副作用もなかった．

Gerstenbluth REは，36ヵ月（3年）以上テストステロン補充療法を継続した患者の解析結果では，性腺機能低下男性にテストステロン補充の筋肉注射を行いPSAは若干上昇するものの，前立腺癌のリスクは増加しないことを示唆している[3]．

Abraham MorgentalerとErnani Rhodenは，テストステロン補充に関する72件の研究論文を後ろ向きに検討した結果，これまでのいくつかの議論とは異なり，テストステロン補充療法で前立腺癌や心血管疾患のリスクは上昇しないことがわかった．しかし，十分な観察は必要であると述べている[4]．

まとめ

われわれは男性更年期障害に対するテストステロン補充療法の適用を次のようにまとめることができる．

1）男性更年期障害に対するテストステロン補充療法は，多くが治療の第2選択である．

2）テストステロン低下のない場合は，それぞれの専門医に紹介する．当センターは性機能症状が専門のため，精神・心理症状は精神科・心療内科へ，身体症状は整形外科・神経内科を紹介している．

3）テストステロン補充療法が，治療の第1選択になる可能性がある症状は，発汗・ほてり（テストステロン・甲状腺ホルモン測定），性欲低下・射精なし・オーガズム障害（テストステロン・プロラクチン測定）などである．

4）将来的には老化防止目的（抗加齢医学）として，活力の維持，筋力・体脂肪率の維持，骨密度の維持，つ

まり脳・筋肉・骨の老化防止に使用される可能性がある．

文 献

1) 岩本晃明, 柳瀬敏彦, 高 栄哲, 他：日本人成人男子の総テストステロン, 遊離テストステロンの基準値の設定. 日泌尿会誌 95(6)：751-760, 2004

2) Shabsigh R, Kaufman JM, Steidle C, et al：Testosterone replacement therapy with testosterone-gel 1% converts Sildenafil non responders to responders in men with hypogonadism and erectile dysfunction who failed prior Sildenafil therapy. J Urol 169(Suppl)：247, 2003

3) Gerstenbluth RE, Maniam PN, Sefiel AD：Effect of long-term testosterone replacement therapy on prostate specific antigen levels：a subset analysis of patients with a minimum of 36 months of therapy. J Urol 167(Suppl)：278, 2002

4) Morgentaler A, Rhoden E：Risks of testosterone-replacement therapy and recommendations for monitoring. New Engl J Med 350：482-492, 2004

Case 6

東京歯科大学市川総合病院
―男性更年期の診療―

丸茂　健　畠　憲一

はじめに

　男性更年期の治療を希望して，各医療施設を訪れる患者は増加の傾向にある．加齢に伴うアンドロゲンの不足と，それに伴う諸症状は，LOH（late-onset hypogonadism）症候群と呼称されているが，患者にとってはほとんど認知されていない言葉であり，外来を訪れる多くの患者の主訴は，「男性更年期のようですので診察を希望します」が多くを占める．一方で，具体的な症状すなわちInternational Society for the Study of the Aging Male（ISSAM）が提示する，憂うつなど気分の変化，筋肉量の減少，体毛の減少，勃起または射精などの性機能障害など，その他のさまざまな徴候は，初めの訴えではなく，問診の過程で明らかになってくる．これらの患者のなかでLOH症候群を診断し，うつ病を鑑別して，適切な処置を行うためには，ガイドラインに従うことに加えて，施設における手順の整備が必要であり，当施設における現状，問題点，展望について概説する．

当院における男性更年期診療の現状

　男性更年期の診療はリプロダクションセンターにおいて泌尿器科医が行っている．リプロダクションセンターが対象とする疾患は，男性と女性を含む不妊症，勃起障害と射精障害からなる男性性機能障害，これにLOH症候群が加わる．LOH症候群は，正確にはリプロダクションの言葉の範疇に入るものではないが，勃起障害と射精障害などリプロダクションセンターが扱う男性性機能障害，またアンドロゲン補充療法など，これまで扱ってきた症候および治療手段とオーバーラップする部分があるため，現状ではリプロダクションセンターで男性更年期の診療を実施しているのが理由である．

診断の手順

　病院の総合受付において男性更年期を訴える患者は，リプロダクションセンターの初診手続きを行い，センター受付の待ち合いで，LOH症候群の評価のためのHainemann's 'aging males'（AMS）rating scale，男性性機能評価のためのInternational Index of Erectile Function（IIEF）質問紙，うつ病の評価または鑑別のためのMini International Neuropsychiatric Interview（M. I. N. I.）のなかで現在の状態をスクリーニングするための質問A1，A2，A3への回答の記載をすませたうえで，問診にあたる．

　AMS rating scaleは身体症状，精神・心理症状，性機能に関する合計17問からなる質問紙で，詳細については，本書の問診法の項に詳述されている．IIEF質問紙は勃起機能，極致感，性欲，性交の満足度，性生活全般の満足度について15問からなる質問票であるが，わが国で日本語版が使用されており[1)]，これを簡便化した5問からなるIIEFファイブ（IIEF5）がある．IIEF5は主に勃起機能を中心に評価するものであり，より広く性機能を評価するために，15問からなる質問票を使用している．

　内分泌学的検査は，初診においては遊離テストステロン（FT）のみを測定し，その結果を確認して必要に応じてLH，FSH，PRLの採血を行っている．

治療の手順

　大うつ病を鑑別し，FTの値からLOH症候群と診断された患者において，アンドロゲン補充療法（ART）を希望する患者においてはPSAによる前立腺癌のリスクを除外したうえで，エナント酸テストステロンの125mgまたは250mgを2週間から4週間ごとに筋注で投与し，（AMS）rating scaleによる治療効果の評価と副作用の観察を行いつつ治療を継続している．

LOH症候群に伴う勃起障害の治療

　LOH症候群患者の大半が勃起障害を伴うわけではない．それとは対称的に，勃起障害を主訴としてリプロダクションセンターを訪れる患者の約10％に性腺機能低下症を認める．両者を併せるとLOHの一症状として勃起障害を合併する患者の実数は相当数にのぼる．これらの患者のなかで，勃起障害を主な症状とする患者に対しては，LOH症候群の治療はARTが基本ではあるが，当施設ではフォスフォジエステラーゼ（PDE）5阻害薬単独で治療する患者の方が数のうえで勝っている．それは，後に述べるごとく，わが国においてテストステロン製剤の選択肢が少ないことをあげられるが，筆者らの経験から，性腺機能が正常な勃起障害患者に比較してもPDE5阻害薬の効果が劣らないためである．しかし，PDE5阻害薬が無効のLOH症候群患者には，これにARTを併用して良好な成績を得ている．

東京歯科大学市川総合病院リプロダクションセンター（泌尿器科）　〒272-8513　千葉県市川市菅野5-11-13〈Tel：047-322-0151〉

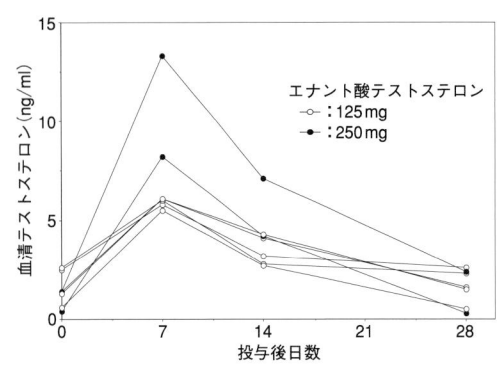

図1 エナント酸テストステロン筋肉注射後の血中テストステロン濃度
（文献[2]より改変）

テストステロン製剤の問題点

日本で安全に，しかも患者に経済的な負担をかけずに使用できる製剤がエナント酸テストステロンであることが，現在のART治療を制限している．エナント酸テストステロンの筋肉内注射は血中のテストステロン濃度が投与された数日後に高く上昇し，2～3週後に投与前の値に戻るという非生理的な血中動態をとる（図1）．治療効果を維持するためには本剤125 mgまたは250 mgを2～4週に1回投与する必要がある．この測定結果から，テストステロン製剤の投与後7日目の血清テストステロン濃度は，基準値上限またはこれを超える[2]．注意すべきことは，この測定においてテストステロン製剤の投与後，早期の測定がなされていない．Juulら[3]によれば，8例の性腺機能低下症患者にテストステロンのdepot製剤を筋肉内注射すると，投与3日後に生理的な血中濃度の2倍以上となる．

国際アンドロロジー学会（The International Society of Andrology：ISA）とヨーロッパ泌尿器科学会（The European Association of Urology：EAU）によるガイドラインの提言によっても，テストステロンの目標とする血中濃度は，若年者の中央値から正常下限値の間とし，生理的な値を超える高濃度を避けるべきである．血中アンドロゲン濃度が生理的な日内変動に沿うことは望ましいとされており[4]，この目的にかなう経皮剤および，胸管を経由して肝機能障害をきたしにくい経口剤が日本において使用可能となれば，当施設におけるARTの幅が広がることが期待される．

今後の展望

LOH症候群の診断は，わが国においてはテストステロンの測定を世界より一歩進んで初診時より遊離テストステロンとし多くの施設で普及したが，治療手段は制限があり，患者の受けるメリットのためには海外の多くの地域で認可されている経口剤，経皮製剤，長期持続製剤が使用可能となることが望まれる．

文　献

1）日本性機能学会用語委員会：国際勃起機能スコア（IIEF）と国際勃起機能スコア5（IIEF 5）の日本語訳．Impotence 13：35-38，1998
2）丸茂　健，村井　勝：勃起障害治療の最近の進歩．臨泌 53：563-573，1999
3）Juul A, Skakkebaek NE：Androgens and the ageing male. Hum Reprod Update 8：423-433, 2002
4）Nieschlag E, Swerdloff R, Behre HM, et al：Investigation, treatment and monitoring of late-onset hypogonadism in males. Aging Male 8：56-58, 2005

Case 7

昭和大学藤が丘病院
―当院での現状―

佐々木春明

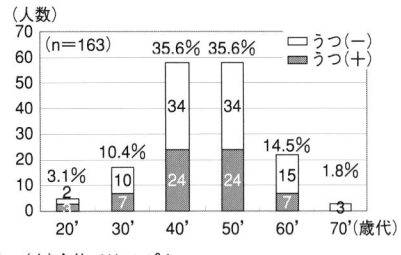

図1 年齢分布とうつ症状の合併率

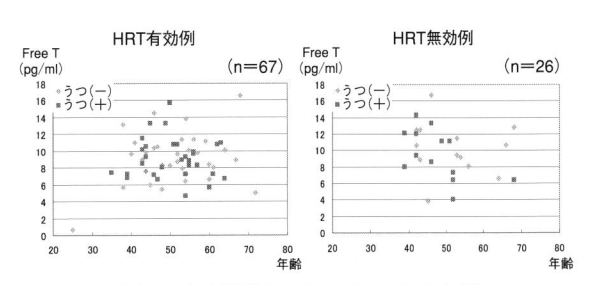

図2 血中遊離テストステロン値と年齢
Free T：血中遊離テストステロン値（Free Testosterone）

はじめに

近年，男性更年期障害が広く認知され，一般の週刊誌などの雑誌に特集が組まれるようになり，その患者数も増加している．男性更年期障害は働き盛りの年代に発症する．集中力の低下，全身倦怠感，不眠などさまざまな症状が出現し，そのために仕事に支障をきたすようになる．しかし，男性更年期障害の大きな問題は，症状からはうつ状態もしくはうつ病と区別がつきにくいことである．

当院においても男性更年期障害を訴えて来院する患者にうつ状態の患者が相当数存在する．そこで，当院および関連施設における男性更年期障害診療の問題点や治療法・治療成績に関して現状を報告する．

当院での現状

2006年11月30日までに，男性更年期障害の症状を訴えて昭和大学藤が丘病院・横浜新緑総合病院・昭和大学横浜市北部病院を受診した症例は163例で，年齢は22～75歳（平均49.7歳）であった（図1）．40歳代と50歳代がそれぞれ58例で，この年代で71.2％を占めた．次に60歳代で22例（14.5％），30歳代（10.4％）の順であった．一般的にいわれているように『働き盛り』が多数を占めていたが，20歳代が5例（3.1％），70歳代が3例（1.8％）みられた．20歳代と30歳代のなかには急激なダイエットが原因と思われた（別項に症例を提示）．

当科受診前に他院もしくは他科を受診し，うつ症状またはうつ病と診断され，抗うつ薬を処方されていた患者は，図1に示したように，全体では39.9％であり，年齢別では20歳代60％，30歳代41.2％，40歳代41.4％，50歳代41.4％，60歳代31.8％，70歳代0％であった．

当院での治療方針と結果

男性ホルモン補充療法（Hormone Replacement Therapy：HRT）の適応はガイドラインによれば，血中遊離テストステロン値が8.5 pg/ml以下の場合にHRTを第1選択として，8.5～11.8 pg/mlの場合はHRTを治療選択肢の一つと考えることを提言している．

また，熊野[2]は血中遊離テストステロン値が11.8 pg/ml未満の場合であっても大うつ病とパニック障害が認められる場合には，HRTのみではなく抗うつ剤を投与することを勧めている．

われわれの施設では，ガイドライン[1]を参考に血中遊離テストステロン値が11.8 pg/ml以下をHRTの適応と考えている．また，11.8 pg/ml以上の場合でも，すでに抗うつ剤を服用しているにもかかわらず症状の改善が認められない場合や患者が希望する場合にはHRTを施行している．

当院では初診時にうつ傾向を把握するために日本版自己評価式抑うつ性尺度（self-rating depression scale：SDS）調査票を使用している．この質問紙は20項目の質問に対してそれぞれ1～4点で評価し，その合計点で抑うつ状態を評価するものであり，SDS評価は正常で35±12点，うつ病で60±7点とされている．

当院での治療は，エナント酸テストステロン125 mgを3週間に1回，筋肉注射することを原則にしている．

163例の受診者のうち，ホルモン療法を施行した患者は93例であった．HRTが有効であった症例は67例で，無効例は26例であった．図2は血中遊離テストステロン値と年齢との関係をみたものである．図2左のHRT有効な

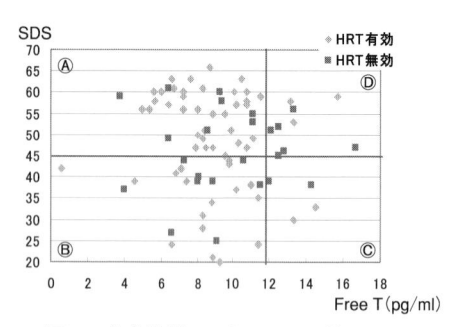

図3 血中遊離テストステロン値とSDS
Free T：血中遊離テストステロン値（Free Testosterone）
SDS 自己記入式うつスケール（Self-ratingr Depression Scale）

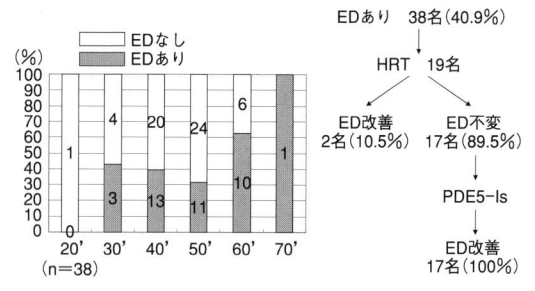

図4 更年期障害受診者のED
左：年齢分布　右：治療効果
PDES-Is：Phosphodiesterase 5 Inhibitors（Sildenafil, Vardenafil）

ものの多くは11.8 pg/m*l* 以下であることがわかる．一方，図2右のHRTが無効なものは血中遊離テストステロン値と無関係であった．

図3に遊離テストステロンとSDSスコアの関係を示した．遊離テストステロン値を12.0 pg/m*l*，SDSスコアを45点で境界として四つの部分に分けてみる（ⒶⒷⒸⒹ）．領域ⒶとⒷは，遊離テストステロンが11.8 pg/m*l* 以下であり，HRTの有効性が高いと判断できる．一方，領域Ⓒはうつ傾向がないため，患者の希望を考慮してHRTを治療の選択肢とする．しかし，領域ⒹはHRTを行う前にまず抗うつ剤を考慮するとよいと思われる．

男性更年期障害と性機能障害

当科初診時に男性更年期障害の主要症状の一つである性機能障害（勃起障害）を訴えた症例は38例（40.9％）で，年齢別では30歳代42.9％，40歳代39.4％，50歳代31.4％，60歳代62.5％，70歳代100％と加齢とともに増加する傾向にあった（図4左）．

しかし，勃起障害の治療より，男性更年期障害の他の症状である精神・心理症状や肉体的症状の治療を優先することを希望する場合が多かった．ところが，HRTにより精神・心理症状や肉体的症状がある程度改善すると勃起障害の治療を希望する患者が増加した．

図4右に示したように，HRTのみで勃起障害が満足に改善した症例は19例のうちわずか2例（10.5％）であり，HRTのみでは勃起障害が十分に改善せず，PDE5阻害薬を投与した症例は17例であったが，全例に満足な改善が得られた．

Alexander Greenstein[3]は勃起障害を有する35〜74歳（平均60.7歳）の49例において，3ヵ月間テストステロンゲルを投与後に性機能が満足に達したのは31例で，17例では満足が得られなかったが，さらに3ヵ月間でテストステロンゲルの投与とシルデナフィル100 mgを併用したところ17例全員で満足が得られたと報告している．

おわりに

男性更年期障害は多彩な症状が出現し，日常生活に支障をきたすため，正確な診断と治療が要求されるが，うつ傾向を有する疾患との鑑別が重要である．血中遊離テストステロン値が11.8 pg/m*l* 以下であればHRTを第1選択として考慮する．遊離テストステロンが11.8 pg/m*l* 以上でも，うつ傾向がなければ患者の希望を考慮してHRTを治療の選択肢とする．しかし，遊離テストステロンが11.8 pg/m*l* 以上でうつ傾向が強い場合はHRTを行う前にまず抗うつ剤を考慮するとよいと思われる．

文献

1）岩本晃明，柳瀬敏彦，高　栄哲，他：日本人成人男子の総テストステロン，遊離テストステロンの基準値の設定．日泌尿会誌95：751-760, 2004
2）熊野宏昭：精神神経症状から見たPADAM．泌尿器外科19(11)：1289-1294, 2006
3）Greenstein A, Mabjersh NJ, Sofer M, et al：Dose Sildenafil Combined with Testosterone Gel Improve Erectile Dysfunction in Hypogonadal Men in whom Testosterone Supplement Therapy Alone Failed?. J Urol 173(2)：530-532, 2005

Case 8

聖マリアンナ医科大学病院
ーいわゆる男性更年期外来を立ち上げて 5年の経験ー

岩本晃明* 馬場克幸 山川克典 中澤龍斗

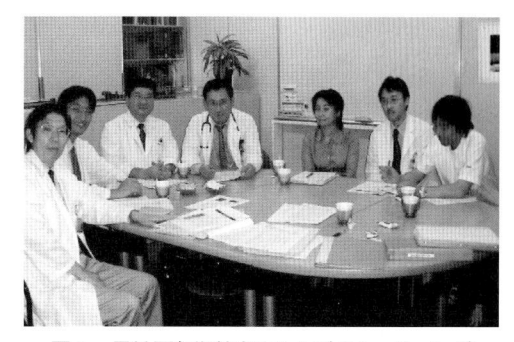

図1 男性更年期外来立ち上げのミーティング

男性更年期外来の開設のきっかけ

当教室は長田尚夫教授時代から当時の神経精神科長谷川一夫教授と特に心因性EDについて診療および臨床研究を行っていたことから男性更年期外来を立ち上げるにはさほど時間はかからなかった．今まで培われてきたED外来の実績でED患者の訴えはそのままいわゆる男性更年期障害の訴えと重なる部分が多々ある．しかし男性更年期障害の症状が多岐にわたることから耳鼻咽喉科，循環器科，代謝内分泌科，整形外科，総合診療内科，産婦人科，予防医学の医師に声をかけて男性更年期研究会を設けて図1の写真のような男性更年期外来発足のためのミーティングを開いた．その結果，男性更年期外来の窓口は泌尿器科にして，男性ホルモンが低下している症例を主として当科で診ること，正常例は症状に応じた関連科で診ていくことを打ち合わせた．従来のED外来を含めて一般外来において中高年患者の種々の不定愁訴に対して必ずしも十分な対応ができていなかった反省でまずは男性の更年期の実態を把握すべく，泌尿器科，神経精神科において，うつ傾向，勃起障害にて外来を訪れた患者さんの協力の下，生活の質（QOL）うつ傾向の程度，勃起障害の程度について調査を行った．その結果，ED外来患者の約4割にうつ傾向を認めた．一方，神経精神科を受診した患者のEDの有病率は50歳未満で66%，60歳以上で90数%であることが判明した．ただしEDと判明した患者さんのほとんどが泌尿器科を受診していない．関心がない，恥しいとの理由が多く，一方よくぞ尋ねてくれたとの患者さんも時に見られる．そこで関連各科との連携のもと，大学病院としては初めての男性更年期外来を開設した．6年前にはマスコミ報道が全盛時代で図2のように神奈川新聞で取り上げられたものの医療側の心構えが不十分なままスタートしたことを今更のように思い出される．患者さんより多くの情報をいただき，患者さんとともに苦しみ，元気になられたら喜び，一体となって診療していこうとの決意であった．そこでMorelyらのPADAM，AMSスコア，IIEF 5，全般の健康度を診るためのSF 36などの調査票を冊子（質問項目が多数あり）にして回答をお願いしたところ，熱心に回答して下さった．現在までに800名以上のアンケートが収集されており貴重な資料を今後解析していきたいと考えている．

神奈川新聞 14.4.02

男性の更年期外来新設

泌尿器科など複数の科連携

聖マリアンナ医大病院

川崎市宮前区の聖マリアンナ医科大学病院は一日、泌尿器科外来の中に男性更年期外来の部門を設置した。生理的な勃起障害、精神的な鬱（うつ）傾向など男性更年期の症状で悩む人は少なくないが、専門外来に取り組んでいる大学病院はまだ全国的にも珍しい。

更年期障害は男性の場合、最近、学会で認知されつつある状態で、同病院では昨年、研究会を発足させた。症状としては勃起障害、鬱傾向、興奮しやすくなる、記憶力・集中力の低下、いらいら感、けん怠感、筋量・筋力の減少、体脂肪の増加など多岐にわたる。

最近の調査では、四十～五十代など中年層で影響を受ける割合が多く、悩んでいる人が少なくないにもかかわらず「日常生活にさほど影響ない」「恥ずかしい」「面倒くさい」などの理由から医師に相談せず、「どこに行けばよいか分からない」など、情報不足も問題であることが判明した、という。こうしたことから、同病院では、より専門的に対応できる場として同外来を新設した。

泌尿器科と神経精神科での外来患者の診察を中心に、泌尿器科、神経精神科も加わって対処していく。心臓など循環器科の病気では、病気自体や治療に使う薬の影響で勃起障害を起こすケースが多いため、同科とも連携していく。

問い合わせは、同病院☎044（977）8111。（千葉 恭）

図2

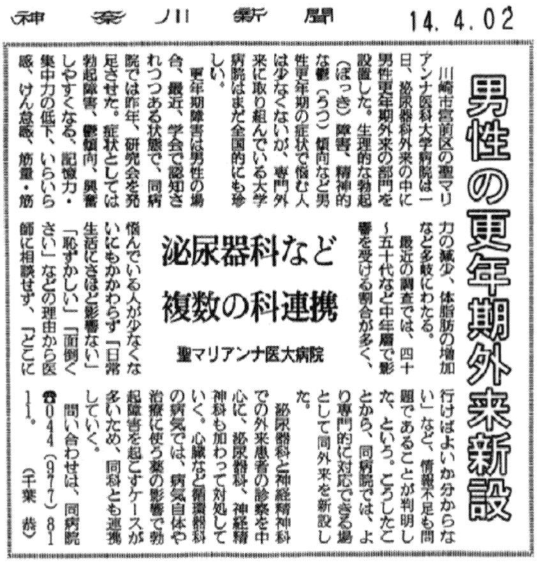

LOH症候群治療の基本姿勢

LOH症候群の当科の治療方針としては，不定愁訴が多いことから十分患者の訴えを聞いて，器質的な疾患が疑われる場合には然るべき関連科のLOH担当医師に紹介している．特に気を付けていることはうつ病を有している

聖マリアンナ医科大学病院（泌尿器科）
【なお聖マリアンナ医科大学病院の男性不妊症，ED，男性更年期外来は平成19年4月より休止．現在は，下記にて予約診療を受付けている．川崎市立多摩病院（泌尿器科）〈Tel：044-933-8111〉，大船中央病院（泌尿器科）松下知彦〈Tel：0467-45-2111〉】
＊現 国際医療福祉大学病院リプロダクションセンター 〒329-2763 栃木県那須塩原市井口537-3〈Tel：0287-37-2221〉

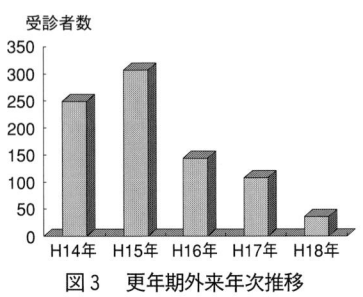

図3 更年期外来年次推移
（平成14年1月～平成18年12月まで）

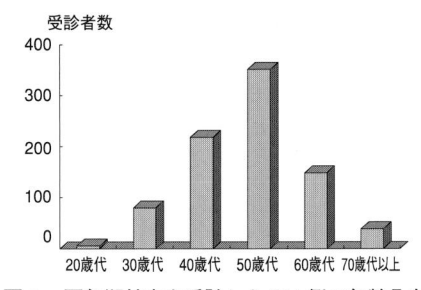

図4 更年期外来を受診した844例の年齢分布

場合である．診察中笑顔も見せない硬い，いわゆる仮面様表情を示す患者にはテストステロンが低い場合にも必ず神経精神科を受診させている．最初の頃は午後に男性更年期外来を設けて1人に多くの時間をかけてともかく話を聞いたことで多くの患者さんがそれだけで表情が和らいで帰られたことを思い出すが，心療内科の先生方のご苦労が正直，察せられた．

男性ホルモン補充療法に際して

LOH患者に対してはARTについて利点欠点を十分説明する．当初エナント酸テストステロンを使用していたが，FiskerらのテストステロンT投与後T濃度が生理的範囲を超えることがあるので注意が必要であるとの論文を読んで，当科でも検討することになり，LOH患者にエナント酸T 125 mgを筋注後2週間のT，フリーT濃度のプロファイルを見たところ，やはり日本人でも注射後5日くらいまで一部の症例で生理的範囲を逸脱することを明らかにした．一方，本邦で一般用医薬品として発売されていた経皮吸収T軟膏（クリームタイプ）の存在を知ってこの薬剤の有効性について3ヵ月使用して評価したところ，T軟膏塗布後にフリーT濃度が一部の症例で短時間生理的範囲を逸出する症例が見られるものの，AMSスコア，HADスコア，IIEFスコアの有意な改善を認め，皮膚あるいは前立腺肥大症に対しての副作用も軽度であることを明らかにした．本剤は医師の処方箋を必要としないことからメーカーには中高年者が使用時には必ずPSAをチェックすることをお願いした．現在のところ明らかにARTによって前立腺癌が発症するとのエビデンスはないことから当科としてのARTの第1選択剤としてT軟膏を勧めている．3～6ヵ月使用して効果不十分症例，コスト（T軟膏は月4000から8000円程度薬剤費が必要）の面で継続不可能例については患者と相談しエナント酸Tを使用している．エナント酸Tは当科ではまず125 mgを2週ごとに3ヵ月使用しその後3～4週間ごとに筋注して，約1年使用後いったん使用を中止している．中止後調子が悪い時には症状に応じての関連科の依頼と再度のARTを行っている．

LOH診療のエビデンスを求めて

男性更年期外来開設後2年ほどは今までに多くの医療施設で相談，治療を受けてきたが改善されず，男性更年期のテレビ放映でまさに更年期症状にぴったりあてはまる，ARTに期待したいとの患者の切実な訴えで外来は混雑し，平成14年には249名，平成15年は307名が受診されその後徐々に初診患者の数は減って一昨年は36名に留まった（図3）．また今までの受診患者844名の年齢分布を見ると図4のようにやはり50歳代が41.7%と多く，次いで40歳代，60歳代となっている．患者数の最近の減少している理由はまだLOH症候群の実態が明らかでないこと，十分な治療成績が出されていないことがあげられよう．このような状況のなか，日本泌尿器科学会・日本Men's Health医学会から男性性腺機能低下症候群診療の手引きが発刊された．まさにLOH診療は始まったといってよい．男性ホルモンの低下に伴う諸症状については泌尿器科が主導してARTの診療実績を積み重ね治療効果のエビデンスを世に出していくことが必要である．

なお，平成19年4月より男性更年期外来は川崎市立多摩病院泌尿器科，大船中央病院泌尿器科にて診療を行っており電話にて予約を受付けている．

Case 9

長野赤十字病院
― 男性更年期障害への取り組み

天野俊康

はじめに

男性更年期障害は，加齢による男性ホルモンの低下により，ほてり，脱力感などの身体症状，うつや不安などの精神症状，勃起障害などの性機能障害といった症状が生じる状態とされている．

女性の場合，更年期障害は一般的によく認知されているものの，男性においてはまだ十分には受け入れられているとはいえないのが現状と思われる．しかしながら，マスコミ主導で男性更年期障害が広められ，さまざまな症状に悩む中高年が，「自分も男性更年期障害ではないか？」として，外来を受診する．当科における性機能，特に男性更年期外来につき報告する．

当科における男性更年期障害の診断

男性更年期障害や性機能障害は，特にプライバシーが高く，じっくり時間をかけて診療する必要があるので，原則的に当科では，金曜日の午後に予約制で行っている．男性更年期障害外来を受診される方の多くは，種々の症状に悩まされ，数ヵ所の病院を訪ねるもはかばかしくなく，新聞，テレビ，インターネットなどのメディアや口コミなどで，男性更年期障害の存在を知り，自分もそうではないかとして，受診されてくる．

このように男性更年期障害外来を受診された場合，病歴の聴取，一般的診察に加え，問診票による質問やホルモンを含めた採血を行う．

主な問診票として，男性更年期障害全般として AMS (Heinemann の Aging Male Score)，簡易更年期指数 (小山嵩夫式 SMI，表1)，勃起機能に関しては IIEF 5，漢方薬の使用も考慮して証を判定するために実虚問診票 (風間泰蔵式，図1)，うつや不安などの尺度として HAD，生活の質の面より SF 36 などを使用している．

採血は，一般的な血算，生化学に加え，PSA，コレステロール，中性脂肪，さらに LH，FSH，プロラクチン，総テストステロン，遊離型テストステロンといったホルモンレベルを測定する．

表1　簡易更年期指数（小山嵩夫式）

症状	強	中	弱	なし	計
1．顔がほてる	10	6	3	0	
2．汗をかきやすい	10	6	3	0	
3．腰，手足が冷えやすい	14	9	5	0	
4．息切れ，動悸がする	12	8	4	0	
5．寝つきが悪い，眠りが浅い	14	9	5	0	
6．怒りやすく，イライラする	12	8	4	0	
7．くよくよ，憂うつになる	7	5	3	0	
8．頭痛，めまい，吐き気	7	5	3	0	
9．疲れやすい	7	4	2	0	
10．肩こり，腰痛，手足の痛み	7	4	3	0	
合計点					☆

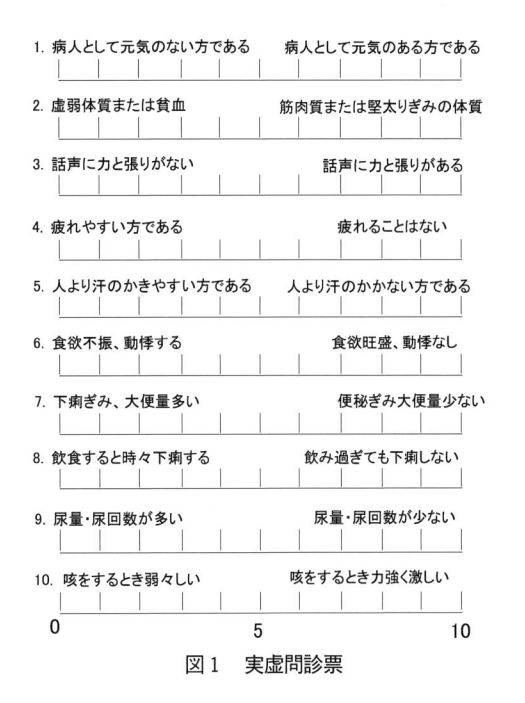

図1　実虚問診票

男性更年期障害の診断は，これらの問診票の結果とテストステロン値によって行うが，単純に更年期障害である，ないとの鑑別は困難である．テストステロン値が低くても不安うつ状態が主であったり，テストステロンがある程度のレベルであっても20歳代に比較にて大きく低下したため男性更年期障害の症状を呈したものと考えられたり，種々の病態が想定される．

男性更年期障害の発症基盤として，①テストステロンの低下という生物学的要因，②几帳面な性格で責任感が強いといった生来の本人の気質といった要因，③職場での責任ある地位への昇進や逆にリストラ，家庭内での子

長野赤十字病院（泌尿器科）　〒380-8582　長野県長野市若里 5-22-1〈Tel：026-226-4131〉

どもの進学，就職，独立，それに伴う妻との新しい環境などといった更年期の時期に直面するさまざまな社会的ストレス，といった大きな三要素がある．男性更年期障害外来を行っていくうえで，問診票や採血データのみではなく，このような患者さんのバックグランドまで踏み込んでいく必要があると思われる．したがって，診察にはかなりの時間が割かれ，予約診療でないととても対応できないのが実情である．

男性更年期障害に対する治療とその効果

　以上のようなことを念頭に置きながら診断を進め，それを基にして男性更年期障害の治療を行っていく．男性更年期障害は，加齢に伴う男性ホルモンの低下によって生じると考えられるので，その治療の原則は男性ホルモン補充が原則となる．しかしながら，男性更年期外来へ受診する方すべてが男性ホルモンの低下による症状ばかりでなく，さまざまな病態による症状に悩んで受診する場合が多いのが特徴の一つである．したがって男性更年期外来受診者の治療は，いきなりホルモン補充療法を行うのではなく，まずよく話を聞き，症状やいわゆる「証」に基づいた漢方治療，必要に応じて抗うつ剤，抗不安剤，勃起改善剤も使用している．

　具体的には，男性更年期障害の外来にみえた方に対しして，前述した各種問診票に記入していただき，病歴聴取，一般的診察，ホルモンを含めた採血を行う．初診時の病歴聴取は非常に大切である．更年期障害は，気持ちのうえでは若い頃と同じようにまだ十分にできるはずと思いながら，身体的あるいは社会的に思うようにいかないといったギャップが大きなストレスとなっていることが多く，このギャップを埋めることが治療の一つといえる．リラックス，スピードダウン，スローライフ，頑張らない，などといったキーワードを示して，これまで走り続けてきたライフスタイルを見直すことも大切ではないかと話している．なかには夫婦で受診され，これらのことを聞いただけで緊張がとれ，症状が軽快したという人もいる．多くの男性更年期外来受診者はすでに何ヵ所も病院巡りをしており，特に異常なしとされながら，さまざまな自覚症状があり，何か重大な病気が潜在しているのではないか，このつらい症状を何とかして欲しいという願望が強い．そこで，更年期障害の可能性があるとわかっただけでも安心する人もいる位であり，精神的なサポートの重要性が認識される．

　次のステップとして，当科では漢方による治療を行っている．男性更年期障害に対する治療は，男性ホルモン補充療法であるが，テストステロン値を確認してから開始すべきである．しかしながら，更年期外来に受診する方たちは，長い間いろいろな症状に悩まされ，やっと男性更年期障害外来にたどり着いたという経過をたどっており，ホルモン値の判明する前に少しでも早く治療を開始して欲しいという思いが強い．そこで，すでに女性の更年期障害には有用性が確立されており，初診時に問診票にて「証」を判定することにより選択可能な漢方薬による治療を行っている．めまい，耳鳴りなどのある虚証には当帰芍薬散．勃起障害のある虚証には八味地黄丸．体力の消耗した虚証には補中益気湯．精神症状を伴った中間証には加味逍遥散．めまい，頭痛のある実証には桂枝茯苓丸．性機能障害のある実証には柴胡加竜骨牡蠣湯などといった漢方薬を行っている．当科における漢方治療の効果は，原則として投与1ヵ月後に自覚症状と簡易更年期指数の改善から判定し，著効30％，有効30％，無効40％といった成績であった．特に副作用もなくある程度の有効性も認められ，有効な治療法の一つと考えられる．

　漢方治療が有効で，さらなる治療を希望しない場合は，そのまま漢方薬で経過観察するが，血中テストステロン値が低く患者自身が希望する場合には，男性ホルモン補充療法を行う．近年海外においては，経口剤，筋肉注射，経皮剤，歯肉剤（バッカル®）などさまざまな形態の男性ホルモン補充剤が使用可能で，長期間にわたり血中テストステロン濃度を正常範囲内に維持できるものも存在する．しかしながら，本邦で承認されている薬剤は限られている．男性ホルモン補充療法の内服薬は，吸収の問題や肝機能障害の点より臨床的には使用されていない．現在のところ，筋肉注射（エナント酸テストステロン）による治療が広く行われている．ただ，注射後血中男性ホルモンが急速に上昇し，正常範囲上限を約1週間超えて，以後は漸減し2～4週間後には正常値以下になってしまう薬効動態上の問題が指摘されている．このような状況のなか，市販薬OTCである男性ホルモン軟膏（グローミン®）が本邦でも使用可能であり，その性質は作用期間の短いshort actingであることが判明し，早朝に高く夕方以降に低下する男性ホルモンの日内変動を考慮した男性ホルモン補充が可能と考えられ，実際に当科でも使用し，その有用性も確認されている．

　男性ホルモン補充療法をいつまで行うかという課題もあるが，当科では採血などで定期的に副作用をチェックしながら，1年以上継続しているケースもある．

わが国における男性更年期症例を扱っている主な施設の実態

Case 10

中部労災病院
―男性更年期障害診療の現状―

小谷俊一

はじめに

男性更年期障害の存在について，筆者が初めて知ったのは，10数年以上前に日本泌尿器科学会東海地方会の特別講演で，当時の札幌医科大学泌尿器科の熊本悦明教授（現同大名誉教授）が，ご講演されたのを聞いたのが初めである．しかし，実際の臨床ではそれらしき症例が受診せず，忘れかけていた．これを一変したのが2002年8月28日NHKテレビで放映された「ためしてガッテン！」であった．この番組が男性更年期障害をいかなる経緯でテーマに選んだのかは筆者には不明であるが，この放映以後，当科でも患者が受診しはじめ，試行錯誤的に診察を継続してきた．本稿では，当科で男性更年期障害をどのような手法で診療しているのか，またその実態はどうか，問題点は何かなどにつき，できるだけ具体的に現場の声として解説した．

当科での現状

1．対象症例

2002年1月21日から2006年11月27日までの約5年間に男性更年期症状を主訴に当科を受診した症例は62名であった（2002年1月21日以前にはこのような症例は受診していない）．年齢は34歳から74歳（平均年齢51.6歳）．年齢分布では40歳代と50歳代で45名（73％）と大多数を占めた（図1）．初診した年では「ためしてガッテン！」が放映された2002年8月28日以降の約4ヵ月で14名と多かったが，2003年と2004年は年1名ずつと少なくそのまま下火になると思っていた．しかし2005年2月10日に講談社より「男の更年期障害を治す」[1]が発刊され，この本のなかで当科を相談先リスト病院に掲載していただいた関係で2005年は18名と再度増加し，2006年は世間全体に「男性更年期」という概念がいきわたったことやインターネット検索の進歩で27名とさらに増加した（図2）．62名の当科への受診経緯は医師よりの紹介17名（泌尿器科医11名，泌尿器科以外の医師6名），「男の更年期障害を治す」を見て15名，インターネット検索で当科を探し当てた15名，「ためしてガッテン！」を見て10名，日本自動車連盟の健康相談で紹介1名，不明4名であった．62名中，48名は定職があり，10名は無職，4名不明であった．定職あり48名の内訳は現場の会社員（ブルーワーカー）10名，公務員9名，自営業7名，会社員（役員）7名，会社員（技術職）6名，会社員（営業関係）5名，会社員（事務職）4名であった．62名中，既婚者は49名（うち1名再婚）と最多で，未婚7名，離婚3名，不明3名であった．既婚者の妻の年齢は32歳から70歳（平均49.5歳）で，初診時に妻同伴が15名（31％）であった．

対象症例の合併症で最多のものは精神疾患が29名で全症例の何と47％を占めた．大半がうつ病であり，10名が当科初診時も精神科などで治療を継続していた．その他では高脂血症17名，糖尿病7名，高血圧4名，高尿酸血症2名，前立腺肥大2名，前立腺炎2名であった．

2．受診時の主な症状は何か？

男性更年期症状は，①精神症状，②身体症状，③性機能障害の三つに分類されているので，これに沿って分類した（表1）．①精神症状は気力低下や気分の落ち込み23名，睡眠障害13名，自殺企図7名，いらいら感3名，②身体症状では易疲労感24名，めまい6名，ほてり感6名，発汗4名，手足の冷え4名，肩こり4名，頻尿3名，

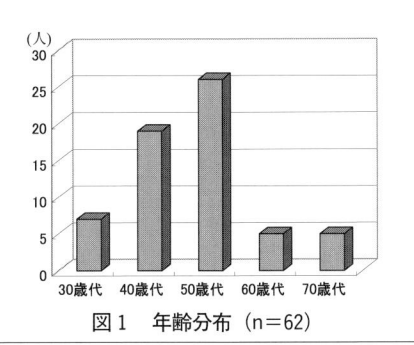

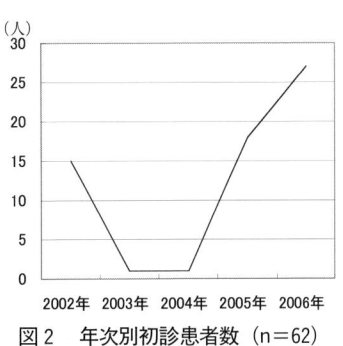

図1　年齢分布（n=62）

図2　年次別初診患者数（n=62）

中部労災病院（泌尿器科）　〒455-8530　愛知県名古屋市港区港明1-10-6〈Tel：052-652-5511〉

表1 症状（かっこ内の数字は症例数：名）

1）精神症状
　　気力低下・気分落ち込み（23），睡眠障害（13），自殺企図（7）
　　イライラ感（3）
2）身体症状
　　易疲労感（24），めまい（6），ほてり感（6），発汗（4）
　　手足の冷え（4），肩こり（4），頻尿（3），耳鳴（2），頭痛（2），
　　発毛不良（2），喉のつっかえ感（2），手足のふるえ（2），
　　息苦しさ（2），微熱（2），腰痛（2），食欲不振（1），円形脱毛（1）
　　嘔気（1）
3）男性性機能障害
　　ED（7），性欲低下（6），射精障害（5）

表2　フリーテストステロン値とART

FT（pg/ml）	症例数	ARTの有無	有効	無効	不明
8.5未満	30	20	14	5	1
8.5〜11.8	18	8	4	1	3
11.8以上	13	3	0	1	2

FT：Free Testosteron,
ART：Andorogen Replacement Therapy

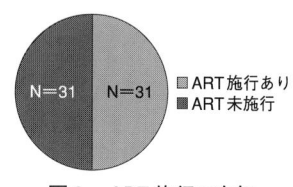

図3　ART施行の有無（N=31　ART施行あり，N=31　ART未施行）

耳鳴2名，頭痛2名，手足のふるえ2名，喉のつっかえ感2名，息苦しさ2名，微熱2名，腰痛2名，発毛不良2名，食欲不振・嘔気・円形脱毛が各1名であった．③性機能障害は18名（29％）で認めた．勃起性交障害（erectile dysfunction：以下ED）7名，性欲低下6名，射精障害5名であった．

3．当科での男性更年期診察手順

当科では，週2回午後から性機能障害外来を予約診療で行っているが，男性更年期もこの診察枠内で施行している．初診時は，①採血，検尿：検査項目一般生化学・血球計算・空腹時血糖・HbA₁c・トータルテストステロン・フリーテストステロン・LH・FSH・プロラクチン，PSA（40歳以上で）．ホルモン関係の採血は日内変動の関係で午前中早めが良いとされているが，特殊外来の時間的関係から午後1時前後の空腹時（昼食なし）採血となっている．②体重・身長・腹囲（臍周囲径）・血圧測定③問診票：当初は特別な問診票は施行していなかったが，途中より小山嵩夫式更年期指数（50点以上で男性更年期の疑いあり）を採用し，さらに最近ではandorogen decline in the aging male（ADAM）質問票，Aging Males Symptoms（AMS）質問票，中部労災式性機能質問票[2]，うつ病自己評価尺度（Self-rating Depression Scale：以下，SDS），IIEF 15，IIEF 5を施行している．④③の情報をもとに医師より問診を行い患者の問題点を明らかにする．⑤身体所見をとる．これは一般の泌尿器科初診患者と同じで陰部を含めて診察する．40歳以上では前立腺のエコー検査を追加している．⑥トータルテストステロン・フリーテストステロンが外注検査で，結果がその日に出ないため，1週間目以降で再診していただき，最終的な治療方針を決定する．

4．検査結果と治療内容およびその結果

小山更年期指数，AMS & ADAM質問票は途中から開始したため，今回は集計しなかった．SDS，IIEF 5は全例に施行した．SDSは26〜72点平均50.1点（40点以上うつ傾向あり），IIEF 5は1〜23点（平均10.1点）．日本での加齢男性性腺機能低下症候群（Late-onset hypogonadism；以下，LOH症候群）の診療の手引[3]では，ホルモン検査のなかでもフリーテストステロンが重要で，8.5 pg/ml未満がアンドロゲン補充療法（androgen replacement therapy：以下ART）の適応，8.5〜11.8 pg/mlが境界型，11.8 pg/ml以上が正常としている[3]．当科でもこの案に従って分類した．フリーテストステロンは61名で測定し，0.6〜18.4 pg/ml（平均9.09 pg/ml）で，8.5 pg/ml未満は30名（49％）（平均6.2 pg/ml），8.5〜11.8 pg/mlが18名（30％）（平均10.2 pg/ml），11.8 pg/ml以上は13名（21％）（平均14.0 pg/ml）であった（表2）．ARTはエナント酸テストステロン250 mgの注射を2週間〜4週間に1回のペースで施行した．副作用チェックとホルモン値変動のチェックの目的で注射開始6本と12本終了後の時点で採血チェック（初診時と同じ項目で）を施行している．ARTは31名（全症例のちょうど50％）で施行した（図3）．

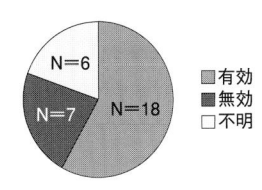

図4 ARTの効果

施行本数は1〜49回（平均7回）．各種症状の推移を患者に問診した結果から，有効と無効に効果判定した結果，有効18名（58％），無効7名（23％），不明6名（19％）であった（図4）．副作用は多血症2名，痤瘡1名，毛嚢炎1名，PSA上昇1名，発汗1名でいずれの例もARTを中断して軽快した．先に述べたフリーテストステロン値によって3群に分けた各群でのARTの施行状況およびその効果を表2に示した．その他の治療としては，パロキセチン4名（有効1名，無効3名），エチゾラム1名（有効），エピプロスタット1名（有効）ツムラ加味逍遙散1名（不明），心療内科紹介5名（1名有効，4名不明）などであった．ED合併例で希望者にはシルデナフィルを7名に（有効4名，無効1名，不明2名），バルデナフィルを3名に（有効1名，無効1名，不明1名）投与した．なお，今回の症例のなかで，後日に諸検査の結果，脳下垂体腫瘍による低ゴナドトロピン性性腺機能低下症が1名，アルツハイマー病が1名存在し，それぞれの専門医へ紹介した．

問題点

1）いわゆる男性更年期症状で受診した症例のなかで，本当の意味でのLOH症候群は50％であり，残る50％はフリーテストステロン値は正常であり，その大半はうつ病ないしうつ傾向の症例であった．

2）ARTは58％に有効であったが，注射の副作用や，FSH，LHの著明な低下を示す例が存在し，治療の継続の阻害因子となった．

3）男性性機能障害を訴える症例は約30％のみであり，しかもそのことは受診の動機にはなっていない．

文献

1）天野俊康：男の更年期障害を治す．講談社，東京，2005

2）小谷俊一，武田宗万，伊藤裕一，他：効率的ED診察のための自己回答式問診表の開発．IMPOTENCE 14：225-226, 1999

3）日本泌尿器科学会・日本Men's Health医学会「LOH症候群診療ガイドライン」検討ワーキング委員会：加齢男性性腺機能低下症候群（LOH症候群）診療の手引き．日泌尿会誌98(1)付記：1-22, 2007

Case 11

京都府立医科大学附属病院

三木恒治　邵　仁哲

当科での男性更年期外来の現状

加齢に伴うアンドロゲンの減少によって生じる症候群は，partial androgen deficiency in the aging male (PADAM)，もしくは近年 Late-onset hypogonadism (LOH) と呼ばれている．LOH は「典型的な症状と血中テストステロン値の低下で特徴づけられる加齢に伴う臨床的，生化学的症候群」と定義されている．当科では2004年3月より男性更年期外来を開設している．男性更年期障害の症状は大きく精神症状・身体症状・性機能症状の三つに分類され，ホルモン補充療法 (hormone replacement therapy：HRT) を中心に治療を行っている．

当科における HRT の適応と除外基準を示す．現在のところ，明確なガイドラインは定められていないが，「LOH症候群診療ガイドライン」検討ワーキング委員会で推奨されている HRT の適応に準じている．① HRT の適応は，自覚的あるいは他覚的に LOH 症状を有する40歳以上の男性であり，血中遊離テストステロンが低下している場合とする．② 血中遊離テストステロンが20歳代男性の mean−2 SD である 8.5 pg/ml 未満[1]の場合，HRT を第一に行う．③ 血中遊離テストステロンが20歳代男性の平均値 (16.8 pg/ml) の70%値である 11.8 pg/ml 未満，すなわち 8.5〜11.8 pg/ml も正常範囲であるが低下傾向群として HRT を考慮する．症状の程度に応じ，患者に HRT のリスク・ベネフィットを説明した上で HRT を治療の一つの選択肢とする．④ 血中遊離テストステロンが 11.8 pg/ml 以上の場合 HRT は行わず，症状の内容により以下の治療を考慮する．性機能症状が強い場合には PDE 5 阻害薬を投与する．心理症状が強い場合は精神神経科医・心療内科医と相談し，抗うつ薬・抗不安薬を投与する．身体症状が強い場合，骨粗鬆症が疑われる場合は専門医と相談し薬物療法を検討し，筋力低下に対しては生活習慣の改善などを指導する．次に HRT の除外基準であるが，表1に示す疾患や状態に該当する場合は HRT を行わない．

表1　HRT の除外基準

・前立腺がん
・治療前 PSA が 2.0 ng/ml 以上
　ただし，2.0〜4.0 ng/ml の場合は慎重に検討し治療する
・中等度以上の前立腺肥大症
・乳がん
・多血症
・重度の肝機能障害
・うっ血性心不全
・重度の高血圧
・夜間睡眠時無呼吸

当科における HRT のプロトコール，治療期間，副作用の監視手順および治療成績を述べる．

1．プロトコール

HRT のプロトコールに関しても，現在のところ明確な基準はまだガイドラインとして示されていないが，当科では，① エナント酸テストステロン1回 125 mg を 2〜3 週ごとに，あるいは1回 250 mg を 3〜4 週ごとに筋肉注射する．② 胎盤性性腺刺激ホルモン (hCG) 1回 3000〜5000 単位を週 1〜2 回，あるいは 2 週間ごとに筋肉注射する．

2．治療期間

治療期間に関しては，治療開始後 3 ヵ月ごとに評価を行う．効果が認められれば副作用に注意し，治療を継続する．

3．HRT の副作用の監視

HRT における副作用をできるだけ回避し，かつ安全に HRT を施行するために，以下のような手順で監視を行っている．HRT 開始前に内科的検査，排尿状態に関する国際前立腺症状スコア (International Prostatic Sympton Score：IPSS) を用いた評価，睡眠時無呼吸症候群の有無についての聴取を行う．治療開始後の血液検査は 2〜4 週間後，3 ヵ月後，6 ヵ月後，12 ヵ月後，以後は 1 年ごととし，検査値に基づいて治療の中止または適宜投与量の増減を行う．排尿状態，睡眠時無呼吸症候群の監視を行い，異常がみられた場合には治療の中止または薬剤の減量を行い，適宜専門医に患者の治療を依頼する．定期的な循環器系検査は必要としないが，臨床症状に応じて行われた検査に異常を認めた場合には，治療を中止して専門医による評価を行う．

4．治療成績

当科での HRT を行った 40 歳以上の患者，55 名中 31 名 (56%) に精神症状の改善を認め，35 名 (64%) に身

京都府立医科大学附属病院 (泌尿器科)　〒602-8566 京都府京都市上京区河原町通広小路上ル梶井町 465
〈Tel：075-251-5111〉

体症状の改善を認めた．また55名中33名（60%）に早朝勃起の増加を認め，また28名（51%）に性欲の亢進を認めた．しかし，勃起障害（ED）は8名（14%）に改善を認めたのみであった．HRTが無効であったED患者に対してのクエン酸シルデナフィルの有効率は，47名中38名（80%）であった．副作用としては，55名中8名（15%）に多血症を認め，55例中2例（4%）に軽度肝機能障害を認めた．

HRTの問題点

HRTにおける問題点としては，長期間HRTを施行した場合の副作用が最大の問題点であると考えられる．アンドロゲンは多くの臓器，組織に作用するステロイドホルモンであるので，HRTに際して考慮すべき問題点として以下の項目があげられる．

1．心血管系疾患

血中遊離テストステロンが低い場合において冠動脈疾患の罹患率が高いことが報告されていることからも，テストステロンを増加させるHRTがただちに冠動脈疾患の原因になるとは考えにくい．しかし，長期にわたるHRTが心血管系に与える影響は確認されておらず，臨床症状に応じた循環器系検査が必要である．

2．脂質代謝異常

治療中の血中テストステロン値が生理的な範囲を超えないHRTでは脂質代謝に有害な影響を及ぼさないという報告がある一方で，高用量では血中HDLコレステロール低下が観察されることがあるという報告もある．

3．多血症

HRTを行った性腺機能低下症患者の24%に血栓除去手術またはHRTの中断を必要とする多血症が認められたとの報告がある．したがって治療に際しては，定期的な血液検査による多血症の監視が重要であると考えられる．

4．肝毒性

メチルテストステロンの経口投与は約1/3に肝機能障害を認めたが，ウンデカン酸テストステロンの経口投与，エナント酸テストステロンの筋肉内注射による肝機能障害は稀であると報告されている．

5．睡眠時無呼吸症候群

HRTは睡眠時無呼吸を悪化させるため，睡眠時無呼吸症候群患者においてHRTは禁忌である．

HRTの展望

PADAMあるいはLOH症候群に対する治療は通常，長期間行われる．HRTを行うと，血清テストステロン値は，その治療期間中ほぼ全例上昇する．治療効果についてはその血清テストステロン値の改善に伴い患者が訴える症状の緩和が認められるかを，HeinemannらによるAging males' sympton（AMS）scaleを含めた質問紙で確認することになる．通常，治療開始後1年間は少なくとも3ヵ月ごとに治療効果を評価し，治療の継続，中止を含め患者と意思確認を行う．1年を超えて治療を行う場合も定期的な症状の推移を観察することが重要となる．2002年のISSAMによるofficial recommendation[2]では「アンドロゲン補充療法（ART）実施中の経過観察は医師および患者双方の責任において行われる．医師は患者に対して定期的な評価の必要性を強調しなければならず，患者はこの要求に応じることに同意しなければならない」と勧告し，医師，患者両方における定期的な評価の重要性を強調している．なお，このrecommendationでは「ホルモン補充療法は通常一生行われるものであり，経過観察も生涯の義務」としているが，この点における本邦での見解を明確にするにはまだ時間を要すると考えられる．すなわち，現状ではいったんHRTを開始したからといって必ずしも生涯，HRTが必要となるとは断言できず，治療期間においても医師と患者の共通理解が必ず必要となる．今後，加齢男性のホルモン代謝を中心とした基礎および臨床研究を通じ，HRTを中心とした系統だった包括的な治療の発展が必要であろう．

文　献

1）岩本晃明，柳瀬敏彦，高栄哲，他：日本人成人男性の総テストステロン，遊離テストステロンの基準値の設定．日泌尿会誌 95：751-760, 2004

2）Morales A, Lunenfeld B：International Society for the Study of the Aging Male：Investigation, treatment and monitoring of late-onset hypogonadism in males. Official recommendations of ISSAM. Aging Male 5：74-86, 2002

わが国における男性更年期症例を扱っている主な施設の実態

Case 12

大阪大学医学部附属病院
―診療の実態―

宮川　康　辻村　晃　高田晋吾　奥山明彦

診察の実際

大阪大学医学部附属病院泌尿器科では2002年9月から男性更年期診療に本格的に取り組んでいる．初診は平日の午前中に随時受けつけており，内分泌・性機能を専門とする日本 Men's Health 学会員のスタッフ（大学助教・講師）が診察にあたっている．診察では身長，体重測定をはじめとして，一般身体所見のほか，腹囲，精巣容量，握力も測定している．

質問票は Heinemann らによる Aging Males' Symptom Score（AMS）スコアのほか Morley らの質問票，IIEF（国際勃起機能スコア），IPSS（国際前立腺症状スコア），SDS（自己評価式抑うつ性尺度）および MINI 精神疾患簡易構造化面接法を使用している．これらの質問票は初診時に受付で，問診票と一緒に渡して，待ち時間の間に記入してもらうようにしている．

検査は末血（ヘモグロビン，ヘマトクリット，赤血球数），生化学（GOT, GPT, γ-GTP, Total cholesterol, HDL-cholesterol, Triglyceride），ホルモン検査（LH, FSH, Total testosterone, Free testosterone, Estradiol, Prolactin）および腫瘍マーカー（PSA）などを測定している．また当科では，これら以外にも，同意の得られた患者に対しては研究費で性ホルモン結合グロブリン（SHBG），成長ホルモン（GH），インスリン様成長因子（IGF-1），副腎性アンドロゲン（dehydroepiandrosterone；DHEA，DHEA-sulfate；DHEAS）やアディポネクチンなども測定している．さらに，総テストステロン，SHBG および血清アルブミン値から計算によって算定遊離テストステロン値（calculated free testosterone：cFT）および算定生物活性型テストステロン値（calculated bioavailable testosterone：cBT）も算出し，診断の参考にしている．

臨床統計

2002年9月から2006年12月までに当科の男性更年期外来を受診した患者は240名であった．図1に患者数の年度別推移を示した．2004年度は男性更年期障害がマスコミに大々的に取り上げられた影響もあり，年間100名を超える患者数であった．しかし，その他の年は平均40名程度であった．受診患者の年齢は平均52.2歳（26～79歳）であった．また患者の年齢と SHBG，総テストステロン，遊離テストステロン値および cBT の関係を検討したところ（図2），総テストステロンは年齢とは関連性は認めず，SHBG は年齢に有意に相関した．遊離テストステロンや cBT と年齢の相関関係について，統計学的有意差はなかったが，逆相関の傾向はみられ（図2），従来の国内外の報告と同様の結果であった．

ホルモン療法を施行する場合は，エナント酸テストステロンを1回125～250 mg を2週ごとに筋注を原則とし

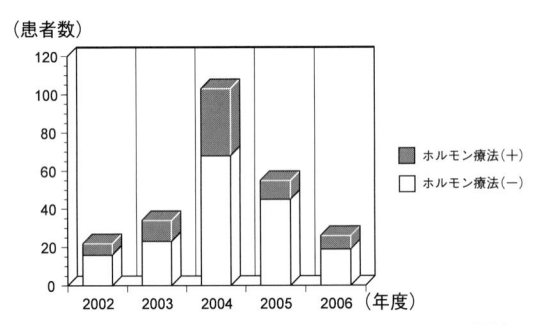

図1　大阪大学医学部附属病院泌尿器科における男性更年期障害患者年次推移

表1　大阪大学医学部附属病院における男性更年期患者の遊離テストステロンレベルと症状の関係

	A	B	C	P 値*
	FT<8.5 pg/ml n=65 (33.2%)	8.5≦TT<11.8 pg/ml n=70 (35.7%)	FT≧11.8 pg/ml n=61 (31.1%)	
FT (mean±SD)	6.42±1.6	10.0±0.8	15.0±3.1	<0.0001
AMS score	53.7±11.3	51.7±11.6	50.4±13.1	0.31
IIEF-5 score	8.0±5.9	10.0±7.0	9.0±6.8	0.40
SDS score	49.7±10.5	48.0±9.6	47.5±9.4	0.22

*ANOVA（分散分析）による

大阪大学大学医学部附属病院（泌尿器科）　〒565-0871 大阪府吹田市山田丘 2-2〈Tel：06-6879-5111〉

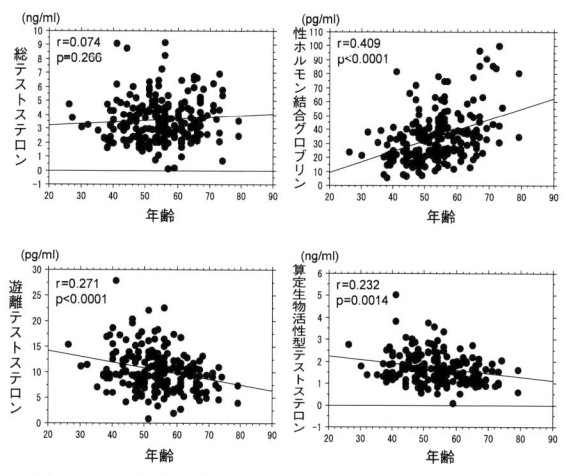

図2 大阪大学医学部附属病院泌尿器科の男性更年期患者年齢とホルモン値の関係

たが，LH正常例に対しては，hCG療法もオプションとした[1]．図1にホルモン療法を施行した症例も年度別に示したが，受診患者全体の28.8％にホルモン療法が施行されていた．当科では当初，国際男性更年期学会（ISSAM）の推奨基準値[2]である総テストステロン2.31 ng/m*l*未満，cFT値0.0735 ng/m*l*未満あるいはcBT値1.1 g/m*l*未満を性腺機能低下症と診断し，ホルモン補充の適応の参考にしていた．ISSAMの推奨する値をわれわれの症例にあてはめた場合，総テストステロンを基準にすると47.8％が，cFTを基準にすると70.5％が，さらにcBTを基準にすると17.9％の患者が性腺機能低下症と診断され，いずれを基準にするかでホルモン補充の候補患者数が大幅に変わってしまうことが明らかとなった．また，これらの基準で性腺機能障害症例と非性腺機能障害症例の2群に分類しても，2群間でAMSスコアやIIEFスコアに統計学的に有意な差は見出せなかった[3,4]．これらのことから日本における男性更年期障害診断にはISSAM基準以外の独自の基準が検討すべきと考えられた．

日本人の多数例の検討で総テストステロンは加齢による減少がきわめて軽度であり，一方，遊離型テストステロンは有意に加齢とともに減少することが報告されている．また，SHBG測定は保険適応がないため，日本では遊離型テストステロンを男性更年期障害の診断基準にすることが提唱されている．すなわち20歳代のmean－2 SDである8.5 pg/m*l*未満を正常下限値とし，8.5 pg/m*l*以上であっても，20歳代の平均値の70％である11.8 pg/m*l*未満までの症例は境界域症例とすることが提案されている[5]．そこで，この基準に従って，当科の症例を分類したところ，遊離テストステロン値を測定し得た196例のうち，8.5 pg/m*l*未満は65例（33.2％），8.5以上11.8 pg/m*l*未満は70例（35.7％），11.8 pg/m*l*以上は61例（31.1％）であった．これら3群のAMS，SDSならびにIIEF 5スコアを比較したところ，やはり統計学的に有意差はなかった（表1）．AMSの質問票の内容は必ずしも，日本人の男性更年期の症状には適していない可能性も指摘されているところであり，今後は適した日本独自の診断・治療効果判定に耐え得る質問票の開発がまたれる．

文献

1) Tsujimura A, Matsumiya K, Takao T, et al : Treatment with human chorionic gonadotropin for PADAM : a preliminary report. Aging Male 8 : 175-9, 2005

2) Morales A, Lunenfeld B : Standards, guidelines and recommendations of the international society for the study of the aging male (ISSAM). Investigation, treatment and monitoring of late-onset hypogonadism in males. Official recommendations of ISSAM. Aging Male 5 : 74-86, 2002

3) Tsujimura A, Matsumiya K, Miyagawa Y, et al : Comparative study on evaluation methods for serum testosterone level for PADAM diagnosis. Int J Impot Res 17 : 259-263, 2005

4) 宮川 康，辻村 晃，高田晋吾：男性更年期における精巣機能．Pharma Medica 23：25-29，2005

5) 日本泌尿器科学会，日本Men's Health医学会「LOH症候群診療ガイドライン」検討ワーキング委員会：加齢男性性腺機能低下症候群（LOH症候群）診療の手引き．日泌尿器会誌 98(1)：巻末，2007

わが国における男性更年期症例を扱っている主な施設の実態

Case 13

大阪市立大学医学部附属病院
― 男性更年期外来, 性機能外来の現況 ―

鞍作克之　長沼俊秀　仲谷達也

はじめに

　大阪市立大学附属病院は大阪市の南部に位置し, 関連病院が大阪市内と大阪府下南部, 東部に多い地域性を持っている. これらの地域病院よりの紹介を受けることが多く, 通常の一般泌尿器科外来とは別に専門外来として予約制で男性更年期外来および性機能外来にて診療を行っている. また最近はメタボリック症候群や慢性疲労症候群と男性更年期障害, 性機能障害の関連性に関しての臨床研究にも力を入れている.

　男性更年期障害という疾患名称が患者, 一般医師およびマスコミを中心に広く知られるところであるが, 日本Men's Health医学会ではLOH (late-onset hypogonadism) 症候群と呼称することを提唱している. LOH症候群の症状は大きく, 身体症状, 精神症状, 性機能症状の三つのドメインに分類される. 患者によってそれぞれのドメインごとの障害の度合いが異なることも特徴である.

　当大学の泌尿器病態学教室の特色として, 一般泌尿器科診療以外に腎不全, 透析治療および腎移植を行っていることがあげられる. 慢性腎不全, 透析患者においても男性更年期とほぼ同様の症状が, 合併症として出現することがわれわれのデータからも示されており, 慢性腎不全, 透析患者における更年期障害, 性機能障害の診断治療についても対象としている. 男性更年期障害自体が, 新しく提唱された疾患であるため, 現在のところ, 腎機能障害と男性更年期の相関について詳細に記載された文献は少ないが, 今後透析患者に対するテストステロン補充療法の必要性も含め, 慢性腎不全, 透析患者の男性更年期障害も治療の対象となると考える.

　今回, 当院男性更年期外来での治療の流れを紹介するとともに, 慢性腎不全, 透析患者における男性更年期障害についても概説する.

当院での男性更年期障害の診断の流れ

1. 質問票 (アンケート) を用いた評価

　Morley's ADAM questionnaireとAMSスコア (Heinemann's Aging Males Symptoms rating scale) を使用して質問票による男性更年期障害の診断を行っている. Morley's ADAM questionnaireは主にLOH症候群のスクリーニングに使用し, AMSスコアは重症度判定に使用している. AMSスコアの総合点が27点から36点を軽症, 37点から49点を中等症, 50点以上を重症と診断する. AMSスコアにより精神症状, 身体症状, 性機能症状の三つのドメインに分けることが可能であり, 総合点による重症度の評価だけではなく, 各ドメイン別の症状の評価が可能となる.

　また男性更年期障害患者に含まれるうつ病症例を除外するためにうつ病に対する質問票であるSDSスコア (Self-rating depression Scale) を使用し, うつ病の除外診断を行いかつ, うつ症状と更年期障害の相関を調査している. SDSスコアでは計40点以上をうつ傾向ありと診断している. これら質問票とともに, 国際勃起スコア (international index of erectile function ; IIEF) を用いて性機能の評価を行うことも重要である. EDの主観的評価にはこのIIEF5がよく用いられ, IIEF5は治療に対する評価としても有用である.

2. テストステロンの測定

　総テストステロン値, 遊離テストステロン値の正常範囲に関しては海外の基準値と国内のガイドラインで一部相違が認められるが, 当施設でもガイドラインを参考に総テストステロン値で3.46 ng/ml, 遊離テストステロン値で8.5 pg/ml を基準としている. しかし, 男性更年期外来を受診する患者には臨床症状が強いのにもかかわらずテストステロン値が正常である症例が数多く見受けられる. 血中テストステロン値のみで, 男性更年期障害の除外診断を行わず, AMSスコアーを中心とした個々の症状に応じた対応が必要であると考える.

3. その他の検査

　来院時に生殖器の発達や前立腺の評価を行うために, 視診, 触診を中心とした理学的所見をとることが重要である. 特にテストステロン補充療法を予定している症例では治療前に直腸診やPSA測定にて正確な前立腺肥大症と前立腺癌の除外診断を行うことが必要である. 近年, 男性更年期障害とメタボリック症候群との相関が注目されており, ウエスト周囲径, 体重の測定や, 血圧測定とともに, コレステロール, トリグリセリド, 空腹時血糖含めた血液検査も行っている. 問診のポイントとして, 詳細な既往歴の聴取以外に喫煙歴や内服している薬剤についてもチェックする必要がある.

　テストステロン以外の内分泌検査として性腺刺激ホルモンであるLH/FSH, プロラクチンの測定も同時に行う

ことが必要である．

当院における男性更年期障害に対する治療
テストステロン補充療法

わが国で一般的に使用されるテストステロン製剤は注射製剤と経口薬である．経口薬は肝機能障害の副作用発現の可能性があり，注射製剤が主に用いられる．総テストステロン値や遊離テストステロン値が低下している症例では，標準的な投与法としてエナント酸テストステロン125 mgを2週ごとまたは3週ごとに開始し，症状の改善や有害事象の有無を見ながら必要に応じ250 mgに増量している．

治療効果は3ヵ月ごとにAMSスコアを用いて評価を行う．総得点による重症度の改善の有無の評価の他に，症例ごとに身体症状，性機能症状，精神症状のドメインごとのスコアの改善の有無を評価することが重要である．

3ヵ月の補充療法で効果を認めない症例では質問票をもとに本人と相談のうえ補充療法を継続するかどうかを決定する．効果を認めテストステロン補充療法を継続する場合でも3ヵ月の時点で後述の有害事象が出現していないことを確認する必要がある．

通常6ヵ月で治療効果を認めない症例はテストステロン補充療法を終了し，その他の治療を選択する．また治療開始6ヵ月以降も効果が継続している症例に対しても一度テストステロン補充療法を中止し，補充療法なしで症状が悪化しないかどうかのチェックを行う必要がある．

テストステロン補充療法の有害事象でもっとも注意しなければいけないのが多血症で，冠動脈疾患の原因となり得る．血液検査にて定期的にチェックを行い，ホルモン補充療法の中止や必要に応じ瀉血を行うケースもある．

慢性腎不全，血液透析患者と男性更年期障害

当大学では，前述のごとく，血液浄化，腎移植を積極的に行っており，慢性腎不全，透析患者における男性更年期障害，性機能障害についても取り組んでいる．近年原疾患として糖尿病の増加とともに透析導入症例は増加している．また透析療法の進歩により，合併症に対する治療，すなわち生活の質（QOL）の向上が一つの大きな課題となっている．

慢性腎不全，透析患者では血中テストステロンが低下することが知られている．テストステロン低下の原因として精巣のライディッヒ細胞の機能低下があげられる．すなわち腎不全の進行とともに精巣のライディッヒ細胞においてのHCGに対する感度低下が起こり，血中テストステロンの低下を認める．またテストステロン低下により，フィードバックがかかり高LH/FSHの状態となる．すなわちと腎不全，透析患者では高ゴナドトロピン性腺機能低下症の状態であると考えられる．

透析患者においては高脂血症や高血圧に伴い，動脈硬化を合併する可能性が高く，陰茎動脈や海綿体動脈において狭窄や閉塞をきたし，血管性の性機能障害の原因となり，陰茎海綿体におけるNO合成障害も性機能障害の原因と考えられる．このNO合成障害の機序として内皮性一酸化窒素合成酵素（eNOS）が関与していると考えられている．

以上まとめると，慢性腎不全，透析患者では低テストステロン，高LH/FSH，プロラクチンの内分泌環境であり男性更年期障害に類似した病態であると考えられる．また動脈硬化，NO合成障害のため特に性機能障害症状が強く出現すると考えられる．

これとは別に，糖尿病を合併していない腎不全，透析患者においても，尿毒症による自律神経障害（uremic neuropathy）をよく認め，これにより男性更年期障害に近い症状が出現する可能も示唆される．

慢性腎不全，透析患者は多種類の薬剤を服用している場合が多く，薬剤性の副作用を常に念頭に置かなければならない．一部の降圧剤は性機能障害の原因となる．またコントロール不良の腎性貧血や二次性副甲状腺機能亢進症の合併があれば性機能障害の原因となり得る．腎不全に伴う性腺機能低下は腎移植後に改善するという報告を多く認めるがその評価は確立していない．

慢性腎不全，透析患者における男性更年期障害の診断は，一般患者とほぼ同じであり，質問票とテストステロン測定が中心となる．当院で行った調査でも男性透析患者の約30％が更年期障害の基準を満たしていた．しかし，現在腎不全，透析患者の低テストステロン血症および男性更年期障害については，患者および医療従事者に対する啓蒙が不足していることにより注目されることが少ない．特に透析患者においては血圧体重管理や貧血やリン，Ca管理が優先され，透析患者特有の不定愁訴として軽視されることが多い傾向がある．

慢性腎不全，透析患者における男性更年期障害の治療は注射によるテストステロン補充療法が中心となる．テストステロン補充療法では一般患者と同様に前立腺疾患に留意する．3ヵ月ごとに評価を行いながら，患者本人に合った投与量を決定する．性機能障害の症状が強い症例ではPDE5阻害剤を使用する．PDE5阻害剤を使用する場合は冠動脈疾患の有無を評価し，使用時の血圧の低下に注意する．PDE5阻害剤の無効例に対してはプロスタグランジンE_1の陰茎海綿体注射や陰圧式勃起補助具（external vacuum device；EVD），陰茎プロステーシスの移植などの治療が一般的に行われるが合併症や治療に

抵抗感があることにより実際に透析患者に施行されている例は少ないと思われる．

男性更年期外来の今後の展望

現在の更年期障害外来の問題点として，男性更年期障害の症状のなかで特にうつ症状を強く訴える患者をどう治療していくかということがあげられる．男性更年期障害の基準を満たしている患者にはテストステロン補充療法を行うが，しばしば無効症例も認められる．このホルモン補充療法の無効例に対して次にどのような治療を行うかが問題となる．前述のSDSスコアが高い男性更年期障害の症例では更年期うつ病との鑑別が困難である．テストステロン補充療法無効例に対しては，自科にてSSRIなどの抗うつ剤を使用するケースもあるが，SDSスコアや問診にて重症度の高いうつ病を疑う場合は早めに専門科のコンサルトが必要であると考える．

前項で述べたように，男性慢性腎不全，血液透析患者では低テストステロン血症を認める症例が多く，男性更年期障害と同様の病態であると考えられる．しかし，他の血液透析に伴う合併症と比較し男性更年期障害の症状はやや軽視される傾向にある．男性透析患者において低テストステロン血症により男性更年期障害の症状が発症すること，テストステロン補充治療の効果について啓蒙していくことが，今後さらに男性血液透析患者のQOLを向上するために重要と考えられる．

またメタボリック症候群と男性更年期障害との関連についても報告が増えてきているが，メタボリック症候群により低テストステロン血症が起こるのか，中高年期での低テストステロン血症が逆にメタボリック症候群の原因となるのかなど，なぜ相関があるかということは完全に解明されていない．低テストステロン血症を伴うメタボリック症候群患者に対するテストステロン補充療法の意義とともに今後検証していかなければいけない課題であると考える．

わが国における男性更年期症例を扱っている主な施設の実態

Case 14

関西医科大学附属枚方病院
―男性更年期外来の現状と問題点, 今後の展望―

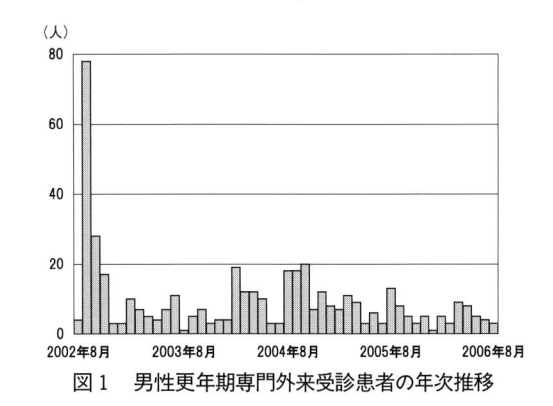

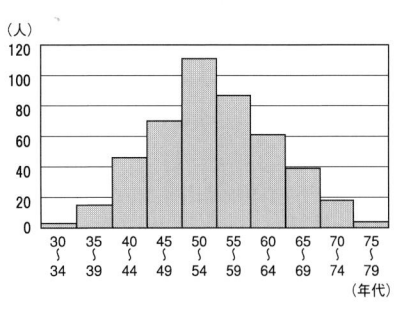

河 源

図1　男性更年期専門外来受診患者の年次推移

図2　受診患者の年齢分布

　関西医科大学泌尿器科では2002年1月から男性更年期外来を開設し, 以後現在までに450名を超える患者が受診している. 患者数が急増した2002年8月以降の受診者数は図1のごとくであるが, マスメディアにより男性更年期障害が取り上げられた直後は患者数が急増し, 後に収束するという経過がいく度かあった. ここ1年間をみると, 新規患者数は病院の移転もあったためか, さほど多いとはいえないが, 定常的に受診患者がある状況である. 2006年8月までの集計によれば, 受診者数は454名であり, 平均年齢は54.1歳 (33～77歳) で, 50歳代が全体の43.6%を占めた (図2).

受診患者像

　受診患者の2割はかかりつけ医や心療内科医からの紹介状を持参して受診しているが, 他は自発的に受診している. 受診するきっかけとなるのは, 開院当初はテレビ, 新聞, 雑誌など, マスメディアにおける記事を目にして自分もそうではないかと考えて来院する者が多かったが, 最近では自身の症状についてインターネットで検索をした結果, 男性更年期障害とのキーワードに到達し, 受診に至った者や, 知人に症状について相談したところ, 男性更年期障害の疑いを指摘され受診するケースも多くなってきた印象がある. これらは男性更年期障害という概念が, かなり世間に浸透してきていることの表れとも考えられる. 一方, 受診前に心療内科あるいは精神科に受診したことのある者は7割を占め, うつ病や自律神経失調症などとして治療をすでに受けている. これらの他科受診および治療歴のある患者について, そこでの治療がまったく無効であったと答えた者は25%にすぎず, 他は何らかの治療効果は得られているものの, さらなる症状の改善を期待して, あるいは「自分の症状は, 本当は男性更年期障害によるものではないのか」との考えを抱きながら受診する者が多い. うつ関連疾患や男性更年期障害に見られるような症状を持つ患者の治療満足度は決して高くないといえるのかも知れない. 受診患者の訴える症状としては表1のごとく, 性欲の低下がもっとも多く, 続いてだるい, 勃起力の低下, やる気がでない, などの訴えが多かった.

診断と治療

　初診時にはさまざまな症状の有無を問う, われわれ独自の問診票とADAMおよびAMS質問紙, 性機能をより詳しく問うためのIIEF-5質問紙, SDSなどのうつ病診断用質問紙などを渡し, 自宅にて記入してもらうようにしている. 一方でテストステロン測定のために午前11時までに採血を受けてもらう. 後日各質問紙の回収と採血結果の通知を行うとともに, 男性ホルモン補充療法 (HRT) 施行の是非を決定している.

　HRTの適応決定においては, 各質問紙の回答結果から判断することは決してなく, あくまでテストステロン値により決めている. 過去にはISSAM (International Society for the Study of the Aging Male) の提唱する総テストステロン基準値 (317 ng/dl) を判断基準としていたが, 2年程前からはフリーテストステロン値8.5 pg/mlを主な目安としている. しかし, この値以下のものに適応を限るのではなく, 各年代における平均値[1]を下回るようであれば, 施行を考慮するようにしている. ちなみ

関西医科大学附属枚方病院 (泌尿器科)　〒573-1191 大阪府枚方市新町2-3-1〈Tel：072-804-0101〉

表1 受診患者の訴える症状

分類	症状	有症状率(%)
精神症状	いつもからだがだるい．疲れやすい．	79.8
	気分がめげる．やる気が出ない．	72
	仕事の能力が低下した．	49
	集中力がまったくない．	46.1
	いつもいらいらする．	34.6
身体症状	夜眠れない．	51.9
	筋力が明らかに低下した．	48.1
	肩こりがひどい．	45.7
	排尿に困っている．	44.4
	しばしば耳鳴がする．	38.7
	睡眠薬を服用している．	35
	頭がいつも重い．	34.6
	しばしば便通の異常がある．	33.7
	理由もなくふらつく．	32.1
	手足が冷えて困る．	31.3
	気温は高くないのに急に汗をかく．	31.3
	気温は高くないのに寝汗をかく．	30.9
	すぐ動悸がする．	30.9
	気温は高くないのに急にのぼせる．	29.6
	関節の痛みがある．	28.8
	めまいがする．	26.3
	頭がしばしば痛い．	25.5
	しばしば息切れがする．	23.9
	食欲がない．	23
	腰痛がひどい．	22.2
	体重が減った．	22.2
	不整脈があるといわれた．	15.6
性機能障害	性欲が低下した．	81.5
	勃起しにくい．	72

(n=243)

に受診患者の平均フリーテストステロン値は9.27 pg/mlで，8.5未満である者は40.2%であった．HRTとして，testosterone enanthate製剤（エナルモンデポー®）250 mgを3週ごとに筋肉内注射し，これを3回行った後に治療効果の判定を施行している．2006年8月までの受診患者454名のうち，201名（44.3%）にHRTを開始した．開始したものの効果判定まで継続されなかった者が約20%存在し，その多くは連絡なく受診をキャンセルしており，その後の受診も途絶えている．一方，効果判定し得た者のうち，「有効」と判定された者は52%であった．この際の判定は，判定時に施行する各種質問紙の回答結果によるものではなく，診察医が患者の状況を総合的に判断して行うようにしている．HRTが無効と判定した場合はそれまでに精神科や心療内科的治療を受けてきた場合はそれらの治療に専念するよう促すか，新たにそれらの診療科への紹介を行っている．有効と判定した場合は，引き続きtestosterone enanthate製剤投与を，合計半年を目途に行い，いったん治療を終了し，その3ヵ月後に来院してもらい，症状の状況を確認するようにしている．これまでに6ヵ月間の治療の後に症状の再燃などにより治療再開を希望したのは4名（2.5%）であり，他はHRTを望んで再度受診することはなかった．

HRTによる症状の改善が明らかに認められる者は施行例の半数を占めるわけであるが，これらの患者においてはQOLの改善ももたらされる[2]．包括的健康尺度評価法であるSF 36を用いたわれわれの検討では，HRT有効症例における身体的および精神的健康度はともに有意に改善し，HRT終了3ヵ月後においても，これらは特に悪化することなく維持されていた．

HRT中に明らかな副作用の発生をみたのは8名あり，うち7名は多血症が生じたために治療をいったん中断する必要があり，1名は受診時に瀉血を要した．他に肝機能障害が1名に認められた．また，HRT開始3ヵ月後にPSAを測定しているが，治療開始前より0.5 ng/ml以上の上昇を認めたものが3名あり，いずれの例も治療中断によりすみやかに低下したため，前立腺生検は施行せずに経過観察している．また，治療開始前のPSAが11 ng/mlと高値であったため，前立腺生検をまず行ったところ前立腺癌と診断された患者が1名あった．

問題点と今後の展望

これまでに男性更年期外来にて診療を行ってきたうえで問題と考えられるのは，まず診断においていかに効率的に疑いが強い者を判断し得る方法の確立と思われる．現在はHRTにて明確な有効性が認められたものが実際の男性更年期障害患者像であると考えているが，これらの治療効果をある程度予測し得る因子を見出すことができないものかと考えている．治療効果のなかったものは，少ないとはいえ無駄な投薬を受けることになり，その結果が望んだものでない展開であった場合は，少なからず有する抑うつ症状と相まってその落胆は大きいものと想像できる．前述のごとく，無効と判断されたものは精神科，心療内科の門を新たにあるいは再びくぐることになるが，そのような患者のその後の経過は大いに気になるところである．状況によっては再度HRT施行を考慮してもよい場合があるかも知れず，ある程度の期間にわたっての精神科医あるいは診療内科医との連携が望まれるところだと考える．

HRTの治療効果判定においても，現在のところ診察医の主観的な判断が主体であるが，より日本人に特化した客観的効果判定法の開発が望まれる．現有の質問紙として，AMS rating scaleなどにより症状の変動を観察して

いるが，これによるスコアの改善と，診察医による主観的評価には隔たりが見られるケースが少なからず存在する．より日本人にマッチする評価法として熊本式健康調査票があるが，有用性を評価する大規模試験が今後望まれる．

治療法として，本邦において男性ホルモン補充療法として使用可能であるのは，testosterone enanthate 製剤のみといってよい状況であり，投与直後の非生理的血中濃度の発来の他にも，注射剤であるために定期的な受診が必要であることなど，投与対象となる中高年期男性における社会的立場からこれを受けることが困難である者が多いと考えられる．前述したように，HRT を開始したもののその後の受診が途絶える者が少なくない一因と思われる．欧米と同様，徐放性製剤や貼付剤，ゲル製剤の本邦における認可が強く望まれ，それによってより多くの潜在的男性更年期障害患者にも恩恵がもたらされると考えられる．

近年，男性更年期障害などの低テストステロン状態とメタボリックシンドロームとの関連[3]が注目されているが，テストステロンが各代謝にどのように影響するのかについては，いまだ議論の多いところである．今後両者の関係がより明かにされれば，これまで男性更年期障害の症状と捉えていた現象以外に，より広く個人の身体的状況の把握ならびに理解が必要となってくるものと考えられ，診断，治療において循環器科医，あるいは糖尿病専門医との連携が必要となる可能性がある．

文 献

1）岩本晃明，柳瀬敏彦，高 栄哲，他：日本人成人男性の総テストステロン，遊離テストステロンの基準値の設定．日泌誌 95：751-760, 2004

2）松田公志，巽 一啓，六車光英：男性更年期障害患者の QOL：男性ホルモン補充療法による改善．Urology View 2：100-106, 2004

3）河 源，松田公志：メタボリックシンドロームとテストステロンおよび男性更年期障害．最新医学 61：1439-1445, 2006

わが国における男性更年期症例を扱っている主な施設の実態

Case 15

神戸大学医学部附属病院
―当科における男性更年期障害患者治療の現状―

大場健史　藤澤正人

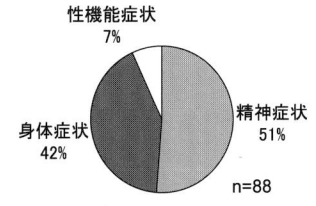

図1　更年期外来初診時の主訴

はじめに

最近，男性更年期障害（Late-onset hypogonadism：LOH）がマスメディアによって取り上げられる機会が増え，同疾患の一般での認知度は上昇しているといえる．当院では2005年5月から男性更年期外来を開設しており，2007年1月現在までに約90人の患者が来院しているが，その大多数が新聞，雑誌またはテレビの特集を見て自らの症状に合致する点が多いことによりLOHであると自らが診断して来院している．症状評価としてのHeinemannらのAging Male's Symptom Rating Scale（AMS）がインターネットを介して比較的容易に入手できる環境も自己診断の一助となっているものと思われる．

しかし男性更年期外来を受診する患者のほとんどは何らかの精神症状を有しており，実際にうつならびにその関連疾患と診断される患者も多く含まれ，AMSのみでの診断は困難と思われる．当科ではまず男性ホルモンの低下の有無を調べhypogonadismの症例をうつ病などのLOHとよく似た症状を呈する疾患群から鑑別し，LOHと診断された患者のうちアンドロゲン補充療法（androgen replacement theraphy；ART）を希望するものに対して行うことを基本方針としている．当院での同疾患に対する治療成績，問題点さらには今後の展望について以下に述べる．

当科における更年期外来の現状

男性更年期外来受診時の主訴を図1に示す．男性更年期障害の諸症状は精神症状，身体症状，そして性機能症状の三つに大きく分類することができるが，精神症状を主訴とする患者が過半数を占めた．さらに精神症状を訴えた患者のなかですでに精神科もしくは心療内科にて専門的な治療を受けている患者が65%を占めた．これは精神症状が専門的治療を受けているにもかかわらず遷延するため，患者側からsecond opinionを求めて男性更年期外来の門をたたいているという現状を反映したものであると思われる．男性更年期障害を診断，治療していくうえで，これらの患者のなかに一定の割合で存在する真のうつ病患者や先天性のhyogonadism患者を治療の対象から鑑別することが重要であると考える．

当科でのLOHの診断においては加齢によって減少する傾向のあるfree-Testosterone（free-T）でhypogonadismの有無を判断している[1]．20歳代のmean値-2SDである8.5 pg/ml未満を男性更年期障害と診断しARTの対象としている．また，この8.5 pg/mlからYAM（young adult mean）値70%である11.8 pg/mlまでの境界領域にある患者に対してもfree-T低下傾向群としてARTを希望すれば治療対象とすることとしている．図2に初診時のfree-T値を示す．free T値は7.5±1.8 pg/ml（4.3〜13.6 pg/ml）であった．これらのうち上記診断基準に該当した56例に対してARTを施行した．ARTはエナント酸テストステロン250 mgを3〜4週間ごとに筋肉内注射し，投与ごとにTestosterone（T），free-T，FSH，LH，Prolactinおよび血液生化学検査とAMSの推移を確認している．

治療期間は3回投与を1クールとし，1クール終了するごとに治療効果，副作用の発現および患者の希望を考慮のうえ継続の可否を判定している．当科で6回以上投薬された患者の，治療前と治療6ヵ月後の状態を比較検討したところ，図2に示すようにfree-Tは7.5±1.8 pg/mlから9.8±2.8 pg/mlに有意に上昇し，AMSも総得点で有意に改善を示した．症状別では精神症状，身体症状が有意に改善していた（図3）．性機能症状に顕著な改善が見られなかった原因として，ART前にすでに他医でPDE5阻害剤が投与されていた症例も本検討に含めたことが考えられる．

ARTの副作用

LOHに対するARTは中高年を対象とすることから，さまざまな副作用に留意する必要がある．Testosterone投与により惹起される危険性のある多血症，肝機能障害さらにPSAの上昇について検討した．エナント酸テストステロンは再生不良性貧血，腎性貧血の患者に対しても治療薬として用いられるが，更年期障害の患者へのテストステロン投与が多血症を引き起こす危険性が以前から

神戸大学医学部附属病院（泌尿器科）　〒650-0017 兵庫県神戸市中央区楠町7-5-2〈Tel：078-382-5111〉

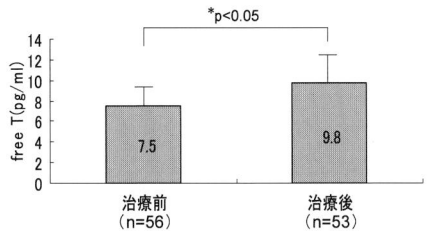

図2　治療前後におけるfree-Tの変化

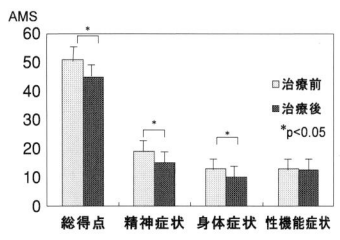

図3　治療前後におけるAMSの比較

指摘されている[2]．血液の粘稠度が増して冠動脈または脳血管疾患の原因になる危険性があり注意すべき副作用の一つである．実際このたびの検討は6ヵ月という比較的短い期間であったにもかかわらず，治療前後においてHb値の有意な上昇が認められた．ただし，ほとんどの患者はHbの男性正常値17 g/dl 未満であったため，エナント酸テストステロンの投与ごとにHb値を測定し，急激な上昇がないことを確認できれば短期間の投与においては安全に施行できるものと思われた．長期にわたり同薬を投与する場合は，多血症から瀉血を要した症例[3]，さらに血栓症を惹起し血栓除去を要した症例の報告もあるため，さらなる厳重な観察を要すると考えられる．われわれの検討では肝機能障害，PSAの有意な上昇は認められなかったが，メチルテストステロンによる肝機能障害や前立腺潜在癌の臨床癌への伸展の危険性を示唆した報告[4]もあるため，テストステロン製剤を長期に運用する場合は留意が必要である．当科では治療開始時のPSA値の基準は2.0 ng/ml 以下としており2.0 ng/ml から4.0 ng/ml までの患者で治療を希望する場合は前立腺癌のリスクについて十分説明したうえで開始している．さらにPSA値が6ヵ月で0.5 ng/ml 以上の上昇を示した時，もしくはPSA値が4.0 ng/ml を超えたときは治療を中止し再度前立腺癌のスクリーニングを行うこととしている．

注意すべき症例

ARTを開始しfree-T値がある一定のレベルまで上昇した後，同様の治療を継続しているにもかかわらずfree-T値は徐々に低下し症状の改善も思わしくないといった症例を経験することがある．これらの患者のLH，FSH値は低下していることが多く，これはテストステロン補充により脳下垂体にネガティブフィードバックがかかり，その結果内因性のテストステロンがさらに低下してしまったためであると考えられる．このようなケースでは急にテストステロンの補充を中止してしまうと症状の悪化を招く危険性があるため，投与間隔を徐々に延長するか1回あたりの投与量を漸減するかして対応するのが望ましい．またARTを中止した後LH，FSHが上昇し，その後T値も増加し，最終的にT値はART開始前よりも高値となり症状も軽快するといった症例も経験した．

今後の展望

陰嚢皮膚に塗布するタイプの市販男性ホルモン軟膏の有効性が報告されている[5]．現在当科においてはARTで用いるテストステロン製剤は筋肉内投与のエナント酸テストステロンのみとしているが，今後注射製剤と軟膏製剤との比較もしくは併用についても検討が必要と考える．

また最近，メタボリック症候群とLOHとの相関についての研究が盛んである．内因性Tの減少は肥満，糖尿病，動脈硬化を引き起こす可能性が示唆されている[6]が，その機序も含めて明確な結論を得るにはいまだ至っていない．今後当科においてもテストステロン低下とメタボリックシンドロームとの因果関係，およびART施行によってどの程度までメタボリック症候群の改善が期待できるのか究明していく予定である．

文　献

1) Feldman HA, Longcope C, Derby CA, et al：Age trends in middle-aged men：longitudinal results from the Massachusetts Male Aging Study. J Clin Endocrinol Metab 87：589-598, 2002

2) Hajjar RR, Kaiser FE, Morley JE：Outcomes of long-term testosterone replacement in older hypogonadal males：a retrospective analysis. J Clin Endocrinol Metab 82：3793-3796, 1997

3) 松田公志，河　源，巽　一啓，他：Aging male Late-onset hypogonadism/PADAMという立場から男性更年期障害に対するAndrogen療法の意義．Geriatric Medicine 43：251-257, 2005

4) Loughlin KR, Richie JP：Prostate cancer after exogenous testosterone treatment for impotence. J Urol 157：1845, 1997

5) 天野俊康，竹前克朗，馬場克幸，他：健康男性における遊離型テストステロンの日内変動と男性ホルモン軟膏塗布後のプロファイル．日性会誌 20：13-18, 2005

6) Makhsida N, Shah J, Yan G, et al：Hypogonadism and metabolic syndrome：implications for testosterone therapy. J Urol 174：827-834, 2005

Case 16

岡山大学病院
―男性更年期外来の現状―

石井和史　公文裕巳

はじめに

筆者の施設では2003年1月より男性更年期外来を開始し、これまでに100名を超す患者が受診している。当科における現状を報告するとともに、問題点、今後の展望などを述べる。

患者の主訴および年齢分布

2003年1月から2006年5月までに当科男性更年期外来を受診した患者は103例であった。年齢は32歳から78歳、中央値56歳で、50歳代がもっとも多く、全体の約半数を占めていた。

各年代で症状を検討したところ、社会的責任が大きく、精神的ストレスを受けやすい40歳代、50歳代ではうつ状態を中心とした精神・心理症状が約80％ともっとも多く、次いで全身的なだるさ、ほてり、発汗など身体症状が約70％を占めていた。一方、60歳代以上になると、精神・心理症状は30～40％に減少し、かわりに身体症状が約80％と最多を占めた（図1）。

診断方法

まずは基本的なことであるが、問診によって患者の訴えを確認することが重要である。その他、当科では臨床症状を把握するための質問票と血液内分泌学的検査、メタボリックシンドロームなど合併症を調べるため、前立腺特異抗原（prostate specific antigen；PSA）を含めた血液生化学検査を行っている。

症状把握のための質問票としてはAging Male's Symptoms（AMS）rating scale、勃起機能ついてはInternational Index of Erectile Function（IIEF）の簡易型IIEF 5、うつ症状の把握にはSelf-Rating Depression Scale（SDS）を用いている。

血液内分泌学的検査としては、血中テストステロン、黄体化ホルモン、卵胞刺激ホルモン、プロラクチンを測定している。診断にもっとも重要である血中テストステロン濃度は、総テストステロン値（total testosterone；TT）、遊離テストステロン値（free testosterone；FT）の測定を行っている。筆者の施設で行ったアンドロゲン補充療法（Androgen Replacement Therapy；ART）において、有効群、無効群に分け、効果予測因子について検討した結果、TT値ではなく、FT値が効果予測因子として有用性が認められた[1]。また、最近発表された「加齢男性性腺機能低下症候群診療の手引き」[2]によると、FT 8.5 pg/mLを本邦の正常下限値に設定しており、現在当科においても主にFTを診断の基準として用いている。

治療結果

当施設における103例の治療の内訳を図2に示す。各種検査で血中テストステロン値などに異常所見を認めず、検査のみで終了したのが、21例（20％）であった。検査で異常所見を認めなかったが、SDSが40点以上を示し、うつ状態が疑われた14例（14％）は心療内科、精神科などに紹介した。アンドロゲン補充療法は46例（45％）に施行した。その他、対症的に抗うつ剤、フォスフォジエステラーゼ阻害剤や、発汗、全身倦怠感などに対して各種漢方薬など投薬を行ったのが、22例（21％）であった。

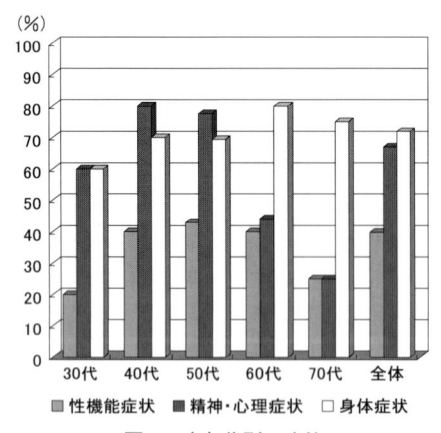

図1　各年代別の症状

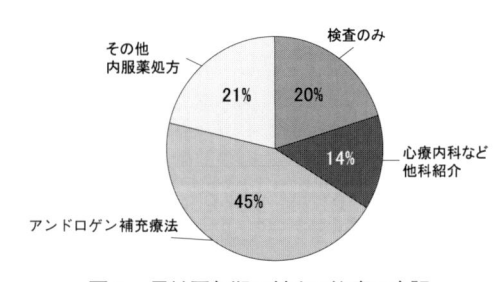

図2　男性更年期に対する治療の内訳

岡山大学病院（泌尿器科）　〒700-8558　岡山県岡山市鹿田町2-5-1〈Tel：086-223-7151〉

当科でのアンドロゲン補充療法（ART）はエナント酸テストステロン125 mgを2週間ごと，あるいは250 mgを3～4週間ごとに筋注している．最初の評価は3ヵ月後に行っている．評価項目は，患者申告による全般的な自覚症状改善の有無，各種質問紙（AMS, IIEF 5, SDS）による評価，また副作用チェックのため，血算，肝機能検査，脂質検査，PSA測定を行っている．副作用なく，効果を認める場合は，ARTを継続し，さらに3ヵ月後に再評価を行う．効果を認めない場合は，ARTを中止し，それぞれの症状に合った治療法に変更する．

「加齢男性性腺機能低下症候群診療の手引き」[2]ではARTの適応につき，FT 8.5 pg/ml未満では第1選択，8.5 pg/ml以上，11.8未満を治療選択肢の一つ，11.8以上を適応外としているが，実際当科でARTを施行した46例中，効果判定可能であった32例で治療前のFT値と有効率を検討した（表1）．その結果，治療前FT 8.5未満では有効率は67％，FT 8.5以上，11.8未満では46％，FT 11.8以上ではすべて無効であり，手引きの適応基準に矛盾しない結果が得られた．

ARTが有効であった症例は，6ヵ月継続した後，漸減あるいはいったん中止して経過をみている．しかし，実際はARTを中止すると症状が悪化する場合や，患者が継続を希望する場合など，ARTが有効であった16例中8例（50％）においては，長期にわたって，ARTを継続している．

なお，現時点では，前立腺癌の発生，多血症，血栓症，肝機能障害などARTによる副作用を認めていない．

おわりに

男性更年期障害とは，40代半ばから60代半ばの中年男性において，加齢性のアンドロゲン低下に基づく，臨床的，生化学的症候群であると定義されることから，アンドロゲン補充療法（ART）が治療の中心となる．ARTの方法としては，現在のところ，エナント酸テストステロンの筋注が広く行われているが，テストステロンが正常値を超えて非生理的濃度に達する可能性があること，定期的な受診が必要であること，投与に痛みを伴うことなどの欠点ある．その点，男性ホルモン軟膏は，投与が容易で，安定したテストステロン値が得られることより，最近，その有用性が報告され，新たなARTの方法として，期待される[3]．現在，当科では，エナント酸テストステロンを第1選択として用い，効果を確かめてから，仕事などで定期受診が困難な例，ARTが長期に及ぶ例に対して，男性ホルモン軟膏への変更を考慮している．

ARTによって，症状が劇的に改善する症例が存在する一方で，当科での検討では約30％の症例では初診時のテストステロン値は正常であり，また，FT 11.8 pg/ml未満でも約40％にART無効症例も存在する（表1）ことから，男性更年期障害の症状すべてが，テストステロン低下によって説明されるものではない．このような症例には，うつ病を中心とした，気分障害の治療，あるいは心身症としての治療などが必要であり，専門医でなくとも精神科，心身医学的な最低限の知識は是非とも身につけておく必要がある．

しかし，男性更年期障害の症状は図1に示すように，発汗，ほてりなどの自律神経失調症状などの身体症状やうつ状態を中心とする精神神経症状が主であるため，多くの患者は泌尿器科を受診する前に，すでに心療内科などを受診し，さまざまな薬物治療を受けている場合が多い．このような症例においてテストステロン値が正常であった場合は，心身医学，精神医学の専門医でない医師にとって，さらに治療を追加することは難しい．よって，今後は，積極的に心療内科，精神科などと連携し，多面的に男性更年期の治療に取り組んでいくことが重要と考える．

表1 遊離テストステロン（FT）とアンドロゲン補充療法の効果の関係

	有効	無効	有効率
FT＜8.5	10	5	67％
8.5≦FT＜11.8	6	7	46％
FT≧11.8	0	4	0％

文献

1）石井和史，久住倫宏，坪井啓，他：男性更年期障害のホルモン補充療法における効果予測因子の検討．日本性機能学会雑誌 21：172, 2006

2）日本泌尿器科学会・日本 Men's Health 医学会「LOH症候群診療ガイドライン」検討ワーキング委員会：加齢男性性腺機能低下症（LOH症候群）診療の手引き．日泌尿会誌 98(1), 2007

3）馬場克幸，中澤龍斗，中目真理子，他：男性更年期障害患者におけるテストステロン軟膏の有用性の検討．日本性機能学会雑誌 20：19-24, 2005

わが国における男性更年期症例を扱っている主な施設の実態

Case 17

川崎医科大学附属病院

永井　敦

現　状

　川崎医科大学附属病院は岡山県倉敷市に位置する1182床の病院である．先進的高度医療を提供するとともに，地域基幹病院として，病病・病診連携を深め，良質な医療を提供している．さらに，学生に対する教育機関としての特徴も有している．このような環境のなかで，さまざまな専門外来を設けている．泌尿器科でも各種専門外来を設けており，毎週金曜日午前に男性外来を標榜し，男性更年期障害，性機能障害，男性不妊症などの患者を診察している．男性更年期障害を主訴に受診した患者は，まず質問票によるアンケートを実施する．質問票は主として，HeinemannらのAMS加齢男性症状調査票（AMS）と，MorleyのADAM質問票ならびにIIEF5を使用している．その後，問診ならびに諸検査を行う．臨床検査としては内分泌学的検査（総テストステロン，遊離型テストステロン，エストラジオール，プロラクチン，LH，FSH），末梢血液像（白血球，赤血球，ヘモグロビン，ヘマトクリット，血小板），血液生化学検査（肝機能，腎機能，電解質）を行う．メタボリックシンドロームに関連する血清脂質，空腹時血糖値などの測定も行う．また男性ホルモン補充療法を行う可能性があるため，あらかじめ前立腺特異抗原（PSA）も測定しておく．理学的所見としては，陰嚢，陰嚢内容（精巣，精巣上体，精管），陰茎，前立腺，乳腺，体毛・陰毛の状態を評価する．2006年に男性更年期障害の疑いで当科を受診した患者は34名で，そのうち実際に総テストステロンあるいは遊離型テストステロンが低下していた患者は7名であった．

治療方針

　初診時は原則的に治療を行わず，検査結果が判明した後に治療を開始する．学会などで推奨されている総テストステロン値が 200 ng/ml 以下あるいは，遊離テストステロン値が 11.8 pg/ml 以下の患者はホルモン補充療法の対象としている．治療内容はテストステロンデポ剤125～250 mgを1回/2～4週間筋肉注射，あるいは，テストステロン含有軟膏（グローミン® 軟膏）の陰嚢塗布を行う．テストステロン値が正常の場合は，無治療あるいは漢方薬処方で経過観察し，また，うつ傾向がある場合はSSRIを処方する．なお，うつ状態が強い場合は直ちに心療内科へ紹介する．勃起障害（ED）治療を希望する場合は，phosphodiesterase 5阻害剤を投与する．

問題点

1．診療における問題点

　外来診察上，他の疾患患者と併診となるため，十分なカウンセリングの時間が取れないことがあげられる．したがって，あらかじめ問診票，質問票にかける時間を多くし，質問票の評価を診察までに行っておくことが望ましい．受診患者の増加に伴う外来体制の再構築も考慮している．

2．男性更年期障害の診断と評価における問題点

　テストステロンの低下に伴って現れる精神・心理的症状は，落胆，抑うつ，無気力，不安，不眠，疲労感，いらだち，パニック，神経過敏，知的意欲の喪失，認知力低下，空間認識力の低下，性欲低下などが見られるが，うつ病に伴うものか，あるいは男性更年期障害としての症状であるかの鑑別は泌尿器科医にとって困難である．両者が混在している場合もあり，心療内科，精神科医と泌尿器科医との連携が重要であり，患者にとって無用な混乱を招くことをなくさなければならない．また，テストステロンの低下に伴い発現する身体的変化としては，骨密度低下，筋力低下，狭心症・労作性心筋虚血の危険性の増大，勃起障害，射精障害，精巣萎縮，腋毛・陰毛の減少，貧血，ほてり，冷え性，発汗，頭痛，めまい，耳鳴，肩こり，便秘，下痢，内臓脂肪の増加など，さまざまな症状が認められている．他の疾患との鑑別も困難であり，男性更年期障害の診断を下す際の鑑別診断も重要となる．

3．治療上の問題点

　下部尿路症状を伴う患者も多いので，治療上の制約が発生することがある．特に男性ホルモン補充においては，前立腺癌に留意することは当然であるが，前立腺肥大症の増悪にも注意を払う必要がある．下部尿路症状改善薬などと併用するなどの考慮が必要である．また，カウンセリングも重要なポイントである．泌尿器科医としてもある程度のカウンセリングスキルが必要である．カウンセリングにも十分な時間を取るのが望ましいが，現行の医療制度，診療体制では困難であり，何らかの解決策を考える必要がある．

川崎医科大学附属病院（泌尿器科）　〒701-0192 岡山県倉敷市松島577〈Tel：086-462-1111〉

今後の展望

治療により，生活の質を向上させることができる疾患であるということを地域住民に啓発する必要がある．インターネットのホームページを見て受診する患者もあり，「男性更年期障害」の疾患の概念がわかりやすい充実したホームページを作成したい．また，医学教育病院としての役割も担う施設であり，系統的な診断と治療の考え方を取り入れつつ，かつ患者の目線に立った治療を行うことが重要である．さらに，泌尿器科専門医制度に立脚したトレーニングについて，アンドロロジーの分野を広く包含した教育制度を確立し，研究対象としての学問の確立を目指したい．今後，団塊の世代の大量定年退職に伴い，熟年世代の性の問題も多く取り上げられるようになる．男性更年期障害のみならず，これらの世代が抱える泌尿器科疾患を包括して，カウンセリングを含めた治療を行うことが重要であろう．

わが国における男性更年期症例を扱っている主な施設の実態

Case 18

広島大学病院

三田耕司　碓井　亞

受診者の特徴

広島大学病院泌尿器科では，男性更年期障害を対象とした専門外来を開設している．男性にも更年期があるという認識度の向上と社会的なニーズに伴い2003年夏頃より男性更年期障害を主訴に来院する患者が増加し，2003年以降2006年までに新規患者59例が受診した．受診者数の年次的な推移は，2003年6例，2004年21例，2005年17例，2006年15例であり，2004年をピークに近年は横ばいの状態にある．受診者の年齢構成は，30歳から67歳で平均年齢は51.3歳であった．これを年代別にみると30歳代4例，40歳代23例，50歳代24例，60歳代8例であり，受診患者のうち40歳代と50歳代で全体の80％を占め，社会的にストレス負荷のかかる年代に発症しやすい病態と考えられる．症状を自覚してから受診までの期間は1ヵ月から120ヵ月で平均21.1ヵ月であり，59例中39例（66％）は12ヵ月以上であった．さまざまな症状を有することから複数の医療機関を経た後に本症を疑って受診するため，その期間に長時間を要する症例も少なくない．

男性更年期障害の診断

受診者には，独自のアンケートに加え，Aging Male Symptom（AMS）質問票，Androgen Decline in the Aging Male（ADAM）質問紙，The International Index of Erectile Function 5（IIEF 5）や，自己評価式抑うつ性尺度（Self-rating depression scale：SDS）による調査を行い，血液検査では総テストステロン，フリーテストステロン，性腺刺激ホルモン（プロラクチン，卵胞刺激ホルモン，黄体化ホルモン）を行っている．また，抑うつ傾向の強い症例に対しては，M.I.N.I.（the Mini-International Neuropsychiatric Interview）を実施している．

問診のなかで症状の出現契機になった仕事や家庭などの明らかな環境変化の自覚について，「あり」と解答した症例は33例（56％）であり，男性更年期障害の多くは何らかの社会的な変化が発症の引き金となっている可能性が考えられた．受診者の主訴で多いものをまとめると，易疲労感・倦怠感32％（19例），発汗・ほてり17％（10例），不眠17％（10例），勃起障害15％（9例），身体の痛み・肩こり12％（7例），頭痛10％（6例），いらいら・集中力低下10％（6例），気分の落ち込み8％（5例），意欲低下8％（5例）などであり，症状はさまざまなものに及んでいた．

AMSの検討で，17～26点を「正常」，27～36点を「軽症」，37～49点を「中等症」，50点以上を「重症」とした場合，受診者の27％が「中等症」，50％が「重症」にあてはまる．心理症状，身体症状，性機能症状の各ドメインにおいて「中等症」および「重症」のカテゴリーには，それぞれ75％，90％，94％が入っており，同時期に行った健常人のボランティアにおけるスコアとの比較では，明らかに受診者の群が高い結果であった．

SDSスコアによるアンケートでは，50点を超えている症例が受診者全体の47％を占め，抑うつ状態を呈している症例の割合が多かった．来院した患者のうち，当科を受診する前にすでに精神科を受診した症例および投薬を受けている症例はそれぞれ全体の61％，59％に及んでいた．

本邦における男性更年期障害と海外におけるLate Onset Hypogonadism（LOH）は同じ病態と考えられるが，ISSAM（International Society for study of aging male）は，これを「加齢に伴う血中テストステロンの低下に基づく生化学的な症候群」と定義しており，血中テストステロン値はもっとも重要な検査である．しかしながら，実際には男性更年期障害と診断するための世界的に統一された血中テストステロンの基準値は存在しない．近年，日本泌尿器科学会学術委員会の承認の下，「フリーテストステロン検討会」が中心となり，日本人成人男子の血清総テストステロン値およびフリーテストステロン値のRIA（Radioimmunoassay）法での基準値設定の試みがなされ，20～39歳の若年成人のフリーテストステロン値の平均（YAM：Young Adult Mean）値の80％（12.4 pg/ml）および70％（10.9 pg/ml）の値が，男性ホルモン補充療法の参考適用値として提示された[1]．透析平衡法を用いた測定やSHBG，総テストステロン値，アルブミンからフリーテストステロン値を計算する方法が海外では推奨されているが，本邦における医療環境が海外と異なることから現時点ではRIA法で測定した血清フリーテストステロン値によるスクリーニングがもっとも現実的と考えている．しかしながら血中テストステロン値は男性更年期障害の診断においてもっとも根本的な検

広島大学病院（泌尿器科）　〒734-8551 広島県広島市南区霞1-2-3〈Tel：082-257-5555〉

表1 血中フリーテストステロン値を8.8 pg/mlで分類した場合

	フリーテストステロン値 <8.8	8.8≦	p value
フリーテストステロン (pg/ml)	6.0	10.8	<0.01
総テストステロン (ng/ml)	3.2	4.7	<0.01
LH (mIU/ml)	5.3	3.8	0.04
FSH (mIU/ml)	7.8	5.8	0.31
AMS 心理症状	13.0	13.7	0.68
AMS 身体症状	19.3	19.6	0.85
AMS 性機能症状	14.8	16.0	0.43
IIEF 5	9.5	11.0	0.52
SDS	46.2	49.6	0.31

査ではあるものの，これのみで単純にホルモン補充療法の適応か否かを判別することは困難である．過去の文献を参考にフリーテストステロン値8.8 pg/mlをカットオフ値として受診者を二つのグループに分けて臨床所見を比較検討したが[2]，二つのグループ間には有意な差はみられなかった（表1）．前述した日本人成人男子フリーテストステロンYAM値の70%値（10.9 pg/ml）を男性ホルモン補充療法の参考適用値として用いると，当科の受診者の87%の症例が補充療法の候補にあてはまることになるが，その妥当性についても今後，さらに検討が必要である．一方，以前より唾液中にもテストステロンが含まれていることが知られ，これらのほとんどが遊離した状態で存在することから生物学的な活性の評価への可能性が示唆されている．過去に唾液中テストステロン測定によって血中濃度のおよその予想が可能であることを示したが[3]，血液検査に代わる低侵襲な検査法を現在模索している．

ホルモン補充療法

ホルモン補充療法による利益と危険性を十分に説明したうえで希望者に施行しているが，内服薬の副作用や確実な効果を得るため注射剤を好んで用いている[4]．現時点ではこれまでの報告を参考にして総テストステロン値231 ng/dl以下あるいは，フリーテストステロン値8.8 pg/ml以下をホルモン補充療法の候補とし，質問紙などの結果を加えて総合的に評価している[2,5]．これらの範疇に入らないテストステロン値がやや低めの症例に対しては，症状がテストステロンに起因するものか否かを明らかにするため，3ヵ月間を基本としてホルモン補充療法を行い，効果判定を行っている．以前より市販されているテストステロン軟膏の有用性も改めて報告され，使いやすい点から希望する症例も見られるようになった．ホルモン補充療法によって症状の劇的な改善を見る症例は確かに経験するが，抑うつ状態が強くホルモン補充療法に反応のないものについては，精神科的なアプローチを含めたフォローが必要となる場合もある．

文 献

1) 岩本晃明，柳瀬敏彦，高 栄哲，他：日本人成人男子の総テストステロン，遊離テストステロンの基準値の設定．日泌尿会誌 95：751-760, 2004

2) 松田公志，巽 一啓：男性更年期障害の診断と治療．泌尿器外科 16：831-837, 2003

3) 三田耕司，松原昭郎，碓井 亞：簡便な唾液テストステロン酵素免疫測定．日泌尿会誌 96：610-616, 2005

4) 三田耕司，碓井 亞：男性ホルモン補充療法の最新動向．Pharma Medica 23：57-60, 2005

5) Nieschlag E, Swerdloff R, Behre HM, et al：Investigation, treatment and monitoring of late-onset hypogonadism in males. ISA, ISSAM, and EAU recommendations. Eur Uro 48：1-4, 2005

わが国における男性更年期症例を扱っている主な施設の実態

Case 19

高松赤十字病院

川西泰夫

高松赤十字病院では昭和56年より男子性機能障害の外来を開設している．月曜日の午後を専門外来日としてスタートしたが，現在はこれに加えて木曜日の午後も男子性機能障害専門外来日としている．2006年末までの男子性機能障害外来の新患数は1765人でそのうち低テストステロン血症を伴っていた症例は40人，2.3%であった．最近までは，ほとんどの患者が勃起機能障害を主訴としていたが男性更年期障害という概念が知られるようになり，これを主訴として受診する患者の数は増加した．男性更年期に限らず，性機能障害に関しては患者本人が症状を正確に，客観的に表現できないことが多いうえに症状は単一ではなく，漠然としており，不安定であることが多い．そのため問診だけに頼った診療を行うと誤診の危険がある．理学所見や臨床検査の重要性が特に高い疾患であると考えている．当院における男性更年期障害患者の診療の流れについて簡単に述べる．

問診票を用いた問診

問診用紙を用いて病状に関する情報を大まかに把握している．初診の段階では主訴の本質を明らかにすること，つまり，症状の中心が勃起障害，射精障害，性欲障害，パートナーとの対人関係障害などのいずれに該当するかを判断する必要がある．われわれの施設では初めに用いる問診票は The aging males' symptomes scale（AMS）ではなく男子性機能障害全般用のものを用いている．AMSのスコアと男性ホルモンの低下との間に関連性を見出せないとする報告が多いこと[1]や性機能障害に関して広い範囲をカバーしたものである必要があると思われるからである．肝硬変，アルコール症，糖尿病，腎不全などの慢性の全身性の疾患に関する治療歴や合併症などの詳細を問う必要がある．うつ病などの精神疾患の症状や既往症に関する問診は必要であるが，うつ病の既往がある場合にも現在の症状が精神的なものであるという先入観を持たないように留意している．

理学所見

内分泌系疾患を意識して理学所見を診るようにしている．内分泌学的異常を疑う体つき，陰毛パターン，外性器の発達などアンドロゲン低下に関連する症状を観察する．甲状腺疾患や女性型乳房の有無，精巣の大きさと硬度を診察する．内分泌治療が必要になる場合があるので前立腺に関して直腸指診を行っている．

臨床検査

臨床検査は男性更年期障害の診療において必須の検査である．健康診断やドック健診のデータに加え，内分泌検査が必要である．内分泌検査の対象疾患は低テストステロン血症，高プロラクチン血症，甲状腺疾患である．われわれの施設では初診時にフリーテストステロン値とプロラクチン値を測定している．性機能障害の専門外来が午後に割りあてられているのでやむを得ず午後の測定を行っているが，異常値であった場合には再診のうえ，午前の採血を行うようにしている．また，テストステロン値は変動があるので，2回の測定を行って低テストステロン血症を診断している．

低テストステロン血症が高プロラクチン血症に伴うものである場合がある．高プロラクチン血症ではGnRHの分泌が障害されることによって二次性に血清テストステロン値が低下する．しかし，このような高プロラクチン血症による低テストステロンの患者に対してはテストステロンの補充が無効な場合がある．さらに特異的な治療を必要とする高プロラクチン血症の場合もあるので低テストステロン血症の診断だけでただちに治療を開始すべきではないと考えている．

性機能低下や男性更年期症状と類似した症状は甲状腺機能亢進症や低下症に関連している可能性もあるが，当院では現在のところ該当例を経験していない．

治療

内分泌異常が認められない症例に対しては精神科受診を勧めている．内分泌異常がある症例のうち内分泌内科や脳神経外科疾患の場合には担当科に紹介するので泌尿器科における内分泌治療は低テストステロン血症と下垂体腺腫以外の原因による高プロラクチン血症に対してである．低テストステロン血症の症例に対してはわれわれはエナント酸テストステロン（テストビロン・デポー），250 mgを2～4週間隔で投与している．治療開始時には2, 3回の投与で治療が終了するものではなく生涯にわたって必要であることを説明している．投与量と投与間隔はテストステロン値を測定しながら正常下限値の維持を目

高松赤十字病院（泌尿器科）　〒760-0017 香川県高松市番町4-1-3〈Tel：087-831-7101〉

標として決定している．男性更年期障害を主訴に受診する患者はある程度の年齢に達していることが多いので前立腺癌のリスクがある．テストステロンの補充療法を行う前に必ずPSAを測定するようにしている．男性更年期障害の患者に対する補充療法の目標はあくまで正常値の維持である．正常なテストステロン値を維持することで抑うつ傾向，勃起機能低下，性欲低下などの症状を改善させることである[2]．正常テストステロン値の患者にテストステロン補充を行って，高テストステロン状態にしたり，男性更年期障害を問診だけで診断して，見境なくテストステロンの補充療法を行うようなことが医療機関で行われるべきでないことは明らかである．保険診療や安全性の観点からもアンドロゲン剤はあくまでも男子性腺機能不全や造精機能障害に対してのみ使用されるべき薬剤であり有効性が証明されていない疾患に対しては新たな臨床研究による承認が必要である[3]．高プロラクチン血症の治療はその原因の除去が第一である．薬剤性が疑われる場合には可能な範囲で休薬や薬剤の変更を検討する．休薬不能例や無効例にはメシル酸ブロモクリプチン（パーロデル®）やテルグリド（テルロン®）による治療を行う．高プロラクチン血症では低テストステロン血症を呈することが多いが，われわれはテストステロンの補充療法は施行していない．

男性更年期外来，性機能外来の問題点

男性更年期障害を主訴として受診することに対する心理的な抵抗は大きいと思われる．また，男性に対するホルモン補充療法については認知度が低く，治療対象となる低テストステロン血症患者の受療率は非常に低いレベルにとどまっているものと推測される．

今後の展望

公開講座などで男性更年期障害に関する啓蒙活動が行われているが，医学会内において男性更年期障害が独立した疾患であると認識されていない状況[4]では，その効果を十分に発揮できないように思われる．勃起機能障害が認知されてきた経緯と同様に，男性更年期障害の診断基準を確立することが必要であると思われる．類似した症状を呈する他の内分泌異常や精神科領域の疾患を除外診断し，当該症状が低テストステロン血症によるものであること，その症状がアンドロゲン補充療法によって軽快すること，中止によって低テストステロン血症が再発すると症状も再発することを証明していく必要があると思われる．われわれの施設においてもこの疾患を適正に診断して治療を行い，そのデータの蓄積に寄与できるような診療を心掛けていきたいと考えている．

文　献

1) Miwa Y：Correlation between the Aging Males' Symptoms Scale and sex steroids, gonadotropins, dehydroepiandrosterone sulfate, and growth hormone levels in ambulatory men. J Sex Med 4：723-726, 2006

2) Kohn FM：Testosterone and body functions. Aging Male 9：183-188, 2006

3) Handelsman DJ：Testosterone：use, misuse and abuse. Med J Aust 185：436-439, 2006

4) Vastag B：Many questions, few answers for testosterone replacement therapy. JAMA 289：971-972, 2003

Case 20

原三信病院
― 当院における男性更年期診療の実情 ―

武井実根雄

はじめに

　男性にも更年期障害があるとの主張は，今を遡ること30年の1970年代後半より熊本悦明・札幌医科大学名誉教授が一貫して主張してきたことではあるが，2001年頃より男性の更年期障害の話題がマスコミを賑わすようになり，代表的症状のチェックリストなどが紹介されるに至って，患者自身が自分は男性更年期障害ではないかと訴え受診する例が増加している．これには漫画家はらたいら氏の著書やNHKの番組の影響がかなり大きかったように思っている．当院では1985年以来EDに関して専門外来を開設して診療にあたってきたこともあり，関連疾患として男性更年期障害の診療も行うようになったのであるが，実際に受診する患者の多くは「うつ」の問題を抱えている場合が多く，テストステロンの低下が症状に関与していると考えられる症例が少なかったことや，安易なアンドロゲン補充療法には抵抗があったことなどから，男性更年期障害に対する取り組みとしては消極的な施設の例として現状と問題点，将来の展望などを述べる．

当院における男性更年期障害診療のスタンス

　男性更年期障害は加齢による身体機能の低下にさまざまなストレスの影響およびホルモン環境の変化などが絡み合って起こると考えられるが，これらのうち泌尿器科医が対応できる部分は必ずしも多くはない．しかも男性更年期障害という言葉が独り歩きし，partial androgen deficiency of the aging male（PADAM）と同義語のように扱われたことから，診療現場には少なからず混乱が生じた．すなわち自分の症状の原因がすべて男性ホルモンの低下に起因すると誤解した患者が，「男性更年期障害」という耳新しい病名に救いを求めて医療機関を受診することになったのである．

　当院の場合は患者に対し男性更年期障害に伴うことが多いEDや下部尿路機能障害には積極的に対応するが，アンドロゲン補充療法については，総テストステロンが異常低値の場合のみ施行するという消極的な姿勢で対応してきた．当時は遊離型テストステロンの測定系が安定していなかったことや，基準値も明確ではなかったことなどから，総テストステロンの値を基準としたわけである．

　また多くの患者にみられる心理的・精神的な問題には十分対応できないため，必要に応じて適切な精神科医や心療内科医を紹介するしかないことをまず説明するようにした．受診患者の多くは総テストステロン正常で，多くが「うつ」の問題を抱えていたことに加えて，最近までアンドロゲン補充療法には，対象選択の基準や副作用回避のチェックポイントおよびいつまで治療を続けるのかについての指針が明確でなかったことや，本邦では使用可能な男性ホルモン製剤が注射剤しかなく，血中濃度の上昇も非生理的であり，海外で使用可能な内服薬や貼付剤に比較して使いにくいことも，アンドロゲン補充療法に積極的に取り組むことを躊躇させた理由である．最近になってアンドロゲン補充療法の対象となる病態を的確に表現した用語として加齢男性性腺機能低下症候群（LOH症候群）が提唱され，これについての診療の手引きが上梓されるに及んで，ようやくアンドロゲン補充療法に取り組める下地ができたとの実感を持つに至っている．

受診患者の集計

　2002年9月から2007年3月までの4年6ヵ月の間に男性更年期障害の診療を希望して受診した患者は115例であった．年齢分布を図1に示す．当然50歳代にピークがあるが，30歳未満や60歳以上の受診もあり，年齢分布には幅がある．

　総テストステロンの年齢別分布を図2に示す．年齢とは弱い負の相関があるが，当院における正常値2.25 ng/ml を下回ったのは6例（0.5%）のみであった．海外におけるLOH症候群の総テストステロンの基準値[1]は2.31 ng/ml 未満となっていることから，この基準に従うと異常低値の症例は7例（6%）となる．さらにボーダーラインとして設定されている2.31〜3.46 ng/ml の症例は27例あり，合計34例（30%）に遊離型テストステロンの測定が推奨され，遊離型テストステロンが基準値以下であれば，アンドロゲン補充療法の対象となり得る．

男性更年期障害に伴うEDの治療

　男性更年期障害として外来を受診する患者にはEDを合併している例が少なくないが，うつが前面に出ている患者では，EDの治療を勧めても希望しない場合がある．理由としては性欲が低下していることによる場合もあるが，男性更年期障害に救いを求めて受診する患者では「うつ」

原三信病院（泌尿器科）　〒812-0033　福岡市博多区大博町1-8〈Tel : 092-291-3434〉

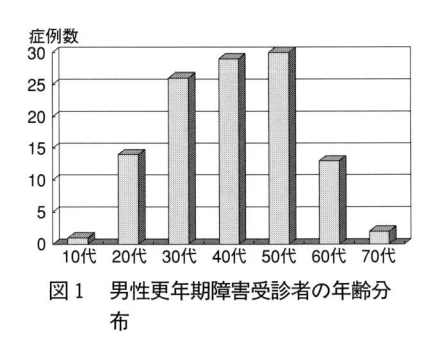

図1　男性更年期障害受診者の年齢分布

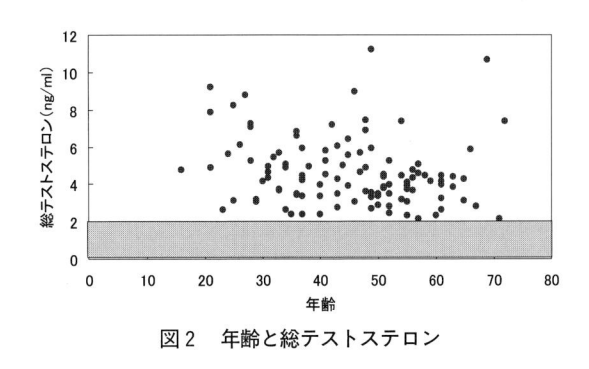

図2　年齢と総テストステロン

の治療がうまくいってないため，EDどころではないと思っているようにも見える．このような場合，EDの治療はPDE5阻害薬により比較的容易に可能であることを説明し，勃起の改善が「うつ」の改善に貢献する可能性があることを説明するようにしている．LOH症候群であれば当然アンドロゲン補充療法が必要になってくるかもしれないが，本邦で使用可能なED治療薬も3種類に増え，いずれも有効性は十分あり，安全に使用可能であるうえ，それぞれ特徴を有していることから，根本的な治療に固執せず容易に治療可能な症状から治していくこともプラスになると説明し，EDの治療がうまくいくことで他の症状も改善した例を経験している．男性更年期障害のEDには積極的に治療を勧める価値が高いと考えている．

当院における男性更年期診療の問題点

　男性更年期障害の場合は症状が多彩であり，一つの診療科で対応するのは無理がある．特に「うつ」の症状が前面に出ている患者の場合，精神科との連携が不可欠となる．当院には常勤の精神科医がいないため，院外の精神科医でこのような問題に理解のある特定の精神科医に紹介することで対応しているが，すでに精神科の主治医がいて治療中の患者の場合，症状が改善しないとの不満を持って受診してくることから，別の精神科医に勝手に紹介してよいものか対応に苦慮する場合も少なくない．現時点では自分が対処できる内容を明確にし，守備範囲を超える場合はその旨を患者に説明し理解を得るしか方法がないが，これでは患者として納得はしても満足いくものではないだろう．関連する診療科との連携をより密にして対処する必要があると考える．

　LOH症候群診療の手引きでは，総テストステロンではなく遊離型テストステロンをLOH症候群の診断検査として推奨していることから，今後は総テストステロンではなく遊離型テストステロンの測定によりLOH症候群を積極的に診断し，アンドロゲン補充療法まで視野に入れた診療体制を構築する必要があると考えている．本邦では治療に際して注射剤しか使用できないことがネックとなり，アンドロゲン補充療法が行いにくい点に問題がある．診療の手引きによりアンドロゲン補充療法の適応やプロトコールが標準化された現在，内服薬や貼付剤など使いやすいアンドロゲン製剤がわが国でも認可され，使用可能となることが望まれている．

今後の展望

　男性更年期障害は病態が複雑で，加齢によるアンドロゲンの低下のみでは説明できない部分が多い．しかし50歳代の男性が社会においても家庭においても厳しい状態におかれ，心身のバランスを崩しやすい状況にあることは間違いなく，今後もそれは変らないと思われる．理想としてはこのような更年期の男性に対し，LOH症候群も含めて1人の主治医が総合的，全人的に対応できることであるが，それは現実問題としてすぐに実現できるものではない．そこで適切な治療により改善可能な問題であるEDや下部尿路症状およびLOH症候群に対し，積極的に取り組むことで働き盛りの患者のQOL向上を図ることは，泌尿器科医としての責務であり，患者自身の幸せのみならず今後ますます高齢化していく日本の社会を健全に支えるためにも不可欠のことではないだろうか．

文　献

1) Lunenfeld B, Saad F, Hoesl CE：ISA, ISSAM and EAU recommendations for the investigation, treatment and monitoring of late-onset hypogonadism in males：scientific background and rationale. Aging Male 8：59-74, 2006

わが国における男性更年期症例を扱っている主な施設の実態

Case 21

西内科・循環器科
―内科からのアプローチ―

西 征二

　男性更年期障害の臨床のなかで，特に中高年男性の勃起障害（Erectile Dysfunction；ED）の診療を実施している．すなわち，当科では，生活習慣病（高血圧・高脂血症・糖尿病・虚血性心疾患・メタボリック症候群など）の日常診療ともに，生活習慣病患者の生活の質（Quality of Life；QOL）の改善・向上を目ざして，動脈硬化性ED・心因性EDの治療を行っている．本稿では，生活習慣病に合併した男性更年期におけるED診療の現状・問題点・今後の展開について解説する．

内科における男性更年期障害の診療

　特に，男性更年期外来日という専門外来を標榜しないで，一般内科診療のなかでEDを中心とした男性更年期障害の診療を実施している．もちろん，混合診療にならないように，ED診療に関しては，受付・カルテ作成・診療・投薬・会計など，保険診療とは別枠（自由診療）で行うことになる．

　PDE 5（選択的ホスホジエステラーゼタイプ5）阻害薬の市販後（1999年以降），EDの原因あるいは随伴疾患の診療，EDの治療法の選択，安全性面の検査，治療薬の有害事象に対する予防・対処，治療効果の判定などについて十分な検討を行えば，内科医でもED診療が可能となった[1]．PDE 5阻害薬の市販後9年を経過した現在でも，ED患者は増加傾向にある．ED発症の要因として，この9年間の疾病構造の変化をみると，①加齢病（高血圧と動脈硬化性疾患である脳血管障害・虚血性心疾患），②代謝性疾患（高脂血症・糖尿病・痛風・メタボリック症候群），③抑うつ気分障害・軽症うつ病・社会不安障害・パニック症候群，④運動器疾患（骨粗鬆症・骨折・脊髄損傷），⑤前立腺癌・膀胱癌・大腸癌の術後，⑥人工透析などの増加があげられる．一方，社会的背景としては，①団塊世代の高齢化と高齢社会の進行，②健康志向・QOL改善・アンチエイジング（抗加齢）に対する関心の高まり，③格差社会・複雑なストレス社会なども考えられ，ED発症・強化因子として関与している．

男性更年期における高血圧診療

　高血圧診療において，降圧効果，臓器保護作用，降圧薬の安全性の検討とともに，男性更年期の高血圧患者のQOL改善は大切である．QOLのなかでも特に性機能改善は，更年期男性にとっては重要な課題の一つである．EDの診断については，問診（IIEF 5の問診票など）を中心に，原因疾患の有無，合併症の検索を行う．EDと診断されれば，EDの重症度，治療法の選択（心理・薬物療法など）を検討する．PDE 5阻害薬の適応と判断されれば，処方方法（用量など），安全性面の確認を行い，患者に「説明と同意」を十分に行い文書にて相互の確認を取り交わす．PDE 5阻害薬の処方件数は，内科・泌尿器科・外科・整形外科・心療内科などの順に多く，この傾向は今後も継続される．高血圧患者の多い年齢層（50～70歳）は，年齢的にも更年期・ED世代とオーバーラップしている．さらに，更年期の高血圧患者では，正常血圧者よりうつ病の併発が3倍多く，このうつ病に起因する心因性EDの発症も多い．このように，更年期における高血圧診療においては，降圧による臓器保護とともに，更年期障害の改善，特に性生活の改善としてのED診療が不可欠である．降圧薬のなかで，β遮断薬・降圧利尿薬は，薬剤性EDの原因になることもあるが，アンジオテンシンII受容体拮抗薬・アンジオテンシン変換酵素阻害薬・Ca拮抗薬では血管内皮機能の改善によりEDの改善効果も期待できる．

男性更年期における循環器疾患

　慢性期の安定した循環器疾患（狭心症・心筋梗塞・心房細動・心不全）を合併した更年期ED患者にも，心血管機能の評価後にPDE 5阻害薬の適応はある．

男性更年期における生活習慣病[2]

　生活習慣病は，遺伝的素因に加えて，更年期の偏った食生活，運動不足，内臓脂肪型肥満，精神的ストレス（抑うつ・不安），喫煙などのライフスタイルの環境因子が疾患の発症・進行に関与している．一方，更年期EDの病態生理として，高血圧・耐糖能異常・脂質異常に起因する血管内皮性Nitric Oxide（NO）と神経性NOの分泌低下が，更年期EDの発症・維持・悪化に関与している．動脈硬化のハイリスク群である更年期EDでは，PDE 5阻害薬の治療効果を高めるためにも，EDの早期診断・早期治療が有効である．症例によっては，「治療後診断」（post-therapeutic diagnosis）にて早期診断を確認することもある．

西内科・循環器科　〒892-0842 鹿児島県鹿児島市東千石町13-29　天文館ビル4F〈Tel：099-224-5314〉

更年期 ED 診療の留意点

PDE 5 阻害薬は，作用機序・有効性・安全性・有害事象の検討により，更年期 ED の薬物療法の第 1 選択薬である．PDE 5 阻害薬は，NO-cGMP 経路を介して作用するため，硝酸薬との併用は降圧作用を増強し，重篤な血圧低下・心血管イベントをもたらすので併用禁忌となる．バルデナフィルでは，α遮断薬・抗不整脈薬（クラス IA/III）などの循環器疾患治療薬も併用禁忌薬に含まれる．

更年期 ED の今後の展開

日本人の性文化・気質・倫理観・パートナーシップなどから，ED を主訴として更年期の男性が医療機関を受診する頻度は欧米ほど多くない．しかし，PDE 5 阻害薬による経口薬治療は，内科医にも更年期 ED 治療に関して適切な助言と対応を可能としている．最近，日本でも「ED 診療ガイドライン」が新しく作成されたので，日本人に合致した更年期 ED 診療が実践されることが期待される．

文 献

1) 西 征二：クエン酸シルデナフィル市販後における内科での勃起障害（Erectile Dysfunction）患者の診療．臨牀と研究 77：197-204，2000

2) 西 征二：かかりつけ医による勃起障害（Erectile Dysfunction, ED）の診療．臨牀と研究 83：463-468，2006

3) 日本性機能学会 ED 診療ガイドライン作成委員会：ED 診療ガイドライン．ブラックウェルパブリッシング，東京，2008

わが国における男性更年期症例を扱っている主な施設の実態

Case 22

琉球大学医学部附属病院
―われわれの男性性機能外来と泌尿器科漢方外来―

外間実裕　小川由英

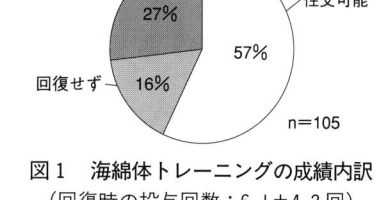

図1　海綿体トレーニングの成績内訳
（回復時の投与回数：6.1±4.2回）

　われわれの泌尿器科は，腎移植，血液浄化，小児泌尿器，一般泌尿器科などすべてを診療しています．したがって，男性更年期と称して不定愁訴を長時間外来で訴えられては，週3回しかない外来が回らないので，男性性機能外来と泌尿器科漢方外来で焦点を絞って対応しています．

男性性機能外来

　男性の更年期障害の主な症状に性機能障害があります．当院でも男性性機能の専門外来にて，勃起障害（ED）のある方々の相談にのっています．他の施設と同様にバイアグラ®やレビトラ®といったPDE5阻害剤を中心に治療を行い，また効果のない患者さんや治療を希望された患者さんへはプロスタグランジン（PGE$_1$）の陰茎投与により海綿体トレーニングを積極的に実施しております．

　まず，外来に受診された患者さんはその既往歴，合併症の聞き取りを含めた問診が終わった後に，性機能障害が起こる理由などの説明を含めた診察をします．必要に応じて採血による肝機能や腎機能の評価，男性ホルモンの測定をします．また，勃起機能検査としてのPGE$_1$の陰茎局所注射を十分な説明の後に施行します．その反応性とそれまでの診察問診所見をあわせておおまかなEDの分類をします．まず，PDE5阻害剤の投与の反応をみますが，患者さんによってはバイアグラ®とレビトラ®では反応が異なります．われわれの調査によると服用した患者さんの6割が両薬剤にて効果があり，2割が両薬剤とも無効でした．残りの2割ですが，不思議なことですがバイアグラ®だけが効果のある人とレビトラ®のみが効果のある人が1割ずつです．勇気を振り絞って来院した患者さんの1割が効果のない方の薬剤を処方されると次から再来せず，折角の受診も無駄になることがあります．そのために，十分に説明のうえ，患者さんに納得してもらった後に両薬剤を同時に処方します．再来した際に効果の違いを確認し，その後の処方薬を決定します．薬剤の効果と副作用は患者さんにより異なり，薬剤によりこうも違うのだということをつくづく感じさせられました．われわれの調査で，バイアグラ®を選択した患者さんの選んだ理由は薬剤の効果のためだけであり，レビトラ®を選択された患者さんは効果のためが66%で，安価が34%でした．

　患者さんの希望によりプロスタグランジンE$_1$（PGE$_1$）の局所への投与を繰り返す海綿体トレーニングという方法も実施しています．これはPGE$_1$ 20μgを2mlの生理食塩水に溶解し，1週1回を10週間継続します．これまでに100名以上の患者さんにこの治療を実施しています．この治療法により，57%の患者さんが自発勃起を回復しており，16%の患者さんは自発勃起を回復しませんでした．治療経過中または後に性交の機会がなかった患者さん（評価不能例）を除くと8割近くの患者さんが自発的な勃起を回復し，薬剤なしで性交が可能となっています

表1　高齢者での漢方治療

・〈症例〉男性74歳，数ヵ月EDにて調子が悪い ・排尿困難，冷え，腰痛などなし，虚実中間証，小腹不仁 ・八味地黄丸2ヵ月投与により，元気を取り戻し，服用を1年間続けた． ・その後服薬を中止していたが，週1回をこなしていた．奥さんは同齢． ・その後7年経過し，80歳を超した．どうも最近調子が悪いので来院．八味地黄丸を再開した．1ヵ月服用したら，毎週1回は可能で，奥さんも喜んでいる．	・〈症例〉男性63歳，約半年前よりEDを自覚 ・ここ数年ストレスがたまっていて，不眠，いらいら，実証，胸脇苦満 ・柴胡加竜骨牡蠣湯2週間投与，タイミング的に精神的なストレスから解放され，投薬も多少効いたようで，よく眠れ，精神的にも安定した．EDも良くなる傾向であったため，投薬中止で経過観察． ・普段の生活でストレスがなくなることが大事で，EDをわれわれに訴えたことも気持ちを楽にしたようで，上手くかみ合って改善した．

琉球大学医学部附属病院（泌尿器科）　〒903-0215　沖縄県中頭郡西原町字上原207〈Tel：098-895-3331〉

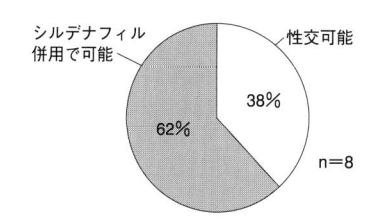

図2 シルデナフィル無効例に対する海綿体トレーニング

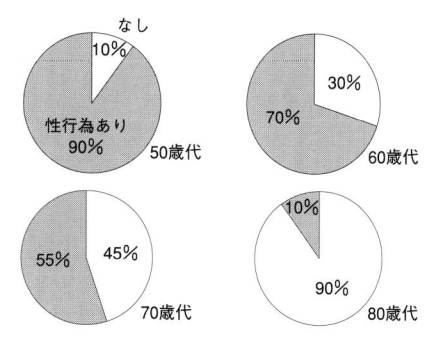

図3 沖縄県男性の年齢別性活動性

（図1）.

勇気を出して性機能外来を受診し，バイアグラやレビトラをせっかく手に入れてもなかには効果がない人が2～3割程度あります．これらの方々のなかにはあきらめて受診なさらない方もいます．しかし，そのようなPDE5阻害剤の無効例にも海綿体トレーニングを施行すると勃起能が回復する方がいます．PDE5阻害剤の無効例に海綿体トレーニングを施行した例は当院では8例あり，トレーニングのみで性交可能になったのが3例（38%），PDE5阻害剤の併用で性交可能となったのが5例（62%）でした．すなわち8例全例がなんらかの形で性交可能となっています．まだ症例が少ないのですが，内服治療に効果がみられない症例でもまだ治療の余地があることの証明です（図2）．

まだ性機能外来に気軽に受診することは難しい状況にあると考えます．その背景にあるのは性生活に対する正しい情報が伝わっていないことが原因と考えます．外来を受診した60歳代の患者さんはこの年になって恥しいのですがと言いながら受診されました．当院では沖縄県における男性の性行動の調査も以前行っており，50歳代では90%，60歳代で75%，70歳代では55%，80歳代では10%の性交がある（図3）と説明すると非常に安心されていました．しかし，性生活に関する意識改革を図るのは難しいといわざるを得ません．医学生に対し男性の性生活に関するアンケートを行うと性交のあるなしを年代ごとに尋ねると，正解する学生はほとんどいません．健康な50歳代の男性で50%，60歳代で32%，70歳代で17%，80歳代で9%という結果でした．医学生がこのような認識を持っている現在，実際に医療に関係していない人の性生活に対する認識を変えるのは並大抵ではないでしょう．

泌尿器科漢方外来

泌尿器科漢方外来では，超音波検査（腎膀胱前立腺）をしながら，下（外陰部）だけを見るのでなく，舌も診て（舌診），腕を握って（脈診），腹症もとるよう努力しています．

紀元前数世紀前に黄河文化圏の医学理論として著された『黄帝内経』のなかの上古天真論では人の一生について次のように書かれています．

男子は8歳で，腎気が充実し始め，毛髪は長くなり歯が生え変わる．16歳で，腎気が旺盛になり，天癸が到来し，成熟し，精気が充満して射精し，男女和合して子が産める．24歳で，腎気は充実し，筋骨はしっかりし，智歯が生え，身体も伸びてもっとも盛んになる．32歳で，筋肉が強壮となり，肌肉が逞しくなる．40歳で，腎気が衰えだし，頭髪と歯は抜けやせて艶がなくなる．48歳で，陽気が上方より衰え，顔がやつれ，髪ともみ上げがごま塩になる．56歳で，肝気が衰え，筋肉の活動が自由でなくなり，天癸は尽き，精気も少なく，腎の気が衰え肉体疲労が極まる．64歳で，歯は抜け頭髪も落ちる．この時代より男子更年期にかんして，腎精不足が原因で，壮年期には，陽萎，早泄，不妊症などが起こり，老年期には，腰膝の軟弱化，歩行障害，精神不振，難聴，老眼などが起こる．

勃起障害（ED）に関しては次のように弁証している．
① 命門火衰（過度の性行為，老化などで，腎陽気と精気が衰えた状態）では冷えが特徴で，八味地黄丸，牛車腎気丸などを投与．② 心脾両虚（過労，食欲不振）では不眠，動悸，食欲不振が特徴で，帰脾湯，加味帰脾湯，清暑益気湯，黄耆建中湯，小建中湯などを投与．③ 湿熱下注（下焦の熱）では膀胱尿道や精巣の症状が特徴で，竜胆瀉肝湯，猪苓湯合四物湯などを投与する．④ 肝気鬱結（ストレス，不眠，胸脇苦満）ではイライラや不眠が特徴で，四逆散＋六味丸，加味逍遥散（肝気犯脾胃）＋六味丸，酸棗仁湯＋六味丸，柴胡加竜骨牡蠣湯，桂枝加竜骨牡蠣などを投与．⑤ 陰虚火旺（腎陰不足）では寝汗や腰膝だるいが特徴で，六味丸＋滋陰降火湯，知柏地黄丸などを投与（表1）．

これら以外で，精索静脈瘤を有する場合には，不妊を

合併することが多いので，精巣機能の低下と考えるとEDを合併しやすい．漢方的には瘀血と腎陰虚と考え，桂枝茯苓丸＋六味丸，桂枝茯苓丸＋補中益気湯などを投与．また，EDは腎陽虚であり，メタボリック症候群のもっとも大事な症状と考えられる．肥満，便秘，高血圧などを呈する者には，七物降下湯，防風通聖散，大柴胡湯，桃核承気湯などを併用する．しかし，漢方には甘草が含まれており，ミネラルコルチコイド作用を有するので，高血圧患者に長期投与は注意を要する．

泌尿器科医として，知っておくと便利な漢方知識を少し解説します．

気，血，津液，精は人体が生命活動を行うのに重要な基本物質で，生体内で生成され，循環し，代謝され，その過程でさまざまな生理機能を発揮する．人体の五臓六腑は，これらの基本物質の存在下にその機能を発揮する．

気は，元気（先天の精が変化したもので，生後は水穀の精微により滋養補充される），宗気（肺より吸入された清気と水穀の気が結合して，胸中に集まる），営気（水穀の精微が変化，血脈に分布し，営血として循環する），衛気（水穀の気から変化した陽気であり，衛陽ともいわれ，経脈以外を巡る）などよりなる．さまざまな部分に分布し，拍動（生長，発育，生理活動，血の循環，津液の分布），温煦（温める），防御（外邪の侵入を防ぐ），固摂（血液を漏らさない，汗や尿をコントロール，精液を洩らさない），気化などの作用を及ぼす．

血は，脾胃により生成された水穀の精微と営気から生じるものと，腎精から化生するものの2系統があり，気の存在下に生体を循環し，その生理機能を発揮する．血液の循行は，すべて肺気の作用を受け，脾気の統摂，肝の蔵血疏泄作用により調節される．

津液は，正常な水液で，汗（心の液），涕（肺の液），涙（肝の液），涎（脾の液），唾液（腎の液），尿なども津液である．津液の輸布排泄は，三焦を通路として，脾の転輸作用，肺の宣散粛降作用による通調水道，腎の気化作用により行われる．全身を循環し，組織を滋潤し，脳髄などを滋養する．

|命門火衰| 右腎（命門）には，先天の気が蔵されている．脾の運化は命門の火の力による．命門の火が衰弱すると，根がなくなり，水穀を消化できなくなる．したがって，勃起障害，陰部の冷えが主たる症状で，精液薄く少ない，乏精子，足腰だるい，寒がり，四肢の冷え，顔色白い，耳鳴り，精神不振などを伴う．

|心脾両虚| 心は血をつかさどり，脾は血を生成する．経脈中での血の運行は，心気の推動作用と脾気の統血作用による．心と脾が虚すると，心悸，失眠，食欲不振，四肢倦怠，顔色悪いなどを呈する．

|湿熱下注| 湿熱が下焦（臍より下，肝腎命門＋小腸大腸膀胱）に注ぐ状態で，勃起障害，陰嚢が湿って臭い，陰嚢や精巣の腫痛が主で，腰や下肢がだるい，膿尿，下痢，肛門部熱感などを伴う．

|肝気鬱結| 肝の疏泄機能（疎通＋発散昇発）の失調，気機（気の昇降出入の運動）の鬱滞で，怒り（精神的刺激），情志抑うつ，他臓の気機失調などが原因で起こる．勃起障害，不安で勃起しない，イライラ，怒りっぽいなどに，ストレスがたまりやすい，不眠，胸脇苦満などを合併する．

|陰虚火旺| 精血や陰津が不足して，陽を制御できなくなって虚熱が内生して起こる．勃起しやすいが，早漏や遺精を伴い，腰膝のだるさ，動悸，不眠，寝汗，眩暈，耳鳴，健忘などを合併する．

最後に，われわれ泌尿器科医は前立腺癌の治療と称して男性更年期を悪化させ，アンドロゲン欠乏状態（性腺機能低下）にしています．ホルモン療法により，骨粗鬆症，鬱病，貧血，筋力低下などの医原病を作っています．未分化の前立腺癌の良い指標が低テストステロン血症であり，5α-リダクターゼ阻害剤の前立腺癌発生抑制試験においても未分化癌の発生が多かったことより，むやみにアンドロゲン遮断療法をすることが前立腺癌治療に良いかは疑問です．しかし，ホルモン療法は確立された治療法とされているので，われわれができることはその副作用を最小限とすることと考えます．前立腺癌の患者は増加の一歩をたどっており，男性更年期障害が増加することは間違いありません．そのためにも漢方は有効である可能性が高いので，応用範囲は広いと考えられます．

索　引

数字

2型糖尿病　116
2次性低血圧症　130
3β-HSD　10
5α-リダクターゼ阻害薬　81
8-OHdG　27

A

アディポネクチン　234
アモキサピン　218
アンチエイジング　9
アンドロゲン　73,76,93,125,149
アンドロゲン補充療法（ART）　69,190,203,205,231,242,244
アンジオテンシンⅡ　24
アンジオテンシンⅡ受容体拮抗薬（ARB）　81,129,138
アンジオテンシン変換酵素阻害薬　81
アリルエストレノール　95
アルコール依存症　166
アルコール性肝炎　165
亜鉛　90
$α_1$遮断薬　94,255
αグルコシダーゼ阻害薬　82
ADAM　83,239
ADAM questionnaire　2,42,230
ADMA　24
adrenopause　6,114
A型性格　129
AGE　24
Aging Male Questionnare（AMQ）/AMS質問紙/AMS質問票　34,35,214,230,239
Aging Males' Symptoms（AMS）　43,64,49,50,206,244
Aging Males' Symptoms（AMS）scale/AMS score　2,47,53,190,196,203,205,210,212,214,225,233,242
AMS 600　112
AMS 700 CXM　112
androgen replacement therapy（ART）　242,244

andropause　114,166,175
ankle-brachial index（ABI）　31
Anti-Aging QOL Common Questionnaire（AAQOL）　12

B

バイアグラ®　201
バリバリの仕事人間　202
バルデナフィル　127,231
晩発性てんかん　149
米国マサチューセッツ州のMMAS　122
勃起不全（ED）　12,32
勃起機能　201
勃起機能アンケート　189
勃起障害（ED）　53,73,83,84,114,189,197,198,215,218,221,250
母性性　86
防衛　194
病診連携　246
bioavailable testosterone　1,6,15,16,116,119
bone mineral density（BMD）　14,15
Brugada型不整脈　130

C

チトクロームP450　10
蓄尿症状　105
鎮痙薬　81
治療後診断　254
治療者（医師）-患者関係　87
治療的自我　87
治療的距離　87
直腸診　189
長期不眠　142
中部労災式性機能質問票　230
中年期　83,84
中年期危機　170
中年期の夫婦関係　171
Ca^{2+}チャネル遮断薬　79
calculate free T　55
chronic pelvic pain syndrome　97
communication　180
CYP 3 A 4　127

D

デヒドロエピアンドロステロン　9
デヒドロテストステロン　93
ドーパミン作動性神経　76
ドーパミン作動薬　218
大伏在静脈　111
大うつ病　84,86
男性外来　246
男性ホルモン　47,198
男性ホルモン補充療法　42,63,200,210,223,228,239
男性ホルモン軟膏　228,245
男性更年期　47,92,128
男性更年期外来　227,228,232
男性更年期障害　19,42,66,83,88,152,198,216,229,236,248,252
男性更年期障害外来　227
男性更年期障害（LOH）　242
男性更年期障害の文化的・社会的背景因子分析　47
男性更年期障害の症状　114
男性更年期障害質問票　47
男性更年期障害質問票　197
男性更年期症状　103,182,204
男性性　86,88
男性性機能　32
男性性機能障害　100
男性性腺機能低下症候群　226
男子性役割　86
動機づけ　191
動脈硬化　30,132,134,156
動脈硬化危険因子　176
動脈硬化性疾患　117,121,134
day after administration　59
dehydroepiandrosterone（DHEA）　114
depressive disorder　83
DHEA　9,20,117
DHEA-sulfate（DHEA-S）　9,114,117
Dupuytren拘縮　109
Dura-Ⅱ　112

E

エナント酸テストステロン　58,189, 203,221,232,244,250
エプワース眠気スケール　144
エストロゲン　20,139
エストロゲンレセプター　93
疫学的指標　122
塩酸タムスロシン　94
ED (erectile dysfunction)　63,83, 101,132,145,147,201,230,231,252
ED診療ガイドライン　255
EDを伴わない男性更年期障害　197
Epworth Sleepiness Scale　144
erectile dysfunction (ED)　53,83, 197
estradiol　14
external vacuum device (EVD)　92

F

フィナステリド　95
フラミンガム研究　26
フリーテストステロン　43,50,57, 66,89,93,230,231
フルボキサミン　196
不安障害　84,176
副腎ホルモン　9
副交感神経　151
服薬指導　141
不眠　114,141
不眠の原因　142
不眠のタイプ　141
父性性　86,88
不定愁訴症候群　151
不随意性膀胱収縮　106
flow-mediated dilation (FMD)　26
free testosterone (FT)　6,15,16, 55,59,181,242,244
FSH　90

G

がん　156,157
ゴナドトロピン　76
グッド・プラクティス　168
グルココルチコイド　11
外側視索前野　145

逆行性射精　94
gender role　83
GH　19
GHの長期投与　119
GHの補充　119
GnRH類似薬　82

H

ホモシステイン　24
ホルモン補充療法　28,57,202,207, 246,258
八味地黄丸　95
排尿後症状　105
排尿筋過活動　106,107
排尿筋収縮　107
排尿日記　108
排尿障害　98
排尿症状　105
働き過ぎ　167
発達課題　85
閉経　175
閉塞性睡眠時無呼吸症候群　143
肥満　121
疲労困憊　167
非ステロイド性抗炎症薬　79
補腎剤　100
補充療法　9,115,120,193,198
包括的・全人格的治療　214
放射線療法　103
H_2遮断薬　81
Heinemann　216
Heinemannらの問診票　199
Heinemann's 'aging males' symptoms' (AMS) rating scale　38,39,40
Hormone Replacement Therapy (HRT)　223
human chorionic gonadotoropin (hCG)　178,210

I

いらいら感　191
インスリン感受性　159
インスリン濃度　12
インスリン抵抗性　116,117
胃腸　165
陰圧式勃起補助具　92,180
陰茎海綿体注射　54,92
陰茎海綿体神経　102

陰茎プロステーシス　92
陰茎プロステーシス日帰り手術　112
陰茎螺旋動脈　54
陰茎短縮　110
陰茎彎曲　109
陰虚火旺　257,258
飲酒　136,164
一般心理療法　87
一酸化窒素（NO）　32
伊藤の「男性性 manhood」性役割測定尺度（ISRS）　184
胃運動促進薬　81
IGF axis　117
IGF-I　19,119
IGF-II　119
IGFBP-1　119
IGFBP-2　119
IGFBP-3　119
International Index of Erectile Function-5 (IIEF-5)/IIEF-5質問紙　15,16,36,60,63,207,225,239
International Index of Erectile Function (IIEF)/IIEF質問紙　2,36,73,221
intima-media thickness (IMT)　30
inverted suture　111
IT　168

J

ジゴキシン　81
ジヒドロテストステロン　20
自己不全感　148
自己判断型うつ病診断スケール（SDS）　45
腎不全　185
腎虚　100
腎精　258
腎精不足　257
腎性貧血　90
人生の正午　170
自律訓練法　87
自律神経　166
自律神経調整薬　86
自律神経機能検査　151
自律神経失調症　99,151,187
自律神経失調症状　84,151
自律神経失調症候群　151
自律神経失調症の治療　153
自律神経失調症の診断　152

自律神経障害　125	軽度肝機能障害　233	高血圧など血圧異常　117
自律神経症状　50	頸動脈エコー　30	硬結の切除　111
自殺　171	経尿道的前立腺切除術　95	高コレステロール血症　28, 132
持続陽圧呼吸療法 (CPAP)　144, 147	血管コンプライアンス　23	抗ムスカリン薬　108
女性ホルモン　172	血管内皮機能　26	更年期　172
女性性　86	血管内皮機能障害　123, 130	更年期男性　193
除脂肪組織の減少　115	血管年齢　27, 30	更年期うつ病　148
除脂肪体重　154	血管老化　138	高プロラクチン血症　210
静脈移植　111	倦怠感　191	高齢男性における男性ホルモン補充療法の効果とリスク　116
寿命　155	血圧異常　129	高齢男性の男性ホルモン不足の臨床症状　115
Japanese aging male questionnaire (JAMQ)　47	血圧降下薬　74	抗精神病薬　78
	血液透析　89, 185	高脂血症　26, 173
K	血液透析患者　205	高脂血症患者　139
	血糖コントロール　124, 188	黄帝内径　257
カリウム保持性利尿薬　81	気分障害性　84	抗うつ薬　86
カルボニルストレス　24	禁煙　163	小谷野の生活満足度インデックス (LSI-K)　184
カウンセリング　83, 86, 174, 193	禁煙治療　163	熊本式調査票 (AMQ)　214
コリンエステラーゼ阻害薬　119	筋肉注射　228	熊本式健康調査票　241
クエン酸シルデナフィル (バイアグラ®)　88, 102, 127	機能的閉塞性疾患　98	熊本式質問票　47
キャリア発達　175	筋力低下　114, 115	熊本式症状調査票　45
下部尿路症状　105	記憶力の低下　114	駆瘀血剤　99, 186, 187
過度の眠気　143	器質的閉塞性疾患　99	極端なダイエット　201
過重労働　167	基礎代謝　154	急性アルコール中毒　164
過活動膀胱　106	基礎代謝基準値　155	Klinefelter 症候群　59
仮面うつ病　84, 176	喫煙　133, 134, 135, 162	*klotho*　23
過眠　144	喫煙関連疾患　162	
加味逍遙散　202	喫煙率　162	**L**
簡便型精神療法　98, 186, 187	呼気中 CO 濃度　191	
冠動脈 CT　31	国際勃起機能指数 5 (IIEF 5)　184, 199	Levinson DJ　84
感情労働　168	国際勃起機能スコア　73, 91	LH　89
肝機能障害　240, 242	骨盤腔内静脈うっ滞　99, 186, 187	Life Satisfaction Index-K (LSI-K)　184
管理職　202	骨盤底筋緊張症　99, 186	life task　85
肝臓と膵臓　165	骨関節症状　114	LOH (late-onset hypogonadism) 症候群　1, 14, 42, 47, 53, 57, 66, 190, 203, 204, 212, 225, 230, 231, 232, 236, 242, 248
加齢　9, 22, 27, 73, 133, 146	骨密度　14	
加齢男性性腺機能低下症候群 (LOH 症候群)　1, 57, 204, 230, 252	骨密度低下　218	
加齢による男性ホルモンの低下　227	骨粗鬆症　115, 119, 139, 173	
加齢性 ED　124	抗アンドロゲン薬　82	
加速度脈波 (SDPTG)　32	降圧剤　122	**M**
活性酸素　27	行動療法　87, 163, 191	
活性酸素種　23	抗不安薬　77, 86, 201	メタボリックシンドローム　16, 118, 206, 238, 241, 243
下垂体前葉機能不全　182	幸福感の減少　114	ミルナシプラン　177
肩こり　191	抗不整脈薬　81	ミトコンドリア　24
血中動態　222	抗不整脈薬 (クラス I A／III)　255	ミトコンドリア機能低下　117
血中テストステロン値　154, 222	交感神経　151	慢性炎症性骨盤疼痛症候群　97
血中テストステロン低値　117	交感神経 α_2 作用薬　79	慢性非炎症性骨盤疼痛症候群　97
血中遊離テストステロン値　223, 232	交感神経 α 受容体遮断薬　79	慢性腎炎　185
傾聴　174	交感神経 β 受容体遮断薬　79	
	抗加齢　254	
	抗けいれん薬　78	
	高血圧　74, 121, 132, 138, 172	

慢性腎不全　205, 236
麻薬性鎮痛薬　78
命門火衰　257, 258
燃え尽き　171
問題飲酒群　164
無気力　191
脈波伝播速度（PWV）　31
major depression　84
major depressive disorder　86
male climacteric　88
male gender role　86
masculinity, manhood　86, 88
masked depression　84
menopause　175
Mid-life crisis　170
middle age　83
middle age crisis　85
MINI 構造化面接　203
MINI（ミニ）　45, 84
MIN 質問紙　212
Morley's ADAM questionnaire
　38, 39, 40, 41, 205, 216
multiple sleep latency test；MSLT
　144

N

ナフトピジル　94
ニコチン置換（代替）　163
ニコチン置換療法　191
ニコチン依存　163
ノンレム睡眠　145
内分泌療法　103
内分泌疾患　182
内中膜肥厚（IMT）　30
内皮細胞障害　125
内因性のテストステロン　243
日本版自己評価式抑うつ尺度　41,
　223
日本 Men's Health 学会　234
二次性副甲状腺機能亢進症　91
認知機能低下　115, 119
人間ドック　34
脳梗塞　130
脳卒中　130
尿意切迫感　105
尿失禁　173
NO　27, 125, 147
nocturnal penile tumescence（NPT）
　54, 145
NPT 増大量　146

O

オーガズム障害　215
オプティマルヘルス　19
瘀血　99, 186, 187
黄体ホルモン製剤　81
大うつ病　212
OSAS　146

P

パパベリンテスト　54
パートナー　127, 172, 180
ペロニー病（陰茎硬化症）　109
プロラクチン　218
プロラクチン値　185
プロスタグランジン E_1　92, 109
プロトンポンプ阻害薬　81
P 450 aldo　10
P 450 c 17　10
PAI-1　12
partial androgen deficiency in aging
　male（PADAM）　1, 34, 38, 40,
　41, 42, 83, 114, 149, 175, 225, 232, 252
paternality, fatherhood　88
PDE 5（phosphodiesterase type 5）阻
　害薬　54, 65, 127, 190, 200, 207,
　221, 224, 254
PDE 5 阻害薬負荷テスト　216
PGE_1 負荷テスト　216
plication 法　110
post-therapeutic diagnosis　254
PSA　183, 189, 240
PSA 値　243
PTH　90
pulse wave velocity：PWV　31

Q

QOL　37, 101, 129, 184
QOL の向上　123
QOL の低下　115

R

ライフサイクル　170, 195
ライフスタイル　158
レム睡眠　145
レニン・アンジオテンシン・アルドス
　テロン系　10

リスクファクター　132
卵胞ホルモン製剤　82
労働と睡眠のバランス　167
老化　22
老化関連遺伝子　23
Rating Scale　43
RigiScan Plus　146

S

サイアザイド系利尿薬　81
セクシュアリティー　173
セロトニン・ノルアドレナリン再取り
　込み阻害薬（SNRI）　86
セロトニン作動性神経　76
シロドシン　95
シルデナフィル　92, 185, 188, 231
スルホニル尿素誘導　82
スルピリド　196
ステロイド合成　10
ストレス　20, 148, 167, 176, 195, 202
ストレス要因　123
スットップアンドスタート法　218
酢酸クロルマジノン　95
三環系抗うつ薬　77
酸化ストレス　23, 27, 139
算定生物活性型テストステロン値
　234
算定遊離テストステロン値　234
成長ホルモン　149
性ホルモン結合グロブリン（SHBG）
　54, 116
生活の質　129
生活療法　88
生活習慣　132
生活習慣病　114, 120, 121, 124, 134,
　156, 158, 172, 254
性機能　63
性機能因子　35
性機能改善因子　63
性機能関連症状　175, 202
性機能障害　15, 53, 89, 176, 229
性機能障害（勃起障害）　224
性機能的因子　36
性差医療　28
精索静脈瘤　257
精神神経症状　84
精神症状　229
性習慣　47
性ステロイド　11
性的因子　49, 50

性役割　83,86	酒類総数量　164	低酸素血症　147
性欲　124	集中力の低下　114	低周波針通電療法　186,187,99
性欲の減退　197	周期的発汗　114	適応障害　148
性欲障害　250	足関節上腕動脈血圧比　31	転倒　119
性欲低下　114,230	躁病治療薬　77	糖尿病　74,121,133
国際男性更年期学会（ISSAM）　235	総テストステロン　12,57,116,117,252	糖尿病合併症　121
選択的セロトニン再取り込み阻害薬（SSRI）　77,86	睡眠分断　147	糖尿病性ED　124
切迫性尿失禁　108	睡眠呼吸障害　143	糖尿病性腎症　185
摂取エネルギー量　154	睡眠潜時反復検査　144	糖尿病性自律神経障害　122
射精障害　95,215,221,230,250	睡眠薬　195	透析患者　236
脂肪肝　165	self-rating depression scale (SDS)　2,41,190,206,223,230,239,244	testosterone　14,15,16,116
脂肪組織の増大　114,115	sex hormone binding gloublin (SHBG)　54,118,119	testosterone enanthate　210,241
子宮脱　173	sexual role　86	therapeutic distance　87
心房粗細動　130	SF 36　60,240	therapeutic self　87
診断ガイドライン（身体表現性自律神経機能不全）　152	SF 5　36,37	T補充治療　55
心因反応　150	shaving　110	total testosterone (total T)　6,55,118,181
心因性ED　126,225	sildenafil citrate　88	
神経過敏　114	snoring　147	**U**
神経温存　102	SNRI (serotonin noradrenaline reuptale inhibitor)　86,177	うつ　191
神経再建術　102	somatopause　6,114	うつ病　41,45,176,195,229
神経症　98	SSRI (selective serotonin reuptake inhibitor)　86,176,196,218	うつ病性障害　83
心血管系　166		うつ状態　192
心血管系疾患　26,132	**T**	うつ傾向　223
心血管症のリスクの増加　115		うつ気分　114,115,119
心気的傾向　171	タダラフィル　127	うつ症状　50,172
真皮移植　111	タイオーバー固定　188	ウォーキング　160
心理学的視点　84	テロメア仮説　22	運動療法　135,136
心理検査　98,186	テストステロン　20,37,50,66,89,149,181,185,192	運動習慣　158
心理療法（サイコセラピー）　83	テストステロン補充療法　179,205,217,237	
心理的因子　34,35,49.50	テストステロン補充療法長期安全性　218	**W**
心理テスト　189,217	テストステロン療法のガイドライン　199	ワーク・ライフ・バランス　168
心身医学的療法　86,87	トラニラスト　110	Women's Health Initiatives (WHI)　28
心身医学的視点　83	トレードオフ仮説　23	
心身症　98,187	胎盤性性腺刺激ホルモン　59	**Y**
心身症型の自律神経失調症　184	代謝性疾患　254	夜間睡眠時勃起　54
心身ストレス　20	耐糖能の低下　116	薬剤性高プロラクチン血症　196
深層　195	多血症　60,233,240,242	抑うつ　122,128
身体表現性自律神経機能不全　152	短期不眠　141	抑うつ的　171
身体化　194	炭酸脱水酵素阻害薬　81	遊離型テストステロン　214,235,253
身体活動量　159	多様化の時代　168	遊離testosterone　116,117,206
身体症状　229	低ゴナドトロピン性性腺機能低下症　204	遊離テストステロン値（FT）　244
身体的因子　34,35,49,50		有酸素運動　159,160
心臓・血管系合併症　129		Young Adult Mean　58
指尖容積脈波（PTG）　32		
脂質代謝異常　117		
使用薬剤歴　122		
食事療法　135		
初老期痴呆　149		
「証」に基づいた漢方治療　228		

Z

残業　167
残尿　108

全般性不安障害　152
前立腺炎　97, 187
前立腺炎症候群　97, 187
前立腺癌　101, 258
前立腺癌患者　69

前立腺肥大症　93
前立腺の触診　183
前立腺生検　183
前立腺全摘除術　101
全身倦怠感　193

© 2008　　　　　　　　　　　　　　　第1版発行　2008年5月15日

男性更年期障害
－その関連領域も含めたアプローチ－

（定価はカバーに表示してあります）

編　著　　白井　將文
　　　　　　しらい　まさ　ふみ

検印省略	
	発行者　　　　服部　治夫
	発行所　　株式会社 新興医学出版社
	〒113-0033 東京都文京区本郷6丁目26番8号
	電話　03(3816)2853　　FAX　03(3816)2895

印刷　三報社印刷株式会社　　ISBN978-4-88002-679-4　　郵便振替　00120-8-191625

- 本書の複製権・翻訳権・譲渡権・公衆送信権（送信可能化権を含む）は株式会社新興医学出版社が所有します。
- JCLS〈㈱日本著作出版権管理システム委託出版物〉
本書の無断複写は著作権法上での例外を除き禁じられています。複写される場合は，その都度事前に㈱日本著作出版権管理システム（電話 03-3817-5670，FAX 03-3815-8199）の許諾を得てください。